中国
研究型医院
科技成果转化
管理概论

主审｜陈　翔

主编｜方　丽　黄　辉

人民卫生出版社
·北京·

图书在版编目（CIP）数据

中国研究型医院科技成果转化管理概论 / 方丽，黄辉主编. -- 北京：人民卫生出版社，2024. 6. -- ISBN 978-7-117-36411-9

Ⅰ. R4

中国国家版本馆 CIP 数据核字第 20243SC680 号

人卫智网	www.ipmph.com	医学教育、学术、考试、健康，购书智慧智能综合服务平台
人卫官网	www.pmph.com	人卫官方资讯发布平台

中国研究型医院科技成果转化管理概论

Zhongguo Yanjiuxing Yiyuan Keji Chengguo Zhuanhua Guanli Gailun

主　　编：方　丽　黄　辉
出版发行：人民卫生出版社（中继线 010-59780011）
地　　址：北京市朝阳区潘家园南里 19 号
邮　　编：100021
E - mail：pmph @ pmph.com
购书热线：010-59787592　010-59787584　010-65264830
印　　刷：三河市宏达印刷有限公司
经　　销：新华书店
开　　本：787 × 1092　1/16　　印张：20
字　　数：487 千字
版　　次：2024 年 6 月第 1 版
印　　次：2024 年 9 月第 1 次印刷
标准书号：ISBN 978-7-117-36411-9
定　　价：139.00 元

打击盗版举报电话：010-59787491　E-mail：WQ @ pmph.com
质量问题联系电话：010-59787234　E-mail：zhiliang @ pmph.com
数字融合服务电话：4001118166　E-mail：zengzhi @ pmph.com

中国研究型医院
科技成果转化管理概论

主　审：陈　翔（中南大学）

主　编：方　丽（中南大学）
　　　　黄　辉（北京协和医院）

副 主 编：雷　娟（四川大学华西医院）
　　　　　李晓峰（北京市医院管理中心）
　　　　　董　蒨（青岛大学附属医院）
　　　　　韩　冰（国家知识产权局专利局专利审查协作北京中心）
　　　　　吴　东（北京协和医院）
　　　　　计　菁（上海交通大学医学院）
　　　　　沈　娟（北京大学）
　　　　　宗晓琳（国家卫生健康委医药卫生科技发展研究中心）

特邀编委：杨忠奇（广州中医药大学第一附属医院）
　　　　　刘　乐（中山大学肿瘤防治中心）
　　　　　程蕾蕾（复旦大学附属中山医院）
　　　　　张　力（华中科技大学）
　　　　　杨晓云（山东大学齐鲁医院）
　　　　　肖　枫（中国生物工程学会）
　　　　　刘　东（动脉网）
　　　　　唐浩夫（上海创瑞医疗投资研究院）
　　　　　罗林波（国家知识产权运营（武汉）高校服务平台）
　　　　　张　璋（北京五洲融合创新产业战略研究院）
　　　　　迟文烁（江苏苏州医疗器械创新中心有限公司）
　　　　　赵　爽（中南大学湘雅医院）
　　　　　李启厚（中南大学）

编　者（按姓氏笔画排序）：

于新颖	王　强	王宇乔	王海金	王慧云	韦　祎	方　丽	计　菁
尹志臣	代传文	丛日升	冯国栋	边晨源	朱　萍	刘　东	刘　乐
刘　琳	刘文雯	刘利军	刘牧晓	刘定军	许　锋	许腾飞	孙　伟
牟　磊	李　玲	李　娌	李　鑫	李玉菲	李欣然	李志恒	李沐谦
李启厚	李佳宁	李晓峰	杨　静	杨卫敏	杨忠奇	杨晓云	肖　枫
吴　东	沈　娟	宋　楠	迟文烁	张　力	张　炜	张　敏	张　博
张　强	张　璋	张明龙	张晟瑜	张隆伯	张颖聪	陈　翔	陈美荣
陈皎菁	武青松	林桂平	尚智鑫	易文浩	罗　欣	罗林波	罗昊宇
周　争	周倩倩	周梦亚	单艳华	宗晓琳	赵　欣	赵　爽	赵　潺
胡瀚丹	袁　敏	莫　茜	贾淑芹	凌　青	高　艺	高武强	郭水龙
唐浩夫	陶　诚	黄　辉	黄小珍	黄志军	曹　青	曹京京	龚　瑜
梁公文	董　蒨	韩　冰	惠晓苏	程蕾蕾	雷　娟	颜凤霞	魏　波
魏　宾							

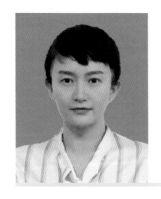

方 丽

副研究员,法学博士,医学硕士,中南大学知识产权中心副主任、湘雅医学部主任,中南大学湘雅三医院学科建设与规划办公室主任,个体化诊疗技术国家工程研究中心、芙蓉实验室成果转化负责人;中国医学科技成果转化管理联盟发起人,科技部卫生与健康科技成果转化战略研究组专家,MBB 全球战略咨询公司咨询专家库专家;曾任美国耶鲁大学雅礼协会助理,中国创新药(械)大会医研企合作论坛联盟主席,中南大学湘雅医院科研部副主任;主持及参与多项国家级、省部级科研项目,发表多篇成果转化相关 CSSCI 等核心期刊论文。

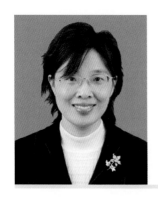

黄 辉

研究员,北京协和医院科研处处长。曾作为访问学者在德国、澳大利亚工作和交流。承担和参加过多项国家级及省部级项目。熟悉科研项目管理、成果管理、平台建设、成果转化等工作,具有丰富的科研管理经验。

序

由个体化诊疗技术国家工程研究中心和芙蓉实验室共同牵头撰写的《中国研究型医院科技成果转化管理概论》即将由人民卫生出版社出版,作为湘雅的医学科技成果转化先行先试者,很高兴能见证这本针对医院科技成果转化管理难点和痛点、全面提出系统解决方案的著作出版。中南大学是全国高校科技成果转化的领军高校之一,在学校的指导下,我们湘雅医学院一直致力于推进医学科技成果转化的理论研究与实务工作。2022年,中南大学湘雅医学院获批个体化诊疗技术国家工程研究中心和芙蓉实验室,将科技成果转化作为该国家级科研平台和省四大实验室之一的重点战略性工作持续推进。这本书就是湘雅医学院在科技成果转化研究方面联合全国专家形成的阶段性成果。

随着我国科技自主创新实力的提升,医学高水平科技创新也已取得重大进展,为国家健康事业发展提供了有力支撑。特别是新冠疫情以来,党和中央更加高度重视医学创新,从政策引导、资金支持到市场监管等方面都采取了有效措施来推动我国医学创新的保护和发展。但我国医学创新发展不均衡、不充分问题仍然存在,特别是科技成果转化率低、转化难等问题,与发达国家之间仍存在一定差距;而科技成果转化又是科技创新和卫生与健康事业高质量发展紧密结合的关键环节。因此,为加快形成满足需求、协同高效的医学科技创新体系,全面促进医学科技成果转化及推广应用是我们需要重点关注的战略问题。研究型医院作为医学创新的主体之一,是医学科技成果转化的重要阵地,因此我们急需开展研究型医院科技成果转化管理的研究,分析医学成果转化的难点和痛点,借鉴国内外先进经验,最终构建促进转化的管理体系和运营生态。

湘雅医学院在科研成果转化方面已开展了系列工作,本书在梳理历年的工作经验的同时,联合全国医学成果转化各个领域的专家共同撰写了本部专著,具有战略性意义!该书可作为政府相关领导、医院管理者、医学科研人员、医学创新企业负责人、医学项目孵化和投资机构从业人员等随时携带的指导用书。最后,希望同仁们能汇智聚才,在此书的基础上建成和有效运营本领域的权威平台,共同推动医学领域科技成果转化实效,为国家卫生健康事业发展提供新动力!

中国工程院院士、湘雅医院终身教授
芙蓉实验室学术委员会主任委员
周宏灏
2023年7月

前　言

　　卫生与健康是经济社会发展的基础条件，是人类全面发展的基本要求。科技创新和成果转化是卫生健康事业发展的原动力，为解决重大科技问题、应对重大疾病防控挑战、提高国民健康水平、推进健康中国建设提供有力支撑。研究型医院是医学科技成果的主要来源之一，也是科技成果的转化端和应用端。因此，对于研究型医院而言，科技成果转化管理具有至关重要的作用。

　　本研究依据湘雅、协和、华西等多家医疗机构近年来的成果转化经验，由全国医学成果转化专家及第一主编方丽主任作为专家组成员，对全国卫生健康科技成果转化模式进行调研，分析了国内外医学科技成果转移转化进展、取得的成效、主要经验和存在的问题，结合中国研究型医院在科技成果转化管理中的难点、痛点，推出了一套适用于研究型医院的科技成果转化管理新机制、新模式，兼顾可操作性。同时，为全面推进医学科技成果转化工作提供了新方向。

　　本书分为五章：第一章，梳理了我国卫生与健康科技成果转化的发展历程、现状、时代任务和机遇与挑战；第二章，从国家政策导向和地方转化生态方面分析了我国医学科技成果转化政策现状，通过中美医院创新能力对比，分析我国研究型医院科技创新现状，并展示了全国25家科技成果转化头部医院、医学院和管理机构的成果转化模式，揭示出了中国研究型医院科技成果转化面临的困境；第三章，根据近四年全球医学创新投入趋势，结合美国、欧洲、日本、以色列等国家和地区的16家全球顶尖研究机构、高校和医院的医学科技成果转化经验启示，从中探索适用于我国研究型医院的科技成果转化模式；第四章，是本书的重点，指导性地推出中国研究型医院科技成果转化管理实践的原则和路径，包括明确医院科技成果转化的功能定位、建立医院科技成果转化前评价机制、加强医院知识产权保护力度、拓展医院多元化融资渠道、构建医院科技成果转化生态、优化医院科技成果转化激励机制、防范医院科技成果转化法律风险的具体路径。本书不仅开创性地提出建立中国医学科技成果转化管理联盟的构想，而且在科技前沿领域的细胞疗法产品研发、数字诊疗产品研发、科技成果人工智能评估法、医学成果国际技术转移、建立概念验证中心和新型研发机构等方面均探索出新路径；第五章，重点分析我国十九个医院成果转化的典型案例，增强本书的实操性。

　　本书主要为生命科学和医学领域的研究人员、科研管理人员以及相关部门和机构的科技成果转化管理者提供具有可操作性的指导，可作为培养医学科技成果转化相关人才的实用教材和培训资料。同时，本书还可以作为医学院校开展医学科技成果转化相关课程的拓展资料。本书虽做了一些有价值的探索，但难免有考虑不周、阐述不充分的地方，还请各位读者批评指正。希望本书在研究型医院科技成果转化领域的探索能带动更多的机构和研究者投身到医学科技成果转化的事业中，为健康中国谱写新篇章！

陈　翔

中南大学常务副校长、湘雅医学院院长

个体化诊疗技术国家工程研究中心主任

芙蓉实验室主任

2023 年 7 月

目 录

第一章

新时期的卫生与健康科技成果转化

　　卫生与健康是经济社会发展的基础条件，是人类全面发展的必然要求；科技成果转化是卫生健康事业发展的原动力，为解决重大科技问题、应对重大疾病防控挑战、提高国民健康水平、推进健康中国建设提供有力支撑。党的二十大报告提出，"坚持面向世界科技前沿、面向经济主战场、面向国家重大需求、面向人民生命健康，加快实现高水平科技自立自强"。习近平总书记指出，科技成果只有同国家需要、人民要求、市场需求相结合，完成从科学研究、实验开发、推广应用的三级跳，才能真正实现创新价值、实现创新驱动发展。科学技术永远处于质变与量变的动态循环之中，且研究型医院的管理与发展势必要回应科学技术的转变。研究型医院的创建是对医学科学发展规律的客观回应，也是我国医学科技成果转化的重要载体。本章对我国研究型医院科技成果转化进行宏观把握，以变迁历程、时代任务、现实成绩、发展方向为契机，为实务参照部分提供必要性、可行性、现实性的现实论证。我国大部分医院发挥着临床与科研的双重功能，并且医院的科研与临床之间成正相关的关系，即科研强的医院临床更强。

　　尽管我国 2015 年修订了《中华人民共和国促进科技成果转化法》(2015 年修订)(以下简称《促进科技成果转化法》)及制定相关配套政策，但我国研究型医院面临着成果转化难的窘境。2022 年 1 月 1 日，《中华人民共和国科学技术进步法》(2021 年修订)(以下简称《科技进步法》)正式实施，标志着我国科技创新驱动发展战略已经进入新格局，进一步优化了科技成果转化的软环境。同时，科技成果转化是科技与经济之间良性互动的重要纽带，也是国家实施科技创新驱动发展战略的关键环节。《中共中央关于制定国民经济和社会发展第十四个五年规划和二〇三五年远景目标的建议》(以下简称"十四五"规划)指出完善科技创新体制机制，其中"提高科技成果转移转化成效"是该机制的重要组成部分。然而，我国正进入风险社会时代，强化卫生与健康领域的科技成果转化成效已成为不可阻挡的时代潮流；以新冠肺炎疫情为例，此次疫情对我国政治、经济、文化、社会、生态五个方面都带来了不小的冲击，只有依靠疫苗、药品、器械等医药创新成果，才能保证社会稳定与持续发展。《"十四五"卫生与健康科技创新专项规划》提出"协同创新"的基本原则，强调"推进高校、科研院所、医疗机构、企业等创新主体高效协同，探索适用不同研究需求的协同创新模式，有效汇聚科技创新资源，激发创新活力，提升创新成果临床转化效率"。本书以"研究型医院"为切入点，聚焦"科技成果转化"，从政策支持、资金渠道、利益分配等方面为要素，结合美国、英国、德国、日本、以色列等国家的成功经验，以及国内北京协和医院、四川大学华西医院、中南大学湘雅医学院等研究型医院及附属高校的成果转化典型案例加以阐释，呈现出具有可借鉴性、可操作性的实务参照。

1

第一节 我国卫生与健康科技成果转化的发展历程

纵观域外医学科技成果转化的成功经验,创建研究型医院是统筹医学科技创新时间维度与空间维度的关键之举,而优化医院科技创新软环境是重要保障,能够解决科创动力不足、临床链条单薄、资源整合有限等现实问题。软环境与硬环境是一组具有相对性的概念,硬环境是指基础设施、生活服务设施等物质条件,例如工业、交通、电力、网络等;软环境是指政策、法律、制度、思想等外部因素,是事物发展不可或缺的元素。我国研究型医院科技成果转化制度的优化升级离不开硬环境与软环境的齐头并进,从而实现高效转化的硬实力。由于软环境所包含的元素甚多,本节选取法律、法规、政策等作为研究对象,为提升我国研究型医院科技成果转化效能提供制度动因与历史论证。

一、卫生与健康科技成果转化的时代特点

卫生与健康科技成果转化是一个周期漫长、投入巨大的工程。在这个过程中,政府对科技成果转化的软环境建设对于转化的质量与效率具有决定性作用。因此,了解我国对医疗卫生科技成果转化政策的演变趋势,对于项目的发展具有一定的指导意义。2015年的修订《中华人民共和国促进科技成果转化法》(以下简称《促进科技成果转化法》)第二条第二款规定:"本法所称科技成果转化,是指为提高生产力水平而对科技成果所进行的后续试验、开发、应用、推广直至形成新技术、新工艺、新材料、新产品,发展新产业等活动。"这一定义全面概括了科技成果由研究开始经过开发直到产业化的转化全过程。然而,如何将基础研究的科研成果转化为临床应用,或者转化为市场产品,惠及民生实现社会效益,一直是困扰科技创新和成果转化的难题和瓶颈。为了完善医学科技创新体系,全面促进医院科技成果转化的广泛应用,我国已形成相对应的软环境体系。

第一,国家战略层面。国家在深化体制机制改革和推动创新创业方面相继出台了若干意见,例如《中共中央 国务院关于深化体制机制改革加快实施创新驱动发展战略的若干意见》《国务院关于推动创新创业高质量发展打造"双创"升级版的意见》和《国务院办公厅关于推广第二批支持创新相关改革举措的通知》等,包括知识产权保护、科技成果转化激励、科技金融创新、军民深度融合、管理体制创新等方面。

第二,法律法规层面。从修订法律条款、制定配套细则到部署具体任务的科技成果转移转化工作"三部曲",即《中华人民共和国促进科技成果转化法》《实施〈中华人民共和国促进科技成果转化法〉若干规定》和《促进科技成果转移转化行动方案》,形成整体的系统性部署,共同实施创新驱动发展战略、强化供给侧结构性改革、推动大众创业及万众创新。同时,配套发布成果转化监管和税务规定,保障成果转化的高效落实。

第三,行业指导层面。国家卫生健康委出台相关指导意见,旨在激发创新能力,开展医学科技成果转移转化行动,积极推动科技成果转移转化和推广应用,例如《关于全面推进卫生与健康科技创新的指导意见》和《关于加强卫生与健康科技成果转移转化工作的指导意见》等。

第四,地方落实层面。我国地方积极响应中央的号召,大力推动地方医院提升科技创新能力,加强平台建设和人才培养,促进科技成果的转移转化。例如《北京市促进科技成果

转移转化行动方案》和上海市卫生和计划生育委员会发布的《关于促进上海医学科技创新发展的实施意见》《四川省促进科技成果转化条例》《湖南省促进科技成果转移转化实施方案》以及内蒙古自治区党委、自治区人民政府印发的《关于构建更加完善的要素市场化配置体制机制的实施意见》等。

第五，医院实施层面。北京协和医院、四川大学华西医院、中南大学湘雅医学院等研究型医院及附属高校相继出台了本院内部科技成果转化管理办法，形成诸多具有可借鉴、可推广的转化经验，为我国科技成果转化的转型与发展提供丰富的实践经验。

二、卫生与健康科技成果转化的政策背景

《关于全面推进卫生与健康科技创新的指导意见》（以下简称《创新指导意见》）是党中央、国务院关于科技创新、卫生与健康事业改革发展的一系列重大决策部署，全面落实全国科技创新大会和全国卫生与健康大会精神，全面推进卫生与健康科技创新，为健康中国建设提供有力支撑，明确了卫生与健康科技创新的总体思路、基本原则和主要目标，对卫生与健康科技创新的重点工作进行了系统部署。首先，制定《创新指导意见》是推进健康中国建设，满足人民群众日益增长健康需求的迫切需要；是贯彻落实国家创新驱动发展战略，建设创新型国家的客观要求；是促进我国医药产业发展的根本保证。其次，《创新指导意见》强调建立以研发能力、实际贡献、转化应用、技术服务、健康改善和产业发展等为导向的评价标准，充分调动起创新人才成果转化的积极性；围绕重大疾病防治需求建设一批示范项目和示范基地，实施适宜技术推广行动计划；培养转移转化专业化人才、发展卫生与健康创新服务、科技成果转化评估评价、知识产权和专利服务，加强科技成果转移转化机构和队伍建设。最后，《创新指导意见》明确提出要积极推动科技成果转移转化和推广应用，注重全链条的协同创新。（以下简称《转移转化指导意见》）是对党中央、国务院关于科技成果转移转化系列决策部署的细化和落实，是推动卫生与健康领域的科技成果转移转化工作的指导性文件。从科技成果、筛选评价、转化平台、收益分配、人才培养等角度全面激发和保障成果转化活动，共部署了"积极推动卫生与健康科技成果开放共享"等八方面的重点任务：一是积极推动卫生与健康科技成果开放共享，开展科技成果信息汇交与发布，研究制定国家卫生与健康科技成果汇交管理办法，明确成果汇交的范围和管理方式等；二是开展卫生与健康科技成果转移转化行动，建设一批卫生与健康科技成果转移转化示范基地，支持医疗卫生机构、高等院校、科研院所、食品药品检验检测机构、骨干医药企业、生物医药高新技术产业园区等联合建立研发机构和科技成果转移转化中心，构建协同研究网络和产业技术联盟等；三是实施卫生与健康适宜技术推广行动，建设一批卫生与健康适宜技术推广示范基地，围绕常见病防治等健康问题，与扶贫工作相结合，以强基层为目标，依托区域医疗中心和临床医学研究中心，建设若干卫生与健康适宜技术推广示范基地等；四是加强卫生技术评估与科技成果评价工作，建设卫生技术评估体系，制定卫生技术评估指导意见，建立若干国家级卫生技术评估中心，加强卫生技术评估机构和队伍建设等；五是发展科技成果转移转化的专业化服务，大力培育和发展卫生与健康科技中介服务机构，开展科技成果转化评估评价、知识产权和专利服务等科技创新服务，为科技创新提供成果转化、创业孵化、知识产权、科技咨询、科技金融、技术交易等专业化服务等；六是健全以增加知识价值为导向的收益分配等政策，下放科技成果使用、处置和收益权，转变政府职能，完善卫生与健康领

域科技成果转移转化的收益分配制度,科技成果转移转化收益全部留归单位,纳入单位预算,实行统一管理,处置收入不上交国库等;七是建立有利于科技成果转移转化的人事管理制度,建立促进科技成果转移转化绩效考核评价制度,有关单位要建立科技成果转移转化绩效评价机制,对科技成果转移转化业绩突出的机构和人员给予奖励等;八是建立健全知识产权保护和成果转移转化程序规则,健全医药卫生领域知识产权保护制度,各级医疗卫生机构、高等院校、科研院所和食品药品检验检测机构等要完善内部知识产权管理体系,提升知识产权质量,并通过实施、许可他人实施、转让、作价投资等形式推动知识产权转化运用工作等。此外,《中共中央　国务院关于促进中医药传承创新发展的意见》指出,"加强中医药产业知识产权保护和运用。健全赋予中医药科研机构和人员更大自主权的管理制度,建立知识产权和科技成果转化权益保障机制。"2020 年国家知识产权局起草形成了《中药领域发明专利审查指导意见(征求意见稿)》,进一步对中医药领域的专利审查进行细化规定。未来中药类的专利审查力度还将愈发收紧,想要在此领域有所突破,就必须加强基础研究,为专利的创造性提供依据。

第二节　我国卫生与健康科技成果转化的现状

1978 年至今,我国无论是卫生与健康层面,还是医学科技成果转化层面,都取得了有目共睹的成就。《中国医学进步 40 年——致敬改革开放 40 周年》一书中总结了我国医学历经四十余年的高速发展,我国主要健康指标已经达到了世界发达国家的平均水平,即人均预期寿命、孕产妇死亡率和婴儿死亡率等,医疗资源及投入逐年增长,全民医疗保障参保率稳定至 95% 以上,医疗质量及可及性 HAQ 指数排名逐渐提升,疾病防控及应急卫生的治理能力也具有巨大的进步,这些显著的成绩离不开我国医学科学技术的发展。党的二十大报告将"健康中国"作为我国 2035 年发展总体目标的一个重要方面,提出"把保障人民健康放在优先发展的战略位置,完善人民健康促进政策",并对"推进健康中国建设"作出全面部署。习近平总书记曾多次强调:"把人民健康放在优先发展的战略地位"。医院不仅是治病救人的专业场域,更是医学科技创新的摇篮。然而,我国医学科学技术展现出了"质"的飞跃,但不可否认的是我国医院科技成果转化总体仍然呈现出"大而不强""快而不精""散而不合"的窘境。

其一,我国医院科技成果的数量很多、规模很大,但科技成果转化并未形成相应的强势地位。顾文君、朱文舒、李济宇在《以成果转化为导向的医学创新技术概念验证体系框架研究》一文中指出,2009—2018 年我国共发表临床医学研究论文 30.23 万篇,其中 2018 年以 44 279 篇位居全球第二;从专利角度看,据科学技术部统计,2008—2017 年,我国在本土地区申请的生物技术专利数超过 16 万件,向 WIPO、美国、欧洲分别申请了 4 418、2 267 和 1 168 件;但后端转化能力不强,我国每年重大科技成果平均转化率仅为 20%,其中医学科技成果转化率低于 8%,而美国和日本该比率可以达到接近 70%。从上述数据可以得出以下结论:一是我国医疗机构已取得科技成果数量与规模上的优势,但并未成功转化为产业化的优势;二是我国科技成果管理过于追求"量变"的积累,而较为轻视"质变"的转变;三是我国医院科技成果转化的重心应当进行调整,在优化前端科研的同时,持续强化后端转化的能力。

当前,作为网络用语的"内卷",似乎可以解释我国医院科技成果转化"大而不强"的现象。"内卷(involution)"又称"向内演化",本身是一个社会学术语,一般是指某领域过度竞争而发生内耗的状态,从而导致该领域发展进程的停滞。我国科技成果转化不高的原因不只是后端转化能力不足,其实科研前端就已经出现了问题。"唯论文""唯专利"等不良学术规则盛行,导致我国整个学术界陷入了"内卷"的状态,这种"内卷"一定程度上成为刺激科研的诱因,但更大程度上制约了科技成果的创新。突破"内卷"的关键依旧是创新,即一种注重科技创新本身而非内部消耗式的创新。因此,我国医院科技成果转化的优化升级应当"前端""后端"两手抓,才能破解"大而不强"的尴尬局面。

其二,我国医院科技成果的专利年度转化增幅很快,但科技成果转化后产业精细化程度不高。结合近些年"中国医院知库排行榜"的相关数据,全国前十名主要为综合实力较强的头部医院,通过对历年的知库分或指标分数的评比,可以掌握我国医院知识产权的发展速度;在2021年4月公布的第四届榜单中,华西医院蝉联榜首,整体而言知库分平均分为107.13分,相比于上一届平均分99.51分,提高了7.66%,该数据说明2020年度各家医院对知识产权的运用增多,尤其是专利转化和许可的数量大幅度增加。但就专利技术的产业化而言还是任重道远,以彩超机、磁共振成像系统、放射治疗设备等关键领域的高端医用设备为例,绝大部分设备或主要部件还是依赖于进口,大部分医学专利技术滞留于实验室阶段,产业化程度可见一斑。同时,国际前沿技术创新提出的新方向和新路径,例如细胞和基因治疗、基因编辑技术、单细胞测序等高精尖技术取得突破,成为成果转化的重要来源。但科学技术研究与市场产业转化之间形成了交流壁垒,这就是我国医院科技成果转化出现"快而不精"的症结所在。从上述论据可以得出以下结论:一是我国医学科技成果已形成集团性的优势,但缺乏高精尖的技术成果;二是我国医院科学技术的专利转化与动态产业化处于断裂状态,后续市场化运作无法精准对接;三是我国医院科技成果转化应当调整所关注的侧重点,实现"速率"与"效率"的有机统一。

同时,我国医院科技成果转化的发展进程应当从"又快又好"转型至"又好又快",实现实用新型专利与发明专利的共同转化。习近平总书记强调:"要加快补齐我国高端医疗装备短板,加快关键核心技术攻关,突破这些技术装备瓶颈,实现高端医疗装备自主可控"。科技成果转化是一项具有复杂性的系统工程,其最本质的目的实则是提升我国整体的医疗水平,支撑科技成果转化在于营造良好的软环境,其中最为关键的是将实现临床层面与科研层面的双赢。保障国家经济社会良好发展,新冠疫情充分证明了卫生健康科技创新与成果转化对国民经济的重要保障作用,科技成果转化是加强科技创新和卫生与健康事业发展紧密结合的关键环节,是推进"健康中国"建设的重要一环。尽管科技成果转化在国内医学领域内备受关注,但是我国医院科技成果转化尚处于探索阶段,国内各研究型医院都制定了自己的科技成果转化管理办法,但总体而言仍然没有形成统一的管理体系,并且也没有构建多元化的合作格局,导致科技成果转化在医药、医疗器械等领域开展的广度与深度存在不足,有待进一步进行实践与拓展。

其三,我国医院科技成果转化能力差距大,未能实现医疗机构的转化合力,我国医学科技成果转化整体效率不高的主要原因就在于此。尽管地方政治、经济、文化等客观因素差异,但地方医院的科技成果转化办法具有一定的可借鉴性,仍然值得提炼与学习。纵观近些年国内各研究型医院的科技成果转化水平,一马当先的是四川大学华西医院,且已形成了科技成果转化的"华西样本"。目前，华西医院的专利申请量和专利授权量在全国医疗机构中连续 10 年排在第一位，仅 2017 年就签订了 860 余项横向科技合同，合同金额达 2.4 亿元；在创新药物转化领域，该院近 5 年已转让创新药物 40 余项，转让经费达 6 亿元，其中麻醉新药专利数占全国总数 20%，拥有 7 项国际专利，转化合同金额超过 1 亿元；目前仍有 20 多个新药项目正与企业对接转化。"华西样本"的成功经验提供了以下启示。

首先，研究型医院应当搭建全产业链转化医学平台。该平台覆盖临床前研究、临床研究、评估评价、技术培训、学术推广在内的各个环节，技术转移团队全过程参与其中。

其次，研究型医院应当组建成果转化部和技术转移中心。成果转化部作为医院的行政管理部门，负责医院专利、横向课题合同等管理，对接医院、临床医生和研发团队；医药技术转移中心作为对外的平台和窗口，配合成果转化部对接政府、企业、大学机构和资本，提供技术转移服务。两个部门协调实现院内外信息和资源的精准对接，医、政、产、学、研、资、用协同创新。

然后，研究型医院应当建立专业性的助力团队。为提高临床研究质量和效率，同时减轻临床医生压力，应当建立专业临床研究助理团队，助推临床转化研究。

最后，研究型医院应当构建合理的奖励激励机制。医院应当鼓励科研人员通过科技成果转化获得合理收入，建立科技成果转移转化绩效考核评价制度，充分调动科技人员创新创业积极性。

第三节　我国卫生与健康科技成果转化的时代任务

党的二十大报告指出，教育、科技、人才是全面建设社会主义现代化国家的基础性、战略性支撑，强调深入实施科教兴国战略，人才强国战略，创新驱动发展战略，这也是我们卫生与健康科技成果转化今后行动的根本宗旨。2016 年 10 月 25 日，中共中央、国务院印发了《"健康中国 2030"规划纲要》，"共建共享、全民健康"是建设健康中国的战略主题，共建共享是建设健康中国的基本路径，全民健康是建设健康中国的根本目的，并且该纲要明确指出"加强医药成果转化推广平台建设，促进医学成果转化推广"。十九大明确作出建设创新型国家和推进健康中国建设的战略部署，全方位、全周期保障人民健康，确保国民经济健康发展。我国医院科技成果转化的时代任务就是健康中国建设，也是科教兴国战略部署中不可或缺的一部分。

一、健康中国是医学科技成果转化的终极目标

健康中国建设应当要把医疗卫生领域科技创新放在首位。习近平总书记在 2016 年全国卫生健康大会上提出"要把人民健康放在优先发展的战略地位"，加快推进健康中国建设；2017 年党的十九大报告中正式提出"实施健康中国战略"，是坚持和发展新时代中国特色社会主义的一项重要战略安排；2020 年 9 月科学家座谈会上，习近平总书记提出"四个面向"，着重增加"面向人民健康"这一重大战略指示，体现了人民至上、生命至上的理念；在教育文化卫生体育领域专家代表座谈会上再次指出"大力发展卫生健康事业。人民健康是社会文明进步的基础，是民族昌盛和国家富强的重要标志，也是广大人民群众的共同追求"。科技是第一生产力、创新是第一动力，医学科技成果转化是加强科技创新和卫生与健康事业发

展紧密结合的关键环节,是推进"健康中国"建设的重要一环。

2019 年末,突如其来的新冠肺炎疫情对我国的经济发展和社会秩序造成了较大的冲击,而随着疫苗的研发、上市与普及,我国迅速地稳定住了国内疫情防控的局面,其中科技成果转化发挥了极为关键的作用。2020 年 2 月,习近平总书记在统筹推进新冠肺炎疫情防控和经济社会发展工作部署会议上强调"要加大药品和疫苗研发力度,同临床、防控实践相结合,在确保安全性和有效性的基础上推广有效的临床应用经验,力争早日取得突破";2020 年 3 月,习近平总书记赴武汉考察疫情时指出,"要加速推进新型检测试剂、抗体药物、疫苗和诊疗方案等科技攻关,坚持临床研究和临床救治协同,中西医结合、中西药并用,加快推广应用已经研发和筛选的有效药物,提升救治水平";2020 年 3 月,习近平总书记在《求是》杂志发表文章强调,"加快建立以企业为主体、产学研相结合的疫苗研发和产业化体系"。

因此,医学科技成果转化对于实现人民健康与经济社会协调发展、保障国民经济健康发展具有重大现实意义和深远历史意义。医院开展转化的意义不言而喻,不仅是政策上的要求,也是现实的考虑,更是医院创新的真正意义所在。在资本、平台和人才的推动下,科技成果转化迎来有史以来最关键的时机。其一,医学科技成果转化的资金由政府部分承担的同时,与转化平台形成全覆盖、全过程、全时段的衔接,让更加专业的社会资本参与医学科技成果转化项目,以专业化、社会化的资本运作为研究型医院的科技成果转化提供保障;其二,医学科技成果转化需要"医、政、产、学、研、资、用"七位一体的产业化链接平台作为坚实支撑,形成以卫生行政部门牵头,发改委、科技、食药、财政、知识产权等相关部门共同参与,引入专业转化机构、孵育孵化机构等社会资源,构建专业化的成果转化平台;其三,医学科技工作人员是健康中国建设与科教兴国的直接参与者,应当铭记、心系人民群众的科研信仰,让大人民群众最大限度地共享医院科技创新成果,让人民群众生活得更健康、更幸福。

二、科教兴国是医学科技成果转化的关键路径

科教兴国是不仅是健康中国建设的重要保障,更是医学科技成果转化的关键路径。换言之,只有落实科教兴国战略部署,医学科技成果转化才能发挥其原有的功能,而健康中国建设也才能成为可能。值得反思的是,医学创新成果的意义绝不是发几篇文章或申请几个专利,而是要切实考虑到人民群众生活的健康生活。

一方面,科教兴国首先是要扭转医学科技工作人员的观念,将科技成果转化意识纳入科研工作意识;与此同时,行政管理部门、企事业单位应当在医学科技成果转化领域落实"放管服",采取灵活的科技成果管理方法,打破桎梏医院科技成果向市场转化的重重壁垒,为推进健康中国建设和打造世界科技强国助力。另一方面,科教兴国不能脱离公共平台的支持,离开公共平台的科技成果转化更是无稽之谈,如何构建、运营、维护及优化科技成果转化的公共平台也是科教兴国与健康中国建设不能回避的现实问题。

三、人才强国是医学科技成果转化的源泉动力

深入实施人才强国战略,必须坚持科技是第一生产力、人才是第一资源、创新是第一动力。在当前全球一体化经济形势下,综合国力竞争说到底是人才竞争,无论是健康中国还是科教兴国建设,归根到底是人才的建设。科技与教育必须转化观念,重点在培育人才的

创新素质与能力，才能有效地推动科技的发展，并且把科技与教育转化为社会的第一生产力。一方面，当前我国科技成果转化专业人才极度缺乏，无论是基础端的临床人员还是科技成果转化技术经理人都极度缺乏，近期科技部关于印发《"十四五"技术要素市场专项规划》的通知中提出技术转移人才队伍持续壮大，少数高校如浙江大学开始设立专业的转化人才专业，为后备专业化人才提供了有力支持。另一方面，我国科技成果转化人员的评价机制和社会地位亟待扭转。部分科研型医院设立成果转化独立的绩效评价体系，并给予科研人员科技成果最大自主权。

第四节　中国研究型医院科技成果转化的机遇与挑战

挑战与机遇之间存在着伴生关系，事物发展过程中所遇到现实挑战，往往会伴随着事物发展的新机遇。我国卫生与健康科技的些许领域或技术已跻身世界先进行列，甚至处于领跑新位置，但我国医学科技创新的整体程度与中国健康建设国家战略需求相比，仍有不小的差距。尽管我国医院科技成果转化仍面临十分艰巨的挑战，但背后的发展机遇也极为可观。

一、竞争激烈的国际社会

目前，发达国家在生物医药和医疗器械领域的科技成果转化仍然占据主导地位，呈集聚发展态势。美国、日本、欧洲等发达国家和地区优势显著，大约占据了 90% 以上的医学专利；尤其是美国，所拥有的医学专利占全世界的近六成。中国在创新药物和高端医疗设备领域仍然落后，生物医药和医疗器械企业在规模、品牌方面的竞争力相对较弱，缺乏核心技术。2018 年 3 月，美国签署对华贸易备忘录，中美贸易战正式打响，聚焦于医学领域的高新技术和知识产权，我国生物制药和高性能医疗器械产业等高科技产业受到了极大的限制。中美贸易博弈的本质就是技术博弈，美国除了要限制中国产品，更是要打击中国高新技术行业的发展。

美国先进技术和产品的限制出口等可能会严重影响中国卫生健康行业的发展，也给我国卫生健康成果转化带来了发展机遇，将迫使国产药物和医疗器械加大自主创新，加强产、学、研联合，加速科技成果转化。中美贸易摩擦带来新挑战和新机遇，创新药、诊断试剂和高端医疗器械等进口化严重，我国加大医学领域自主创新，加强产学研联合，加速科技成果转化十分必要。同时，美国对华技术转移限制也会进一步加大国家扶持国产高性能卫生健康产品的信念和激起民族高新技术行业的自强，国家出台更多激励医学科技创新政策的同时，中国生物医药和医疗器械的企业、研究机构及科技工作人员势必也会付出更多的心血，推动我国医学科技成果转化的优化升级。

二、掣肘诸多的国内环境

当今，我国社会发展正面临着"百年未有之大变局"，未来所面临的发展机遇与现实挑战都是前所未有的，所以更加需要医学科技创新为中国的可持续性发展保驾护航。不可否认的是，我国医院科技成果转化的探索与完善势必会历经一个充满挑战与机遇的时代。

一方面，我国已经进入风险社会，社会危机的不可预测性对于全社会的抗风险能力提出了更高的要求。在本次新冠肺炎疫情的防控过程中，我国应急管理也从慌乱中找到规律，及时控制住了疫情的蔓延。面对不确定的未来，我国医疗系统作为应对风险的主要场域，强化公共卫生的应急管理能力与治理水平的同时，应当尽可能提升医学科技成果转化的效率，为应对不确定的社会风险夯实医疗保障。

另一方面，我国已经进入老龄化社会，老年人的剧增势必会给现有的医疗体系带来不小的冲击。面对老龄化社会，我们医疗系统应当以积极态度来主动应对，通过危险因素控制、行为干预、疾病管理与健康服务等环节巩固医学科技成果的支撑作用。国家老年疾病临床医学研究中心的建设任重而道远，国家相关部门将强化协同，集成资源配置，优化政策环境，加快中心建设，为健康中国建设提供有力保障。同时，人类衰老过程中的分子和基因研究进展表明，干细胞可作为人类衰老机制研究的模型，也可作为药物筛选和评估的载体，未来利用干细胞移植、基因编辑技术等实现健康老龄化也是极有可能的，而这些技术能否普遍服务于广大人民群众，就要依靠医学科技创新和科技成果转化的共同发力，才能得以实现。

综上所述，我国医院科技成果转化必须面向"健康中国"建设、面向卫生与健康事业改革发展重大需求、面向生物制药科技前沿、面向医疗器械高顶端技术，以保障人民健康、促进健康产业发展为目的，遵循卫生与健康科技创新规律，推进医学科技创新与医院科技成果转化的融合，实现健康中国建设、科教兴国建设和人才强国建设的三线汇交。以加快构建体现中国特色和行业特点的协同高效科技创新体系、发挥科技创新人才的关键作用、促进科技成果转移转化、改革完善科技成果转化为重点，着力提升自主创新能力、着力激发创新创业活力、着力营造创新环境，引领和支撑"健康中国"目标的实现。

第二章

中国研究型医院科技创新及科技成果转化现状研究

第一节 医学科技成果转化政策现状

一、国家政策导向

（一）国家战略层面

为深化体制机制改革，加快实施创新驱动发展，国家从战略层面对科技体制改革、产学研深度融合、资源共享、协同创新、激励保护制度、科技评价机制、科技成果转化等方面进行了系统的规划，相继出台了若干通知及意见，包括《中共中央 国务院关于深化体制机制改革加快实施创新驱动发展战略的若干意见》《国务院关于优化科研管理提升科研绩效若干措施的通知》《国务院关于推动创新创业高质量发展打造"双创"升级版的意见》《国务院办公厅关于推广第二批支持创新相关改革举措的通知》和《国务院办公厅关于抓好赋予科研机构和人员更大自主权有关文件贯彻落实工作的通知》。

《中共中央 国务院关于深化体制机制改革加快实施创新驱动发展战略的若干意见》针对我国科技工作存在的产学研结合不够紧密、科技资源配置过度行政化、科技项目及经费管理不尽合理、科技人员的积极性和创造性还没有得到充分发挥等问题，提出要加快实施创新驱动发展战略，使市场在资源配置中起决定性作用和更好发挥政府作用，破除一切制约创新的思想障碍和制度藩篱，激发全社会创新活力和创造潜能，提升劳动、信息、知识、技术、管理、资本的效率和效益，强化科技同经济对接、创新成果同产业对接、创新项目同现实生产力对接、研发人员创新劳动同其利益收入对接，增强科技进步对经济发展的贡献度，营造大众创业、万众创新的政策环境和制度环境。要求完善成果转化激励政策，包括加快下放科技成果使用、处置和收益权（单位主管部门和财政部门对科技成果在境内的使用、处置不再审批或备案，科技成果转移转化所得收入全部留归单位，纳入单位预算，实行统一管理，处置收入不上缴国库），提高科研人员成果转化收益比例（可以从现行不低于 20% 提高到不低于 50%），加大科研人员股权激励力度（对在创新中做出重要贡献的技术人员实施股权和分红权激励）。其中，针对医疗领域科技成果转化，提出要对药品、医疗器械等创新产品建立便捷高效的监管模式，深化审评审批制度改革，多种渠道增加审评资源，优化流程，缩短周期，支持委托生产等新的组织模式发展。改进互联网、金融、环保、医疗卫生、文化、教育等领域的监管，支持和鼓励新业态、新商业模式发展。

《国务院关于优化科研管理提升科研绩效若干措施的通知》指出，要建立完善以信任为前提的科研管理机制，减轻科研人员负担，充分释放创新活力，调动科研人员的积极性，激励科研人员敬业报国、潜心研究、攻坚克难，大力提升原始创新能力和关键领域核心技术攻关能力，多出高水平成果，壮大经济发展新动能，为实现经济高质量发展、建设世界科技强国做出更大贡献。《国务院关于优化科研管理提升科研绩效若干措施的通知》提出了四个方面的政策措施，包括优化科研项目和经费管理（推行"材料一次报送"制度，合并财务验收和技术验收。赋予科研人员和科研单位更大科研自主权，科研人员可以在研究方向不变、不降低申报指标的前提下自主调整技术路线，将直接费用中除设备费外的其他科目费用调剂权全部下放项目承担单位）；完善有利于创新的评价激励制度（开展"唯论文、唯职称、唯学历"问题集中清理，建立以创新质量和贡献为导向的绩效评价体系。对承担关键领域核心技术攻关任务的团队负责人及引进的高端人才实行年薪制）；强化科研项目绩效评价（实行科研项目绩效分类评价，加强项目关键环节考核，绩效评价结果作为项目调整、后续支持的重要依据）；完善分级责任担当机制（减少对科研活动的审计和财务检查频次。强化高校、科研院所和科研人员主体责任，完善鼓励法人担当负责的考核激励机制）。同时提出，要在教育部直属高校和中国科学院所属科研院所中选择部分创新能力和潜力突出、创新绩效显著、科研诚信状况良好的单位开展"绿色通道"改革试点，包括开展简化科研项目经费预算编制、扩大科研经费使用自主权、科研机构分类支持、赋予科研人员职务科技成果所有权或长期使用权等试点工作，并加快形成经验在全国推广。

《国务院关于推动创新创业高质量发展打造"双创"升级版的意见》指出目前我国科技工作中还存在创新创业生态不够完善、科技成果转化机制尚不健全、大中小企业融通发展还不充分、创新创业国际合作不够深入以及部分政策落实不到位等问题。打造"双创"升级版有八个方面的政策措施。一是深化"放管服"改革，进一步释放创新创业活力，营造公平市场环境，着力促进创新创业环境升级。二是加大财税政策支持力度，完善创新创业产品和服务政府采购政策，加快推进首台（套）重大技术装备示范应用，建立完善知识产权管理服务体系，加快推动创新创业发展动力升级。三是鼓励和支持科研人员积极投身科技创业，强化大学生创新创业教育培训，健全农民工返乡创业服务体系，完善退役军人自主创业支持政策和服务体系，提升归国和外籍人才创新创业便利化水平，推动更多群体投身创新创业，持续推进创业带动就业能力升级。四是增强创新型企业引领带动作用，推动高校科研院所创新创业深度融合，健全科技成果转化的体制机制，深入推动科技创新支撑能力升级。五是提升孵化机构和众创空间服务水平，搭建大中小企业融通发展平台，深入推进工业互联网创新发展，完善"互联网＋"创新创业服务体系，打造创新创业重点展示品牌，大力促进创新创业平台服务升级。六是引导金融机构有效服务创新创业融资需求，充分发挥创业投资支持创新创业作用，拓宽创新创业直接融资渠道，完善创新创业差异化金融支持政策，进一步完善创新创业金融服务。七是打造具有全球影响力的科技创新策源地，培育创新创业集聚区，发挥"双创"示范基地引导示范作用，推进创新创业国际合作，加快构筑创新创业发展高地。八是强化创新创业政策统筹，细化关键政策落实措施，做好创新创业经验推广，切实打通政策落实"最后一公里"。其中，针对医疗领域科技成果转化，提出建立完善对"互联网＋教育""互联网＋医疗"等新业态新模式的高效监管机制，严守安全质量和社会稳定底线。

《国务院办公厅关于推广第二批支持创新相关改革举措的通知》指出将在京津冀、上海、广东（珠三角）、安徽（合芜蚌）、四川（成德绵）、湖北武汉、陕西西安、辽宁沈阳等8个区域内，推广第二批支持创新的相关改革举措。具体内容包括：一是知识产权保护方面5项，包括知识产权民事、刑事、行政案件"三合一"审判；省级行政区内专利等专业技术性较强的知识产权案件跨市（区）审理；以降低侵权损失为核心的专利保险机制；知识产权案件审判中引入技术调查官制度；基于"两表指导、审助分流"的知识产权案件快速审判机制。

二是科技成果转化激励方面4项，包括以事前产权激励为核心的职务科技成果权属改革；技术经理人全程参与的科技成果转化服务模式；技术股与现金股结合激励的科技成果转化相关方利益捆绑机制；"定向研发、定向转化、定向服务"的订单式研发和成果转化机制。三是科技金融创新方面5项，包括区域性股权市场设置科技创新专板；基于"六专机制"的科技型企业全生命周期金融综合服务；推动政府股权基金投向种子期、初创期企业的容错机制；以协商估值、坏账分担为核心的中小企业商标质押贷款模式；创新创业团队回购地方政府产业投资基金所持股权的机制。四是军民深度融合方面6项。五是管理体制创新方面3项，包括允许地方高校自主开展人才引进和职称评审；以授权为基础、市场化方式运营为核心的科研仪器设备开放共享机制；以地方立法形式建立推动改革创新的决策容错机制。《国务院办公厅关于抓好赋予科研机构和人员更大自主权有关文件贯彻落实工作的通知》指出在有关政策落实过程中还不同程度地存在各类问题，有的部门、地方以及科研单位没有及时修订本部门、本地方和本单位的科研管理相关制度规定，仍然按照老办法来操作；有的经费调剂使用、仪器设备采购等仍然由相关机构管理，没有落实到项目承担单位；科技成果转化、薪酬激励、人员流动还受到相关规定的约束等，这些问题制约了政策效果，影响了科研人员的积极性主动性。要求深入推进下放科技管理权限工作，包括推动预算调剂和仪器采购管理权落实到位，推动科研人员的技术路线决策权落实到位，推动项目过程管理权落实到位，科研单位要健全完善内部管理制度；进一步做好已出台法规文件中相关规定的衔接，包括明确科研人员兼职的操作办法，明确科研人员获得科技成果转化收益的具体办法（落实"科研人员获得的职务科技成果转化现金奖励计入当年本单位绩效工资总量，但不受总量限制，不纳入总量基数"的要求，制定出台具体操作办法，推动各单位落实到位），明确科技成果作为国有资产的管理程序（简化科技成果的国有资产评估程序，缩短评估周期，改进对评估结果的使用方式，研究建立资产评估报告公示制度，同时探索利用市场化机制确定科技成果价值的多种方式。要进一步优化国有资产产权登记和变更程序，提高科技成果转化效率），明确有关项目经费的细化管理制度。

（二）法律法规层面

在法律法规层面，形成了从修订法律条款、制定配套细则到部署具体任务的科技成果转移转化工作"三部曲"，包括《中华人民共和国促进科技成果转化法》《实施〈中华人民共和国促进科技成果转法〉若干规定》和《促进科技成果转移转化行动方案》，从科技成果转化的处置权和收益、奖酬规定、兼职/离岗创业、勤勉尽职免责、科技成果转移转化的量化工作指标等方面对科技成果转移转化工作做了规范。同时，配套发布成果转化监管和税务规定，包括《财政部 国家税务总局关于完善股权激励和技术入股有关所得税政策的通知》《科技部 财政部 税务总局关于科技人员取得职务科技成果转化现金奖励信息公示办法的通知》《财政部 税务总局 科技部关于科技人员取得职务科技成果转化现金奖励有关个人所得税政策的通知》《财政部关于进一步加大授权力度促进科技成果转化的通知》和《关于扩大高校和科研院所科研相关自主权的若干意见》，有力保障了成果转化的高效落实。

国家 2015 年修订了《中华人民共和国促进科技成果转化法》，破解了科技成果使用、处置和收益权等政策障碍。2016 年出台了《实施〈中华人民共和国促进科技成果转化法〉若干规定》，进一步明确细化了相关制度和具体操作措施，鼓励研究开发机构、高等院校通过转让、许可或者作价投资等方式，向企业或者其他组织转移科技成果。国家设立的研究开发机构、高等院校应当建立健全的技术转移工作体系和机制，其持有的科技成果可以自主决定转让、许可或者作价投资，除涉及国家秘密、国家安全外，不需审批或者备案。同时明确，对在研究开发和科技成果转化中做出主要贡献的人员，要从科技成果转化奖励总额中拿出不低于 50% 的比例，对其给予奖励。对担任领导职务的科技人员在科技成果转化中能否获得奖励作了规定，明确了担任领导职务的科技人员获得科技成果转化收益的形式。国家设立的研究开发机构、高等院校科技人员在履行岗位职责、完成本职工作的前提下，征得单位同意可以兼职到企业等从事科技成果转化活动，或者离岗创业，在原则上不超过 3 年时间内保留人事关系，从事科技成果转化活动。

2016 年发布了《促进科技成果转移转化行动方案》，围绕激发创新主体积极性、构建支撑服务体系、完善创新要素配置等部署了 8 个方面、26 项重点任务。一是围绕新一代信息网络、智能绿色制造等重点产业领域，发布转化一批促进产业转型升级、投资规模与带动作用大的科技成果包，探索市场化的科技成果产业化路径。二是支持高校和科研院所建设一批机制灵活、面向市场的国家技术转移机构，加强科技成果与产业、企业需求有效对接。支持企业与高校、科研院所构建产业技术创新联盟，协同开展成果转化。三是建设一批符合特色产业需求的科技成果产业化基地，加强中试熟化与产业化开发，发挥技术开发类科研基地作用，推动更多共性技术成果转化应用。四是构建线上与线下相结合的国家技术交易网络平台，鼓励区域性、行业性技术市场发展，完善技术转移机构投融资、科技成果评价、知识产权服务等功能。五是推动成果转化与创新创业互动融合，建设一批以成果转化为主要内容的众创空间，支持以核心技术为源头的创新创业。六是组织科技人员开展科技成果转移转化活动，将科技成果转移转化领军人才纳入创新创业人才引进培养计划，培养专业化技术经纪人。七是建设一批国家科技成果转移转化示范区，探索可复制、可推广的工作经验与模式。八是发挥好国家科技成果转化引导基金等的杠杆作用，支持地方加大投入力度，运用投贷联动、众筹等金融手段，拓宽资金供给渠道。

《财政部 国家税务总局关于完善股权激励和技术入股有关所得税政策的通知》结合我国科技成果转化的具体情况和问题，对现行股权激励税收政策进行调整完善。一是借鉴欧美发达国家经验，将股权激励分为可享受税收优惠的和不可享受税收优惠的两大类，在规定严格限制条件的前提下，对符合条件的非上市公司股权激励实施递延纳税优惠政策；二是扩大现行优惠政策的覆盖范围，由高校、科研机构、高新技术企业等扩大到其他参与创新创业的市场主体，优惠政策针对的股权激励方式也由目前的股权奖励扩大到股票（权）期权、限制性股票等其他方式；三是在优惠方式上，对符合条件的股权激励实施递延纳税政策，同时降低适用税率。上述政策调整有效降低了股权激励的税收负担，将进一步激发和释放科研人员创新创业的活力和积极性。同时，为减轻股权激励获得者的税收负担，解决其当期纳税现金流不足问题，此次政策调整，一是对非上市公司符合条件的股票（权）期权、限制性股票、股权奖励，由分别按"工资薪金所得"和"财产转让所得"两个环节征税，合并为只在一个环节征税，即纳税人在股票（权）期权行权、限制性股票解禁以及获得股权奖励时暂不征税，待今后该股权转让时一次性征税，以解决在行权等环节纳税现金流不足问题；二是在转让环节的一次性征税统一适用 20% 的税率，比原来税负降低 10%～20%，有效降低纳税人税收负担。上述政策进一步加大了对创新创业的支持力度，对于激励科技人员创新创业、增强经济发展活力、促进我国经济结构转型升级将发挥重要作用。

《财政部 税务总局 科技部关于科技人员取得职务科技成果转化现金奖励有关个人所得税政策的通知》将科技人员取得职务科技成果转化现金奖励有关个人所得税政策进行了明确，包括依法批准设立的非营利性研究开发机构和高等学校。根据《中华人民共和国促进科技成果转化法》规定，从职务科技成果转化收入中给予科技人员的现金奖励，可减去按 50% 计入科技人员当月的"工资、薪金所得"依法缴纳个人所得税。同时，对科技人员享受本通知规定税收优惠政策必须满足的条件也作了明确。一是科技人员是指非营利性科研机构和高校中对完成或转化职务科技成果做出重要贡献的人员。非营利性科研机构和高校应按规定公示有关科技人员名单及相关信息（国防专利转化除外），具体公示办法由科技部会同财政部、税务总局制定。二是科技成果是指专利技术（含国防专利）、计算机软件著作权、集成电路布图设计专有权、植物新品种权、生物医药新品种，以及科技部、财政部、税务总局确定的其他技术成果。三是科技成果转化是指非营利性科研机构和高校向他人转让科技成果或者许可他人使用科技成果。现金奖励是指非营利性科研机构和高校在取得科技成果转化收入三年（36 个月）内奖励给科技人员的现金。四是非营利性科研机构和高校转化科技成果，应当签订技术合同，并根据《技术合同认定登记管理办法》，在技术合同登记机构进行审核登记，并取得技术合同认定登记证明。非营利性科研机构和高校应健全科技成果转化的资金核算，不得将正常工资、奖金等收入列入科技人员职务科技成果转化现金奖励享受税收优惠。

落实《财政部 税务总局 科技部关于科技人员取得职务科技成果转化现金奖励有关个人所得税政策的通知》的要求，规范科技人员取得职务科技成果转化现金奖励有关个人所得税缴纳，确保现金奖励相关信息公开、透明，《科技部 财政部 税务总局关于科技人员取得职务科技成果转化现金奖励信息公示办法的通知》明确了公示对象、公示制度、公示内容、公示日期、公示范围及违纪违规处理原则等范围。极大地保障成果转化主体方的利益，减轻了项目决策人的责任。

《财政部关于进一步加大授权力度促进科技成果转化的通知》在原已下放科技成果使用权、处置权、收益权的基础上，进一步加大科技成果转化形成的国有股权管理授权力度，畅通科技成果转化有关国有资产全链条管理，支持和服务科技创新。一是加大授权力度。按原规定，中央级研究开发机构、高等院校科技成果作价投资形成国有股权的转让、无偿划转或者对外投资等事项，需要按权限逐级报主管部门和财政部审批或者备案；科技成果作价投资成立企业的国有资产产权登记事项，需要逐级报财政部办理。为缩短管理链条，提高科技成果转化工作效率，该通知将原由财政部管理的上述事项授权中央级研究开发机构、高等院校的主管部门办理。二是整合现行规定。现行中央行政事业单位国有资产管理制度，涉及资产配置、使用、处置、评估、收益等环节管理规定。为了使科研人员通过一个文件全面掌握科技成果转化有关的国有资产管理要求，该通知整合了科技成果转化涉及的国有资产使用、处置、评估、收益等管理规定。在资产使用和处置方面，中央级研究开发机构、高等院校自主决定科技成果转让、许可或者作价投资，不需报主管部门和财政部审批或备案；

在资产评估方面，科技成果转让、许可或者作价投资，由单位自主决定是否进行资产评估；在收益管理方面，科技成果转化获得的收入全部留归单位，纳入单位预算，不上缴国库。

目前，我国相关法律法规概要列举了高校、科研院所可自主决定科研方向和项目，经费使用、机构设置和人员聘用及合理流动，调整津贴及工资分配，管理使用法人财产等事项，但规定相对原则，实际执行中存在一些制度边界、条件、程序不清晰的问题。《关于扩大高校和科研院所科研相关自主权的若干意见》对于全面增强创新活力、提升创新绩效、增加科技成果供给、支撑经济社会高质量发展具有重要意义。该意见从 4 个方面提出了 14 项具体改革举措。一是在完善机构运行管理方面，强调要实行章程管理，强化绩效管理，优化机构设置管理。二是在优化科研管理方面，提出要简化科研项目管理流程，完善科研经费管理机制，改进科研仪器设备耗材采购管理，赋予创新领军人才更大的科研自主权，改革科技成果管理制度。三是在改革相关人事管理方式方面，要求支持用人单位自主聘用工作人员，自主设置岗位，切实下放职称评审权限，完善人员编制管理方式。四是在完善绩效工资分配方式方面，强调要加大绩效工资分配向科研人员的倾斜力度，强化绩效工资对科技创新的激励作用。

（三）行业指导层面

在行业指导层面，以满足人民健康需要和解决阻碍科技成果转移转化的关键问题为导向，建立符合卫生与健康行业特点和市场经济规律的科技成果转移转化体系，国家卫生和计划生育委员会 2016 年出台《关于全面推进卫生与健康科技创新的指导意见》和《关于加强卫生与健康科技成果转移转化工作的指导意见》，提出加快建设协同高效的卫生与健康科技创新体系，激发各类创新主体的活力，开展卫生与健康科技成果转移转化行动，积极推动科技成果转移转化和推广应用。

《关于全面推进卫生与健康科技创新的指导意见》共六个部分。一是推进卫生与健康科技创新的总体思路、基本原则和主要目标。二是加快建设协同高效的卫生与健康科技创新体系。主要包括激发各类创新主体活力、系统布局高水平创新基地平台和重大项目工程、加强临床医学研究体系与能力建设、大力推动中医药科技创新和构建开放协同的科技创新网络等措施。三是加快培育和集聚高水平创新人才队伍。主要包括加快培育和集聚科技创新领军人才、尖子人才、青年英才，培养一支专业化科技管理队伍，完善科技人才管理与服务保障制度，从人才评价考核、薪酬和人事分配、"职务发明"奖励等方面健全科技人才分类评价激励机制。四是积极推动科技成果转移转化和推广应用。包括实施卫生与健康科技成果转移转化行动、建立健全促进科技成果转移转化制度等。五是推动科技创新管理体制机制改革。重点改革卫生与健康科技管理体制、大力推进医疗卫生事业单位科技创新、改革科研经费管理制度、改革完善科技成果准入应用等制度。六是进一步加强对卫生与健康科技创新工作的组织领导。通过加强组织领导、落实"科卫协同"机制，多渠道加大投入，深化国际交流合作，营造创新文化氛围等，为卫生与健康科技创新提供坚实保障。

《关于加强卫生与健康科技成果转移转化工作的指导意见》部署了八个方面的重点任务。一是积极推动卫生与健康科技成果开放共享，主要包括做好科技成果信息的汇交与发布。建设卫生与健康科技成果转化项目库，定期发布卫生与健康科技成果包和适宜技术目录，提供科技成果和相关知识产权信息发布、查询、筛选等服务。建设国家卫生与健康科技成果信息平台。实现科技成果信息汇交与发布、技术与知识产权交易、适宜技术推广等功能。建立科技成果转移转化报告制度等。二是开展卫生与健康科技成果转移转化行动，主要措施包括建设一批卫生与健康科技成果转移转化示范基地,支持推动医疗卫生机构和科研院所等开展科技成果转移转化,推动企业加强科技成果转化应用,支持组织科技人员开展科技成果转移转化等。三是实施卫生与健康适宜技术推广计划,包括建设一批卫生与健康适宜技术推广示范基地,推广一批卫生与健康适宜技术示范项目,加强卫生与健康领域的科学普及工作等。四是加强卫生技术评估与科技成果评价工作。五是发展科技成果转移转化的专业化服务,包括建立健全科技成果评价制度,积极推行科技成果的第三方评价,提高评价的科学化、社会化水平;建设卫生技术评估体系,开展卫生技术评估工作,促进卫生技术评估结果的传播和政策转化;大力发展科技成果转移转化的专业化服务,包括培育和发展卫生与健康科技中介服务机构、建设一支专业化的科技成果转移转化队伍、发挥行业协会和学术团体促进科技成果转移转化的纽带作用等。六是健全以增加知识价值为导向的收益分配政策,明确提出要健全以增加知识价值为导向的收益分配政策,下放科技成果使用、处置和收益权,科技成果转移转化收益全部留归单位,提高科研人员成果转移转化收益比例,明确担任单位领导职务的科技人员成果转化收益分配规定,支持科技人员面向社会提供科技服务等。有关单位要建立科技成果转移转化绩效评价制度,对科技成果转移转化业绩突出的机构和人员给予奖励,支持科研人员以多种形式创业。要建立健全的医药卫生领域知识产权保护制度,规范科技成果的知识产权保护。七是建立有利于科技成果转移转化的人事管理制度。八是建立健全知识产权保护和成果转移转化程序规则等。

在贯彻执行上,原国家食品药品监督管理总局印发的《总局关于促进科技成果转化的意见》和中共中央办公厅、国务院办公厅印发的《关于深化审评审批制度改革鼓励药品医疗器械创新的意见》以及食品药品监管总局 科技部联合印发的《关于加强和促进食品药品科技创新工作的指导意见》建立健全了促进科技成果转移转化人事管理、收入分配、健全知识产权保护和成果转移转化程序等制度,推进了卫生技术评估与科技成果评价等活动,建立了协同推进机制,加强政策协同配合,促进科技成果转移转化与适宜技术推广应用。

原国家食品药品监督管理总局印发的《总局关于促进科技成果转化的意见》针对科技成果的范围和内容、健全科技成果转化工作体系、依法依规开展科技成果转化、建立科技成果转化收益分配和激励机制、鼓励拥有科技成果的人员创业等8个方面提出了33条意见。该意见要求依法依规开展科技成果转化。科技成果完成单位对其持有的科技成果可以自主决定采取转让、许可或者作价投资等国家法律法规规定的方式进行转化,除涉及国家秘密、国家安全外,不需审批或者备案。对于科技成果转化收益分配和激励机制,该意见提出科技成果完成单位转化科技成果所获得的收入全部留归单位,纳入单位预算,不上缴国库,扣除对完成和转化科技成果做出重要贡献人员的奖励和报酬后,应当主要用于科学技术研发与成果转化等相关工作,并对科技成果完成单位的运行和发展给予保障。科技成果完成单位应规定或者与科技人员约定奖励和报酬的方式、数额和时限。同时,鼓励拥有科技成果的人员创业,加强科技成果转化绩效评价及示范引导,建立科技成果转化登记及年度报告制度,加强科技成果转化监督管理。

为了促进药品医疗器械产业结构调整和技术创新,实现上市产品质量与国际先进水平差距的缩小,满足中国公众临床需要,中共中央办公厅 国务院办公厅印发的《关于深化审评审批制度改革鼓励药品医疗器械创新的意见》对改革临床试验管理、加快上市审评审批、促进药品创新和仿制药发展、加强药品医疗器械全生命周期管理、提升技术支撑能力、加强组织实施等 6 个方面并提出了 36 条意见。该意见不仅回答了药品医疗器械企业热切关注的几个问题（如临床资质、关联评审等），同时也体现了国家与党鼓励与推动药品医疗器械行业追逐世界先进水平的决心。

食品药品监管总局、科技部联合印发的《关于加强和促进食品药品科技创新工作的指导意见》在促进监管科技研发、建设创新基地、服务产业集群、建立产学研协同机制等方面进行了系统部署。该意见紧紧与审评审批制度改革相呼应，立足监管科技创新，引领和支撑食品安全和药品医疗器械产业创新发展，助推药品医疗器械产业供给侧结构性改革和发展质量的提高，促进食品药品研发与产业升级换代。

二、地方转化生态

近些年国家高度重视研究型医院科技成果转化，力推国家科技成果转移转化示范区。科技部积极支持示范区建设工作，协调研究解决相关政策问题，加强工作指导，及时总结典型经验和政策措施并予以推广。地区政府、企业机构、当地医科大学等合作共建医学创新生态圈，取得了较好成效。根据科技部于 2020 年发布的《科技部办公厅关于加快推动国家科技成果转移转化示范区建设发展的通知》（国科办区〔2020〕50 号），示范区建设是贯彻落实党的十九大精神、实施创新驱动发展战略、深化科技体制改革的重要举措。积极构建科技成果转移转化体系，加速发展环大学创新生态圈，加快建设技术转移机构，不断壮大技术转移人才队伍，积极推进科技成果区域协同转化。我国的生物医药产业初步形成了以长三角、京津冀、粤港澳大湾区和成渝地区为核心的产业集群。

（一）四川省生态构建

根据 2021 年四川省政府工作汇报，党的十八大以来，四川省重点加强关键核心技术攻关和成果转化，实施重大科技专项和产业技术路线图计划，遴选支持重大创新产品，努力实现"卡脖子"技术攻坚。通过成立两院院士基金（首期 10 亿元），加强原始创新和基础研究，为区域科技成果转化奠定扎实的基础。通过加快成德绵国家科技成果转移转化示范区等建设，实施科技成果转移转化示范项目百余项。同时，也将加快川渝联合建设"一带一路"科技合作示范区和国际技术转移中心，加强知识产权全链条保护，深化国家引领型知识产权强省试点示范等内容作为其推进四川省成果转化的工作重点。

1. 政策解读

2016 年 9 月 22 日，省政府办公厅印发《四川省促进科技成果转移转化行动方案（2016—2020 年）》，该方案将"改革创新、市场导向、政府引导、示范牵引、协同推进"作为核心特色。实施科技成果转移转化专项、推进科技成果转移转化示范企业建设、推进科技成果转移转化示范区建设、建立科技成果信息汇交系统、建立技术交易网络系统，开展信息发布、融资并购、公开挂牌、竞价拍卖、咨询辅导等专业化服务、加强军民融合科技成果转化平台建设、加强知识产权服务平台建设、加快推进国家技术转移西南中心建设、推进高校和科研院所建立科技成果转化、技术转移服务机构、打造区域性和行业性科技成果转化、技术转移服务机构、建立科技成果转化投融资平台、开展科技金融股权债权融资工作、创新财政科技投入方式、完善科技成果转移转化激励机制、建立多层次技术市场人才培训体系、强化科技成果转移转化人才服务、实施重大科技创新专项、开发科技创新产品、发展众创空间、促进创新资源共享、打造创新创业文化品牌和团队。

2018年9月30日，四川省人民代表大会常委会通过《四川省促进科技成果转化条例》，强调建立以企业为主体，高等院校、研究机构、服务机构和科技人员共同参与的科技成果转化创新机制，鼓励国有单位实施职务科技成果混合所有制改革，鼓励建立军民共享实验室、试验设施等科研平台，推进重大科技成果军民一体论证、研发和实施，营造崇尚创新、宽容失败的社会环境，充分调动科研单位及科研人员积极性，明确成果转化免责机制。

2018年12月27日，四川省人民政府印发《四川省技术转移体系建设方案》，建设10个省级科技成果转移转化示范区、新增30家以上省级技术转移机构、培养1000名专业化技术经纪人、技术合同成交额达到700亿元以上。着力优化技术转移体系基础架构，建设成德绵国家科技成果转移转化示范区，建设省级科技成果转移转化示范区，建设天府技术交易市场，创新技术市场服务模式，加强高校、科研院所技术转移机构建设，鼓励社会力量建立市场化技术转移机构，依托行业龙头企业和行业协会、学会等社团组织建设行业性技术转移服务机构，完善多层次的技术转移人才发展机制，建好国家技术转移西南人才培养基地，培育技术转移示范企业，推进国家技术转移西南中心建设，建设四川省科技成果汇交服务平台，深化科技人才管理体制机制改革，扩大科研院所和高等院校收入分配自主权，强化创新创业载体技术转移功能，推动军民科技协同创新和军民融合成果转化，推动科技成果跨区域转移扩散，拓展国际技术转移空间，树立正确的科技评价导向，强化政策衔接配套，深化科技计划管理改革，完善多元化投融资服务，加强知识产权保护和运营，营造有利于技术转移的社会氛围。

2021年6月22日，四川省人民政府印发《关于进一步支持科技创新的若干政策》（简称"科创十条"），旨在营造一流创新生态，激励科技人员创新创造，深入推进创新驱动引领高质量发展，并在创新平台建设方面，支持重大基础研究创新平台加快落地建设，采取"一事一议"，省政府按项目投资额的10%～30%予以支持；加大对产业技术创新平台的支持力度，对获批国家产业（技术）创新中心的按国家资金支持标准给予1∶1配套资金；支持设立跨高校院所的省级中试研发平台，安排8亿元对中央在川和省内各类研发机构在川实施重大科技成果转化项目、中试平台、技术转移服务机构给予支持；鼓励建设高水平新型研发机构和创新联合体。在创新生态优化方面，加大对基础研究和关键核心技术攻关的支持力度，安排5.5亿元，每年支持基础研究项目2000个以上并实施关键核心技术攻关揭榜制；深化职务科技成果权属混合所有制改革；完善创新型领军企业培育机制。在创新人才聚集方面，大力聚集高端紧缺人才，增加"天府峨眉计划""天府青城计划"名额各50个；支持建设高水平创新团队；激发引才用才活力，开设"绿色通道"，省级人才专项事业编制增加2000个。

2. 专门机构

（1）四川省科技厅成果转化与区域创新处

该处主要承担全省技术转移体系工作，提出科技成果转移转化及产业化、促进产学研深度融合、科技知识产权创造的相关政策措施建议并组织实施，推动技术市场和科技中介组织发展。研究提出促进区域和地方科技创新发展的相关政策措施建议，承担区域科技创新体系建设工作。

（2）国际合作处

该处主要负责拟订全省科技对外交往、科技交流及创新能力开放合作的规划、政策和措施并推动落实，实施全省"一带一路"科技创新合作行动计划，组织参与国际大科学计划和大科学工程。承担涉港澳台科技合作与交流、科技援外与国际科技援助相关工作。

（3）社会发展科技处

该处负责拟订社会发展领域科技创新的规划和政策，提出重大任务并组织实施，推动重大关键技术攻关。促进生物技术发展及产业化，推动绿色技术创新，开展科技应对气候变化工作。提出相关领域平台、基地规划布局并组织实施。

（4）成都市科技局成果转移转化与创新创业服务处

该处拟订科技人才、科技知识产权创造、科技成果转移转化、技术市场、创新创业和科技服务业发展的规划、政策措施并组织实施；负责全市科技成果、科技奖励、科技保密工作；承担科技人才队伍建设工作；负责科技成果转化平台和区域技术市场建设，指导科技成果的评价和科技中介组织建设；指导全市科技企业孵化器、众创空间等创新创业平台建设，推进创新创业服务工作；承担科技服务业发展相关工作，做好新经济发展有关科技服务工作；承担自然科学研究专业技术职称申报评审的相关工作。

（5）高新区生物产业局

该局主要负责研究制定成都高新区生物产业发展战略、产业规划、发展政策，成都高新区生物产业的招商引资、项目建设、项目运营、企业服务等全链条推进服务工作，推进成都高新区生物医药创新平台建设、协同创新、成果引进转化及相关服务工作，牵头协调成都高新区、双流区推进成都天府国际生物城建设相关工作等。

（6）国家技术转移西南中心

该中心作为全国技术转移"2＋N"体系中的重要组成部分，将与中关村国家技术转移集聚区、深圳国家技术转移南方中心积极合作，与各大区域技术转移中心紧密衔接分工，大力整合全球创新资源，推动全球创新要素跨行业、跨区域、跨国界转移，促进四川省和西南地区重点产业向产业链高端攀升。主要负责按照科技部对国家技术转移建设工作部署，国家技术转移西南中心建设，着眼于"立足四川、服务西南、链接欧洲"的目标定位，省科技厅会同成都市政府、成都高新区管委会正在加快推进国家技术转移西南中心的筹建工作，着力将中心建设成西南片区技术转移服务高地，全球技术创新资源对接平台，为我省和西南地区的创新发展提供强力的支撑载体。

3. 医学相关工业园区

（1）新川科技园－生物医药创新孵化园

新川创新科技园以引入电子信息、生物医药以及新经济产业为核心，融合新加坡先进的产业发展、规划管理经验和成都丰富的产业资源、强大承载能力，助力国际和国内企业尽享中新两地优势。目前已有34个重大项目入驻，包括世界500强企业、领先创新企业、上市公司和知名企业的集团总部、研发中心等。园区内还建有两个大型专业孵化园——AI创新中心和生物医药创新孵化园，中小企业可根据具体需求灵活入驻，享受新川为企业提供的配套设施和服务。新川创新科技园将承接四川现有优势产业和新加坡先进的技术和管理理念，聚集产业链上的高端业态，同时导入具有可行性的新兴产业，成为中国西部地区高端产业聚集的标志性区域。新川创新科技园重点引入8大产业：信息技术业、生物医药业、服务外包业、数字新媒体业、精密仪器业、环保业、金融业、培训业。

（2）天府生命科技园

天府生命科技园是集医药及相关学科的研发、产业增值服务、商务生活配套为一体的科技园区，是医药技术、资金、管理、人才、政策的综合集成。园区将以四川大学、川大华西医院、中国科学院成都分院等为技术支撑，整合利用现有科技研发资源，充分发挥在蓉国家工程中心、国家工程研究中心、国家企业技术中心、成都药品检验所（口岸药品检验所）等的作用，形成由研发、孵化、办公、配套服务等模块形成的良好创新创业氛围，致力于以园区为基础，打造"人才培养 - 研究开发 - 试验认证 - 中试孵化 - 规模生产 - 市场开拓"的产业链。依托省市丰富的生物医药研发资源和高新区创新孵化支持体系，天府生命科技园已初步形成四个聚集和完善的孵化体系：①人才聚集：园区生物医药从业人员 6 000 余人（其中诺贝尔奖获得者 1 名、一流行业专家 56 名，省市顶尖创新创业团队共 10 个）；②项目聚集通过有机筛选入园企业项目，整合新药前端研发到后端应用的全产业链核心要素，园区现引入国际、国内一流水平项目 400 余项，其中在研一类新药项目超 50 个；③企业聚集：园区引入了以华西医院、恒瑞医药、睿智化学、好医生药业为代表的国内外知名企业和以康诺亚、华免、安特金、迈科康为代表的创新创业型企业 174 家，并孵化培育出了成都先导、海创药业等多家优秀企业；④资本聚集：园区经过 8 年多市场化的运营，科学利用市场化机制，依托高投集团科技金融服务平台，实现银行、天使投资、创业投资、PE 基金投资、融资担保等多种资本的聚集，累计融资（包括并购）共 50 亿元人民币。

（3）成都天府国际生物城

成都天府国际生物城坚持"以人为本聚集产业、定位高端引导产业、国际合作助推产业、绿色健康服务产业、产城一体融合产业"五大规划理念，以生物医药、生物医学工程、生物服务、智慧健康为产业主攻方向，辅助发展生物环保、生物制造、生物农业、制药机械设备产业，在国际上力争成为国际生物产业转移的承接地，国际生物产业创新要素聚集区，未来生命科学、健康生活的示范城。在国内突出生产、生活、生态"三生融合"，医学、医疗、医药、医政"四医结合"，打造"以人为本、先人后产、以产带城、以城促产"的产业创新引领地。以构建"价值链、创新链、产业链、供应链、要素链 - 五链融合发展"生物产业生态圈为路径，以人才聚集为产业发展的核心引领要素，精准确定"5 + N"人才模式，确定生物技术药、创新型化学制剂、高性能医疗器械、生物服务和大健康服务五大细分领域，加快建设形成医疗器械国际临床研究服务中心、生物技术药物全球外包生产中心、天府国际医疗中心、全球新药研发外包服务交易中心、全球生物医药供应链服务中心等五大中心功能。引进国际化制药企业在成都设立抗体药物生产基地，建立生物技术药物全球外包生产中心，迅速使成都抗体药物的生产规模和产能进入全球前列。引进国际领先的临床研究外包服务机构，依托成都市各大医院及省内 GCP 资源建立省、市 GCP 联盟，将成都建设成为全球重要的药物和医疗器械临床试验中心，实现在欧美主要国家同步研发、同步上市。依托国际化优质科研及教育资源，迅速提升国际化转化医学能力，建设成都国际医学中心。依托人工智能和大数据平台、新药筛选平台、安全性评价及有效性评价平台，建设全球新药研发外包服务交易中心。引进国际知名供应链服务商，建设全球生物医药供应链服务中心，将成都建成全球生物医药产业供应链重要节点城市。

（4）成都医学城

成都医学城建设医药、医疗器械制造区和承接 B 区研发成果转化，打造西南最大的全链式生物医学产业集群聚集区；聚焦生物技术、价值医疗、三医 + AI，建设"三医"研发小镇，打造医学医疗技术转化中心和全国知名的医疗服务目的地。经过十余年的发展，成都医学城聚集了医药健康企业 443 家。坚持以全球视野和国际标准高起点谋划产业发展蓝图。科学制定"国际健康产业高地、西部创新公园城市"战略定位。成都医学城已形成集"教、研、药、医、康、养"六大功能于一体的大健康产业生态闭环,产业基础优良扎实,拥有成都中医药大学、电子科技大学医学院等高校教育资源;聚集了华西药效评价中心、集萃药康国家遗传小鼠资源库、希氏医疗人工智能研究院等国内知名的科研机构;建设一批行业龙头医药企业;建成了华西医院温江院区、四川省精神医学中心、八一康复中心等国内顶尖的医疗及康复机构;同时一批国内一流的康养机构已落户温江,再加上省、市食药检院等产业配套布局,形成了西部产业最聚集、门类最齐全、生态最完整的健康产业高地。

4. 成果转化特色

(1)特色1:研究型医院成果转化的"华西模式"

四川大学华西医院通过体制机制创新,将科技成果转化作为院内"一把手工程"大力推动,前瞻性地制定了科技成果转化政策与激励措施,为四川省乃至全国医疗机构促进科技成果转化提供了可借鉴与参考的"华西模式"。医院主要通过设立专职的成果转化部门并与政府直属机构共建专业化的转移转化机构与团队、制定系列标准化科技成果转移转化管理的工作流程及服务体系、发起成立产业创新联盟、建科技平台公司、科技成果作价投资公司、设立华西科技成果转化基金、举办国际影响力论坛、开设成果转移转化研修班、构建科技成果转移转化生态圈、加强国际合作与交流等方式实现"政医产学研资用"协同创新。

通过搭建涵盖创新技术链和服务链的医学转化创新平台加速科研成果的商业转化。在探索发现阶段,医院创新重点依托生物治疗国家重点实验室、国家生物治疗转化医学重大设施、国家前沿医学中心、省部级重点实验室、精准医学研究中心等 67 个开放研发平台;在临床前研究阶段,依托国家 GLP 中心(成都海圻)、国家猕猴基地、国家药效基地、精准医学产业创新中心;在临床研究阶段,充分发挥国家 GCP 中心、国家干细胞基地、中国临床试验注册中心、国家化妆品评价中心、国家老年医学临床研究中心等的作用;在技术评估评价方面,医院设立了中国循证医学中心、真实世界数据研究与评价重点实验室;在后续培训推广阶段,充分发挥临床技能中心、华西网络联盟医院、华西专科联盟及华西领办医院等资源渠道的作用。在内部,医院成立成果转化部负责科技成果转化政策制定与管理工作;在外部,医院突破体制机制,与政府共建民办非营利性机构-四川西部医药技术转移中心,实现院内外信息的精准对接与联动。

(2)特色2:院校地联动的产业创新机构

前沿医学中心:2018 年 6 月,在市委积极推动下,成都市人民政府与四川大学签署《成都市人民政府 四川大学深入推进市校合作 共建世界一流大学 助推国家中心城市建设合作协议》,共建世界一流大学,助推国家中心城市建设。成都前沿医学中心作为成都市与四川大学合作共建的核心内容,聚焦"精准医学""再生医学"等领域的创新研究、临床试验和成果转化,致力于打造成都生物医药创新发展的新极核和策源地。成都高新区与四川大学在共建成都前沿医学中心合作模式上不断探索,形成了全国首个校地合作成果转化利益分享模式,构建了"政府建载体、川大引团队"的共建模式,"工作同协调、项目共把关"的共管模式,"成果转股权、支持换期权"的共享模式和"项目变公司、教授做股东"的共服务模式。目前,成都前沿医学中心新川板块已聚集"国家疾病分子网络前沿科学中心"等超过 20 个高水平创新项目和"赜灵生物"等 10 余个四川大学及华西医院教授创办企业。后期川大和华西医院"医学 + 信息"中心、"医学 + 材料"中心、"医学 + 制造"中心和"5G 医学转化应用平台""三中心一平台"也将以前沿医学中心为载体，建设成为以临床应用为导向，颠覆性技术为驱动，涵盖"基础研究 - 技术创新 - 成果转化"全链条设计、一体化实施、创新元素汇集的医工融合创新极核。

"岷山"揭榜挂帅机构：2021 年 1 月，按照《中共中央关于制定国民经济和社会发展第十四个五年规划和二〇三五年远景目标的建议》和科技部《关于促进新型研发机构发展的指导意见》（国科发政〔2019〕313 号）精神，成都高新区启动揭榜挂帅型研发机构"岷山行动"计划，5 年投入 300 亿元建设 50 个揭榜挂帅型研发机构（新型研发机构），支持国内外顶尖科技创新团队 / 科研机构聚焦电子信息、生物医药、新经济等主导产业，解决产业链细分领域"卡脖子"问题，布局未来主导产业，搭建公共技术平台，促进科技成果转化。首批需求榜单包括：功率半导体技术研究院、工业机器人技术研究院、细胞工程技术研究院、生物医用材料技术研究院、医学手术机器人技术研究院等需求榜单。成都岷山氢能及碳中和技术研究院（西南石油大学）、成都岷山细胞工程技术研究院（四川大学）、成都岷山华西医疗手术机器人技术研究院（华西医院）等项目获选。该类新型研发机构承担着基础研究、应用研发、技术转移、成果转化、创业孵化、产业化、人才集聚和科技金融等综合性功能，通过建设模式创新，实现政府、高校、大院大所、企业等多元主体深度参与规避单一主体的制度障碍，发挥独立运作、人事管理、绩效激励等方面的灵活性。

（二）重庆市生态构建

重庆市高度重视生物医药产业发展，将其作为全市十大战略性新兴产业之一，纳入支柱产业进行重点打造。形成了聚焦化学药、中药、医疗器械、生物制药、健康制品等细分领域的产业体系。

1. 政策解读

2019 年 5 月 10 日，重庆市人民政府发布《重庆市加快生物医药产业发展若干政策》，支持拥有自主知识产权或核心技术，符合市场需求和产业发展方向并承诺在重庆产业化的化学药、中药和天然药物、生物制品及医疗器械等创新产品研发，实施对生物医药和医疗器械的临床过程中的分段补贴，对于获批纳入国家医疗器械优先审批通道的第三类医疗器械或研创新药、改良型新药和生物类似药完成临床试验后，最高可获 1 250 万元的一次性补贴。2020 年 3 月出台修订后的《重庆市促进科技成果转化条例》，主要从完善政府职能职责、加强服务机构建设、强化对科技成果转化的奖励激励、加大对企业等科技成果接受方的激励、优化科技成果转化人才队伍建设、加大科技成果转化资金和资本投入等方面进行了规范。2020 年 4 月出台《重庆市促进大健康产业高质量发展行动计划（2020—2025 年）》提出到2025 年，基本形成内涵丰富、结构合理的健康产业体系，努力将重庆打造成国家医学名城、西部医疗高地、国家重要医药基地和国际知名康养胜地。根据《科技部关于支持建设重庆国家科技成果转移转化示范区的函》（国科函区〔2022〕5 号），示范区建设要围绕国家创新驱动发展战略要求和重庆市经济社会发展迫切需求，探索具有地方特色的科技成果转化机制和模式，推动重大创新成果转移转化，构建协同开放共享的成果转移转化格局，推动科技创新和经济社会发展深度融合。2021 年 6 月 29 日，为促进科技成果转化为现实生产力，重庆市 6 部门联合印发《重庆市进一步促进科技成果转化的实施细则》，出台了解决科技成果转化具体问题的 24 项措施（简称"促进科技成果转化 24 条"）。主要从科技成果赋权、科技成果有效供给、科技成果转化要素集聚、科技成果转化便利化服务四个方面着力，旨在深化职务科技成果所有权或长期使用权试点改革，充分发挥市场机制在科技成果转化中的决定性作用，着力从科技成果赋权、供给和便利化服务等方面疏解科技成果转化链条中的现实"堵点"。

2. 医学相关工业园区及地方特色

重庆是以地方政府推动、以高校或医疗产业集团为圆心，各自建设大健康产业生态园区。目前重点打造以环重医创新生态圈（渝中区）、两江新区、高新区、重庆国际生物城（重庆市巴南区）、涪陵现代中药产业园、荣昌医（兽）药产业园等集聚区为主的产业空间格局。以渝中区为例，由重庆市科学技术局、重庆市渝中区人民政府、重庆医科大学共同打造了以重庆医科大学为中心的环重医创新生态圈作为西部医学创新高地，由重庆科技风险投资有限公司发起，某国际生物科技（武汉）股份有限公司、上海某投资集团共同运营的创新创业平台，是重庆市校地合作，推动"环大学创新生态圈"建设的一部分。环重医创新生态圈以重庆医科大学及其附属医院丰富的临床、教学、科研资源为核心，将技术、人才、高校、企业、资本等创新要素连接起来，实现了创新要素之间的良性互动与聚集，打通了科研成果转化的一条龙服务体系，明确形成了"一中心、一集群、一链条、一基金"的建设内容。

（1）"一中心"

中心指国际医学创新中心，依托重庆医科大学丰富的临床及科研优势，搭建重庆国际医学创新中心，以为重医专家的科技成果转化为核心，系统地提供了财务顾问、业务咨询及项目创新孵化等服务，通过搭建专业领先的国际医学创新项目孵化和加速平台，推动科研成果的转移和转化。中心聚焦医疗器械、生物材料、智慧医疗、细胞治疗等热点方向，联合美国克利夫兰诊所及创新中心、克利夫兰医学中心、斯坦福大学等一批国际领先的医疗机构共同合作，致力推动重庆的医疗产业及医学创新发展，推动优质医学项目与技术走向国际市场，为孵化企业提供创业辅导、资本对接、国内外高端医疗资源导入等增值服务。

（2）"一集群"

集群指医疗服务集群，凝聚国内外顶尖专业医疗机构，打造国际化医疗服务体系；重庆医科大学联合高新区、Square One 专业运营团队打造建设具有国际影响力的体外诊断科技创新研发中心和国际体外诊断技术转移中心。2019 年，重庆国际医学创新中心联合重庆医科大学、美国克利夫兰医院创新中心举办"直通克利夫兰"创新创业大赛等环重医建设系列活动，该项活动在全国征集了 300 余个项目参赛路演，并遴选出 7 个国内优秀创新项目赴美国克利夫兰医学创新全球峰会进行展示。同时，该活动也促进了重庆医科大学与克利夫兰医院有关教学、科研等多方面的战略合作，有力提升了"环重医创新生态圈"的国际影响力。

（3）"一链条"

链条指通过吸引医药健康产业服务联通的上下游企业，完善医疗产业服务体系。

（4）"一基金"

基金指医疗创新发展基金。2021 年 4 月 23 日，为加快渝中区大健康产业建设和环重医成果转化投融资工作，根据《重庆市种子投资引导基金运营管理实施办法》（渝科局发〔2020〕70 号），重庆医科大学联合重庆市渝中区政府及市科技局共同出资设立了 1 亿元"环重医创新生态圈创新创业种子投资基金"（以下简称"环重医种子基金"）。其中重庆市渝中区人民政府出资 3 000 万元，重庆医科大学出资 5 000 万元，重庆市科学技术局出资 2 000 万元。对每个种子期项目的支持金额在 40 万～80 万元。环重医种子基金是重庆市第一支环高校创新生态圈种子基金,也是全市第一支区县和高校联合设立的种子投资基金,由重医大投资管理公司负责运营管理。基金基于"内育外引"和公益性的战略目标,重点支持大健康领域具有良好市场和产业化前景的早期科技型企业,关注前沿关键技术、颠覆性创新技术、创新医疗器械、创新医药和诊断试剂等领域,通过公益参股方式投资大健康领域具有良好市场和产业化前景的早期科技型企业,孵化一批以解决临床重大需求为宗旨的生物医药项目,培育一批具有国际竞争力的生物医药科技型企业,促进重庆市生物医药产业高质量发展。通过打造以医科大学和医院为中心的医疗创新成果转化生态圈,致力推动重庆的医疗产业及医学创新发展,推动优质医学项目与技术走向国际市场,为孵化企业提供创业辅导、资本对接、国内外高端医疗资源导入等增值服务。

(三)浙江省生态构建

1. 政策解读

《浙江省卫生健康委加快卫生健康科技创新推进成果转化平台国家改革试点实施方案》(浙卫发〔2019〕13号),方案聚焦浙江省承担的国家卫生健康科技体制改革试点任务,提出了7项重点任务和政策举措,为加快医、产、学、研、用紧密结合,推动"健康浙江"建设和浙江省健康经济发展提供有力的政策和制度保障。按照两步走的要求,分别设定了2020年和2025年的工作目标,相关目标指标均根据有关文件要求,确立了工作、管理、政策、服务、团体、合作和开放等7大体系建设的重点任务,同时注重指标的量化可考核,有利于任务目标的聚焦和实现。到2025年,重大成果转化和产业化数量累计达到100项以上,技术服务金额达到10亿元以上,带动企业技术经济总产值达到50亿元以上,有效支撑我省医药产品和医药企业向高速发展和中高端迈进,卫生健康科技创新成为实现高质量发展的强大动能,科技创新引领的健康产业发展走在全国前列。建立适应自主创新要求的新型科技管理体系。医疗卫生机构等有关单位要统筹科技研发转化与人才培养、科学研究和学科建设的关系,逐步建立起以成果转化和应用为导向的科技管理工作新机制。要将成果转化情况作为职称评定、岗位和薪酬管理、考核评价的重要内容,对科技人员承担的横向科研项目,在业绩考核中给予纵向科研项目同等对待,并制订出台鼓励科研人员承接横向项目的政策举措和分类评价标准,对单个横向项目实际到账50万元和500万元以上的,经验收合格和登记备案公示后分别视作厅级和省级以上重点科技计划项目。

《浙江省人民政府办公厅关于加快推进医药产业创新发展的实施意见》(浙政办发〔2017〕64号),提出了6个方面要求。第一方面是包括指导思想和主要目标的总体要求。第二方面是加强技术创新,提高核心竞争力:一是推进创新平台建设,二是提升企业创新能力,三是推进重点领域取得突破。第三方面是实施"三品"行动,大力开拓市场:一是培育浙产医药品牌,二是加快质量标准升级,三是推进营销模式创新,四是加强医药产需对接,五是抢占国际市场份额。第四方面是推进产业集聚发展,加快制造模式升级:一是做强优势产业基地,二是培育龙头骨干企业,三是抓好绿色安全生产,四是提升智能制造水平。第五方面是深化"三医"联动改革,营造发展环境优势:一是完善价格、采购和医保政策,二是落实审评审批改革措施,三是加强产业协同监管。第六方面是完善政策措施:一是强化政策支持,二是加快人才队伍建设,三是健全工作机制。

《推动高质量发展建设共同富裕示范区科技创新行动方案》的通知(国科发区〔2022〕13号),提出推动创新链产业链深度融合。支持科技领军企业牵头,联合产业链上下游大中小企业等优势科研力量组建创新联合体,承担战略性重大科技项目,突破关键核心技术,保障产业链供应链安全稳定。部省联动实施重大场景驱动科技成果转化行动,联合发布重大应用场景需求清单、共建国家科技计划项目成果技术验证基地,构建国家科技计划项目成果部省协同应用转化机制,加快科技成果向现实生产力转化。推进优势产业链向中高端跃升,培育发展新兴产业和未来产业,打造一批世界级先进制造业集群。深化技术要素市场化配置改革。在浙江探索设立国家科技成果转移转化试验区,开展科技成果评价改革综合试点,在省域范围内开展压力测试和政策先行先试,条件成熟后在全国推广。支持浙江建设完善枢纽型技术交易市场,探索完善科技成果产权交易体制机制,完善信息披露、组织交易、交易鉴证等机制,开展技术转移人才专业技术资格评定和职业技能等级认定。完善职务科技成果转化激励权益分享机制,推动科研人员职务科技成果所有权和不低于10年的长期使用权试点范围扩大至全省域,制定责权利相匹配的科技成果转化收益分享比例。审慎探索知识产权证券化、科技成果转化贷款市场化风险补偿试点。中央在浙单位成果转化可研究适用浙江省政策。

2. 垂直平台

中国(浙江)卫生健康科技研发与转化平台是浙江省卫生健康委员会贯彻落实国家创新驱动发展战略,充分发挥政府和市场的双轮驱动,依托"互联网+"概念,打造的卫生健康领域集中展示、交易、共享、服务、交流五大功能于一体的公共服务平台。平台依托"互联网+"旨在打造"信息共享、学术交流、研究合作、成果交易、孵化推广、人才培养"六位一体的全程服务链,为医疗机构和企业提供政策咨询解读、技术评估、技术成果及专利估价、专家论证等多元化服务。平台选引从事技术转移、咨询评估、投资融资、知识产权等方面的科技中介机构入驻,实现医药卫生领域实体技术市场与网上技术市场功能的互补,为医疗卫生机构、高等院校、科研院所与企业创新创业提供高效平台。

2019年9月,浙江省卫生健康委员会与杭州市余杭区政府签订合作协议,共建线下平台开展实体化运行,转化平台落户余杭经济技术开发区。双方将在医学成果孵化、医疗技术创新、临床转化应用、公共平台建设、助推产业发展等方面展开深入合作。目前该转化平台现已列入国家卫生健康科技体制改革试点和浙江省"五个千亿"投资工程。作为浙江省健康产业创新赋能载体,中国(浙江)卫生健康科技研发与转化平台于2019年列入国家卫生健康科技体制改革试点,近几年取得了显著成效,是浙江省卫生健康领域重点打造的创新平台。建设中国(浙江)卫生健康科技研发与转化平台,着力打造卫生健康科技研发与转化"策源地"、数字化改革"试验田"和产业赋能"新窗口"。平台将"最多跑一次"的改革理念在卫生健康成果转化领域持续延伸,转化平台自启动以来,实现医疗机构医学知识产权交易132项,金额4 000余万元,登记临床试验和横向合作项目2 000多项,服务项目合同金额超过12亿元。转化平台通过加速卫生健康科技成果产业化落地对接,实现医药科技研发转化与产业经济的紧密结合,逐步形成医学科技项目转化闭环,加快了医学领域创新链、服务链和产业链融合,推动形成医院、产业、城市融合发展的新业态。

(四)湖北省生态构建

1. 政策解读

近年来,随着国家在医药领域科技成果转化工作的部署推进,湖北省积极落实相关政策文件精神,逐步建立和完善了促进医药健康领域科技成果转化的政策制度,贯彻政策落地。湖北省制定出台的关于医药领域科技成果转化政策由三个层级组成,分为医药领域产业专项类、发展战略规划类、科技成果转化综合类,部分政策详见表2-1-1。

表 2-1-1   湖北省医药健康领域科技成果转化相关政策文件

发文部门	类别	文件名称	文件号
湖北省人民政府	专项类	《湖北省生物产业发展"十四五"规划》	鄂政办发〔2021〕43号
湖北省人民政府	专项类	《省委办公厅省政府办公厅关于加快全省大健康产业发展的意见》	鄂办发〔2020〕11号
湖北省人民政府	专项类	《加快全省医学教育创新发展实施方案》	鄂政办发〔2021〕2号
武汉市人民政府	专项类	《武汉市推进市区级医院特色化发展实施方案》	武政办〔2021〕136号
武汉市人民政府	专项类	武汉市大健康产业发展规划(2019—2035年)	武政〔2019〕36号
武汉市人民政府	专项类	《进一步推进大健康和生物技术产业发展政策措施》	武政规〔2021〕18号
湖北省人民政府	规划类	《湖北省知识产权"十四五"规划》	鄂政办发〔2021〕67号
湖北省人民政府	规划类	《湖北省科技创新"十四五"规划》	鄂政发〔2021〕18号
湖北省人民政府	规划类	《光谷科技创新大走廊发展战略规划(2021—2035年)》	鄂政发〔2021〕10号
湖北省人大常委会	综合类	《湖北省自主创新促进条例》	
湖北省人民政府	综合类	《促进高校、院所科技成果转化暂行办法》	鄂政发〔2013〕60号
湖北省人民政府	综合类	《关于推动高校院所科技人员服务企业研发活动的意见》	鄂政发〔2015〕66号
湖北省人民政府	综合类	《湖北省激励企业开展研究开发活动暂行办法》	鄂政办发〔2017〕6号
湖北省人民政府	综合类	《湖北省促进科技成果转移转化行动方案》	鄂政办发〔2017〕47号
湖北省人民政府	综合类	《中共湖北省委、湖北省人民政府关于加强科技创新引领高质量发展的若干意见》	鄂发〔2018〕28号
湖北省人民政府	综合类	《中共湖北省委 湖北省人民政府关于加快推进科技强省建设的意见》	鄂发〔2021〕20号
湖北省知识产权局	综合类	《湖北省促进专利转化 助力中小企业创新发展专项计划实施方案(2021—2023年)》	鄂知发〔2021〕12号
湖北科技厅、省财政厅	综合类	《湖北省揭榜制科技项目和资金管理暂行办法》	鄂科技规〔2021〕1号

(1)专项类政策

从生物产业发展战略层面,湖北省人民政府办公厅发布《湖北省生物产业发展"十四五"规划》,提出整合提升科技研发与成果转化平台等创新服务平台,构建"政+企+学+研+临床+资本"的创新合作模式,深化医疗机构合作、区域交流协作,促进科技成果转移转化。湖北省政府制定出台《加快全省医学教育创新发展实施方案》,支持开展高水平临床医学研究,提升科技成果源头供给质量,构建"医-教-研-企"协同创新体系,促进临床医学研究成果创新转化。湖北省出台《省委办公厅 省政府办公厅关于加快全省大健康产业发展的意见》，其中提出加强关键核心技术研发，推动高端医疗设备产业化，提升产业自主创新能力、加快产业集聚集群发展等30条政策措施加快湖北省大健康产业发展。

武汉市积极落实湖北省相关政策文件精神，围绕生物产业完善专项政策体系，先后出台《武汉建设世界级生物医药及医疗器械产业集群规划方案》《武汉市大健康产业发展规划（2019—2035年）》《进一步推进大健康和生物技术产业发展政策措施》《武汉市推进市区级医院特色化发展实施方案》等文件。

《武汉市大健康产业发展规划（2019—2035年）》明确光谷生物城与光谷南大健康产业园错位互补、联动发展的思路。光谷生物城将聚焦总部经济建设、创新药物、高端医疗器械和生物农业产品研发、创新企业孵化、产业链协同创新、技术平台支撑、产业政策探索与创新等功能，建成独具特色的大健康产业研发创新中心，光谷南大健康产业园承接光谷生物城外溢产业。

《武汉建设世界级生物医药及医疗器械产业集群规划方案》在园区建设方面，按照"一核一极多园"大健康产业空间布局思路，紧扣生物制药、医疗器械、健康养老等领域，打造集研发、孵化、生产、物流、生活为一体的大健康全产业链，打造生物医药及医疗器械世界级万亿产业集群。"一核"即武汉国家生物产业基地，重点发展总部经济、研发创新、创新型企业孵化；"一极"即长江新城，规划不小于8平方千米的园区，以生命科技研发、精准医疗、智慧医疗为主要特色；"多园"即在江夏、青山、新洲、黄陂、硚口、汉阳等区，规划建设现代医药、智慧养老、精准医疗产业园。

《进一步推进大健康和生物技术产业发展政策措施》支持引进培育头部企业，支持新药研发，推动医疗器械提档升级、支持产业创新能力提升、支持创新产品应用示范等方面推进大健康和生物技术产业发展。

《武汉市推进市区级医院特色化发展实施方案》，支持建立临床医学研究中心，鼓励医院与高校院所、企业开展协同创新，促进先进技术应用示范和重大科技成果转化。武汉市人民政府发布《进一步推进大健康和生物技术产业发展政策措施》，每年投入5 000万元设立专项，支持企业、高校和科研院所开展关键核心技术协同攻关、重大技术成果产业化和公共服务平台示范建设。

（2）规划类文件

在湖北省发展战略层面，省人民政府制定出台《湖北省科技创新"十四五"规划》《湖北省知识产权"十四五"规划》《光谷科技创新大走廊发展战略规划（2021—2035年）》等纲领性指导文件，突出加强科技成果转化实现科技强省战略。《湖北省科技创新"十四五"规划》总体要求中明确提出"着力促进技术要素市场化配置，打造融合式科技成果转化机制"，在工作部署上提出组织"科技成果转化提速行动"。《湖北省知识产权"十四五"规划》提出以"知识产权赋能高质量发展"为主题，聚焦"严格知识产权保护、加强知识产权运用"两大关键环节，围绕知识产权全链条（创造、运用、保护、管理、服务）部署重点任务，促进知识产权转化运用。《光谷科技创新大走廊发展战略规划（2021—2035年）》提出依托武汉国家生物产业基地，辐射带动光谷南、鄂州、黄石、黄冈等园区，布局生物医药和医疗器械领域，促进区域协同，推进成果转化，打造大健康产业带。在促进成果转化方面，提出加强知识产权创造，探索赋权改革肃清体制机制障碍，加强技术转移人才、平台建设，建立成果推广常态化模式嫁接资本，一体化布局促进知识产权市场化运营。

（3）综合类政策

从根本上优化科技成果转化的政策环境，破除体制机制障碍，全面激发科技创新创业活力，是促进医药健康领域成果转化的关键所在。为此，湖北先后出台了《促进高校、院所科技成果转化暂行办法》《关于推动高校院所科技人员服务企业研发活动的意见》《湖北省激励企业开展研究开发活动暂行办法》《湖北省自主创新促进条例》《湖北省促进科技成果转移转化行动方案》《中共湖北省委、湖北省人民政府关于加强科技创新引领高质量发展的若干意见》、科技强省建设"1+4"政策体系以及《湖北省促进专利转化助力中小企业创新发展专项计划实施方案（2021—2023年）》等30余项重要法规政策文件，着力破除制约科技资源优势向经济社会发展优势转化中的体制机制障碍，打通政策落实的"最后一公里"。

《湖北省自主创新促进条例》从研究开发与技术创新、科技成果转化、人才建设与服务、金融支持、创新创业环境等五个方面作出规定，以给予高校院所更多科研自主权、强化对科研人员的激励机制、注重营造良好创新环境等六大亮点引领自主创新能力建设，促进科技成果转化。《湖北省促进科技成果转移转化行动方案》提出加强科技成果转移转化公共服务平台建设，力图清除科技成果转化梗阻。《中共湖北省委、湖北省人民政府关于加强科技创新引领高质量发展的若干意见》，通过加强原始创新能力提高科技成果源头供给质量，打通科技成果转化通道，破除体制机制障碍，激发创新活力，引领科技高质量发展。

科技强省建设"1+4"政策体系由1个纲领性指导文件（《中共湖北省委　湖北省人民政府关于加快推进科技强省建设的意见》）+4个配套政策（人才发展激励、科技成果转化、财税金融支持、土地资源配置）组成，从构建创新体系、提升创新能力、激活创新要素等方面推动科技强省建设。其中《关于促进科技成果转化的若干措施》强调突出市场导向，围绕源头供给、渠道畅通、转化服务、产品应用、成果评价等5个关键环节，优化完善科技成果转化链。

湖北省知识产权局作为负责主管全省知识产权运用转化的主要单位，2021年作为全国首批试点的8省之一，在全国率先实施《湖北省促进专利转化助力中小企业创新发展专项计划实施方案（2021—2023年）》，从"供给、需求、通道"三方入手，通过挖掘企业需求，盘活存量专利，搭建供需平台，畅通专利技术流转渠道。湖北省科技厅、省财政厅共同颁布的《湖北省揭榜制科技项目和资金管理暂行办法》，对揭榜项目补贴25%，政府搭台打通供需双方渠道对接，促进双向协同、成果转化，重点聚焦生物医药、光芯屏端网、5G芯片等重点产业领域。

2. 医药健康领域湖北特色园区经验模式

产业园区作为科技产业的主要聚集地，在推动创新资源集成、科技成果转化、科技创业孵化、创新人才培养等方面占据重要作用。武汉国家生物产业基地（即光谷生物城）作为武汉生物健康产业的品牌名片，在产业孵化、成果转化、促进产业发展方面最具发言权。本节将重点介绍光谷生物城在成果转化方面的先进做法和经验。

光谷生物城

光谷生物城位于武汉东湖国家自主创新示范区，是中国光谷以"千亿产业"思路建设的第二个国家级产业基地。光谷生物城于2008年11月开工建设，重点围绕生物医药、生物医学工程、生物农业、精准诊疗、智慧医疗、生物服务等领域，已建成生物创新园、生物医药园、生物农业园、医疗器械园、医学健康园和智慧健康园，正在大力推进建设生命健康园，打造集研发、孵化、生产、物流、生活为一体的生物产业新城。十余年间，光谷生物城建设国际化专业园区、坚持自主创新、引进培育市场主体、推进资本和产业深度融合、优化综合发展环境，着力增强生物医药的核心竞争力，加速生物医学工程跨界融合，利用现代生物技术提升传统农业的辐射带动能力，超前布局精准诊疗，引进专业技术服务业，推动大数据、云计算和物联网与医疗健康的高速融合，带动生物产业成为东湖高新区经济发展的"双引擎"之一。此外，聚集各类生物企业 2 000 余家，其中世界 500 强 8 家，主板上市 28 家、新三板上市 28 家；引进 27 个院士项目，28 位国家千人计划，537 个海内外高层次创业团队。在科技部中国生物技术发展中心发布《2021 中国生物医药产业园区竞争力评价及分析报告》，光谷生物城综合竞争力居全国第五位，较 2020 年上升 2 位，仅次于苏州工业园、北京中关村、上海张江和成都高新区。光谷生物城经过十年发展成为全国一流的国家生物产业基地，分析其成功经验主要集中在以下几个方面。

（1）依托国内外顶级公司打开招商引资局面，实现生物产业快速聚集发展。根据新时期生物产业的发展大势，光谷生物城紧抓全球生物产业研发服务外包的机遇，走产业创新的高端路线，重点围绕生物医药、生物农业、医疗器械、生物能源、生物服务及生物信息六大产业，定位为"中部地区重要的生物产业研发、制造和出口基地"。

（2）全方位的政策扶持激发了创新创业的强大活力。政府高度重视，举全省全市之力建设光谷生物城。东湖新技术开发区作为国家自主创新示范区，是武汉市内政策支持力度最大的区域，也因此激发了光谷生物城的勃勃生机。东湖高新区制定出台了《东湖新技术开发区关于鼓励生物产业发展的实施意见》《东湖高新区管委会关于加快科技成果转化的暂行办法》《武汉东湖新技术开发区关于实施 3551 人才计划的暂行办法》（武新管〔2018〕11 号）《武汉东湖新技术开发区管委会关于促进生物健康产业发展的实施意见》《加大科技投入提升创新能力的政策清单》《武汉东湖新技术开发区管委会关于支持生物产业经济发展的实施意见》及实施细则以及《关于打造科技资源支撑型特色载体推动中小企业创新创业升级资金管理办法》《东湖新技术开发区关于促进招商引资的实施意见》（光谷"招商十条"）等政策文件，激活政府、企业、高校、平台等各主体要素，促进政企校研齐心协力推动产业发展和技术创新。

第一，财政政策吸引创新主体。每年安排 100 亿元支持招商引资和招才引智，对符合条件的新落户企业，最高给予 1 亿元奖励；对新落户和本地扩产企业的固定资产投资，最高给予 1 亿元奖励；对重大项目及世界 500 强和知名外资企业，支持"一企一策"。同时还可享受在准入条件、场地补贴、经营贡献、技术创新、贷款贴息、人才培养等方面享受补贴和奖励。2017 年，武汉东湖新技术开发区管委会发布了《武汉东湖新技术开发区管委会关于支持生物产业经济发展的实施意见》，设立 10 亿元的东湖高新区生物产业发展专项资金，支持生物企业的培育引进、创新化、规模化、国际化发展。

第二，科技奖励政策释放创新潜力。大力支持企业、研发机构开展科技创新。支持建设高水平科技创新平台，最高给予 1 亿元经费支持；鼓励企业开展研发，对研发设备购置和研发经费支出给予补贴，最高可达 2 000 万元；设立"光谷科技悬赏奖"，面向全球寻找研发团队，围绕东湖高新区产业链创新链的关键领域开展重大应用研究项目。为解决科技经济"两张皮"、成果转化动力不足的问题，东湖高新区专门设立 5 000 万元的科技成果转化资金，对具有发展潜力、又有较大投资风险的重大科技成果转化项目，给予最高 300 万元的贴息或无偿资助。

第三，科技金融破解创新难题。为解决融资难题，东湖高新区积极推进科技金融创新，从降低融资成本和投资风险两端入手，先后出台了《东湖国家自主创新示范区企业信用体系建设实施意见》《东湖国家自主创新示范区融资补贴风险补偿专项资金管理暂行办法》《东湖国家自主创新示范区鼓励担保机构从事融资性担保业务实施办法（试行）》《鼓励东湖国家自主创新示范区创业投资企业发展的实施办法》《东湖国家自主创新示范区关于推动科技金融创新发展的若干政策（试行）》《武汉东湖新技术开发区关于加快科技金融产业高质量发展的若干措施》等政策，在完善信用体系、鼓励股权投资、鼓励融资担保、推动知识产权质押贷款试点等方面，打出了破解融资难题的政策"组合拳"，各路资金尤其是大量的民间资本拓展了投资渠道。2018 年东湖高新区发布《关于加快推动生命健康产业发展的若干意见》和系列政策，并设立 50 亿元规模的武汉光谷生命健康产业基金，进一步加大对生物医药产业的支持。2022 年 2 月，东湖高新区成为全国首批 10 家之一试点建设科技金融创新服务中心，提供"债权＋股权"的一站式、综合化、定制化金融服务。

第四，招才纳贤培育创新团队。武汉东湖高新区自 2009 年以来实施"3551 光谷人才计划"，对能引领产业发展、带来重大经济和社会效益的世界一流创新团队，最高给予 1 亿元的资金支持，同时在住房、落户、子女教育等方面实行政策照顾。"3551 光谷人才计划"至今已实施十四个批次，在人才引进上累计投入 30 亿元，人才计划入选者超过 3 400 人，其中集聚了 4 名诺贝尔奖得主、81 位中外院士、400 名重点专家。优越的人才政策吸引了一大批卓越优秀人才来这里开拓事业、实现梦想。大量高端人才分落户光谷生物城，纷纷踏上创新创业之旅。

（3）狠抓"六大平台"建设优化产业发展环境。光谷生物城创新体制机制，搭建技术、服务、人才等六大公共服务平台，为生物产业创新发展提供强力支撑。六大平台包括：技术支撑平台、公共服务平台、企业孵化平台、信息资源共享平台、投融资平台、人才引进平台。

第一，技术支撑平台：2009 年，整合武汉大学、华中科技大学、华中农业大学、中国科学院武汉分院等在汉高校、科研院所的优势资源，组建武汉生物技术研究院，吸引院士、千人等海内外高端人才 150 余人，为武汉国家生物产业基地建设和全省生物产业可持续发展提供技术支撑。2018 年，成立武汉生物样本库有限公司，主要从事人类遗传资源样本存储、检测服务、相关应用技术研究开发和成果转化。经过 10 年发展，武汉生物技术研究院不仅成为推动光谷生物城科技成果转化的强大引擎，而且也成了省市科技创新资源整合的主要平台。

第二，公共服务平台：光谷生物城整合药监局、医疗器械检测中心、食品药品监督检验中心等行政审批及服务机构，实现就地办理、"一站式"新药检验、检测和申报业务，打造生物技术研究院仪器共享中心等 40 个研发服务平台、2 个 GLP 安全评价服务平台、生物药物 CMO 基地等 5 个中试生产平台、同济医院光谷院区等多家三甲医院等四大物流平台，不断完善园区功能配套服务能力。在园区内构筑起技术研发和评价的公共服务体系，向全体企业提供共享服务。

第三，企业孵化平台：着力建设"众创空间 - 孵化器 - 加速器 - 产业园区"的孵化体系，加快生物产业集聚发展。目前已在园区内建成武汉光谷新药企业孵化器、武汉留学生创业园生物技术中心、中法生物中心、光谷生物医药科技企业孵化器、武汉高科医疗器械企业孵化器、湖北（光谷生物城）青年企业孵化器、光谷智慧医疗基地、创客空间、武汉光谷生物医药企业加速器、武汉高科医疗器械企业加速器、中以国际生物农业加速器等 11 个专业孵化平台，降低企业研发成本，加速成果转化。其中武汉高科医疗器械企业孵化器作为全国第一个以医疗器械为产业方向的孵化器，在企业孵化方面成绩显著。成立 10 年累计孵化近 200 家医疗器械企业，其中 38 家高新技术企业，44 家瞪羚企业，30 家规上企业，7 家新三板、科技板挂牌企业，4 家金种子企业和 7 家银种子企业。

第四，信息资源共享平台：光谷生物城建设文献检索平台，面向园区企业免费开放使用中国知网、ScienceDirect（全球最大的科技信息全文数据库）、Scopus（全球最大的索引摘要数据库）、Embase（生物医学与药理学文摘数据库）等数据库资源，助力园内科研人员开展研究创新。

2021 年，湖北省转化医学技术创新中心作为中国首家面向临床的高端医疗器械转化创新联合体，落户光谷生物城。创新中心整合全省医疗器械产业链龙头企业和政府平台、临床终端、高校科研院所、行业协会等创新资源，推进关键共性技术攻关，促进医疗器械科技成果转化，打造中部地区乃至全国的创新医疗器械转化孵化中心。目前，创新中心已获得 102 个创新医疗器械国家发明专利以及国际 PCT；超过 20 个国家三类创新医疗器械完成研发和产品定型，即将通注册步入临床；近 100 位全国顶尖医学专家入驻平台共同开展颠覆性治疗技术研究；已与 26 所大型教学三甲医院开展战略合作，提供创新医疗科技成果转化服务。

第五，投融资平台：2009 年，光谷生物城设立武汉光谷生物产业创业投资基金，募集资金达 9.5 亿元，重点投资方向为生物产业，包括生物医药、生物农业、生物能源与环保等领域。目前，光谷生物城已聚集各类资本 80 多家，管理资金规模达 500 亿元；通过"生物创赢汇"等多种方式活动，构建资本与企业桥梁，解决企业融资难问题。2021 年，光谷生物城企业已获 52.77 亿元股权投资，其中唯柯医疗、迈特代谢、禾元生物分别获得亿级融资。

第六，人才引进平台：依托光谷人才特区的 3551 人才计划，引进海内外生物产业高层次人才。同时于 2021 年启用的中国武汉人力资源服务产业园（光谷园区）引进上海外服、万宝盛华、北京外企、科锐国际、中智湖北、武汉人才、苏州英格玛等 62 家人力资源服务公司入驻，为武汉引进高端人才；光谷也出台 18 项激励政策，其中猎头机构每引进 1 人给予最高 20 万元的奖励。

（五）青岛市生态构建

青岛市"四位一体"推进科技成果评价新模式，取得了显著成果。自科技部 2009 年开展科技成果评价试点工作以来，青岛市积极把握参加国家科技成果评价试点机遇，将科技成果评价作为转变政府职能的重要工作，主动承担国家科技成果评价一期和二期试点工作，出台系列工作方案，探索完成由政府主导的科技成果鉴定向第三方专业化科技成果评价的转变。将科技成果评价列入重点专项，2014 年以来，将科技成果评价列入市重点专项，由科技计划专项经费连续三年滚动支持，每年支持 180 万元，有力保障了该项工作的长期建设和稳定发展。创新工作机制，推动评价标准化和规范化，坚持评价数量向评价质量和贡献转变的导向，由青岛市科技局下属事业单位作为成果评价的行业管理机构，推动评价标准化和规范化，切实有效推动评价工作发挥作用。

出政策，制定出台评价机构管理办法、考核办法，以及评价专家备案管理、诚信制度等多层次政策文件，营造科技成果评价工作良好发展环境。建体系，建立"政府、行业、评价机构、科技评估师"四位一体的科技成果评价组织体系，开展评价机构资质认定、考核、监督管理和登记备案，对评价咨询专家实行动态管理。搭平台，依托青岛技术交易市场公共服务平台，加强科技成果服务功能板块，把科技成果评价与市场紧密结合，逐步探索多元化的市场评价新模式。促改革，由政府组织成果鉴定为主转变为自主选择评价机构，收费评价模式转变为社会化服务方式，由单一评价机构试点转变为市场主导、行业引导、多家评价机构试点。目前，按照这一模式，成立了由管华诗院士领衔的青岛海洋生物医药研究院，已聚集两院院士4人、国家级人才2人、"泰山学者"5人，成为全市推动中国"蓝色药库"计划的核心力量。

1. 政策解读

《青岛市"十四五"科技创新规划》（青政办发〔2021〕11号），坚持立足新发展阶段、贯彻新发展理念、融入新发展格局，在紧密对接国家、省"十四五"科技专项规划及市"十四五"总体规划基础上，明确提出打造国际化特色鲜明的国家创新型城市标杆，加快构建高质量科技创新供给体系，实现从科技强到产业强、经济强。

该规划编制主要基于四个方面考虑：一是突出企业主体。健全技术创新市场导向机制，按照中央"促进各类创新要素向企业集聚"要求，强化企业创新主体地位，加快项目、资金、人才、平台、奖励等政策资源流向企业，使企业成为技术创新决策、研发投入、科研组织和成果转化的主体。二是强化科技赋能。围绕产业链部署创新链，围绕创新链布局产业链，立足海洋和制造业两个优势赛道，重点强化科技赋能，推动产业结构转型升级，促进科技与经济更紧密结合，使科技价值转化为实实在在的经济价值。三是培育未来产业。前瞻性谋划布局未来产业，把握科技产业革命契机，通过构建多元投入机制、开放应用场景、培育早期市场，加快形成一批未来产业，塑造更多高科技含量、爆发式增长的新经济增长点。四是深化开放合作。突出开放、现代、活力、时尚的城市特质，营造国际化的创新创业生态。充分利用国际国内两大市场资源，以全球化视野谋划科技创新，深度融入全球创新网络，提升开放型区域创新体系整体效能。

《青岛市"政产学研金服用"创新创业共同体管理办法》（青科规〔2020〕8号）提出青岛市"政产学研金服用"创新创业共同体（以下简称："创新创业共同体"）主要是指通过体制机制创新，突出市场在资源配置中的主体作用，探索创新创业新模式，促进"政产学研金服用"各要素集聚，实现技术研发、成果转移转化、人才培养、企业孵化、产业提升等各功能有机聚合的新型组织。

补助资金主要用于以下六个方面：第一，重大技术项目研发。围绕产业创新发展，为解决"卡脖子"等重大技术难题，由共同体研究确定实施的重大技术项目研发，可参考国家、山东省和青岛市有关财政科研项目经费使用管理办法支出。第二，公共研发服务平台建设。共同体建设的特别为中小企业创新研发提供服务的平台，包括孵化器、成果转化基地、检测测试公共技术服务平台等。第三，科研成果转化及产业化。共同体承担实施国家、地方和企业项目形成的科研成果或从国内外引进的先进科研成果转移转化活动，以及共同体实施的高新技术产业化项目。第四，科技服务。共同体开展的技术评估、技术集成与转化，技术转移中介等专业技术服务、科技信息交流、科技培训、技术咨询、技术孵化、知识产权服务等科技服务活动。第五，人才团队引进。共同体引进能够推动该领域突破发展的急需紧缺、掌握关键核心技术的创新创业人才及其团队的经费补助。第六，投资共同体设立的发展基金。以股权投资方式参股共同体设立的发展基金。同时，文件规定补助资金不得开支基建、罚款、捐赠、赞助、对外投资等，不得变相用于发放职工福利和补贴，严禁以任何方式牟取私利。共同体创业活动、运行管理等所发生的费用，在共同体自筹资金中列支。

青岛市人民政府办公厅《关于支持生物医药产业高质量发展若干政策措施的通知》（青

政办发〔2020〕6 号）明确支持加快创新成果转化。对取得药品注册批件（含原料药、创新辅料）且在我市实施产业化的项目，固定资产（不含土地费用，下同）实际投资 1 亿元以上、5 亿元以下的，按实际投资额的 10% 给予资助，单个企业最高不超过 2 000 万元；实际投资 5 亿元以上的实行"一事一议"。对取得二类、三类医疗器械注册证书且在我市实施产业化的项目，固定资产实际投资 5 000 万元以上、1 亿元以下的，按实际投资额的 10% 给予资助，单个企业最高不超过 1 000 万元；实际投资 1 亿元以上的实行"一事一议"。

2. 多元化评价体系

2021 年的统计显示，青岛市已培育社会化评价机构 30 家，培养科技评估师 294 名，形成了青岛市科技成果评价专业服务团队的中坚力量。近 5 年，全市累计完成科技成果评价项目 2 422 项，在全国科技成果评价试点城市中居于前列。作为承担国家两期科技成果评价试点改革的单位，青岛市不断完善科技成果评价机制，针对基础理论研究和应用研究实施分类评价，引导科技成果评价机构提供个性化评价服务；围绕产业发展，建立了医药健康、海水养殖、高分子材料和农业等 10 项分领域评价指标体系；建立了"政府、行业、评价机构和科技评估师"四位一体的评价体系，出版《科技成果评价理论与实务》评价教材，发布国内首个《应用技术类科技成果评价规范》团体标准，规范引导第三方评价机构发展，对于推动全国各地以转化为导向的科技成果评价体系改革发挥了重要作用。全力推进科技成果评价机构社会化、评价业务市场化、评价人员专业化，青岛市基本形成以标准化评价为主的多元化评价新模式。

标准化评价人才培训体系逐步完善。青岛市科技局牵头编制《科技成果标准评价理论与实务》作为培训用书，加强培训师资力量、课程体系建设全面设计，通过建立明确的科技成果评价指标"度量"的概念，形成一套"科技普通话"，从而促进科技成果转移转化。"青岛模式"培训体系在全国范围复制推广。青岛市在本市举办"海洋＋科技评估师"、科技成果标准化评价培训等 6 期培训，培育科技评估师 294 人，并在全国范围 20 多个省市提供专业培训60 余次，培训人数达万余人。为切实发挥好科技成果评价指挥棒作用，青岛市高度重视评价工作的标准化和质量控制，突出标准规范，引导评价机构专业化服务，将评价标准作为规范行业发展的重要支撑保障。青岛市还编制发布了系列评价标准规范，2017 年青岛市发布国内首个科技成果标准化评价地方标准《科技成果标准化评价规范》；2019 年青岛市联合 13 个省市发布《应用技术类科技成果评价规范》等 4 项团体标准，评价标准的发布实施有效引导评价工作科学开展和规范管理。同时，进行分类评价，注重科技成果评价多样化。青岛市积极探索建立市场导向的科技成果评价机制，深入研究满足不同行业领域需求的分类评价指标体系，完成石油石化、海水养殖、高分子材料和农业等 10 项分领域评价指标体系建设。

第二节　中国研究型医院科技创新现状

一、中国和美国医院创新能力对比分析

专利作为创新技术信息最有效的载体，囊括了全球 90% 以上的最新技术情报，且70%～80% 的发明创造只通过专利公开，是世界上最大的创新技术信息源。医院作为医学的最终应用场所和以临床问题为导向的医学创新来源地，其专利水平能较大程度反映医学

创新力。而美国作为医学创新的主要强国,药品创新和医疗器械创新都在全球处于领先地位。因此,本节从中国和美国医院专利情况来分析,对比两国医学创新的保护力度和医学成果转化的差异大小,并进一步分析产生差异的原因,进而提出中国研究型医院科技创新的发展思路和政策建议。本节分别从中美医院专利申请量、专利权维持十年以上且目前仍有效的专利比例、专利技术构成、专利转让比例及 PCT 申请量五个方面进行探讨。由于大部分科技成果转化只涉及发明专利,发明专利比实用新型专利更能够代表技术创新的真正实力,因此本章所指专利均指发明专利。

本节主要分析 1996—2020 年中国和美国医院专利。由于两国专利制度的差异性,中国医生的发明通常是以其单位名义提出专利申请,以医生个人名义提交的专利申请数量不多;而美国的医生通常是以个人而非医院作为申请人向专利部门提交申请。这就导致了在进行医院专利的统计时,该医院医生的专利没有包含进该医院的专利申请量中。Chatterji AK 等人的论文中获得 1990—1996 年美国注册医师在医疗器械领域的专利申请量为 5 051 项,在此基础上,根据医院专利中医疗器械与其他领域的申请比例,推算注册医师在全领域的专利申请量,随后在 incoPat 中检索得到的 1990—1996 年美国医院作为申请人的专利数量,从而得到美国注册医师 - 医院申请量比例关系,并以 1996—2020 年美国医院申请量为基础,得到 1996—2020 年各年美国注册医师的专利申请量,即美国医生申请量的模拟值。将美国医生申请量的模拟值与医院申请量相加,并逐年统计,得到美国医疗机构及其从业者整体申请量的模拟值曲线。将中国医院的专利申请量与推算出的美国医疗机构及其从业者整体的专利申请量作对比,以尽可能地在探讨中美医院科技成果转化差异时消除该种因素的影响。专利数据分为两部分,第一部分为国家统计局发布的关于医院数量和名称的统计数据;第二部分为采用关键词与分类号相结合的方式,对申请人类型、专利名称等字段进行限定,制定检索式,在 incoPat 专利数据库(incoPat 专利数据库完整收录的全球 120 个国家 / 组织 / 地区一亿多件基础专利数据,拥有专利全文,对 22 个主要国家的专利数据进行过特殊收录和加工处理,数据字段完善,数据质量高。)平台上进行检索,检索日期为 2022 年 2 月,据此得出的我国医院专利申请、授权现状及专利技术转移转化情况的数据。

新的医学诊断方法和产品、新的自主研发药品及医疗新器械都是医学创新的直接体现。新冠疫情以来,党和中央更高度重视医学创新,从政策引导、资金支持到市场监管等方面都采取有效措施来推动我国医学创新的保护和发展。而作为医学创新中重要的组成部分,医院的医学创新能反映其重点发展态势,本节将从体现医学创新的医院创新趋势包括专利申请量、专利权维持十年以上且目前仍有效的专利比例、专利技术构成、PCT 申请量四个方面及创新应用情况即专利转让比例方面,通过中美医院数据的对比分析我国医学创新的现状和差距。

(一)中美医院专利总体情况对比分析

1. 医院专利申请量稳步上升后快速发展

专利申请量可体现创新的活跃度。我国医院专利申请量呈现稳步上升后快速发展的趋势详见图 2-2-1。2003—2011 年我国医院专利申请量较 1996—2010 年稳步上升,2008 年我国医院的专利申请量超过美国医院申请量。从 2011 年开始我国医院专利申请量受近年我国各种创新政策激励机制的影响出现快速增长,到 2021 年我国医院专利申请进年均申请量达 9 499 项,远超美国医院年均申请量 1 708 项。

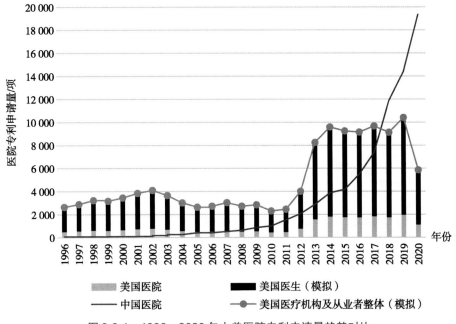

图 2-2-1 1996—2020 年中美医院专利申请量趋势对比

2. 医院专利质量仍待提升

专利的有效性维持时间越长说明该专利质量和转化的价值越高，维持 10 年以上体现为高质量专利。我国专利质量呈现较快提升的趋势（图 2-2-2）。2002—2012 年，我国申请的专利维持超过 10 年的专利数量从 10% 以下提升到 42.6%。但美国医院 10 年有效的专利占比一直高于我国医院，2012 年美国有效专利占比 90.3%，仍比我国占比 41.9% 高出 1 倍多。

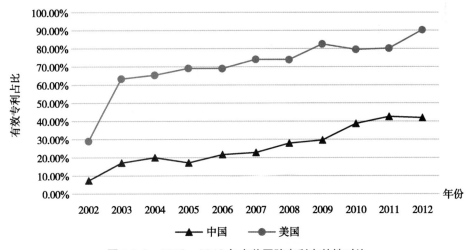

图 2-2-2 2002—2012 年中美医院专利有效性对比

专利提交了 PCT（专利合作条约，patent cooperation treaty，简称 PCT）申请进行了海外专利权益的保护说明专利质量、创新性和价值越高。我国医院 PCT 专利申请量逐年提升（图 2-2-3）。1996—2020 年我国医院 PCT 专利申请量从 0 件上升至 291 件。但按 PCT 申请量占专利申请总量比例计算,美国医院 PCT 专利申请占比为 66.9%,是中国 PCT 专利申请占比的 8 倍多。

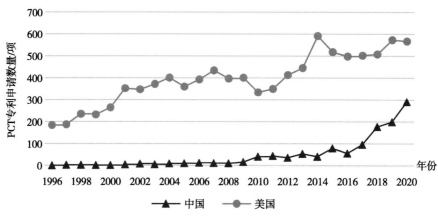

图 2-2-3　1996—2020 年中美医院 PCT 专利申请量趋势

（二）中美医院专利申请方向对比分析

我国医院科技含量高的专利占比有待提升。我国医院专利主要集中在药品、医疗器械、导管和基因检测方面（图 2-2-4）。1996—2021 年,美国医院在科研周期长、技术研发难度大的药品和遗传工程领域专利占比高于我国,分别为 27% 和 9%。

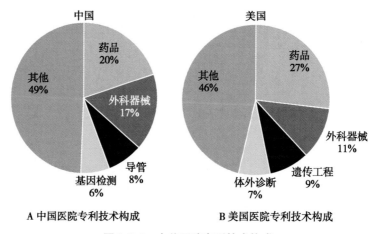

图 2-2-4　中美医院专利技术构成

（三）中美医院创新运用情况比对分析

专利转让是专利价值体现和运用的重要方式。我国医院专利转化比例逐年提升（图 2-2-5）,但转化和运用能力仍待大幅度提升。1996—2020 年我国医院的专利转化比例从 0% 上升至 9%。按 1996—2020 年专利转让总数比例,美国医院专利转让比 33%,是我国转让比 9% 的近 4 倍。在专利占比最多且科技创新含量最高药品领域,美国医院专利转让率为 34.5%,是我国医院专利转让率 7.6% 的近 5 倍。

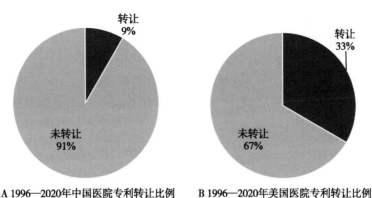

A 1996—2020年中国医院专利转让比例　　B 1996—2020年美国医院专利转让比例

图 2-2-5　中美医院专利转让情况对比

（四）中国研究型医院促进创新转化的建议

进入新时期以来，我国医院创新的形势表现为医院专利申请量呈现快速增长趋势，虽然专利质量仍有待提升，但专利的数量能在一定程度上体现医学创新保护力，为创新转化成生产力奠定基础。但在专利运用方面，与美国仍存在较大差距，因为后面的章节我们将重点分析细分领域，医院创新能力占该领域现有创新的比例，并就如何促进医院创新转化和在创新转化各个环节如何布局和推进。

二、现阶段重点创新领域我国医院科技成果转化现状

（一）精神心理领域医院科技成果转化现状

根据世界卫生组织报告，抑郁症目前是全球疾病负担第四大疾病，且在我国约 17% 的人受到各类精神心理问题的困扰，按终身患病率近 2 亿人罹患抑郁症等精神障碍。且随着生活节奏加快，心理亚健康人群比例在不断上升。然而，至 2020 年，我国仅有精神科执业（助理）医师 5 万余人，专、兼职持证心理咨询师仅 10 万人左右，且医生资源地域分布不均，心理咨询师执业尚欠规范。精神心理疾病的发病机制暂未明了，药物治疗方案效果有限，长期服药副作用较大、依从性低，有耐药性和成瘾风险。因此，鉴于当前现状需要通过科技成果转化，研发并推出高效高质的诊断方式、依从性高的治疗手段、标准化的心理咨询流程以及易推广的心理健康促进方式等。新冠疫情以来，精神心理健康服务需求量激增，心理健康领域的新产品、新方法不断呈现，其中以数字化的心理健康创新产品居多。2021 年，美国等国家心理健康领域数字化创新产品融资金额超过 34 亿美元。精神心理领域的科技成果转化是现阶段体现医学创新的重要性和创新最为活跃的领域之一。本节主要对比医院的创新成果在该活跃领域的应用情况，从而分析我国医院科技成果转化现状。数据主要来源于全球专利检索数据库和相关产业智库的数据中我国 2012—2021 年心理健康领域科技成果转化现状，从现状中分析医院在该领域转化中的占比情况。

1. 专利数据分析

根据专利数据来源《精神障碍诊断与统计手册》（第 5 版）中心境障碍、癔症、应激相关障碍、神经症、心理因素相关生理障碍的分类，并结合心理健康技术的特点，采用国际专利分类号进行检索。数据索取时间为 2022 年 3 月，检索专利类型为发明和实用新型，检索的申请人类型为国内本土申请人。PatSnap 智慧芽全球专利检索数据库深度整合了从 1790 年

至今的全球 115 个国家的 1.3 亿多的专利数据，可检索全球 115 个国家专利数据，每周更新。该专利数据库是本研究的数据来源。创新产品数据来源采用"心理"作为关键词检索中英文相关产业数据。数据检索时间为 2022 年 3 月。

我国精神心理健康领域 2012—2021 年共有专利申请 7 440 件，其中发明专利占 61.61%，实用新型专利占 38.39%，专利申请量的年度分布见图 2-2-6。专利总体申请量自 2016 年呈明显上升趋势，2021 年发明和实用新型专利数量与 2012 年相比分别增长 16.1 倍和 4.9 倍。

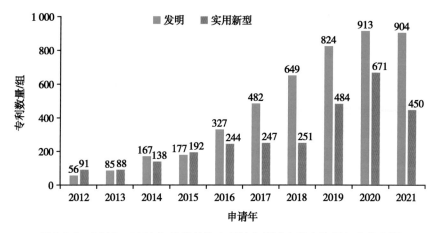

图 2-2-6 2012—2021 年我国精神心理健康领域专利申请量年度分布图

从专利技术持有人（专利申请人）类型来看，我国精神心理健康领域专利技术持有人主要包括公司、高校 / 研究所、个人、医院、政府机构，详见图 2-2-7。如图所示，我国精神心理健康领域 2012—2021 年发明专利持有最多的为公司和高校 / 研究所分别占 46.55% 和 33.34%，而医院持有的仅有 259 件，占 5.48%。实用新型专利技术持有最多的为公司、高校 / 研究所和个人分别占 33.95%、27.04% 和 29.24%，医院持有的比重也较少，仅 275 件，占 9.46%。

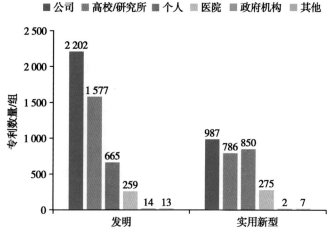

图 2-2-7 2012—2021 年我国精神心理健康领域专利技术持有人分布图

2. 产业数据分析

产业数据检索数据库为美国 Crunchbase 数据库和动脉橙产业智库。美国 Crunchbase

数据库 2007 年于美国旧金山创立，是行业内权威的覆盖初创公司及投资机构生态的企业服务数据库。动脉橙产业智库以独创的在线数据库方式为数字健康产业人士提供全方位和实时的市场资讯、行业数据和分析师见解。本节依据该数据库检索结果进行分析，具体分析结果见表 2-2-1。

表 2-2-1　2020—2022 年我国精神心理健康领域创新企业情况

序号	1	2	3	4	5	6	7	8	9	10	11
企业名称	简*	好*	壹*	昭*	优*	慧*	K*	大*	望*	西*	万*
创立时间	2014年	2015年	2015年	2015年	2019年	2016年	2016年	2016年	2017年	2021年	2016年
创始人类型	创业者	创业者	大学教师	医生	院士	大学教师	创业者	记者	企业高管	大学教师	大学教师
主要特色	心理咨询师培训及服务	数字疗法+互联网医院	互联网医院	互联网医院	脑疾病的精准干预研发体系	脑成像仪	泛心理生活方式	孤独症儿童康复	AI数字疗法	AI数字疗法	AI心理疾病早期筛查和诊断
近期融资轮次	B+轮	A轮、C轮、C+轮	B轮、B+轮	B轮	A轮	A轮、A+轮	Pre-B轮	C轮	A+轮	天使轮	A轮
近期融资金额	数亿元人民币	数亿元人民币	数亿元人民币	数亿元人民币	数亿元人民币	近亿元人民币	数千万美元	数千万美元	数千万美元	近千万美元	数千万人民币
专利数						42件			22件		5件

序号	12	13	14	15	16	17	18	19	20	21	22
企业名称	心*	中*	正*	曼*	无*	心*	H*	F*	爱*	小*	聆*
创立时间	2016年	2017年	2019年	2020年	2020年	2020年	2021年	2021年	2017年	2019年	2021年
创始人类型	企业高管	大学教师	企业高管	企业高管	企业高管	创业者	企业高管	创业者	企业高管	创业者	大学教师
主要特色	VR数字疗法	人因智能心理评估、测量和识别	数字疗法	互联网医院	数字疗法	青少年情绪自愈和互助	冥想+正念垂类平台	冥想课程	心理学社交平台	互联网医院	AI数字疗法
近期融资轮次	A轮	首轮	Pre-A轮	Pre-A轮	Pre-A+轮	天使轮	种子轮	天使轮	天使轮	战略融资	天使轮
近期融资金额	数千万人民币	数千万人民币	数千万人民币	数千万人民币	数千万人民币	数千万人民币	数千万人民币	数百万美元	百万人民币	未透露	未透露
专利数	8件		1件								1件

产品研发和应用是科技成果转化的最终体现和目标，技术产品所在企业情况能真实反映该领域科技成果转化的主要现状。如图所示，我国现有一定规模的精神心理健康领域的技术产品企业 56 家，其技术产品主要包括数字疗法产品、脑成像仪、脑疾病干预体系、人因智能心理评估系统、心理咨询培训系统、精神疾病分类诊断软件、互联网医院、心理学社交平台、泛心理生活方式 / 冥想交互平台等。其中有技术产品创新并在 2020—2022 年间进行融资扩充的企业有 22 家。其中有专利技术的 6 家，占 27.27%。在 2020—2022 年间，在创新企业中创新技术产品为精神心理数字疗法的有 7 家，占 31.82%。科技含量高的人脑状态智能识别并应用到精神心理健康状态识别的硬件设备企业有 3 家，融资金额均为亿元。产品发明人中企业高管和创业者居多，共 13 位，占 59.09%；大学教师和院士共 7 位，占 31.82%；医生仅 1 位。由此可见，精神心理健康领域科技成果转化主体以企业和高校教师为主，医生群体少。虽然现阶段，我国精神科医生严重缺乏，但作为最贴近精神和心理疾病患者和最具医学权威的主体，仅仅是参与临床试验和产品验证，很难发挥其科技成果创造和转化的能动性。应通过多项举措，激励医生更多地参与到我国精神心理健康领域科技成果转化实践中，从而进一步提升医院在该领域的科技成果转化能力。

（二）医院感染领域医院科技成果转化现状

近年来，随着糖皮质激素、免疫抑制剂、广谱抗菌药物的广泛使用，已出现了大量的耐药菌株和变异菌株，导致全球医院感染率呈逐年上升趋势。据统计，美国近 5 年医院感染现患率为 3.2%～4%，欧洲地区为 5.9%，我国为 2.3%～2.7%，我国平均每年发生 400 万人次的感染，相关医保花费高达 600 亿元。但 70% 的医院感染仍可通过感染控制措施避免发生，主要医院感染控制措施包括消毒灭菌、感染监控和预防。我国从 1986 年成立医院感染监控协调小组到 2016 发布国家卫生行业标准《医院感染暴发控制指南》WS/T 524—2016，规定医疗机构应建立医院感染暴发报告责任制，明确法定代表人或主要负责人为第一责任人。新冠疫情暴发以来，我国政府部门对医院感染控制愈发重视。医院感染控制能力直接反映医院管理和医疗服务的总体水平，是医疗质量的关键环节之一；随着我国 DRG 分组与付费技术规范政策的发布，在患者按项目付费的基础上，医院感染事件兜底方由医保转变为医院，医院感染防控又成为医院成本控制的关键点之一，医院对医院感染控制需求快速提升。因此，需要更高效、高质的医院感染控制产品来帮助政府和医疗机构实现"零伤害、无感染"的医疗服务。近年来，特别是新冠疫情以来，在国外对我国进行技术封锁的背景下，研发我国自主知识产权的医院感染控制领域创新产品势在必行，因此医院感染领域的科技成果转化是近几年的热门赛道，从该赛道领域分析医院科技成果转化的情况具有代表性。本节基于权威专利检索数据库和相关领域产业智库数据对医院在我国 2012—2021 年医院感染控制领域科技创新研发竞争态势进行分析。

1. 专利数据分析

专利数据方面，根据我国《医院感染管理办法》中关于医院感染预防和控制的要求分析医院感染控制领域技术产品的关键词，共获得 19 个，包括医用、医院、医疗、医护、医学、感染、灭菌、杀菌、抗菌、消毒、清洁、洁净、净化、废物、废弃物、病菌、细菌、传染、卫生，并按照不同数据库的检索要求及专业检索排序组合进行筛选查询。专利数据采用 PatSnap 智慧芽全球专利数据库，数据索取时间为 2022 年 1 月 20 日，检索专利类型为发明和实用新型，检索申请人类型为国内本土申请人。

我国医院感染控制领域 2012—2021 年共申请专利 22 475 件（包括港澳台地区），其中发明专利 6 320 件，占比 28.12%。专利总体申请量呈逐年上升趋势，发明专利自 2016 年明显增长，见图 2-2-8。2021 年发明和实用新型专利数量与 2012 年相比分别增长 5.1、2.6 倍。

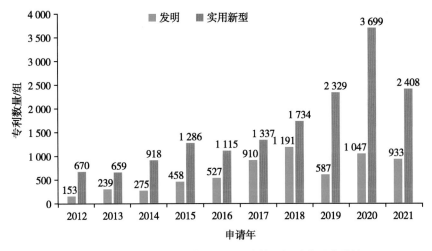

图 2-2-8　2012—2021 年我国医院感染控制领域专利申请情况

从专利申请者类型来看，主要包括公司、高校/研究所、个人、医院、政府机构。发明专利申请者类型最多的为公司和个人，分别占 44.17%、34.57%，医院作为申请者有 755 件，占 11.81%。实用新型专利申请者最多的是高校，有 7 015 件，占 43.08%，比公司占比高较多；医院申请 3 945 件，占 24.22%，见图 2-2-9。

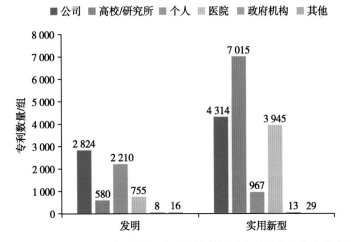

图 2-2-9　2012—2021 年我国医院感染控制领域专利技术持有人分布图

2. 产业数据分析

产业检索的数据库为创新企业信息数据库，采用美国 Crunchbase 数据库和动脉橙产业智库。美国 Crunchbase 数据库于 2007 年在美国旧金山创立，是行业内权威的覆盖初创公司及投资机构生态的企业服务数据库。动脉橙产业智库以独创的在线数据库方式为数字健康产业人士提供全方位和实时的市场资讯、行业数据和分析见解。数据索取时间为 2022 年 1 月 30 日，检索式限定在经营范围包含检索关键词的组合，具体分析结果见表 2-2-2。

表 2-2-2　2020—2022 年我国医院感染控制领域创新企业情况

序号	1	2	3	4	5	6	7	8	9	10
企业名称	新*	银*	钛*	白*	众*	老*	润*	生*	华*	杏*
创立时间	1943年	1992年	2015年	2006年	1998年	1998年	2002年	2016年	2014年	2009年
创始人背景	山大毕业	浙大MBA导师	美国企业工作经验	企业管理经历	山东省优秀企业家	教师	暂无信息	广医毕业，教授	暂无信息	浙大毕业
主营业务	医院感控设备、医疗器械消毒	医院感染实时监控系统	钛米智能消毒机器人	医院消毒供应整体解决方案	基于电子病历的医院感染管理系统	空气消毒净化、医疗器械消毒	污水消毒及院感整体方案	隔离设备	医院感控整体方案	医院感染实时监控系统
融资轮次	已上市	已上市	B+轮	未披露	未披露	未披露	未披露	未披露	未披露	未披露
融资金额		未披露	未披露	未披露	未披露	未披露	未披露	未披露	未披露	未披露
申请专利数量	2 630	169	159	119	113	78	60	43	37	27

序号	11	12	13	14	15	16	17	18	19	20
企业名称	联*	小*	豪*	和*	金*	聚*	诺*	德*	安*	蓝*
创立时间	1999年	2016年	2006年	2018年	2004年	2012年	2017年	2014年	2000年	2014年
创始人背景	浙大毕业	连续创业者	暂无信息	暂无信息	暂无信息	浙大毕业	暂无信息	护士	暂无信息	暂无信息
主营业务	院内感染管理系统	院感物联网	等离子体消毒设备	空气灭菌解决方案	医用超声波清洗器	医疗消毒质控追溯系统	过氧化氢消毒机	感控工作间APP	医疗感控方案	感控信息系统方案
融资轮次	新三板	Pre-A	未披露	Pre-A	未披露	未披露	未披露	未披露	B轮	未披露
融资金额		一千万元	未披露	未披露	未披露	未披露	未披露	千万元	数千万元	未披露
申请专利数量	25	23	23	23	22	22	18	14	13	2

　　如表所示，创新企业成立时间超过 10 年的有 11 家，占 55%。创始人一般都具有本科以上学历，其中浙江大学毕业的创始人有 4 家企业，占 20%，有 1 家创始人为大学教授，有 1 家为医院感染监控护士。与高校或科研机构联合成立研发实验室的有 3 家，在高校或高校

附属医院同时任职的有 4 家。创新企业主营业务主要包括消杀硬件和感染监控信息系统或 APP，但创新企业都不局限于各自的特色产品，基本都能为医院提供相关的整体方案。从企业融资情况来看，已上市企业有 2 家，挂牌新三板的有 1 家，近期发生融资行为的有 4 家，披露金额都达千万元以上。申请专利数超过 100 件的有 5 家，见表 2-2-2。感控软件类企业专利数较少，大部分知识产权为软件著作权，本研究未纳入统计。

作为临床转化应用的临床痛点和解决方案的第一实施人，应重点鼓励医院感染监控医务人员深度参与该领域科技成果转化。从专利申请数据看，医院申请发明专利占一定比例，但转化应用较少，企业创始人中教授和护士仅各 1 人。应通过多项举措，激励医院的科研人员更多地参与到我国医院感染领域科技成果转化实践中来，从而进一步提升医院在该领域的科技成果转化能力。

第三节　中国研究型医院科技成果转化主要模式

一、华西模式

（一）成果转化管理服务机构及服务人员情况

1. 成果转化行政管理部门

在内部，华西医院设立了科技部转化科作为行政管理部门，整体负责院内各项科技成果转化相关的管理及运营工作，包括医院知识产权（专利、软件著作权）运营、横向课题科技合同、科技成果转让 / 许可 / 作价投资入股、科技成果转化基金申请与管理等工作。主要负责对接医院、临床医生、研发团队及专业的技术转移与知识产权运营机构。全职员工共计 6 人。

2. 民办非营利性专业技术转移机构

在外部，为进一步解决转化医学和医学领域缺乏完善的技术转移体系及专业化技术转移服务团队等问题，由四川大学华西医院牵头，四川省科技厅、成都市科技局和高新区政府支持共建具有独立法人资格的民办非营利性科技中介服务组织——四川西部医药技术转移中心，为医院成果转化提供全链条、一站式技术转移服务，是四川大学华西医院在生物医药领域开展科技成果转移转化工作的重要平台和对外窗口。全职员工共计 49 人。

该机构于 2014 年被科技部发文（国科发火〔2014〕28 号）认定为第五批国家技术转移示范机构。2015 年，四川省科学技术厅批准认定四川西部医药技术转移中心为"四川省国际医药技术转移基地"。同年，该中心还获得了由成都市政府设立的科学技术奖励项目——"成都市科技成果转化组织推进奖"。2017 年，四川西部医药技术转移中心以"创新体制机制，促进成果转化"案例获得由中国管理科学学会主办的"2017 年度中国医院管理案例总决赛"的"中国医院管理奖"银奖。2018 年，科技部发文（国科外函〔2018〕6 号）认定该中心为国家国际科技合作基地（国际技术转移中心类）。2020 年，该中心获选由中国国际科技交流中心联合中国科技评估与成果管理研究会共同发布的"2020 全球百佳技术转移案例"。中心建立了从医药科技成果信息集成、项目评估与对接到技术产品开发与应用推广为一体的全产业链技术转移服务体系；按照技术转移国家标准，建立了从"挖掘—筛选—评估—对接—转化"的标准化的技术转移工作流程，有效地整合了国内生物医药领域 300 余家知名产学研资源,与国外 30 余家知名院校和企业保持畅通的沟通机制,通过打通"政医产学研资用"协同创新通道,大力推动医药科技成果转移转化。在技术需求端,梳理并筛选出真实、迫切、共性、尚未被满足的临床需求;在技术供应端,依托并提升医院的创新主导作用,发挥产业集群效应,构建引领全球的开放创新合作模式,促进重点领域"卡脖子"技术攻关及"临门一脚"全球技术输出。近年来,技术转移团队全程参与,积极对接,为麻醉新药、抗肺纤维化创新中药、生物人工肝、"以色列心血管介入器械"、生物组织修复材料、人工智能与手术机器人等一系列重大项目提供项目筛选及引入、提供商业化评估论证、产学研医资源精准对接、转化方案设计与咨询、临床研究(IIT&IST)项目助理服务、落地对接谈判及政府项目申报等技术商业化"全流程、一站式"服务。

3."一套班子,两块牌子"的"华西模式"

为进一步完善知识产权运营及科技成果转化工作机制、服务体系,并提升转化效率,四川大学华西医院创新体制机制,通过科技部转化科及四川西部医药技术转移中心这两支团队的高效协同工作,建立了符合国内医疗机构科技成果转化管理特色的"一套班子,两块牌子"的"华西模式",实现了院内外信息和资源的精准对接,促进了医、政、产、学、研、资、用协同创新,这是四川大学华西医院体制机制创新的重要尝试,为我国科技成果转移转化和"双创升级版"提供可借鉴、可复制、可推广的经验,详见图 2-3-1。

图 2-3-1　四川大学华西医院医、政、产、学、研、资、用协同创新模式

（二）成果转化管理工作方式及模式

1."成果转化工作组"决策机制

同时,医院还专门组建了由成果转化相关部门负责人组成的成果转化工作组,为成果转化相关的管理与决策建立了正式的、常态化的多部门协调与沟通的工作机制,简化了工作流程,降低了沟通成本,提升了决策效率,详见图 2-3-2。

2.落地的院内政策

A.《科技成果转移转化九条激励政策》

a.探索职务科技成果产权制度改革,允许成果完成人与医院事先协议约定职务科技成果的权属或股权比例,并允许成果完成人以个人名义占有股份。

b.提高科技成果转化收益比例,将转让或许可取得的净收入以及作价投资获得的股份或出资比例提取 80%~90% 的比例,用于成果完成人和为成果转化作出贡献的人员的奖励。

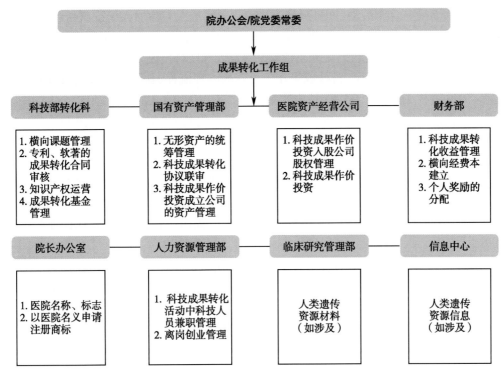

图 2-3-2　四川大学华西医院成果转化相关的管理与决策模式

c. 鼓励发挥专业化技术转移机构的作用,鼓励市场化运行的第三方机构积极参与医院的成果转移转化工作,并可从科技成果转化净收入中提取一定比例作为技术转移服务报酬。

d. 科技成果转化奖励的税收优惠,转化职务科技成果给予个人的现金奖励,其个人所得税按照国家税收优惠政策由医院代扣代缴,允许个人递延至分红或转让股权时缴税。

e. 扩大横向项目经费使用自主权,在完成合同任务的前提下,根据工作内容和合同约定合理自主安排,不设置劳务费比例限制。项目组办理结题后形成的结余经费可用于持续研究,也可部分或全部用于绩效奖励。

f. 完善科技成果转化业绩认定和考核评价体系,医院拥有知识产权的横向项目或成果转化项目获得 1 类新药证书与获得国家科学技术进步奖二等奖同等对待;获得三类医疗器械注册证与获得省部级科学技术进步奖二等奖同等对待。

g. 关于兼职和离岗创业,允许和规范科技人员兼职从事科技成果转化活动,兼职时间每年累计不超过 3 个月,兼职期间可正常参加职称评定、晋升和年度评优等。

h. 设立科技成果转化基金和成果转化年度先进个人,医院每年出资不低于 1 000 万元设立"科技成果转化基金""成果转化年度先进个人"。

i. 管理中的风险免责,在院领导履行勤勉尽责义务、没有牟取非法利益的前提下,免除其在科技成果定价或投资中因科技成果转化后续价值变化或转化科技成果发生投资亏损的决策责任。

B.《促进科技成果转移转化实施方案(试行)》(华西三十六条)

其中详述了华西医院制定科技成果转移转化实施方案的政策依据及背景、科技成果、科技成果转化的定义、转化主要形式,包括面向社会和企业开展研究开发、技术咨询与服务、技术培训等横向合作活动、职务科技成果转化后完成人与参加人权益、科技成果及无形资产要依法使用、成果转化部的职责、鼓励开展多种形式的转化活动、医院支持以作价投资方式转化科技成果、积极配合医院并支持成果完成人开展科技成果转移转化工作、科技成果转让和实施许可的办理流程、科技成果作价投资的办理流程、医院横向课题管理办法的办理流程、鼓励科技成果首先在中国境内实施、成果转化所得收入的处置、给予个人的现金奖励、横向合作活动结余经费的处置、设立"科技成果转化基金"及"成果转化年度先进个人"、各部门职责、业绩认定和考核评价、兼职或离职创业、成果完成人的责任与义务等内容。

C.《横向课题科技合同管理办法》

为加强四川大学华西医院横向课题科技合同的管理,保障医院和科技人员的合法权益并规避风险,激发科技人员的创新活力,促进医院科技开发和成果转化,医院制定《横向课题科技合同管理办法》,其中规定了科技合同的签订、横向科技合同管理、横向课题经费管理等内容。

D.《四川大学华西医院科技成果转化基金管理办法》

为鼓励四川大学华西医院教职工积极开展医学科技创新和成果转化,依据《四川大学华西医院科技成果转移转化九条激励政策(试行)》(川医科〔2018〕5号),医院每年出资2 000万元设立科技成果转化基金,并配套制定了相关管理办法,其中规定了申报人的基本条件(副高及以上)、申报项目基本条件(转化应用及创新性强、产权清晰)、采用无偿资助方式、组织管理、项目申报、受理、评审、立项、管理及验收、经费管理等内容。

E.《成果转化奖实施办法》

为大力推动医院科技创新和成果转化,充分调动四川大学华西医院职工的积极性和创造性,营造"对标先进、见贤思齐"的创新转化氛围,按照《四川大学华西医院科技成果转移转化九条激励政策(试行)》("华西九条",川医科〔2018〕5号),制定了四川大学华西医院《成果转化奖实施办法》。该办法主要用于表彰和鼓励在科研创新、成果转化和产学研横向合作中的突出工作成绩,每年择优遴选3人,于每年11月3日(华西创新日)进行表彰,奖励方式为给予每人现金奖励10万元人民币。

F.《科技成果作价投资的国有股权监管管理办法》

为推进落实四川大学华西医院科技成果转化全过程管理,加强并规范医院科技成果作价投资成立公司的国有股权监督管理,确保国有资产的保值增值,根据《中华人民共和国公司法》《中华人民共和国企业国有资产法》《事业单位国有资产管理暂行办法》《中华人民共和国促进科技成果转化法》和《四川大学华西医院促进科技成果转移转化实施方案(试行)》等相关法律、法规、规章和政策,结合医院实际情况,制定《科技成果作价投资的国有股权监管管理办法》规定医院以科技成果评估作价出资,由医院全资公司四川华西健康科技有限公司与成果完成人及投资人共同成立的公司为作价投资公司。医院国有资产监督管理部代表医院依法对作价投资公司国有股权的经营状况进行监督。

G.《专利管理办法》

为鼓励高质量发明创造,有效保护和规范管理四川大学华西医院(下称"医院")专利等知识产权,进一步促进医院科技成果转化,根据上级部门有关法律法规及政策文件规定,结合医院具体情况,制定《专利管理办法》,规定了专利归属、管理、资助、奖励及当事人责任与义务等内容。

H.《知识产权管理办法（试行）》

为加强四川大学华西医院知识产权保护，推动知识产权高质量发展，有效促进科技成果转移转化，依据《中华人民共和国专利法》《中华人民共和国著作权法》《中华人民共和国商标法》《中华人民共和国反不正当竞争法》《中华人民共和国民法典》《中华人民共和国促进科技成果转化法》等有关法律、法规规定，制定《知识产权管理办法（试行）》，规定医院"知识产权与成果转化工作委员会"作为知识产权管理与运营的领导小组统筹管理，医院设立知识产权管理与运营基金，主要用于开展知识产权导航、布局、运营、风险防范。

3. 标准化管理工作 + 服务模式

华西医院建立了科技成果许可、转让、作价入股从材料提交、资料审签、项目对接会、讨论决议、项目公示、现金 / 股权奖励、公司注册、投后管理等标准化管理，并由专业技术转移机构提供服务流程。

A. 科技成果转让、许可的管理流程和支撑服务体系，详见图 2-3-3、图 2-3-4。

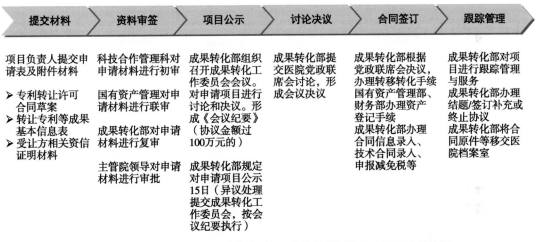

图 2-3-3　四川大学华西医院转让、许可类转化项目的院内管理决策流程

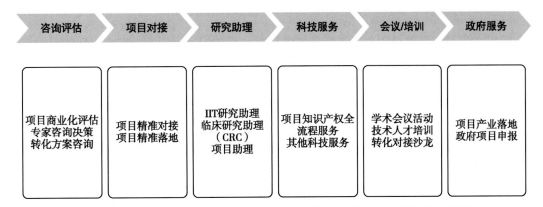

图 2-3-4　四川大学华西医院技术转移机构针对转让、许可类转化项目提供的服务

B. 科技成果作价入股的管理流程和支撑服务体系，详见图 2-3-5、图 2-3-6。

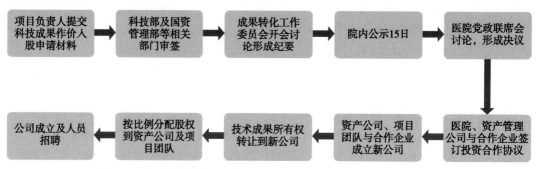

图 2-3-5 四川大学华西医院作价入股转化项目的院内管理决策流程

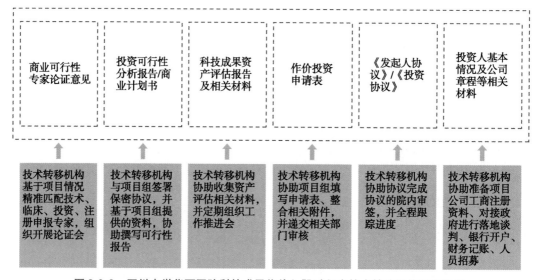

图 2-3-6 四川大学华西医院科技成果作价入股过程中技术转移机构匹配服务

（三）成果转化工作成绩及亮点

四川大学华西医院是中国西部疑难危急重症诊疗的国家级中心。在中国医学科学院中国医院科技量值（STEM）综合排名中连续第 8 年位列全国第一，连续 4 年在中国医院知库排行榜排名全国第一。四川大学华西医院平均每年申请专利 400 余项，授权专利 300 余项，年签订横向课题科技合同 1 000 余项，年合同金额 3 亿元，年转让许可约 50 项。

1. 落地的科技成果转化政策

2018 年，四川大学华西医院根据国家卫生健康委员会《关于在部分地区和单位启动卫生与健康领域科技体制改革试点工作的通知》的要求，制定并发布了《四川大学华西医院科技成果转移转化九条激励政策（试行）》（"华西九条"）及其他相关管理制度，引起了业内广泛关注，详见表 2-3-1。

表 2-3-1　四川大学华西医院科技成果转移转化九条

政策名称	核心内容
科技成果转移转化九条激励政策	1. 探索职务科技成果产权制度改革
	2. 提高科技成果转化收益比例
	3. 鼓励发挥专业化技术转移机构的作用,鼓励市场化运行的第三方机构积极参与医院的成果转移转化工作
	4. 科技成果转化奖励的税收优惠,转化职务科技成果给予个人的现金奖励
	5. 扩大横向项目经费使用自主权
	6. 完善科技成果转化业绩认定和考核评价体系
	7. 允许和规范科技人员兼职从事科技成果转化活动
	8. 设立科技成果转化基金和成果转化年度先进个人
	9. 管理中的风险免责

2. "全链条、一站式"技术转移服务模式

四川西部医药技术转移中心作为医院知识产权运营及科技成果转化服务的补充团队,是全球为数不多不需要主体机构拨款实现自身造血和良性运营的专业化技术转移服务机构,其服务内容具有自身特色:中心以创新链、产业链、价值链"三链融合"为基础,通过建立开放式合作机制,针对生物医药领域科技成果转化与需求提供技术转移、产学研对接和临床研究助理等核心服务及科技成果转化全流程服务,详见图 2-3-7。

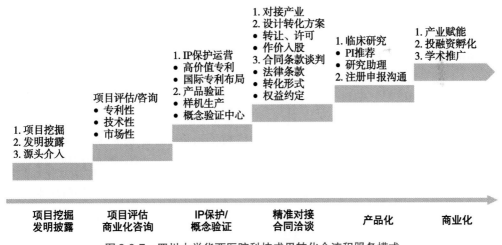

图 2-3-7　四川大学华西医院科技成果转化全流程服务模式

3. 建立项目信息披露及早期商业化价值评估制度

在国家、地方、机构政策逐步完善、奖励分配机制更为合理的情况下,研究型医院科技成果转化所面临的最大问题是知识产权质量不高,商业化潜力不足的问题,这主要是因为研究型医院的科技成果在立项之初并没有以市场为导向,没有充分考量商业化逻辑,成果不具有被转化的前景和价值。并且在申请知识产权早期,团队通常也缺乏专业的知识产权服务机构对成果做相应的知识产权导航和布局分析,没有制定适合项目发展的知识产权申

请和保护策略，导致知识产权保护力度比较低，没有形成对科技成果的有效保护，也没有充分考量因为同行相近研究导致的专利自由实施受限等问题，而医疗管理及服务机构又尚未形成一整套落地、可行、效率高的评估方法，能帮助项目团队快速分析目前尚需构建，或者进一步考量的因素，促进项目健康发展，华西医院因此制定了披露内容和成果评估的体系，详见表2-3-2、表2-3-3。

表2-3-2　四川大学华西医院科技成果转化披露内容

序号	要素	内容	目的	预期问题
1	知识产权摘要	专利授权号，申请人，发明人，国际PCT情况	知识产权的基本情况，是否授权，是否保护了核心专利，是否还需要进一步拆析技术构建专利池	专利保护范围小，知识产权归属不清晰
2	公开时间	是否公开过发明：印刷品、会议报告或论文、网站、与大学外的机构讨论	是否存在破坏专利新颖性的风险	先发论文，后申请专利
3	基金来源	需要列出以前和现在支持此发明的基金来源，是否有第三方合同与此发明有关，比如合作开发或公司资助、咨询服务、实验材料使用合同（本单位或外单位）、软件许可、其他个人签署的合同等	涉及前期投入，需要确定知识产权的归属是否清晰	部分医院与大学工科团队的合作没有签署明确的合作协议，双方的权利与义务不清晰
4	与外单位的合作者	列出所有外单位参与此次发明的合作者，包括姓名、职称、邮箱、工作单位	需要确定知识产权的归属是否清晰	涉及外单位合作，需确定签署合作条款是否会对知识产权实施产生影响
5	发明介绍	例如：本发明是一种骨科塑形工装，能解决目前骨科材料塑形过程中的盲目性和不精确性，避免贴附不良造成的骨折块移位和反复折弯造成的强度下降	确定发明内容，分析市场前景、应用范围，确定竞争对手	发明没有以应用为导向，没有确定的市场、没有明确的审批通道，没有产业化的基础，没有清晰的商业模式
6	工作原理	如已经申请专利附上专利号即可，如未申请专利请描述该发明的原理及功能包括任何具有与你同等技能水平的人可以做或执行该发明，如有可能请在表后附上可展示该发明和或部件的图纸、白皮书、草图、照片、流程等	进一步说明原理	不适合放大生产
7	发明背景及优势	国内外本领域或本方向现存产品、工艺、技术或研究进度及存在的问题，本发明解决了什么问题	确定项目先进性	仅仅是微小的改进，没有带来实质性的改变

续表

序号	要素	内容	目的	预期问题
8	研发进度	请介绍围绕该发明的项目的当前进度，例如概念、概念验证、原型机或概念、概念验证、临床前试验、临床试验等阶段性描述，并请提供可对外公开的结论性数据。请简单描述未来几年的研发或转化计划	了解发明的最新进度，确定其成熟度，有利于产业对接及确定其价值	发明处于早期阶段，缺乏资金进行进一步的孵化，而对于资本来讲，项目过于早期，需要申请早期基金
9	期望的转化方式	合作开发、委托开发、技术转让、专利实施许可、技术入股成立公司。备注：①希望找到感兴趣的企业，进行合作研发；②希望融资进行后续研发等	了解发明团队的转化意向，并根据团队的组成及专家的特点确定适合的转化路径，提供专业的咨询	发明团队对于项目适合的转化方式缺乏清晰的认知，不是所有项目均适合作价入股
10	市场容量	请估计临床容量、市场容量、应用点、竞争研究者或市场竞品，如难以估计可粗略估计或不填写	了解发明团队对于市场的了解程度	过于乐观的估计市场容量
11	发明人信息	包括发明人团队所有成员	了解创新团队的知识背景，匹配互补的产业资源，促进项目发展	缺乏工科团队、数据处理团队

表 2-3-3　四川大学华西医院科技成果转化专利价值评估

专利前价值评估

项目名称：　　　　　　　　　　　　　　　发明人：

项目类型：　　　　　　　　　　　　　　　科室：

项目编号：　　　　　　　　　　　　　　　评估人员：

序号	评估维度	主要内容	潜在问题
1	产品定义	1. 临床需求的真实性、准确性、紧迫性 2. 相较于竞品的创新程度 3. 产品对应的市场规模 4. 产品可及的市场份额 5. 技术实现可行性 6. 行业的接受程度与推广难度	1. 产品研发不以市场为导向 2. 缺乏商业化前景
2	发明团队信息	1. 创新团队的专业背景配置 2. 既往创新转化经验 3. 行业地位与学术影响力 4. 核心成果发明人的商业化意识与合作风格	1. 发明团队配置单一 2. 相关人员缺乏成果转化经验 3. 思考过于理想化
3	技术核心及门槛	1. 技术的门槛 2. 技术的放大生产 3. 推广或应用技术的学习成本	1. 技术门槛较低 2. 放大工艺要求较高

续表

序号	评估维度	主要内容	潜在问题
4	知识产权情况	1. 核心技术是否保护 2. 保护范围是否合理 3. 自由实施风险 4. 是否需要构建专利池 5. 专利申请策略 6. 同类研究的进展程度	1. 知识产权保护范围狭窄 2. 没有构建合理的专利池
5	研发阶段	1. 创新想法 2. 专利申请 3. 概念验证 4. 准许并开展临床试验 5. 注册申报 6. 转化对接 7. 创新创业 8. 融资	1. 阶段过于早期 2. 缺乏早期资金的支持 3. 医工结合困难 4. 前期实验不规范 5. 成立公司后股权架构设计
6	资源需求	1. 企业合作需求 2. CRO 合作需求 3. 注册申报沟通渠道 4. CDMO 平台合作需求 5. 资金需求（纵向、横向） 6. 孵化平台需求 7. 投资专家咨询 8. 创新创业辅导	1. 缺乏对合作方的甄别和筛选 2. 不清楚什么阶段需要什么样的资源介入，一般是需要的时候，临时寻找，但是很多专业的工作需要早期布局
7	产业化可行性	1. 放大生产的工艺要求 2. 质量控制的标准化流程 3. 产业化的成本	1. 生产线建设成本高 2. 质控体系不完善
8	注册申报难度	1. 有无明确的审批通道 2. 是否属于药械结合 3. 是否有绿色通道 4. 临床数据的规范性要求 5. 是否有法规限制	1. 审批通道不明确 2. 由于前期准备不足或者临床试验的开展不充分或者不规范，导致反复沟通、补材料
9	商业化路径	1. 商业化逻辑是否成立 2. 能否进医保 3. 支付方的意愿是否强烈 4. 进院渠道 5. 临床接受度与教育成本	1. 退出途径过于单一 2. 临床推广难度大

二、北京协和医院模式

（一）成果转化管理服务机构及服务人员情况

卫生健康青年创新中心（以下简称"青创中心"）是在国家卫生健康委、科技部、国家知识产权局等政府部门的大力支持下，由国家卫生健康委直属机关党委、国家卫生健康委科教司、北京协和医院指导，由国家卫生健康委直属机关团委、北京协和医学基金会联合主办，由北京协和医院团委 & 青年工作部、北京协和医学基金会青兰—医学青年发展专项基金承办的青年自组织。青创中心工作人员主要来源于北京协和医院兼职青年，服务对象为有志于创新创业的全国广大医学青年。

（二）成果转化管理工作方式及模式

在全面推进健康中国建设的大背景下，青创中心主要针对医学青年创新过程的需求，依托北京协和医院平台开展各个专项项目。医学青年由于学习期间学科知识、创新技能积累有限，掌握社会资源相对不足，在创新问题的提出、结合其他学科知识解决问题、完成成果转化等多个方面受到限制。针对医学青年学科知识、创新技能有限的问题，青创中心组织动员卫生健康青年掌握行业创新转化发展态势，积极投身科研创新和成果转化实践，进行了一系列创新培训、创新服务项目。针对医学青年跨学科、跨行业知识有限的问题，青创中心秉承开放合作原则，坚持以学科为导向，共建医学创新合作体系，切实提升创新能力和成果转化水平，积极与相关专业学会、行业协会等展开合作，举办创新大赛和交流论坛。针对医学青年掌握社会资源相对不足的问题，青创中心努力融合社会各方优势资源，开展跨界创新转化赋能培训和交流，促进卫生健康青年创新能力提升和成果转化效率，推动个体创新社会转化进程，与多家政府机构、相关企业等建立合作。青创中心力争成为广大医学青年创新创业的启蒙者、引导者和服务者，成为人才、技术、信息、资金、政策等社会资源的纽带和催化剂。

（三）成果转化工作成绩及亮点

自 2018 年 4 月 19 日成立以来，青创中心开展的项目获得了广泛的好评。

1. 创新培训项目

创新培训项目主要针对有参与创新项目热情而缺少经验的医学青年，目的是提升医学青年创新思维和创新技能，以解决其提出创新问题和解决方案中遇到的困难。以 2018 年 7 月的"医触教育"项目为例，青创中心孵化第三方医学创新培训机构承办"医创未来大课堂"公益课程，引入 Biodesign 等创新课程专家导师授课，课程涉及医学创新思维方法、临床科研创新转化案例展示等，先后在北京、江苏、上海、四川等省市开展四期活动，汇聚创新项目团队交流展示，部分期次采取现场会议与视频连线方式，现场参与人数达 1 000 余人，获医护人员和医疗机构普遍好评。此外，2019 年 5 月，青创中心联合北京协和医院血管外科开设"红蓝创造营"血管创新培训课程，涵盖创新思维、创新路径、知识产权、商业模式与实操演练等几大维度，以创新项目作为结课作品，积极打磨适配血管学科的创新人才培训体系。2019 年 12 月，为加强青年药师创新队伍建设，青创中心联合中国药师协会启动"药师人才创新力培养与实践计划（2019—2020）"，以"创新赋能药师，提高药师服务质量，促进合理用药"为理念，采用线上 + 线下、理论 + 实践的分层级、递进式教学方式，开设药师创新力培养与实践系列课程，积极构建青年药师创新人才培训体系。2020 年 6 月，在首届协和青年创新项目大赛期间，设置 3 期"协和医创课"课程，邀请 18 位国内外权威创新导师为协和青年"量身"授课，累计培训超过 1 900 人次。2022 年 7 月，在首届全国卫生健康行业青年创新大赛决赛启动会之际展开培训会，医创讲座覆盖全国医学青年。

2. 创新服务项目

创新服务项目主要针对有一定创新产出而缺乏成果转化途径的医学青年，目的是提升医学青年知识产权意识,提供成果申报转化渠道,以解决医学青年进行成果转化中遇到的困难。为此,青创中心启动针对医学专利服务的"青果计划"项目,2018 年下半年,青创中心邀请国家知识产权局专家、专业专利代理律师等为多家医疗机构开设"医学专利启蒙宣讲""医学专利实战服务""医学专利成果转化"等 20 场知识产权普及讲座并提供知识产权对接服务。为保障创新服务的精准性和可持续性,中心积极推进产权咨询常态化和长效化服务,委托知识产权服务公司设立专线,支持医护人员就专利申报遇到的任何问题进行咨询,并持续开展专利申报后续流程指导。2019 年,青创中心总结"青果计划"在北京的试点经验,为浙江、河北等多地医疗机构提供标准化知识产权服务,共完成 50 余场知识产权及专利申报巡讲活动,全面推进医学专利与成果转化课程的辐射范围,截至 2019 年底,青创中心累计为 485 名医护人员提供知识产权申请服务,累计申报知识产权专利 194 件,获得授权专利 67 件,其中发明类专利占 15.98%。

3. 医学创新合作体系建设

医学创新合作体系主要面向跨学科、跨行业合作,目的是打通临床需求到创新成果的壁垒,解决医学青年相关知识技能有限的困难。2019 年 1 月,青创中心联合北京协和医院眼科、清华大学全球健康产业创新中心共同举办"首届北京协和医院眼科创新大赛",大赛以协和眼科医师为参赛主体,获奖团队获中心创新孵化资金支持。截至 2019 年底,一等奖"一次性负压前房穿刺针"项目已获中国、德国、日本授权专利,且已完成产品初步研发并获得首轮融资。此次创新大赛的举办极大地激发了眼科青年的创新热情,为推进临床项目创新和转化提供了典型示范。2019 年 5 月,青创中心与中国微循环学会周围血管疾病专业委员会联合举办"首届卫生健康血管青创大赛",汇聚血管医学领域产学研资源,构建高效实用的跨界融合创新平台。2019 年 11 月,青创中心与中国药师协会联合举办中国药师大会青年药师分论坛,以"药师职业规划新图景展望"为主旨,推动青年药师创新队伍建设。2019 年 11 月,青创中心与中国生物医学工程学会、国家心血管病中心联合举办"中国生物医学工程大会心血管 - 呼吸科技创新转化新动能分论坛",就科研创新转化趋势、医工结合模式、产品商业化运营等展开深入研讨,提供解决思路。2020 年年中,北京协和医院主办、青创中心等机构协办的"协和青年创新项目大赛"面向北京协和医院医学青年举行,大赛共征集 116 个创新项目,经大赛平台宣传,参赛的多个项目已联络到合作伙伴继续推进。2021—2022 年,国家卫生健康委文明办、共青团中央青年发展部、中国青年创业就业基金会联合举办"创青春"首届全国卫生健康行业青年创新大赛,青创中心为大赛承办单位,且其中临床医学类赛道由北京协和医院主办、北京协和医院团委 & 青年工作部承办。总之,这些创新大赛对激发青年参与医、产、学研积极性,打通医产学研屏障,发掘医产学研人才都有着重要意义。

4. 医学创新生态体系建设

医学创新合作体系涉及人才、技术、信息、资金、政策等各种社会资源,目的是整合优势资源,解决医学青年因掌握社会资源有限而产生的创新困难。青创中心已与浙江省卫生健康委科教中心签署合作备忘录,发挥科教中心省内资源优势和平台效应,为青创中心孵化项目提供技术评估、合同登记、项目展示、资源对接等服务,加快创新项目在浙江省内落地转化。与中关村联创医学工程转化中心签订合作备忘录,借助转化中心为医学创新项目提供场所、企业注册等配套技术服务及增值服务,共同组织医学创新行业论坛、产品与技术展示等，促进优秀创新项目孵化；与翼展医疗集团建立合作关系，携手打造医学影像人工智能协同研发及应用基地，为影像技术工作者提供创新技术的实践平台和学习平台；与中国药师协会建立合作关系，联合组织药学与药事服务领域创新项目征集品评选工作。

三、湘雅模式

（一）成果转化管理服务机构及服务人员情况

中南大学知识产权中心（以下简称"中心"）是中南大学设立的专门从事知识产权运营和科技成果转化的服务机构。中心专门负责学校湘雅医学领域的知识产权和成果转化工作，组建了一支具有医学背景的复合型专业服务团队，搭建了"线上＋线下"相结合的湘雅医学成果转化平台，形成了"综合管理＋战略研究＋转化运营＋信息服务"四位一体特色鲜明的工作体系，建立了集政策法规运用、技术推广、成果交易、孵化培育、产业化落地等内容的医学成果转化全流程服务机制，探索形成了从实验室科研到临床应用"最后一公里"的医学成果转化路径。

中心制定并出台《中南大学知识产权中心管理办法》和中心保密、行政、考核等日常管理制度，规范中心的运营。技术专业人才方面，坚持内培外引，对内整合已有资源，对外市场化招聘了多名专职人员，初步打造了一支30人左右的专职与兼职结合的运营团队。线上开发了科技成果转化综合服务平台，建设了成果库、需求库、专家库等，线下在中南大学科技园研发总部拥有800多平方米的办公场地。

（二）成果转化管理工作方式及模式

学校知识产权中心、技术转移中心、知识产权研究院、知识产权信息服务中心、专利电子申请平台、专利中心等服务平台整体进驻科技园研发总部，实现了学校知识产权服务资源的有效集聚，建立了包含战略研究、申请代理、信息分析、转化运营、培训宣传等内容的全流程服务机制。遴选重点学科领域开展专利导航服务，遴选了重点科研项目，联合第三方服务机构开展高价值专利培育服务，培育具有产业引领性的高质量专利。多维度梳理学校存量专利和可转化成果，打造"知·中南 创·未来"品牌活动，围绕特定行业、技术领域举办针对性的项目推介、专场对接会、路演会、发布会等，促进成果和需求的精准对接。

在政策考核方面，引导湘雅体系各二级机构摒弃"重数量轻质量、SCI 至上"等理念，鼓励科研人员长远谋划，矫正申请专利的短视行为和功利化倾向；引导建立二级单位年度综合考核中的成果转化指标体系；引导改革科研绩效核算方案，采取长周期评价方式，加强对科技成果质量，可转化的经济效益、社会效益和发展前景等指标的综合评价，对在科技成果转化方面作出重要贡献的团队和单位予以额外奖励。

湘雅对于成果转化的构想和后续思路，可以参考第四章第八节的中国医学科技成果转化管理联盟相关内容，此处不再过多叙述。

（三）成果转化工作成绩及亮点

中南大学和中心充分发挥国家大学科技园的孵化和培育作用，构建了"技术研发（学校实验室）-转化孵化（科技园）-产业化壮大（产业园）"的成果转化链条，打造了长沙高新技术企业的孵化基地，衍生了一大批高成长性的医学科技型企业。中南大学与21个省（市）政府部门以及企业开展交流合作，签订了一系列战略合作框架协议、科技创新合作协议、产业发展合作协议或产学研合作协议等各类合作协议，深化政、产、学、研、用合作。主动组织科研人员申报各地"揭榜挂帅"、区域政府计划项目并与湖南省政府共建芙蓉实验室。芙蓉实验室是聚焦精准医学领域，以保障民众生命健康为目标、以重大临床问题为导向、以精准医学前沿基础研究为核心的新型实验室，由中南大学牵头，集聚湖南大学、湖南师范大学、南华大学、湖南中医药大学和湖南省中医药研究院等相关高等学校、科研院所、医疗机构，联合三诺生物等企业优势资源，充分发挥国家医学中心等重大创新优势平台的支撑作用，围绕湖南医疗优势特色领域锻长板、补短板，不断提升医疗水平。实验室按照"总部＋基地"进行布局，总部由功能研究部、公共创新平台和重大疾病研究中心组成，基地包括创新诊断试剂产业基地、创新器械产业基地和创新药物产业基地。包括创新药物与前沿治疗等7个研究部，打造公共卫生风险预警防控平台等9个公共创新平台和肿瘤、心血管疾病、老年性疾病等18个重大疾病研究中心。该实验室将分三期建设，第一期总投资预计20亿元，主要用于人才队伍建设、实验室升级改造、日常运行、科研仪器设备和维护、重大科研项目攻关。

2022年以来，中南大学转化科技148项，合同总金额14.02亿元，转化专利459项。其中，医学领域的成果转化项目占比超过30%，2016年以来，学校13个单项金额过亿元的转化项目中5个为医学领域的项目。

四、北京大学医学模式

（一）北京大学第一医院

1. 成果转化管理服务机构及服务人员情况

北京大学第一医院是融医疗、教学、科研、预防为一体的大型综合性三级甲等医院，是北京大学历史最悠久的附属临床医学院，百余年来，北大医院拥有着一批国内的首创专业学科以及在我国率先开展的诊疗技术，为我国医学事业做出了卓越的贡献。国家实施创新驱动发展战略和修订《促进科技成果转化法》以来，北京大学第一医院积极响应落实，持续出台促进创新转化的制度和举措，依托北京大学及上级部门、属地等的政策资源支持，医院创新转化项目蓬勃发展。

（1）转移转化机构建设

北京大学第一医院成果转化工作由科研处/科技成果转化办公室负责。2022年，科技成果转化办公室获得了北京市科学技术委员会"北京市科技成果转化平台建设"专项资助，在该专项的支持下，进一步优化了组织架构建设，提升了机构技术转移能力，负责人为科研处副处长。平台有针对性地培养相关人才，提升技术转移人才队伍专业化水平，特别是知识产权运营和技术转移能力，并且为工作人员提供法律知识、商务知识、谈判技巧等培训学习机会。

（2）服务人员情况

拥有专职工作人员3人，具有临床医学、药学等专业教育背景。特别是在学科设置专员，结合专业优势起到带动学科创新转化的效果。全院有10余名工作人员完成了中国技术交易所、北京市卫生健康委、北京市人力资源和社会保障局等机构组织的技术经理人培训并获得资质。医院整体建立起了转化办公室专职技术经理人＋学科兼职技术经理人＋第三方机构协同工作模式。转化办公室负责专利布局、全院知识产权转移转化政策制定、活动筹备等事宜，学科技术经理人分布在优势学科（肾脏内科、皮科、药学部等）分别支撑本学科和相近学科相近技术专利。签约了第三方技术转移平台，负责提供专业化、全链条创新服务，构建三层发展体系，通过搭建创新平台、提供专业服务、链接资本及园区，构建医生以及医疗机构深度参与的创新成果转化生态系统。签约了第三方法务机构提供专业的法律咨询服务，对科研合作及转移转化合同中的涉及院方的知识产权条款、责权利条款进行把关。

2. 成果转化管理工作方式及模式

（1）不断完善健全管理制度

不断完善知识产权保护、成果转化的相关管理规定。积极贯彻落实《中华人民共和国促进科技成果转化法》《北京市促进科技成果转化条例》等政策法规。

A. 科技成果转化领导小组和勤勉尽责制度：结合国家及相关部门相关政策要求，通过广泛调研，征集院内工作建议，建立完备、翔实、可落地的院内成果转化流程体系，推进工作制度化、规范化，维护研究人员及医院在成果转化中的合法权益，使得医院领导在科技成果转化过程中起到尽职免责作用。医院成立了科技成果转化领导小组，建立了分级审批的机制。20万元以下由科研处按照合同流程由科研处、法务、财务、审计流程审核；成果转化流程由学科讨论同意、科研处公示后批准；两个流程完成后转让／授权使用的合同盖章生效履行。50万元以上合同完成以上流程审核后报请主管院领导审批；800万元以上项目除以上流程外，还需要进行资产评估，提交党政联席会及党委办公会审批。

B. 成果转化制度：2015年就制定了《北京大学第一医院技术成果及专利转让收入管理办法》及分配细则。2019年进一步完善制定了《科技成果转化管理办法》，发明人所获得的收益从全部转化收益的60%提高到70%，另可获得15%的科研经费，并落实了转化收益现金奖励政策使发明人享受到国家给予的所得税减免政策。

C. 其他配套政策：医院还制定了促进科技成果转化的配套政策。医院对医务人员职称进行分类评价考核，鼓励创新转化，科技成果转化指标纳入职称评分细则体系；发明专利授权和转化指标列入科研绩效奖励指标；创新转化指标列入员工岗位聘任和续聘目标管理；申请研究生导师资格，1项专利转化视同1篇 Q_1 区 SCI 论文。离岗创业和在岗创业兼职按照北京大学办法进行参照管理，由人事部门进行审批。

D. 获得国家高水平医院试点政策：2022年6月29日，国务院总理李克强主持召开国务院常务会议，会议决定开展提升高水平医院临床研究和成果转化能力试点，促进提高医疗卫生服务水平。会议决定，选择部分高水平医院开展提升临床研究和成果转化能力试点，在科研自主权、薪酬激励、科研仪器设备采购等5方面，采取与支持高校、科研院所创新的同等政策，特别是增加临床和转化研究经费，简化科研和经费管理审批、报表等。批准医院等6家委属委管的医院进行促进成果转化的试点。依托等同于高校和科研院所的试点政策医院对知识产权和无形资产管理制度开展进一步探索。医院已经按照试点方案的要求，在推进自主约定成果归属、形成科技成果自主权管理模式和资产管理模式工作。

（2）开展知识产权全生命周期服务支撑工作

A. 科技成果培育与筛选

a. 进行创新培训：定期开展全院知识产权通识性培训，并定向开展器械项目、医药项目的专项培训，讲解行业进展、创新思维与临床痛点并集中交流答疑。

b. 建立项目库：了解科室创新基础，梳理科室创新项目情况，逐一线下调研走访。根据科室调研走访情况，类比对标其他医院科室的专利及项目情况，形成科室创新转化工作报告，共同研讨科室创新研究方向，加速布局新方向的创新项目研发。通过创新性、科学性、可行性、实用性等多维度分析，筛选出优秀创新项目一对一协助推进项目的专利申请工作，完成专利书撰写，复审修正，专利布局等。分 8 批为 23 个科室的 100 余个优秀创新转化项目提供项目评估筛选服务，建立院内创新项目库。

c. 把控专利质量：对知识产权代理进行招标遴选，购买优质代理服务，并建立代理申请质量考核机制，由第三方知识产权从业人员对重点专利的申请质量进行把关；对代理公司的申请成功率和服务态度效率进行跟踪记录，并将结果应用到代理的招标遴选中。

B. 专利孵育与概念验证：2019 年起利用自有资金和高水平试点建设项目设立北京大学第一医院科技成果孵育基金，共计 1 000 万元，支持解决基于临床实际问题的应用研究及概念验证，费用可用于产品样机制作、概念验证、价值评估等；医院还对接了 CMO 验证平台成果验证平台等进行人工智能诊断等产品开发验证。鼓励与企业共同申请科技部重点研发计划、概念验证基金和揭榜挂帅项目。

C. 供需对接与技术交易：积极举办创新转化大赛和成果推介交流会，3 届大赛共计 10 余个项目转化落地；利用行政主管部门和协会学会商会平台，推荐院内优秀创新项目参加具有行业影响力的创新大赛，取得良好成绩。

（3）建设促进成果转化平台

2020 年医院获批北京市首批示范性研究型病房建设项目，研究型病房汇集了高质量高效的临床研究来促进新药新器械的转化，为大众健康提供更多可及的新药、新器械和新的治疗技术。

3. 成果转化工作成绩及亮点

近 3 年来转化签约 40 个项目，合同额 2.4 亿元，其中肾脏内科吕继成教授 IgA 肾病 1 类新药转化金额 2.07 亿，创下附属医院转化合同金额纪录。

（1）对高价值专利从申请到转化予以全程辅导

医院与上海礼邦医药签署了关于"IgA 肾病潜在突破性疗法——PKU308/AP308 药物"的专利许可及项目合作开发合同。本次合作包含了 PKU308/AP308 在全球的研发、生产、销售以及许可权。双方就该药物的前期研发、生产及后期药物商业化后等方面达成了一致，合同总额超 2 亿元。这是北大医院首个转化金额超亿元的科研项目，也是北大医院科研创新成果转化工作的重要里程碑。从专利申请阶段，医院就聘请专业团队进行辅导和跟踪，协助吕继成教授通过多次研讨确定项目优势及关键保护点，筛选优质专利代理公司，共同撰写专利申请文件，并垫资对项目价值进行了评估。该转化采用的里程碑付款合同，医院购买法务服务对合同进行了咨询沟通和审查，和公司就合同细节条款进行了多轮磋商和谈判。

（2）允许科研团队自主决定知识产权分配比例

允许医院 PI 与院外科研团队或者企业双方自主决定成果归属和使用、收益分配等事项，有效促进了团队合作和学科交叉合作。泌尿外科周利群、李学松教授团队与中国科学院慈维敏教授团队进行泌尿肿瘤诊断科研合作，事先通过科研协议约定知识产权和未来收益分配占比为 3:7，项目获得转化时便遵循了该比例；核医学科杨兴教授团队与肿瘤医院杨志教授团队事先通过科研协议约定双方共同开发的前列腺核素探针转化后收益按照 1:1 分配。两项成果转化收益均超过千万元。

（3）聚焦国家需求解决行业"卡脖子"问题

药学部崔一民教授团队发明的类肝素诱导血小板减少症抗体诊断试剂盒是我国首家自主研发的肝素诱导血小板减少症抗体测定试剂盒。该试剂盒转化后进展顺利，已经进入临床试验阶段，采用与国内唯一的上市同品种进口试剂平行对照的方式，所有受试者的样本检测结果与进口试剂相比达到 100% 的一致性，这意味着国内自主研发的 HIT 抗体检测产品向获批上市迈出突破性一步。该抗体检测产品有望在未来实现国产替代，在同品种比对一致的基础上，通过技术进步可实现检测成本降低和检测时间缩短，这代表了我国科研团队和本土企业自主创新能力不断增强。

未来北京大学第一医院科技成果转化办公室将继续服务临床研究人员聚焦药品和医疗器械研发、人工智能、精准医疗、医疗大数据等方向，充分考虑技术性能、市场需求、经济效益、社会效益、产业化开发和生产、产业化风险等要素，推动产、学、研、用四个环节的无缝衔接，促进各类科技成果快速落地。

（二）北京大学人民医院

1. 科技成果转化办公室

（1）转化机构建设

北京大学人民医院科技成果转化办公室隶属于科研处，作为医院知识产权管理、科技成果转化的重要平台，依托北京大学和北京大学医学部的强大资源，为医院全体研发人才提供知识产权管理、技术转移等相关服务。

科技成果转化办公室（简称转化办）设主任一名，成果转化专职人员均通过技术经理人培训，在主任的领导下完成相关工作。转化办具有从事成果转化的专业团队，工作人员分别有基础医学、临床医学、药学、卫生管理、卫生统计等教育背景。为提升工作人员业务能力，平台有针对性地培养相关人才，提升技术转移人才队伍专业化水平，特别是知识产权运营和技术转移能力，并且为工作人员提供法律知识、商务知识、谈判技巧等培训学习机会。2021 年，科技成果转化办获得了北京市科学技术委员会"北京市科技成果转化平台建设"专项资助，在该专项的支持下，转化办进一步优化了组织架构建设，提升了机构技术转移能力。

（2）成果转化制度

为推进科技成果转化工作，医院紧跟国家和北京市相关政策，不断完善相关管理制度和管理流程，特别是落实《北京市促进科技成果转化条例》的要求，结合医院实际情况，陆续制定一系列科研成果转化制度与流程，包括《北京大学人民医院职工职务发明管理办法》《北京大学人民医院技术转让和许可管理办法》《北京大学人民医院技术入股管理办法》《北京大学人民医院科技成果评估备案实施细则》等文件。同时，医院将专利授权和成果转化纳入医院科研绩效评价体系，将这两个指标作为临床科室考核评价的重要指标，也作为职称评审的主要指标之一，在各类科研人才选拔的评审过程中，医院也充分考虑其成果转化情况，作为遴选时重要的评审依据。

（3）成果转化信息化平台

医院建立了科研管理信息化系统，设置专利和成果管理的专业模块。基于科研管理信息化系统，开展专利与成果的全过程管理与服务。同时，为做好医院专利检索分析与管理，服务全体科研人员，转化办也采购专业的专利检索分析工具，从而加强医院专利信息的管理，有助于平台完善知识产权保护工作。

2. 全链条科技研发与转化服务

（1）科技成果研发环节

1）搭建院企联合研发平台：为鼓励研究者在企业和市场需求中寻求创新点，建立产学研一体化研发基地,医院制定了《北京大学人民医院院企合作研究平台管理办法》《北京大学人民医院横向课题管理办法》,推动医院与企业建立联合研发平台,提升以市场需求为导向的研发能力,以产出符合市场需求的成果。

2）完善跨学科交叉合作机制:高水平的科技成果往往来自跨学科的交叉研究。北京大学人民医院充分发挥北京大学基础学科的学科优势,推动医学交叉学科的研发。医院投入经费设立"临床＋X"交叉课题专项,专门支持医院临床医生与北京大学的基础学科开展联合研发,激励科研人员开展学科交叉创新研究,促进交叉学科科技成果的产出。同时,医院参与成立北京大学临床医学协同创新联盟,与创新联盟单位共同围绕临床医学创新领域发展需求,联合开展医学前沿技术创新、开发、攻关,突破技术瓶颈,发展核心技术,实行知识产权共享。

3）设立创新转化孵育专项:为进一步促进科技成果创新和优质成果转化,北京大学人民医院投入自有资金设立了"创新转化项目",支持解决基于临床实际问题的应用研究及概念验证,鼓励与企业、高校、研究机构合作。该项目主要支持临床和研究人员进行专利转化应用研究,如为解决临床实际问题而开展的医疗器械、试剂盒、医学人工智能等方向的研发;为转让、许可而进行的专利技术内容后续的试验、开发、应用、推广等;为转让、许可的顺利完成而进行专家论证、价值评估、挂牌交易、拍卖产生的费用等。

（2）知识产权形成环节

科技成果转化办公室积极做好知识产权的管理工作,建立了知识产权（发明专利、实用新型、外观设计、软件著作权等）的全流程管理,包括申请、评估、筛选、信息维护、报表等。

转化办一直重视技术转移人员的知识产权管理专业能力提升,积极组织技术转移人员参加各类的知识产权讲座、培训。借助院外知识产权专业机构做好医院的知识产权保护工作,医院筛选了优质代理机构,提升专利申请文件质量。医院转化办也积极与专业机构、学会合作,积极推动高价值专利的评比和筛选工作。

此外,研发人员的知识产权保护意识也是重要一环,为提升科研人员的知识产权知识、意识和能力,促进医院知识产权质量提升和科技成果转移转化,医院开展了针对研究人员的知识产权系列培训。

（3）科技成果转化环节

对于科技成果转化的全链条服务,转化办建立并实施多种类型商业化转化模式,包括转让、许可及股权分配等。服务流程包括项目前期调研、跟进、公示、合同审核与转签、技术登记和技术核定、奖励分配等;按照财政部、税务总局、科技部《关于科技人员取得职务科技成果转化现金奖励有关个人所得税政策的通知》为科技人员办理个人所得税减免手续;与社会化机构合作开展科技成果评估、评价等工作,与专业化机构合作进行优质成果遴选与推介。目前,所有成果转化项目均由具备国家合法资质的第三方进行科学评估,并出具正式评估报告;成果转化合同均由具备从业资格和多年法务经验的外聘律师进行审核。

转化办多措并举,持续提升科技成果转化应用能力,包括:①建立医院科技成果库,提供成果路演平台,组织医学创新大赛;②推荐部分优质项目纳入北京大学科技成果转化基金、北京市颠覆性技术创新基金等基金的储备项目,依托北京大学和北京市的优质产业资源,加快成果后续转化;③多方寻求成果产业化机会,为更好地进行转化与专业转化机构进行合作,借助第三方专业转化机构促进研发团队与企业的对接,并且遴选一批优质生物医药企业作为合作伙伴，建立了医院和企业合作的重要通路，同时与专业成果转化平台、行业协会、服务机构等开展业务交流、人员培训、路演对接等活动，促进学科发展和行业技术推广。

3. 成果转化工作成绩及亮点

"十三五"以来，医院授权专利数量与质量迅速提升，实现转化项目数量与金额也不断增长，目前医院转化项目主要集中在以下三个方面。

（1）医疗器械及耗材

如骨肿瘤科郭卫教授团队的"骨盆骶骨 3D 打印技术研究成果"的 9 项 3D 打印技术专利于 2020 年完成了成果转化，转让金额为 500 万元；"仿生及双动型膝关节假体的设计研发"于 2021 年完成了成果转化，转让金额为 1 000 万元；"体内可延长组配式人工椎体的设计研发"正在进行转化，预计转让金额为 500 万元；眼科吴慧娟教授团队的"一种微型青光眼引流植入装置及系统"专利成果于 2020 年完成转化。

（2）新药研制

如创伤骨科姜保国院士团队"促进周围神经修复的药物"相关专利于 2016 年完成了成果转化；妇产科崔恒教授团队的专利"卵巢癌抗独特型抗体 6B11 T 细胞表位肽及其应用"于 2015—2018 年完成了转化，且 6B11 抗独特性微抗体负载 DC 和细胞因子诱导的自体卵巢癌杀伤细胞注射液已经获得了 I 期临床批件；妇产科昌晓红教授团队的"三磷酸腺苷或其可药用盐在制备治疗子宫内膜异位症的药物中的应用"发明专利于 2021 年完成转让。

（3）诊断试剂盒

如血液科黄晓军、阮国瑞、秦亚溱教授团队的 7 个血液疾病诊断试剂盒相关专利于 2018—2021 年完成了成果转让，转让金额为 290 万元；妇产科昌晓红教授的"用于诊断子宫内膜异位症的生物标志物"发明专利于 2021 年完成转让。

（三）北京大学口腔医院

1. 成果转化管理服务机构及服务人员情况

口腔医学是集口腔发育、口腔微生物及感染性疾病、口腔数字医学、生物材料、口腔肿瘤、干细胞治疗与组织工程等特色学科的交叉学科。打破壁垒、整合资源、交叉融合、协同创新，构建系统化、机制化的交叉学科创新转化体系，对于带动前沿交叉学科、推动口腔医学的发展非常重要。伴随着"创新中国"战略的深入推进，数字技术、人工智能技术、3D 打印技术、新材料和精密加工技术在口腔医学领域已实现了重大突破，其越来越多的创新应用持续推动着口腔医学的发展。

北京大学口腔医院（以下简称"口腔医院"）围绕国家战略，不断加强科学研究、创新转化平台建设，致力于促进研究成果转化应用，更好惠及患者，促进全国口腔健康水平的提升。围绕已建成的国家口腔医学中心、国家口腔疾病临床医学研究中心、国家级国际联合研究中心、国药局口腔材料重点实验室等平台，形成了贯穿集基础研究、真实世界临床研究、产品检测、药物 / 器械临床试验等科学研究各个环节的全链条创新体系，支撑了科学研究从基础研究向产业转化的各个环节，形成了我国唯一的全链条口腔医学创新体系。

近年，口腔医院进一步优化管理，在科研处下设成果转化办公室，专人专职负责各级各类科研成果管理与服务、专利申请及成果转化促进、科研成果推广宣传、技术合同认定登记等工作。

2. 成果转化管理工作方式及模式

科技成果主要是指医院在基础研究、应用研究等工作中取得的新技术、新工艺、新方法、新材料、新设备等，其成果形式主要包括专利、计算机软件著作权、样机样品等。

科技成果需转化的必须提供的信息包括成果类型（发明专利／实用新型／计算机软件著作权／技术秘密等）、权利有效性（审查中／已授权）、相关成果情况（本次一并转化／未来继续转化）、权利人情况（是否涉及多个共有权利人）。科技成果转化则需要明确九个重要环节，打通转化路径。

第一，与企业对接。目前口腔医院的科技成果与外界企业进行对接的途径主要包括三类：一是通过合作方自荐，口腔医院优秀的科技成果吸引合作方前来洽谈；二是通过长期合作，口腔医院与企业共同开展合作开发，最终的科技成果由合作方优先实现成果转化；三是课题组自行联系，主要是通过在学术交流中介绍专利，或者是课题组在交流过程中互相介绍、行业内部人员的转介绍等方式。

第二，明确转化方式。口腔医院与企业确定初步的合作意向后，需要明确成果转化的方式和支付方式。目前，口腔医院主要的科技成果转化方式分为两类：转让与许可。转让的支付方式是一次性支付；许可的支付方式是分期支付。

第三，科技成果的价值评估。在科技成果转化之前，需要开展科技成果的价值评估。一是法律法规有明确的规定，对科技成果进行评估是履行法定义务；二是科技成果评估可以给出参考价格，交易双方对拟成交的科技成果价值有基本的把握；三是单位科学决策的依据。科技成果作为无形资产，也是本单位国有资产的一部分。医院作为事业单位，需要注意国有资产流失问题。因此，口腔医院需要对所有转化项目进行资产评估和相关备案工作。

第四，协议定价并公示。在科技成果转化的价值评估工作完成之后，发明成果所在团队与受让方开展协议定价。依据《中华人民共和国促进科技成果转化法》的规定，在本单位公示科技成果名称、类型、发明人、受让方信息、转化方式、拟交易价格，公示时间不少于15日。公示期内如有异议，单位应及时受理，认真做好调查核实并公布调查结果。

第五，拟定技术转让合同。技术转让合同是当事人之间就专利权转让、专利申请权转让、专利实施许可、技术秘密转让所订立的合同。15天的公示期结束后，发明成果所在团队拟定技术转让合同的草稿，在科研处成果转化办公室的组织下，将技术转让合同提交医院办公室，由办公室聘请的外部法律顾问团队进行审核，在这一过程中，课题组、财务处、科研处从不同角度参与，结合专业的法律律师意见，进一步修改合同，必要时向上级报告请示，最大程度地保护合法权益。

第六，向决策机构提请议题。15天公示期结束和技术转让合同完成法律审核后，科研处成果转化办公室方可向院长办公会和党委会提请关于成果转化的议题。议题讨论内容包括科技成果名称、类型、发明人、受让方信息、转化方式、转化收入、支付方式等，请院长办公会、党委会审议。结合审议意见进一步与各方沟通，审议最终通过后，决定对科技成果进行转化。

第七，技术转让合同的签署。技术转让合同的签署在经过法律顾问审核后，还需要经过科研处成果转化办公室、财务部门、审计部门等审核修改，同时接受受让方反馈的修改意见，进一步沟通合同细节并修改。双方就合同条款达成一致后，则确定合同文本终稿，双方法人签字、加盖单位公章。

第八，技术合同认定、登记备案。技术转让合同依法成立后，由科研处转化成果转化办公室在合同生效 30 日内，凭完整的合同文本和有关附件向所在地的技术合同登记机构申请登记。技术合同登记机构对技术合同当事人申请认定登记的合同文本从形式上、技术上进行核查，确认其是否符合技术合同要求的专项管理工作。技术合同登记机构根据《技术合同认定规则》，对符合技术合同条件的技术合同进行分类，填写技术合同登记表，在技术合同文本上填写登记序号，加盖技术合同登记专用章，并将技术合同登记证明发给当事人。

第九，转化收益核定与减税备案。《技术合同认定规则》规定，技术合同登记机构应当对申请认定登记合同的交易总额和技术交易额进行审查，核定技术性收入。申请认定登记的合同应当载明合同交易总额、技术交易额。合同交易总额指技术合同成交项目的总金额。技术交易额指从合同交易总额中扣除购置设备、仪器、零部件、原材料等非技术性费用后的剩余金额。

口腔医院按照国家有关政策贯彻执行增值税、个人所得税的减免政策，以技术合同登记机构核定的技术性收入为基数计算。技术开发和技术转让两类合同经认定登记后向税务部门申请减免增值税。依据《关于科技人员取得职务科技成果转化现金奖励有关个人所得税政策的通知》（财税〔2018〕58 号）的相关规定，对符合条件的科技人员取得的现金奖励减半征收，即现金奖励收入减按 50% 计入当月"工资薪金所得"项目的应纳税所得额，不可将其单独计税。到款认账方面，对于完成收入核定的款项，由科研处完成确认，并进入收益分配流程办理相关手续。收益分配方面，对于每个转化项目的第一笔到账收益，均须先扣除相关成本费用，剩余款项为实际可分配收益，需扣除的费用包括相关技术的前期投入、专利申请费、维持费、无形资产评估费。口腔医院实际可分配金额按照规定进行分配，70% 可作为项目组的绩效，15% 作为项目组的发展基金。信息公示方面，根据《科技部 财政部 税务总局关于科技人员取得职务科技成果转化现金奖励信息公示办法的通知》，口腔医院在转化现金奖励发放前 15 个工作日内完成公示，公示内容包括科技成果转化信息、奖励人员信息、现金奖励信息、技术合同登记信息、公示期限等。公示信息结果和个人奖励数额以书面文件形式留存。收益奖励财务手续办理方面，公示完成后，由科研处转化成果转化办公室与项目负责人共同完成财务手续，再次核定金额，将奖励下发至个人。财务手续根据口腔医院内部管理制度办理。

3. 成果转化工作成绩及亮点

口腔医院已形成全链条科研创新转化体系，在转化服务过程中通过认真贯彻执行国家税收优惠政策，落实科技成果转化激励；设立转化项目基金，开展全科研生命周期科研人才培养与扶植；探索科技成果转化模式的多样化，建立创新联合体和搭建联合实验室平台等工作，极大促进了科技成果转化工作的开展。

近年来，在各种政策的支持下，口腔医院完成登记与认定的技术合同数、减免增值税的金额等均持续增加，科研人员按照国家规定进行现金奖励的减半征政策，也进一步促进了科研人员对成果转化工作的积极性。

口腔医院设立了国家临床重点专科科技成果转化项目基金，用于支持技术转化项目。相关管理办法对专利的管理、专利的支持和奖励、技术转让的奖励办法、成果转化项目的目标、考核指标等进行了明确的规定。

口腔医院为进一步推动口腔医学科技成果转化已建立创新联合体，搭建医、研、企协同创新平台，目前已有联合国内有影响力的 80 余家口腔医学院校及几十家相关产业企业成立创新联合体;同时,口腔医院依托北京大学、北京大学医学部,搭建了北大医学知名专家及科研团队与社会资源沟通交流的桥梁,实现与中国医学最高学府的产、学、研合作与协同发展。目前,已探索建设校企联合实验室 2 项和院企联合实验室 2 项,口腔医院与企业在某些技术领域开展技术开发合作,共同解决在口腔医学研发领域的技术需求,同时也支持相关技术团队在该领域的基础科学研究,为促进科技成果转化提供了非常重要的支撑平台。

成果转化是一项非常重要的工作,随着研究推进、技术发展,成果转化路径和方法也需要不断推陈出新,以更好服务医学发展,维护人民健康,落实健康中国战略。

(四)北京大学肿瘤医院

1. 成果转化管理服务机构及服务人员情况

(1)医院及服务机构介绍

北京大学肿瘤医院(北京肿瘤医院、北京大学临床肿瘤学院、北京市肿瘤防治研究所)始建于 1976 年,是一所集医、教、研、防于一体,由北京大学、北京市医院管理中心共管的大型现代化三级甲等肿瘤专科医院。医院自成立以来,致力于胃肠与消化系统、呼吸系统、恶性淋巴瘤、恶性黑色素瘤等成人实体肿瘤的基础研究及防治诊疗。现设有 35 个临床科室,14 个医技科室,10 个基础研究科室,4 个基础平台科室。

北京大学肿瘤医院科技成果转化平台成立于 2019 年,是北京市科委、中关村管委会批准建设的专业化技术转移服务平台,旨在加强科技成果转化统筹协调,加速医院科技成果转化落地。平台由科研处、国内合作与产业处、财务处、审计室、北肿科技发展中心五部门组成,主要的业务包括六大类:政策引导、专利服务、人才培训、科创孵化、路演推介、精准对接。院长任平台负责人,负责统筹、协调、审议、决策等,制定单位科技成果转化工作指导意见,加强平台各部门协同联动。

(2)部门职能与人员情况

科研处是科技成果转化平台的挂靠机构,负责知识产权管理、货币资金形式的科技成果转移转化工作。国内合作与产业处负责作价入股投资形式的科技成果转移转化工作。审计室负责委托第三方专业机构对科技成果实施资产评估。财务处负责无形资产入库登记、办理科技成果转化税收优惠工作。北肿科技发展中心是科技成果转化平台的服务机构,在科技成果转化过程中履行代持股平台职能及提供转化技术中介服务。医院通过加强科技成果转化平台的人才队伍建设,提升医疗领域技术市场服务能力水平,是激励创新和促进科技成果转化的重要基本保障。

科技成果转化平台配备了市场化、社会化、专业化的科技成果转化队伍,拥有 12 名技术经纪人服务科学家。技术经纪人占平台总人数的 80%,具备硕士及以上学历的服务人员超过 70%。技术经纪人具备良好的专业技术背景,熟知法务、金融、管理、知识产权等业务,拥有商业洞察力、资源组织能力以及实务经验。负责成果披露、成果挖掘、需求挖掘,促进技术培育、孵化、熟化、评价、推广、交易等科技成果转化全程工作,并参与科技项目可行性研究、应用转化、实施管理等关键环节,是贯通科技成果转化关键环节的复合型跨界人才,能够与国内外高水平的知识产权、律师、会计等专业服务机构深度合作,提升精准服务质量。

2. 成果转化管理工作方式及模式

(1)政策制定构建转化体系

北京大学肿瘤医院作为首都医药健康协同创新的主力军,积极响应国家技术转移体系建设的战略重点,围绕建立健全成果转化体系,提升成果转化的服务能力,有效激发科研人员的创新活力。依据《中华人民共和国促进科技成果转化法》《北京市促进科技成果转化条例》《关于打通高校院所、医疗卫生机构科技成果在京转化堵点若干措施》及相关法律、法规和规章,并结合实际工作情况,单位制定了《北京大学肿瘤医院申请专利相关规定》《北京大学肿瘤医院知识产权保护若干规定》《北京大学肿瘤医院科技开发管理办法》《北京大学肿瘤医院职务科技成果评估处置和收益分配管理办法》《北京大学肿瘤医院医企联合研发平台(实验室)管理办法》。一系列保障制度旨在构建简化流程、提升服务、强化推广、增大奖励、合作共赢的创新型科技成果转化体系。

北京大学肿瘤医院通过政策引导让科研人员做科技成果转化的主人翁,及时修订科技成果转化政策,赋予科技成果完成人一定条件下自主实施职务科技成果转化权。科技成果通过技术许可、转让所获现金收益或通过作价投资所获股权收益,70% 划归科技成果完成人团队所有,15% 作为研发过程中公共费用的补偿划归医院所有,15% 作为科技研发和成果转化基金划归项目组所在科室所有。科技成果转化整个过程是一个闭环,从科学家们技术研发开始,通过成果登记、成果评估、成果转化后,最后获得收益,将收益再用于后续的技术成果开发。

（2）创新与转化全流程管理

科技成果转化平台通过遴选优秀的科技创新项目,耐心孵化"幼苗"从而激发科技创新活力。运用全球专利数据库提供的多维度的专利信息,挖掘专利背后的竞争关系、公司战略、市场机会以及技术风险。在技术开发项目立项前,帮助科研人员进行专利信息、文献情报分析,开展知识产权风险评估,确定研究技术路线;项目实施过程中,跟踪项目研究领域工作动态,适时调整研究方向和技术路线并形成知识产权;项目验收前,以转化应用为导向,做好专利布局、技术秘密保护等工作;项目结题后,加强专利运用实施,促进成果转移转化。同时,成果完成人被赋予自主实施职务科技成果转化权,可自行与技术需求方讨论合作方案,组织实施转化,医院科技成果转化平台全力支持配合成果完成人对科技成果实施转化。

成果完成人可向科研处申报有转化意向的科技成果,科研处负责实施职务科技成果披露。科技成果转化平台与成果完成人草拟技术转让方案,经所在科室审核同意后,科研处向学术委员会提交相关材料,学委会对科技成果的科学性进行审核。科技成果通过货币资金形式或作价入股投资形式进行转移、转化的,由审计室负责遴选第三方专业机构进行资产评估。转让合同实行院内审批制度和院务办公会、党委会集体决议制度。审批通过后,在单位内部公共区域公示科技成果和交易信息,公示期不低于 15 个工作日。院内审批流程为:成果完成人所在科室审批、学术委员会审核、法务律师审核、科研处或国内合作与产业处审批(作价入股投资形式)、财务处审批、审计室审核、主管院长审核、院务办公会、党委会集体决议,详见图 2-3-8。

3. 成果转化工作亮点

（1）医企协同融合创新

北京大学肿瘤医院地处中关村国家自主创新示范区,是我国科技资源最为密集、科技条件最为雄厚、科技研发成果最为丰富的区域。依托中关村国家自主创新示范区的高水平科技创新孵化生态和产业集群,完善创新链的关键短板和薄弱环节。强化与北京市中关村科技园的联动,勠力为基础性、战略性、前瞻性的科技创新研究提供匹配资金、场地、设备等

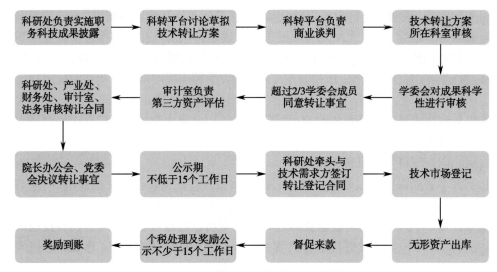

图 2-3-8　北京大学肿瘤医院创新与转化管理流程

配套条件，持续深化医疗行业各类优质资源整合。通过带动医药健康产业创新资源集聚与共享，帮助创新项目完成从 0～1 的转化落地。依托北京大学及北京大学医学部强大资源，大力推进医企协同的产、学、研合作，与企业共建联合研发平台（实验室），建立常态化医企供需对接机制，有针对性地收集京津冀、长三角、珠三角地区企业技术需求。做到围绕产业链部署创新链，围绕创新链布局产业链，促进创新链、产业链和服务链相互协调耦合。

（2）医工交叉融合创新

医、工学科的交叉、融合是一种"学术生态"，医学对工科发展的牵引和驱动日渐凸显，工科对医学发展的支撑和重塑不可阻挡。医工交叉是相关学科发展的必然趋势，同时医工交叉也面临着挑战。不仅要整合各学科的支持，充分发挥交叉优势，也要突破临床的壁垒，深入临床并理解真正的临床问题。北京大学肿瘤医院依托北京大学多学科优势，通过搭建学科交叉交流平台、多渠道学科交叉项目、双聘制深度交叉融合，提高医学创新能力。通过跨越学科界限促进新发现，提供跨学科解决方案，创造生命系统新知识，造福人类健康。同时，通过推动跨学科交叉特色发展，创新科研项目合作形式，力争实现科研成果数量、质量和转化率大幅提升。以医工交叉融合为引擎，构建医工多学科协同发展，在交叉融合中实现学科发展新突破。

（3）知识产权高质量发展

北京大学肿瘤医院耐心孵化科技创新幼苗，坚持知识产权高质量发展。2021 年开始设立科创基金项目，支持科研人员培育研发高质量、高价值的科技创新成果，开展具有产业转化前景的探索研究。邀请行业内顶级专家评审遴选潜力大、产业化路径清晰的科研项目。通过科技创新、技术攻关尽快解决临床急需和"卡脖子"问题，大幅提升自主创新能力。2023 年新加入"科技成果转化落地"作为结题验收要求，助力科技成果产业化。科技成果转化平台重视科学研究的市场化导向，扩大服务深度导向成果转化，强化知识产权管理，为科研人员提供精准、多维度、可视化的专利及研发情报。为加快专利申请审查、确权，单位成为北京知识产权保护中心、中关村知识产权保护中心备案单位，保障生物医药领域、人工智能领域的高质量、高价值的专利可以快速获得授权。

（4）成果推介促进转化

医务人员是医疗科技创新的源头，仅靠创新的原动力是远远不够的。北京大学肿瘤医院搭建利于创新链与产业链精准对接的科技成果推介活动平台。在项目路演前，科技成果转化平台邀请相关领域专家，为项目组提供专业的路演培训，提供商业计划书撰写的点对点辅导，并提高科研人员知识产权保护意识和商业谈判技能。同时，医院鼓励优质项目的科研人员报名参加具有社会影响力的大赛路演，推荐高质量科技成果项目参加中关村论坛、双创周等北京市级活动，通过协会、媒体、医学界、产业界、投资界等多方面力量，汇聚创新资源，实现资源整合，突破创新壁垒，强化深度融合。

（5）新模式打通技术入股的堵点

"作价投资"由于具有风险共担、持续参与、估值溢价率高、激励效果大等特点，是科技成果转化的重要途径。但是，对于投资所获股权，医院在国有资产监管等方面存在一定风险。医院作为事业单位，与作价投资新设企业运营机制不同，市场化运营经验的缺乏可能导致国有资产无法有效监管；医院直接持有股权，新设企业很可能滥用医院品牌在资本市场进行融资，导致医院名誉受损。基于上述风险考量，北京大学肿瘤医院立足科技创新，联合市场化运营主体，通过采取"现金＋股权"等组合方式，打通"作价投资"转化模式的"最后一公里"。

2020年以来，北京大学肿瘤医院科技成果转化平台引入下属企业北京北肿科技发展中心，其作为市场化主体负责履行持股平台职能，协同开展"作价投资"转化模式的创新探索。2021年，北京大学肿瘤医院联合持股平台公司，运用"现金＋股权"的组合方式，探索科技成果"作价投资"创新路径，按照《北京大学肿瘤医院职务科技成果评估处置和收益分配管理办法》，科技成果转化所获收益的70%奖励成果完成人团队。因此，该部分（70%）科技成果转化方式的选择主要遵循成果完成人意愿，而剩余部分（30%）科技成果的转化方式，医院将联合持股平台公司根据项目情况综合确定。

经研判，如持股平台公司不参与"作价投资"，医院将倾向于通过一次性转让方式转化该部分（30%）科技成果，获取现金；如持股平台公司参与"作价投资"，医院可通过转让、划拨的方式将该部分（30%）科技成果转移至持股平台公司，由其"作价投资"并对股权进行管理，充分运用其市场运营经验，规避国有资产经营风险，降低股权管理成本。其中，采取转让方式的，由于风险转移，持股平台公司对转化所获股权享有独立经营决策权，医院则享有利润分配权；采取无偿划拨方式的，医院负责转化所获股权的经营决策和收益分配，充分保障科技成果转化收益。2021年以来，已有四个"作价投资"项目落地，成为北京市最早一批以"作价投资"方式实现科技成果转化的医疗卫生单位。

（6）技术入股案例分析

北京大学肿瘤医院胃肠肿瘤中心二病区步召德教授团队"一种基于cfDNA组学特征的癌症无创早筛方法"，该科技成果为北京大学肿瘤医院与清华大学共同持有。科技成果涉及一种基于cfDNA组学特征的癌症无创早筛系统，包括cfDNA组学特征模型和机器学习训练模型。科技成果评估价值为120万元，即医院持有该专利申请权的评估价值为60万元。转化模式如下：北京大学肿瘤医院将所持专利申请权对应评估价值的70%作价投资，所获股权奖励成果完成人团队；将所持专利申请权对应评估价值的30%转让给持股平台公司"北京北肿科技发展中心"，由其参与作价投资，医院获取该部分现金。

北京大学肿瘤医院乳腺肿瘤内科吕治华护理团队"一种防滴空报警输液器",该科技成果解决了传统输液器液体滴空但不报警的弊端,输液器上方的自动报警器装置,可以提示患者及护士及时更换输液,提高患者的输液安全,减少不必要的护患纠纷,提升护理质量。科技成果评估价值为 10 万元,医院将科技成果以 20 万元转让至"北京北肿科技发展中心"。转化模式如下:北京大学肿瘤医院将专利权转让给持股平台公司"北京北肿科技发展中心",由持股平台公司参与作价投资,医院将所获现金对成果完成人团队实施奖励。

4. 成果转化工作成绩

2017 年以来,医院以科技成果转化签订的技术转让合同 14 项,合同总金额已超过 1.2 亿元人民币。2020 年,荣获国家科学技术奖励工作办公室登记设立的金桥奖集体二等奖;2022 年,荣获金桥奖突出贡献集体奖,全国仅 19 家单位获此殊荣;2021 年,荣获北京大学第五届产学研合作先进集体奖一等奖;连续四年获得北京市科学技术委员会、中关村科技园区管理委员会"技术转移机构建设"项目资助,支持金额超过 130 万元人民币。

科技创新是科技成果转化高质量发展的强大动能,北京大学肿瘤医院聚力推进科技成果转化高质量发展,标志着医院科技成果转化工作已由"摸着石头过河"步入到"用理论指导实践"的新阶段。

五、上海交通大学医学模式

(一)上海交通大学医学院附属瑞金医院

上海交通大学医学院附属瑞金医院是一所三级甲等大型综合性教学医院,连续 4 年在"国家三级公立医院绩效考核"中获得 A++ 的最高评级。医院以建设面向未来的"亚洲一流的示范性医院"为目标,努力把瑞金医院建设成全球医疗新技术缔造者及策源地、国家全生命周期健康服务示范地、上海公共卫生应急和灾害救援地、社会亟需医卫健康从业者培训地。

1. 成果转化管理服务机构及服务人员情况

学科规划与大设施管理处下设成果转化办公室,是承担医院知识产权运营与科技成果转化工作的专职部门。成果转化办公室现有专职工作人员 2 名,另有专业的第三方为医院提供知识产权代理、法律咨询等服务。

转化办的主要职责是建立连接医院、高校及研究院所、企业、融资机构、政府等各方面的医院成果转化平台,综合协调各项工作,加快成果转化工作效率,培育成果转化专业人员队伍,积极推动医院科技成果转移转化工作。

2. 成果转化管理工作方式及模式

政府引导汇集资源,共创环瑞金科创生态圈。医学科技成果转化是国家创新驱动战略的重要内容,也是技术壁垒高、转化周期长、投入成本大、转化成功率低的复杂巨系统工程。通过"产、学、研、政、资"同台交流,为政府、科技工作者、临床专家、企业家及投资机构等提供高水平的承接服务和转化落地平台,是成功推动医学科技成果转移转化的关键环节。

上海广慈 - 思南医学健康创新园区是黄浦区政府与瑞金医院合作的科创重大项目,于 2017 年 10 月 13 日正式启动。园区立足黄浦、对接张江,旨在探索政府部门、医疗机构和产业之间创新合作模式,聚焦于肿瘤、心脑血管及慢性代谢疾病等,加速相关新药物、器械及治疗方案问世。黄浦区从政策、服务、人才等方面支持园区发展,打通研发前"一公里"和临床试验后"一公里"两端的瓶颈,加速生物医药产业的培育和集聚。

园区打造的平台犹如一块"磁铁",把医疗机构、高校院所、研发企业、产业资本等医药产业链中的各个要素带入这里。园区总面积约 10 万平方米,和传统的产业园区布局不同,广慈 - 思南园区没有明确的物理边界,而是以瑞金医院为中心,在周边 3～5 公里辐射范围以点、网的形式形成不同物理载体的组合。该园区的一大目标是成为生物医药创新孵化基地,在体制、资源、资金上给予入孵项目以全方位支持。比如,引入科研成果转化咨询公司、专利申请管理公司、专利律师行、医药研发外包服务公司、生物医药产业临床试验服务公司、生物医药产业中介,为入孵项目开放临床研究床位、生物样本库等共享科研资源;在资金上,由孵化基地通过整合风险投资、成立产业促进基金及政府扶持基金等,帮助入孵项目快速成长。

落户在瑞金医院的转化医学国家重大科技基础设施(上海)拥有多功能智慧临床研究病房、人体数字化能量代谢监测平台(代谢舱群)、自动化临床生物样本库＋百万人数据库、生物信息技术服务平台等科研"利器"。园区成立后,医院在"转化医学国家重大科技基础设施项目"基础上,通过集中优势科研资源和相关配套产业,吸引国内外医药、器械厂商落户园区,更有利于促进医务人员的科创点子转化为新药、新器械和新治疗方案落地,加快推进创新药物、医疗器械等科技成果转化。广慈 - 思南园区依托于其资源优势,面向落户园区的企业及机构提供一流的生物医药研究资源,为生物医药创新搭建更加广阔的平台。随着生物医药科创要素的聚集以及相关企业的落户,已逐渐形成与医院一墙之隔的"环瑞金科创生态圈"。

广慈 - 思南国家转化医学创新产业园区建设与发展,得到了市、区两级政府的高度重视,成立两年来,园区聚焦于生物医药领域中原创成果突出、产医融合彰显、产业特色鲜明的一大批创新性企业,依托转化医学国家科技重大基础设施以及区域内丰厚的科研、医疗、临床、载体等资源,规划产业布局、建立科技成果转化平台,通过举办学术论坛、企业沙龙、举办峰会、创新大赛等大型活动,积极进行企业招商。目前,已有多项科技成果转化落地园区,吸引了众多企业和资本入住园区。园区将进一步发挥资源顶部优势,不断优化精准服务,多点强化政策支撑,加快引进高端人才,以建成生物医药产业标杆性产业集聚区、探索可复制推广的产学研融合创新模式为目标,为成为国家乃至世界级医学健康创新园区不懈奋斗,为上海建设全球具有影响力的科创中心贡献力量。

3. 成果转化工作成绩及亮点

(1)皮肤屏障修护系列产品成果转化,拉开中国药妆序幕

早在 2002 年瑞金医院皮肤科郑捷教授,就提出了皮肤病应"针对皮肤治疗"的观点,确立了瑞金皮肤科的治疗理念,皮肤护理治疗方法和安全的"医学护肤品"是这一理念应用于临床的重要工具和手段。当时,郑捷教授主动寻求上海家化合作,提出联合开发医学护肤品的想法并提出基本配方,经多年努力,2009 年 12 月,中国第一个经过临床验证的医学护肤品上市了!后续历经数年的多项国际注册的临床研究,研究结果表明其发明的皮肤屏障修护剂对于辅助治疗轻中度寻常型银屑病、湿疹皮炎、瘙痒症等干燥性皮肤病等有显著效果。

2018 年,两家单位进行深度合作,成立"瑞金医院 - 上海家化某联合实验室",以进一步推动临床成果的转化。长期以来,瑞金医院皮肤科的学术研究紧紧围绕临床问题,经过科学探索到临床验证,继而与企业共同进行技术成果转化,这是现在、也是未来医学创新、成果转化的方向。瑞金医院皮肤科团队的技术成果"银屑病新的关键致病性细胞的发现、新的治疗对策及相关机制"荣获教育部"2019年度高等学校科学研究优秀成果奖（科学技术）"一等奖，这是国家对于该皮肤屏障修护剂产品的安全性和有效性的认可。

（2）首台国产质子治疗系统研发成功并获得注册上市

为满足国内患者对精准放疗的迫切需求，打破国外质子治疗技术的垄断，实现质子治疗装置国产化和产业化，2011年2月，上海市政府明确将"首台国产质子治疗装置研制"和"瑞金医院肿瘤质子中心"项目作为科技部、国家卫生健康委、中国科学院与上海市的战略性、高新技术合作项目，推动产、学、研、医一体化融合。在此背景下，由中国科学院上海应用物理研究所、上海高等研究院、上海某粒子设备有限公司和上海交通大学医学院附属瑞金医院联合研发的"首台国产质子治疗示范装置"于2012年2月正式立项，2016年，项目进一步得到"十三五"国家重点研发计划以及"数字诊疗装备研发"试点专项的支持。项目自启动以来，在上海市委、市政府的领导下，在科技部、国家药品监管局、生态环境部和中国科学院等各级部门的支持下，通过建立"政、产、学、研、金、服、用"深度融合的新机制，经过十年的拼搏，于2022年9月26日，国家药品监督管理局批准了该公司生产的"质子治疗系统"创新产品注册申请，标志着国产质子治疗装置从0到1的历史性突破，中国有了真正意义上自主研发的国产高端质子治疗装置。

首台国产质子治疗系统的成功研发，打破了大型尖端放射治疗设备长期依赖进口的局面。该装置在紧凑型同步加速器结构、超强场磁铁、超稳定电源、磁合金高频腔、注入引出、精密定时、调制引出、旋转机架、点扫描治疗头、机器人治疗床、图像引导及呼吸运动管理等关键技术上，取得发明专利55项，实用新型18项，攻克了多项核心技术"卡脖子"难题。经验证，该公司国产质子治疗系统整体功能和性能与进口同类装置相当，运行稳定可靠，有望进一步降低质子治疗装置建设和运维成本。在为肿瘤患者提供国际先进治疗手段的同时，降低患者负担。临床试验结果证明，受试者接受质子治疗后，疗效显著，各部位病种治疗后12周后肿瘤控制率达到100%。同时，质子束精准"爆破"的特点，有效控制了其对正常组织的照射剂量和体积，无任何1例患者出现3级及以上急性毒性反应，减少了治疗对患者生活质量的影响。

历经十年努力，质子治疗系统的成功国产化进程，意味着给患者提供更多元、多维度的治疗康复体系，给患者更多选择与获益。下一步，瑞金医院将进入质子临床应用阶段，让更多的肿瘤患者看得起病，得到最先进的治疗。瑞金医院将及时总结肿瘤预防、治疗、康复等方面的"瑞金经验"，并形成一套行之有效的"瑞金方案"，真正地给长三角地区及全国人民带来健康和福祉，为"健康上海""健康中国"战略目标的实现贡献瑞金力量。

（3）老药新用，有望解决地中海贫血无药可用的局面

地中海贫血是世界医学尚未解决的难题之一。目前，对于α-地中海贫血的研究较少，且治疗手段有限，更是面临无药可用的局面。ζ-珠蛋白是一种仅在胚胎期表达的类α-珠蛋白。研究表明，在α-珠蛋白基因缺失的小鼠地贫模型中，持续表达ζ-珠蛋白能够明显缓解α-地贫小鼠的症状，并使其正常发育。因此，重新激活患者体内沉默的ζ-珠蛋白基因来代偿缺损的α-珠蛋白或许将成为一种治疗α-地贫的新策略。但是，令人遗憾的是，人们对ζ-珠蛋白基因的分子调控机制还知之甚少，并且，更加没有激活ζ-珠蛋白基因表达的药物。瑞金医院血研所袁浩、朱军技术团队前期发现了一种小分子化合物TRIAC能够显著激活ζ-珠蛋白基因表达并申请发明专利，从而为研发α-地贫新药奠定了基础。该项专利已与上海某药

品有限公司签订技术转让合同,双方将继续合作开展 TRIAC 的临床前毒理学、药代动力学及药效学研究,并进一步开展临床试验来评价其在 α- 地贫患者中的安全性、耐受性及有效性,以期获得首个治疗 α- 地贫的本土原创新药,惠及广大患者,助力实现"健康中国2030"。

在百姓的健康上,科研成果最终要转化为切实的成果让人民群众受益。未来,医院将继续加大支持力,作为全国高水平研究型公立医院之一的瑞金医院,始终坚持推进科学研究的创新成果向临床转化,惠及更多患者。作为一家大型公立性研究型医院,把临床研究的创新成果扎扎实实地"写"在人民群众的健康上,是瑞金人责无旁贷的使命与担当,我们将持续提升临床诊疗能力,加强临床研究工作,推动临床应用技术转化研究,为健康中国梦做出应有的贡献。

(二)上海交通大学医学院附属第九人民医院

1. 成果转化管理服务机构及服务人员情况

上海交通大学医学院附属第九人民医院(以下简称"上海九院")高度重视科技创新工作,将知识产权保护和科技成果转化应用作为重要建设内容。2011 年起设立成果转化办公室,作为医院知识产权、成果转化管理的专门部门。成果转化办公室有知识产权管理专员和技术转移专员。以成果转化办公室为核心,组建知识产权管理与技术转移专业队伍,在重点学科选拔青年医生,进行专业化培训,构建九院的知识产权与技术转移服务网络,规范各学科知识产权管理和医疗科技成果使用、处置和收益管理,加速医院的医学知识产权产出与科技成果转化。通过内外部培训和实践训练,打造了一批专业化、复合型的技术转移服务团队,并且拥有成果转化常年法律顾问团队。医院知识产权相关人才中有专利工作者 11 名,专利代理人 1 名,律师 1 名,经济师 1 名,IPMS 审核员 2 名,技术经纪人 3 名,科技成果标准化评价评审员 2 名,法律顾问 1 名。核心成员从事专利分析、预警评估、技术转移工作长达 10 年。

2. 成果转化管理工作方式及模式

上海九院领导班子在思想上统一认识,重视知识产权运用的相关工作,在"十三五"期间确定将"科技创新引领,临床需求驱动"作为医院的知识产权方针。并制定九院知识产权长期建设目标:到 2030 年,把九院建设成为知识产权创造、运用、保护和管理能力业内领先的医院;通过对九院知识产权的管理及合理利用,使知识产权环境进一步完善;自主知识产权的水平和拥有量能够有效支持研究型医院建设。

在"十四五"规划中,明确写明九院要建设"以高价值专利为核心,向前覆盖专利挖掘与布局、向后延伸到转移转化"的规范体系,大力培育和发展科技成果评估评价、知识产权管理,探索科技成果供给侧结构性改革,强化医院内部技术转移转化功能,推动医、研、企有效对接。为此,围绕知识产权和成果转化工作,在医院形成全流程管理和运营模式,具体如下。

(1)在技术保护阶段,以判断价值及预估商业化潜力为方向,确定具有潜在运营价值的技术与专利布局。

(2)在平台推广阶段,利用"九院临床转化中心"公众号推动技术合作和技术成果对接。

(3)在资产评估阶段,委托具有评估资质的第三方进行评估,评估价作为参考依据进行后续谈判。

(4)在确定转化方案阶段,根据发明团队和合作企业双方基础与诉求,梳理资源,选择合适的转化路径,全力推进转化实施进程。

(5)在合作谈判阶段,结合评估报告,根据对技术成熟度、创新度、先进度及市场需求等专业分析与合作企业洽谈争取最大权益,同时谨慎处理技术团队与合作企业的利益关联。

(6) 在收益奖励阶段,充分保障各方权益,调动医院员工参与转化工作的积极性。

(7) 在流程管控方面,与党办、院办、资产、财务、产业公司、科研处、人事处、护理部、审计、纪委、法务等多部门协同,通过制度约束和节点达标完善合规性。

作为鼓励创新的研究型医院,上海九院顶层布局,不仅设立支持知识产权申请的"科技成果孵化基金"和支持创新小样试制的"创客基金",还设立"3D 打印滚雪球专项基金"和"医疗机器人专项基金",鼓励院内的发明创造和新产品的研发。近年医院全力打造临床研究体系,围绕临床应用问题开展科学研究,加强医学 3D 中心、生物材料测试中心、动物实验中心、临床研究中心、伦理标准体系等。医院设立全资的科技开发公司,可以承载科技成果转化下游的生产、注册、经营等职责。因此,九院建立了从思想碰撞、专利布局、小样打印、动物实验、中试、检测、伦理、临床试验、上市许可人试点等全链条服务平台,对创新医疗器械成果转化可以实施闭环管理,为临床医务人员和科研人员提供便捷的服务。

3. 成果转化工作成绩及亮点

围绕创"新发现 - 合规风控 - 成果转化 - 收益分配 - 产品落地"等各环节,上海九院在专利和成果转化方面开展了扎实的基础工作,探索供给侧结构性改革,提高专利质量完善优化相关制度和 SOP,形成医疗机构成果转化的管理制度和流程,共形成 17 个制度文件,60 个流程和表单文件,为医务人员和科研工作者提供了便捷实用的服务,有效保证转化项目在合规合法的前提下顺利转化。

2018—2022 年,上海九院共授权 1 718 件专利(其中发明专利 253 件),90 个转化项目,协议总金额 6.089 39 亿元人民币,涵盖转化知识产权类型包含专利、软件著作权,技术秘密等。2012 年上海九院被认定为上海市卫生系统知识产权示范单位,2016 年获评上海市专利示范单位,2019 年承担上海市科技成果转化服务体系建设项目,并作为医疗机构代表写入上海市科技成果转化白皮书。2020 年,转化项目"V-Ⅱ-V 牙种植体产品及系列手术器械"被选为上海市科技成果转化白皮书中十个典型转化案例。连续获得上海市医学创新转化指数十强首位,在上海市三甲医院授权专利和转化均位于全市前列。2021 年获批首届技术转移方向的上海市优秀学术 / 技术带头人。2022 年获批上海市医疗系统知识产权运营中心。同年获评上海市知识产权创新奖(运用),在中国医院创新转化排行榜专利转化量和综合榜单全国首位。

(三)上海交通大学医学院附属上海儿童医学中心

1. 成果转化管理服务机构及服务人员情况

生物医药产业是本市战略性新兴产业的重要支柱,也是上海加快构建现代化经济体系、巩固提升实体经济能级的重要抓手。上海交通大学医学院附属上海儿童医学中心是一家集医疗、科研、教学、预防和管理"五位一体"功能布局的三级甲等儿童专科医院,也是国家儿童医学中心核心单位。医院以建设"最具贡献的国家儿童医学中心"为发展目标,以上海科创中心建设规划为引领,以解决临床实际问题为导向,围绕儿童重大疾病凝练并实施"十大科技发展计划",鼓励具有自主知识产权的科技创新研究,推动基础研究成果向临床应用"9—10"的转化。

医院成果转化办公室设在科研部,由医院科研管理部门牵头负责成果转化日常管理。成果转化团队由科研部主任牵头,除 2 名成果转化专员外,包含专利管理工程师 2 人、经济师 2 人、技术经纪人 1 人和法务律师 1 人。主要工作职责包括专利权等知识产权的申请、维护和管理；收集、掌握科技成果发明人 / 完成人对该科技成果转移转化的实施方案和设想，科技成果转让或许可协议的审核；科技成果技术秘密的保护、档案管理等。

2. 成果转化管理工作方式及模式

加强制度建设，营造良好的成果转化氛围。医院在 2018 年就资源共享、成果登记、转化交易等方面建立了科技成果使用、处置的相关规定，也制定了相应的成果转化的激励政策，并根据国家和上海市相关政策不断修订完善，保障成果转化通道畅通。将授权知识产权以及科技成果转化纳入医院的常规性绩效和激励政策，尤其注重高价值专利和国际专利，以激励科技人员将科研成果形成专利并积极进行转化。

加强队伍建设，提供多渠道成果转化支持。成果转化管理人员定期参加线上线下的相关培训学习，走访临床了解潜在的转化项目，提升管理人员自身对成果转化的专业程度和服务能级。此外，定期组织相关专家讲座，对科技人员进行正确的科普和引导，并充分利用医学院平台优势和浦东新区的政策红利，将具有转化潜力的优势项目通过院内培育项目进行孵育，并通过路演、创新大赛、对接基金公司等渠道拓展研究团队与优秀企业接洽，提升项目的市场成熟度。

3. 成果转化工作成绩及亮点

医院完成了"CAR-T 免疫细胞治疗"项目成果转化。CAR-T 技术是国际公认的一种肿瘤治疗领域革命性、颠覆性的治疗技术，具有周期短、临床治疗安全性高、患者间接治疗费用减少等优势，目前在白血病治疗领域获得了突破性进展，这无疑给复发、难治的儿童白血病患者带来了希望。

作为国家重点学科的上海儿童医学中心血液肿瘤中心是国内规模最大、技术领先的儿童肿瘤诊治中心之一。自 2015 年起，医院自主研发儿童白血病 CAR-T 治疗技术，通过陆续攻克高滴度病毒制备、体外大量扩增、稳定高效转染、细胞因子风暴防控等一个个技术难题，科技人员对技术不断改良和迭代升级，逐步形成了具有自主知识产权和核心竞争力的 CAR-T 治疗综合技术体系。

2019 年 9 月，上海申康医院发展中心同意上海交通大学医学院附属上海儿童医学中心成立"CAR-T 免疫细胞治疗"院企合作项目推进工作组。2020 年 10 月，上海儿童医学中心与上海某医药集团股份有限公司分别签署了《CAR-T 临床研究技术成果转让》（到账金额 1 000 万元）和《基于 CD19 和 CD22 联合靶向治疗急性淋巴细胞白血病和淋巴瘤研究合作》（到账金额 500 万元），旨在构建从临床研究到产品研发的院企合作新机制，推动上海生物医药技术新发展。在严格控制入组条件和伦理审核的基础上，上海儿童医学中心至今先后完成 400 多例难治、复发儿童急性淋巴细胞白血病的 CAR-T 治疗。当前总体上 80%～90% 患儿经 CAR-T 治疗后可以获得疾病缓解，70%～80% 患儿可以因此得以治愈，极大提高了复发、难治患儿的临床疗效，相关研究成果于 2022 年发表于国际肿瘤领域权威期刊 *Journal of Clinical Oncology* 上。

（四）上海交通大学医学院附属仁济医院

上海交通大学医学院附属仁济医院（以下简称"仁济"）是一家拥有 180 年悠久历史的百年医院，也是上海开埠后的第一家西医医院。仁济作为上海市首批知识产权示范单位之一，从 20 世纪 90 年代开始，已有不少成果转化先例。例如，1996 年肾脏内科张庆怡教授的发明专利转让至上海先锋药业，转让金额达 80 万元；2005 年心内科陈曙霞教授成功转让 2 项抗病毒性心肌炎的发明专利至上海医药，金额达 1 000 万元；2006 年消化内科曾民德教授关于慢性肝炎诊治的专有技术转让至东北制药，金额达 70 万元。

进入"十三五"以后，仁济强调围绕临床需求，推动基础源头策源能力和临床研究的科技创新。在此背景下，一批批优秀的医学科技成果不断涌现。但前期众人比较关注的成果产出仍是 SCI 论文和成果奖励等，因此，研究经费大部分都变成了 A4 纸，在国际顶刊上发表文章。当然其中也有大量的临床指南、诊断标准等，但真正能以产品、成果转化形式落地到临床，惠及百姓的成果并不多。

近几年来，随着国家、上海市政府一系列成果转化相关政策的发布和落地，以及上级主管部门推动了多种形式的促进成果转化的工作，加速成果转化进程。仁济也一直关注，并引导医务人员和科技人员从临床发现问题、提出问题，到围绕临床需求进行研究，再将研究成果回归、反哺至临床。进入"十四五"以后，仁济进一步强调知识产权创造质量、运用效益、管理服务水平，把促进科技成果转化作为"十四五"规划中实施创新驱动发展战略的一项重要任务。

1. 成果转化管理服务机构及服务人员情况

（1）成果转化管理服务机构

仁济医院成果转化委员会（以下简称"成委会"）作为成果转化审批决策机构，主要负责顶层设计医院成果转化战略和框架、布局资源配置，以及决策和审批成果转化重大项目、成果转化大额合同、利益关联、风险冲突等事项。由医院院长作为成委会主任，分管副院长为副主任，委员涵盖了相关职能部门负责人以及医学、法务、技术、市场等领域的专家顾问。仁济成果转化办公小组作为成果转化综合保障机构，从制度建设、流程制定等管理职能层面综合保障成果转化工作有序开展。仁济科研处作为成果转化具体管理部门，负责科技成果转化相关管理协调工作。

仁济成果转化服务平台，一是上药集团转化平台，开启从源头创新到转化开发的医学科学研究全生命周期合作，在基础研究、临床研究、新药和新技术的创新研发以及科技成果的临床和产业转化等整个创新链条的各个环节紧密合作。二是盛知华知识产权服务平台，聚焦于知识产权咨询服务、技术转移服务、高价值专利及科技成果分析评估服务，以及培训服务等。同时，将盛知华法律人员纳入成委会专家顾问，深度参与转化方案中的法律实务工作。三是上海技术交易所交易平台，组织技术成果及技术交易服务，以及一站式交易结算与交易鉴证服务，促进交易过程的公开化、市场化和合规性。

（2）成果转化服务人员

科研处配备专职人员负责知识产权和成果转化管理工作，包括专利权、软件著作权、商标权等知识产权申请和维护管理，专利布局与高价值专利培育，组建技术转移队伍，营造院内科技成果转化氛围，成果转化全流程实施以及关键环节风险防控管理等；成果转化办公小组挂靠科研处，由各相关职能部门包括医学装备处、物资采购处、财务处、人力资源处、纪委、审计处、宣传处、惠泰公司相关人员组成，承担成果转化全流程中相应职能领域的保障工作；仁济全院 54 个（临床科室）+6 个（科研平台）的知识产权专员团队，由仁济中级以上职称的正式职工担任，其职责为负责各自科室或部门成果转化工作管理和相关培训，进一步激发学科的成果转化动能，促进医院科技成果转化与推广应用。

2. 成果转化管理工作方式及模式

在推进"健康中国"的既定战略中,着力推动医院创新成果转化落地。围绕医院"十四五"规划,对内协同院内相关职能部门打通成果转化路径和营造促进成果转化的良好氛围,对外推进医企联动促进药械孵化和搭建转化平台推进科技成果的转化以及产业化。

一是体系建设。为强化科技创新引领作用,激发科研人员成果转化活力和动能,出台《仁济医院促进科技成果转化管理办法(试行)》《仁济医院知识产权保护管理规定(试行)》《仁济医院职务科技成果披露管理细则》等管理制度,并优化专利申请、转化申请等流程及操作规程。成立医院成委会和办公小组,建立全院知识产权专员团队。科研处联合资产管理处、财务处进一步梳理知识产权的资产评估、登记、入账等工作。

二是营造氛围。开设年度知识产权与成果转化培训课程和宣传活动,包含知识产权与成果转化专题培训、知识产权周系列讲座、世界知识产权日主题活动、专利成果巡回展等,营造鼓励知识创新和保护知识产权的良好氛围。结合医院实际量身打造了知识产权与成果转化工作指引手册——"仁知"掌中宝口袋书,包含知识产权和成果转化的基本知识,专利申请和成果转化中的误区分析,以及医院相关新政与流程等内容,促进医务人员和科技人员树立创新理念、形成保护知识产权意识,持续优化科技创新的良好氛围,助力医院加快科技成果转化步伐。

三是药械孵化。携手多家高校院所和药械企业,从联合研发起,逐步走向孵化,最终推动医院原创性科技成果的研发产品、技术、应用转化落地。例如,在与交大医疗机器人研究院合作的2项研究中,一项已研制出第三代样机,完成体内动物实验和体外实验,另一项原型产品还在开发中;与微创医疗在医工交叉项目(共获批12项,首批项目已进行中期评估,2项有望进入临床试验)、医工创意坊(征集临床痛点,常态化对接)、创新技术大赛(连续2年项目入围并获奖)等方面都有进展;与联影医疗启动3项重点临床研究项目和12项探索性临床研究孵育项目(均通过中期评估)。同时,积极参加各类创新大赛、项目路演、成果展示等活动,以及申报成果转化专项项目。2022年,获中国创新挑战赛(上海)优胜奖1项、"春昇杯"创新大赛优胜奖1项、首届高价值专利入围100名榜2项;参加"上药-交医"孵化平台项目路演3项;亮相2022上海国际生物医药产业周,包含新技术(2项)、新设备(3项)、新药(1项,已转化)。

四是搭建平台。为更好地推动科技创新成果的转化以及产业化,破解成果向市场产品转化的难题,2021年仁济与上药集团签订框架合作协议,搭建转化平台。2022年与上海盛知华知识产权服务有限公司签订框架合作协议,搭建科技成果转化服务平台;与上海技术交易所签订大院大所交易服务机构合作协议,搭建转化交易平台。

3. 成果转化工作成绩及亮点

(1)工作成绩

近两年来,围绕知识产权高质量发展,通过专利孵化、推广应用等方式,助推医院创新成果快速"出圈",着力推动医院科技成果转化工作。以2022年为例,完成技术合同认定登记78项(比2021年同比增加8.3%),其中技术转让2项(签约总金额1 200万元,同比增加9.1%)、技术开发4项、技术服务72项,成交总金额6 247.15万元(同比增加23.5%);注重提升专利质量,全年共申请专利56项,其中发明专利39项(占比70%,比2021年同比增加40%),授权专利34项,其中发明专利15项(占比44%,同比增加131%);在2022年《中国医院创新转化排行榜（2022）》中专利转化量位列全国第七名。

（2）工作亮点

1）"四个一"科技创新成果孵化圈：通过医院临床研究中心（称为"一中心"），与上药、盛知华知识、上技所等共同搭建的成果转化服务平台（称为"一平台"），与联影、微创、诺华、交大医疗机器人研究院等生物医药产业集群（称为"一集群"），以及已建成并投入使用的研究型病房（称为"一病房"），一中心、一平台、一集群、一病房，"四个一"贯通，形成医院科技创新成果孵化圈，提升医院生物医药创新策源能力。

2）"四类专员"技术转移梯队：一是专职管理人员，承担医院促进成果转化相关的管理工作；二是全院各科室及科研平台的知识产权专员团队，能够做好各自部门的知识产权保护与成果转化相关的协调及联络工作；三是转化服务平台专业法务、交易人员，从制度建设、项目风控等层面，保障医院科技成果转移转化的合规性；四是成果转化办公小组的职能保障专员，承担成果转化全流程中相应职能领域的保障工作，促进转化实施有序进行。通过组建"四类专员"技术转移梯队，形成成果转化全流程、网格化服务队伍。

3）"成果登记＋承诺责任"风险防控机制：制定《仁济医院职务科技成果披露管理细则》，规范职务科技成果登记、披露以及承诺责任职责与程序，明确关联关系和关联交易的定义范围，关注关键节点的风险防控，完善科技成果转移转化全流程管理机制，制订成果完成人的行为守则。在开展科技成果转化前，成果完成人完成《职务科技成果登记表》《职务科技成果转化申请表》，由成果转化专职人员对成果有效性、成果完成人情况进行审查以及对受让方进行背景调查等。实行成果完成人承诺责任制，由成果完成人完成《成果转化关联披露承诺表》，如涉及关联关系或关联交易的，明确规定成果完成人应如实披露关联关系和可能存在的关联交易。完善成果转化实施过程中的确认留证和公示工作，如转化方案洽谈、合同签订、资料交接等关键节点，要求成果完成人现场确认签字，并摄影备存。转化项目公示包含成果名称、完成人以及合约标的额在院内公示，公示时间不少于15天。对公示内容有异议的，应当以书面形式实名提出异议。有异议项目在暂停成果转化同时，由成委会成立独立调查小组进行调查核实。

（五）上海交通大学医学院附属精神卫生中心

1. 成果转化管理服务机构及服务人员情况

上海市精神卫生中心由科研科负责全院科技成果转化工作，科研科可通过委托独立的科技成果转化服务机构，协助科技成果发明人或成果完成人及团队（以下统称成果完成人）开展科技成果具体转化的组织工作。

（1）建立完善医院科技成果转化服务工作体系及管理制度。

（2）依托上海交通大学医学院技术转移中心、上海市高校技术市场、与医院建立合作关系的第三方科技成果转化服务机构，构建医院科技成果转化的组织管理与服务体系。

（3）落实知识产权管理和科技成果转化管理的具体工作，组织与协调专利权、软件著作权、商标权等知识产权的申请、维护和管理。

（4）负责院内知识产权和成果转化的相关培训，收集成果完成人对科技成果转化的需求信息。

（5）组织院内科技成果推广展示、供需对接，协助成果完成人开展科技成果转化过程中的技术交易、市场价值评估、合同审计、商业谈判等业务。

（6）制订科技成果转化收益分配激励方式。

（7）负责科技成果转化公示报备、档案管理。

（8）向医院及上级主管部门提交科技成果转化情况年度报告。

（9）其他与科技成果转化有关的工作。

单位内部技术转移机构人才队伍建设情况：目前内部技术转移机构拥有 3 名专利工作者，知识产权师 2 名。

2. 成果转化管理工作方式及模式

科技成果转化是落实"科学技术是第一生产力"的关键，而完善的管理制度是保障成果转化工作有序进行的前提，建立一套完善、有效的成果转化系统可以有效地提升医务、科研人员专利转化的积极性，也可以保障成果转化工作持续、健康发展。

（1）**对接国家政策，弥补医院空缺**

自 2015 年《促进科技成果转化法》修订发布以来，国家各部委相继出台各类实施意见，上海市政府也以此为依据，先后出台《上海市促进科技成果转化条例》《关于进一步深化科技体制机制改革增强科技创新中心策源能力的意见》（上海科改"25"条）等文件，鼓励科技成果转移转化。

为填补医院制度空白，对上级有关制度进行细化和落地，上海市精神卫生中心先后制定和完善《上海市精神卫生中心知识产权管理办法》《上海市精神卫生中心促进职务科技成果转化管理办法（试行）》《上海市精神卫生中心横向课题管理办法》《上海市精神卫生中心科技人员取得职务科技成果转化现金奖励公示办法》，分别从科技成果的确权、转化、分配等方面进行创新突破，办法规定职务科技成果权属归属于单位，但发明人及转化团队享有80% 的收益，同时允许医务人员离岗创业，并保留岗位 3 年。

消除了既往科技成果转化中权利归属、利益分配的不确定性，通过正向激励，加大效益分配和人才激励力度。有效保证成果完成人的权益，提升成果完成人的积极性，同时也使科技成果转化有据可依，通过制度解决了医务、科研人员参与成果转化活动的后顾之忧，为成果完成人保驾护航。

（2）**完善平台建构，搭建基础－临床－转化的成果培育基地，实现科技成果转化全流程管理**

上海市精神卫生中心围绕探索与基础支撑、临床科研资源整合、转化衔接与推广、联合拓展与合作四个核心要素，建立基础－临床－转化全路径精神心理疾病平台基地。通过学科平台建设，形成以科学问题、临床需求、临床效果为导向的，包含基础研究、转化研究、临床研究，符合上海科技创新发展需求的学科建设新架构。通过整合院内资源，深入挖掘潜在科研成果，弥补医院科研成果和产业化之间的"断裂带"，详见图 2-3-9。

对于有转化前景的科技成果，成果转化管理部门实现早期介入，全程管理，突出重点，通过早期专利信息分析及专利导航规避侵权风险，确定研发路线以及评估应用前景，及时发现有价值的专利申报点，进行专利布局，提升专利质量，实现科技成果转化全流程管理。

（3）**构建多平台合作的成果转化协同体系**

上海市精神卫生中心作为一家精神专科医院，与综合性医院相比，具有规模小、学科精的特点，医院现有的知识产权授权数及每年的申请量，相较于综合医院，数量也偏少，中心成果转化管理人员较少，因此，为提升成果转化效率，医院依托上海交通大学医学院技术转移中心、上海市高校技术市场以及第三方技术转移机构和专利事务与知识产权服务机构，为知识产权成果转化提供技术支持，将成果转化工作形成体系，详见图 2-3-10。

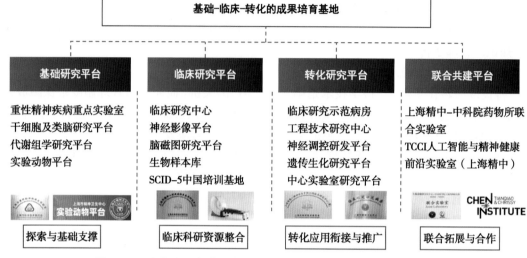

图 2-3-9   上海交通大学医学院附属精神卫生中心科技成果培育平台

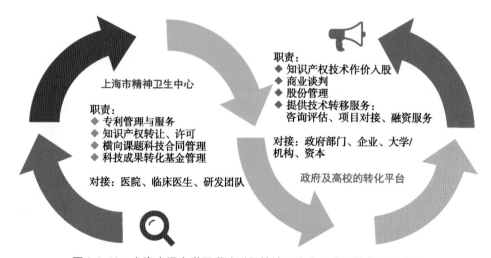

图 2-3-10   上海交通大学医学院附属精神卫生中心成果转化工作体系

同时建立院企业合作联合实验室，推动院企合作，充分激发科研活力，集合产业、创新、资金及政策的要素，推动生物医药产业发展，实现"院 - 校 - 企"成果转化体系建设。

3. 成果转化工作成绩及亮点

为推动中心人员知识产权保护、成果转化意识，科研科打造"东方精神医学论坛系列学术活动"暨精神卫生科创论坛，围绕"知识产权保护及成果转化"主题，邀请上海市卫生部门领导对当前成果转化政策进行深入解读，并邀请众多同行专家对成果转化工作经验进行分享，使本中心医护、科研人员对于知识产权转化有了更清晰的认识，同时，科研管理部门深入临床，进行知识产权及成果转化政策宣讲。在一系列的成果转化促进政策下，近三年上海市精神卫生中心共申请专利 91 项，其中发明专利 62 项，实用新型 21 项，外观设计 3 项，另申请 PCT 专利 5 项,计算机软件著作权 16 项,完成文字、影音作品版权登记 21 项,累计授权专利 25 项(发明专利 12 项,实用新型专利 11 项,外观设计专利 2 项),知识产权数量大幅提升。

自 2015 年来,上海市精神卫生中心经过不断地探索,近三年科技成果转化取得了承租的进步,实现了"由 0 到 1"的突破,又实现了"从一到十"的持续性进步,近三年成果转化合同金额累计 5 378 万元。精神卫生科技成果转化将会作为一项长期工作不断推,充分发挥研发聚集、人才汇聚的自身优势和丰富的临床资源,相信未来会有越来越多的优秀成果被市场所接受,达到提高医疗水平、改善医疗环境,实现服务大众的最终目的。

（六）上海交通大学医学院

上海交通大学医学院位于创新求索、文化荟萃、包容并蓄的黄浦腹地,红墙映日、梧桐环绕。其前身是由圣约翰大学医学院(1896—1952)、震旦大学医学院(1911—1952)、同德医学院(1918—1952)于 1952 年全国高等学校院系调整时合并而成的上海第二医学院,1985 年更名为上海第二医科大学。1997 年学校通过了"211 工程"立项。2005 年 7 月,上海交通大学与上海第二医科大学合并,成立了新的由教育部、上海市政府重点共建的上海交通大学医学院,进入"985"高校行列。2010 年 11 月,学院成为卫生部与教育部合作共建的第一批十个重点高校中的一员。医学院现共有 12 所附属医院,其中 7 所综合性医院、5 所专科性附属医院,拥有 3 个国家临床医学研究中心。学院聚焦上海"四个中心"和建设具有全球影响力的科技创新中心总体要求,对接国家科技体制改革发展方向,不断增强科技创新能力和推动成果转化。持续推进脑科学、肿瘤等重大项目的布局和实施,培养储备优秀医学人才,不断增强科技创新能力,推动科技成果转化。

近年来,医学院高度重视科技成果转化工作,自 2019 年成立了"上海交通大学医学院科创转化委员会"后,全院系统协调推进科创转化工作,促进科技转化链条上的不同节点有效衔接、功能互补,共同促进创新成果的转化。交大医学院在原科技处技术转移中心基础上于 2022 年 6 月设立成果转化处,下设知识产权办公室、科技合作办公室等部门。在知识产权培育处置、横向科研、技术合同管理方面形成了标准流程,健全了相关的管理制度。在技术开发、推广展示、供需对接、技术交易、尽职调查、合同拟定、商业谈判等方面形成了跨部门的协同工作机制。在推进产业发展方面,以打通生物医药产业"创新链"为目标,依托生物医药临床研究与转化协同创新中心专项、技术转移中心"助推计划"的实施,遴选、路演、培育、推介了一批有产业化前景的项目。交大医学院的科创转化工作力求为成果孵化和转化提供"一门式"解决方案,实现对医药研发、临床研究、市场运营、商业投资、法律保护的全覆盖。

2016—2022 年,上海交通大学医学院完成成果转化(转让 / 许可 / 作价投资)189 项,合同标的额累计 18.83 亿元,百万级以上 62 项,千万级以上 23 项。2016—2022 年,上海交通大学医学院以技术开发、服务 / 咨询方式开展横向合作(100 万以上)共计 295 项,合同标的额累计 7.087 亿元。未来将依托浦东新校区建设打造生物医药类的产业创新中心 / 生物医药大学科技园,推进高校与企业科研力量之间的资源共享。

1. 成果转化管理服务机构及服务人员情况

（1）成果转化管理服务机构

2022 年 6 月 28 日经医学院党委常委会讨论通过成立成果转化处,建立符合创新规律、转化规律、市场经济规律的生物医药类"高校 + 附属医院 + 企业"的技术转移体系,旨在促进交大医学院及附属医院挖掘、孵化、推广、转化科技成果。成果转化处下设知识产权办公室、科技合作办公室以及技术转移中心。上海交通大学医学院技术转移中心隶属于市属高校技术转移中心体系，于2013年7月获批设立，中心挂靠上海交通大学医学院科技发展处/成果转化处建设运行。成果转化处的职能包括：医学院科技转化体系的制度建设，布局和培训科技转化的专业服务团队，监管转化实践的定位、策划和执行，联合相关部门、企业、资本及其他社会资源促进产、学、研一体，定期公示和表彰优秀转化案例等宣传工作。成果转化处建立了以医学院技术转移中心为核心，以各附属单位工作站（12家医院、5个独立研究所）为支点，辐射整个交大医学院体系的技术转移网络。与上海市生物医药临床研究与转化协同创新中心联动，承担从科技转化项目挖掘、方案论证、决策公示、监督实施直至总结报备等各环节的实践任务；主动对接科研一线，提供评估孵化、推介展示等个性化、精细化的转化支撑服务。旨在让医学院带动附属单位的技术转移工作能够在不同体制轨道上实现协调互动发展。

（2）成果转化服务人员

中心配备专职技术人员，通过内外部培训和实践，培养了一批专业化、复合型的技术转移转化服务团队，同时外聘专业的法律团队和技术服务机构支撑。现已建立以成果转化处为工作核心，以各附属医院工作站（12家医院、5个独立研究所）为支点，辐射整个交大医学院体系的专利工作网络。目前，成果转化处、二医投资公司、附属医院从事专利管理及转化运营的人员共计20人（成果转化处专职人员4人）。成果转化处作为交大医学院科创转化委员会的执行机构，与二医投资公司、附属医院成果转化办公室有效衔接、功能互补、紧密合作，面向医学院系统提供知识产权相关的管理服务，带动附属医院的转化工作协调发展。此外，技术转移中心还与上海技术交易所、上海市高校技术市场、国家技术转移东部中心及其他第三方专业机构建立合作关系，聘请多位专家兼职顾问，对知识产权管理工作提供专业建议。

2. 成果转化管理工作方式及模式

（1）制度建设方面，交大医学院为落实上海"科改25条"，以打通"产、学、研、资、用"链条为目标，进一步完善医学院系统（含附属医院）的技术转移网络体系和制度建设。为专利及成果转化管理做好顶层设计的主干文件包括：《上海交通大学医学院知识产权管理办法》（沪交医科〔2017〕9号）、《上海交通大学医学院促进科技成果转化管理办法（2021年修订）》（沪交医科〔2021〕7号）、《横向科研经费管理办法》（沪交医科〔2022〕3号）、《上海交通大学校企联合研发平台管理办法》（沪交科〔2021〕55号）。相关制度还有：《关于设立上海交通大学医学院科创转化工作委员会的通知》（沪交医科〔2019〕4号）、《创新创业管理办法》（沪交医人〔2020〕1号）、《学科科研平台管理办法》（沪交医科〔2021〕2号），上述文件共同为促进生物医药产融结合提供制度保障。

（2）机构设置方面，近年来，交大医学院高度重视并紧抓知识产权和科技成果转化工作，为进一步建立符合创新规律、转化规律、市场经济规律的生物医药类"高校＋附属医院＋企业"的专利转化体系，交大医学院在原科技处技术转移中心基础上于2022年6月设立成果转化处，引领全校的科创转化工作。对标"双一流"建设和地方高水平大学的建设要求，医学院技术转移中心、二医投资公司、附属医院成果转化办公室的联动管理模式日渐成熟，相互合作，功能互补。

（3）团队建设方面，交医系统成果转化团队通过经验分享，会议交流，专题培训等形式提升业务能力；技术转移中心通过市场化聘请技术经理人、与第三方专业服务机构合作等举措，补充校内服务力量不足的短板，切实提升了交大医学院服务全校科技工作者科创工作的能力。

3. 成果转化工作成绩及亮点

（1）知识产权管理

成果转化处在上海市 2021 年度"科技创新行动计划"科技成果转移服务体系建设项目的基础上，2022 年度申报并获批"上海市企事业专利工作试点示范单位""上海市高校知识产权运营中心"，为后续支持高价值专利国际布局、深化专利技术的孵化与培育，专利运营等成果转化核心业务的开展奠定了良好基础。成果转化处带领各附属医院的转化专员队伍认真负责地处理好由国家知识产权局或专利代理事务所日常来往专利文件及通知书，落实至有关单位和发明人，及时完成医学院专利申请、维持、国际布局等知识产权相关事务的手续办理，维护交大医学院系统和科技人员的合法权益。

（2）项目转化运营

继续夯实技术转移中心与知识产权专业服务机构的合作，进行市场价值分析和转化商业规划。针对生物医药产业化前景较好的成果实施"助推计划"，用于产品推广和中试生产。组织参加"海聚英才"全球创新创业大赛、"国家科技计划成果路演行动（上海专场）"、上海首届"高价值专利运营大赛"等路演平台。医学院项目获得高价值专利运营大赛"专利运营成长价值奖"；上海"春昇杯"医学创新人才大赛一等奖 1 个、二等奖 1 个、三等奖 1 个。

（3）深化校企合作

2020 年"上药 - 交医创新成果孵化平台"启动建设以来，联合市场资本与生物医药企业，打通产业链环节，吸引企业提供引导资金，切实提升科技成果挖掘、孵育和转化的服务能力，促进技术成果向产业化发展。在医学院科创转化工作委员会的统筹领导下，做好科技成果作价投资的投后管理，参与公司知识产权、合作开发、增资融资等公司运营重大决策。上海循曜生物公司目前已经初步建成三大技术平台、七大产业管线稳步推进，成为生物医药校企合作设立科创衍生公司的样板间。

作为"上药 - 交医"合作模式的 2.0 版，上海生物医药前沿产业创新中心经过一年的筹建，于今年 10 月正式签订投资协议。该中心由我校与上药集团、上海海外（上实集团委派）、张江集团发起的上海生物医药前沿产业创新中心有限公司于 10 月 27 日注册成立，注册资金 9.2 亿元，旨在聚焦基础科学研究和创新成果转化，开展新机制、新靶点、新药物、新疗法的研究与产业化应用，打造市场化主导、机制灵活、布局完整的产业化高效链接平台和医药创新产业基地。中心将建设成为上海生物医药产业成果的重要策源地和原创新药的重要孵化地。

六、复旦大学附属中山医院模式

复旦大学附属中山医院（以下简称"中山医院"）是国家卫生健康委员会委属事业单位，是复旦大学附属综合性教学医院。医院开业于 1937 年，是中国人创建和管理的最早的大型综合性医院之一，隶属于国立上海医学院，为纪念中国民主革命的先驱孙中山先生而命名，是上海市第一批三级甲等医院。目前医院为国家发展改革委首批"辅导类"国家医学中心创建单位，国家卫生健康委公立医院高质量发展试点单位。在全国三级公立医院绩效考核中，医院位列 2020 年度全国第一，2021 年度全国第二，连续 4 年获得最高评级"A++"。在 2021 年度申康医院绩效考核中，医院位列上海市综合类医院第一名。

医院学科综合实力出众。在心脏、肝脏、肾脏、肺脏、消化道、泛血管等领域的临床能力处于国内顶尖、世界先进水平。医院以优势学科辐射带动多个高质量的特色学科群协同并进，拥有 1 个国家疑难病症诊治能力提升工程、4 个国家重大疾病多学科合作诊疗能力建设项目，有国家公共卫生和重大疫情防控救治体系建设项目，国家重点学科（呼吸）发展项目。医院有国家临床重点专科建设项目 20 个，上海市重点学科与专科 43 个，院内成立了 31 个以疾病为中心的多学科临床诊疗中心。

医院人才队伍建优、建强。建院至今，共有中国科学院院士 3 人，中国工程院院士 2 人。现有国家级人才 30 余人，创新研究群体和团队 5 个，博士生导师 164 名，硕士生导师 216 名。目前在册职工 5 500 余人，其中高级职称近 800 人。

医院科研创新平台稳健。医院现有 3 个国家级科创平台、5 个省部级临床研究中心、7 个省部级重点实验室、8 个省部级工程（技术）研究中心、1 个上海市协同创新中心、1 个上海市专业技术服务平台、8 个上海市研究所、15 个复旦大学研究所。近十年获得国家科技重大专项、重点研发计划、国家自然科学基金等国家级项目 1 000 余项；2014 年至今，发表 SCI 论文 6 000 余篇，多个高质量研究成果刊登在 *Cell*，*Nature*，*Lancet Oncology* 等国际顶级期刊。

1. 成果转化管理服务机构及服务人员情况

（1）医院的科技创新管理团队

医院的科技创新管理团队由临床团队、科研处和临床研究中心组成，整体构架合理，团队实力强劲。

1）临床团队：医院依托众多优势学科如肝肿瘤外科、心内科、内镜中心、血管外科、呼吸科等组成临床团队，聚焦影响人民生命健康的心血管疾病、肿瘤等常见病、多发病以及重大疾病领域，在大型医疗器械合作研发、医疗器械产品改良、医疗诊断试剂盒研发、医疗药物研发和转化等方面取得了一系列成绩，设计改良创造出适合中国人的专利产品以及属于中国人的创新技术。

2）科研处：2008 年医院在科研处下成立了成果管理和转化科。成果管理和转化科在成果转化中发挥了桥梁作用，从全院创新科研项目遴选、培育、对接具有产业化前景的专利，由专人负责知识产权项目申报、管理和转化，形成了科研成果一体化管理模式，该模式不但能确保高质量专利项目及时申报，而且有助于帮助重点项目形成系列知识产权科研产出。

3）临床医学研究中心：医院设有临床医学研究中心，由临床研究中心、医学伦理委员会和临床研究管理委员会组成。临床医学研究中心内设行政管理部门、基本职能部门、临床实施部门和其他业务支撑部门。行政管理部门主要是管理办公室；基本职能部门包括临床研究机构、数据管理办公室和质量管理办公室，基本职能部门构成临床研究质量管理体系；临床实施部门包括临床研究病房和常规病房内设研究床位；其他业务支撑部门包括循证医学中心和生物统计室。临床医学研究中心还设立有咨询平台，覆盖了生物统计、循证医学、政策法规和成果转化。

（2）产医融合创新基地工作组织架构

中山医院于 2022 年 11 月 14 日被授予首批"上海市产医融合创新基地"，为医院科技成果转化打开了政策创新窗口。医院组建产医融合创新基地领导工作小组，由医院院长、书记担任组长，统一领导全局工作，决定战略方向。下设产医融合创新基地办公室，负责制定产医融合创新基地的各项规章制度，具体落实产医融合创新基地的建设举措，推进产医融合创新基地的专项工作。由产医融合创新基地办公室负责建立涵盖中山医院、产业代表、第三方合作机构的产医融合创新基地工作组，工作组负责具体提供专项服务，操作产医融合各项事宜，积极沟通和协调各方关系。产医融合创新基地办公室成员和工作组原则上每周参加例会，共同推进医院的产医融合工作。

（3）科技成果转化专职服务队伍

引入科技成果转化能力强、服务意识强、资金实力强的知识产权服务公司、医药器械公司、医药产业投资基金等第三方社会机构，报医院及上级单位备案，第三方社会机构在获取中山医院官方授权的背书后，与医院开展更深层级紧密合作，更有效地开展科技成果转化服务工作。

2. 成果转化管理工作方式及模式

中山医院历来高度重视科技创新和医学产业化，支持培育高价值知识产权、转化高质量技术成果。为持续推进医务人员积极申报专利并促进本院科技成果转化，医院先后制定了多项规章制度，努力开拓各种渠道，探索多方面措施，保障科创工作的前瞻性、规范性、合理化。

（1）科技成果全周期管理模式

2008年医院在科研处下成立了成果管理科，由专人负责知识产权项目申报、管理和转化。知识产权专职人员负责临床研究成果转化的全程管理，及时发现有价值的专利申报点；借助知识产权代理公司专业力量优化专利材料、全程跟踪、及时提醒审定，多渠道、全方位推介专利项目；协助谈判、拟定合同、转化签约、免税登记、舆情宣传。形成了科研成果一体化管理模式，该模式不但能确保高质量专利项目及时申报，而且有助于帮助重点项目形成系列知识产权科研产出。

（2）专利转化标准化流程

医院为促进科创成果转化并高效管理，建立了标准化全流程制度：项目签约前由专职人员实时跟踪，细致分析，反复谈判，全面管理；签约由多个部门（法务、资产办、财务、审计等）评估审核合同；签约后进行项目的合同归档与跟踪。形成了从"科研处-国有无形资产评估管理-法务-财务-总会计师-分管副院长-总审计-科研处"的闭环管理。

（3）科技成果转化顾问机制

对于产医融合过程中可能涉及的知识产权、法律、金融等服务，遴选一批高水平高质量第三方机构，为产医融合项目提供专业意见，引导科技成果完成人进行前瞻性专利布局和品牌布局，建立预警分析机制，提高科技成果知识产权应对能力，加强涉外知识产权风险防控，多方位解决知识产权跨境争端，保障产、医融合过程中的科技成果转化依法依规开展。

（4）科技成果转化良好生态

医院每年举办专利沙龙，为发明人和企业提供平台，使得他们直接面对面交流。沙龙请来"天使投资人"，手把手教授科研转化方法，助力临床创新的"最初一公里"；引导医生将临床中的奇思妙想转化为临床创新，为"科研苗子"提供成长土壤；沙龙现场"孵化"金点子，签约创新成果。沙龙活动得到多家主流媒体报道，使得专利项目被更多人知晓。

（5）内外协同战略合作模式

医院凝聚多院区、医联体的资源，形成内外部合力，发挥集群效应。对内将充分利用好九大分支机构的地理和资源优势，解除中山产医融合的空间资源限制。对外医院与知名企业、高等院校、知识产权代理机构、律师事务所等构建了长期全面合作平台，就当前医药领域及大型医疗仪器的国产化进行强强联合，形成对我国国民生计具有战略性意义的重大项目的知识产权长期研发合作。今后医院还将扩大与产业联盟、科技园区、临床研究中心、科技企业孵化器或众创空间、科技成果转化平台、行业协会、运营平台等机构的合作，并依托这些载体实施科技成果转化。

（6）院内科技创新基金

为提高年轻医生和科研人员发明创造的积极性，医院于2009年设立科技创新基金。2021年又对"科技创新基金"进行改版，根据发明成果处于产品化的不同阶段进行资助，分为孵化、培育、助推三个类别，以期帮助发明人更好地打造创新样品、与企业开展深度合作，进一步促进科研创新成果尽快达成产、学、研合作。

（7）中山特色"医学科创专家"评估晋升体系

医院将申报专利、知识产权项目转化等纳入医务人员考核晋升评估体系，破除医务人员考核晋升体系中科研指标唯基金课题、唯论文获奖的现状，更好地激励全院人员积极投身于知识产权创新，保障"医学科创专家"在体系内获得良好的发展前景。

（8）科技成果转化的激励政策

医院制定的激励政策鼓励发明人申报和转让专利，专利成功转让之后实际到账金额的80%奖励给发明人课题组；政策还鼓励中介代理与医院合作推广，中介方成功代理医院专利转化后可获取最高20%实际到账金额收益。

（9）制定科技成果转化实施细则（中山十二条）

医院制定了"中山十二条"，其中详述了科技成果转化实施方案的政策依据及背景；产、医融合建设的体系、机制、决策流程；科技成果转化的主要形式、医院支持以作价投资方式转化科技成果、科技成果转让和实施许可的办理流程、科技成果作价投资的办理流程；职务科技成果转化后完成团队的权益，成果转化所得收入的处置、给予团队的奖励；科技成果转化中无形资产的依法使用；设立科技成果转化扶持基金；搭建创新研究与产业沟通平台，组建专利展示和交易平台等内容。

3. 成果转化工作成绩及亮点

医院连续多年蝉联上海市三甲医院科研产出排名第一，专利转化占据全市三甲医院的半壁江山。医院近十年申请专利2 400多项，专利授权1 200多项，专利/计算机软件著作权转化297项，签约总金额超163亿元，另有多项产品2%～10%的销售提成。2022年，医院申请专利928项，专利授权464项，专利/计算机软件著作权转化106项，创造了历史最好成绩。

樊嘉院士团队研发的国际首个miRNA诊断肝癌试剂盒建立了肿瘤个体化精准诊治体系，已经在浙江和上海等地纳入医保项目，在全国有数十万人次应用，年销售额超过3亿元，并呈逐年增长趋势；葛均波院士团队研发的可降解支架和心脏瓣膜系统开启了我国心脏介入治疗的第四次革命，年销售额达数十亿元，让"中国心"打破了国外产品对国内市场的长期垄断；符伟国教授团队研发的Fustar血管支架，已远销往欧美等发达地区；用于呼吸衰竭抢救的钮氏面罩,销售额已达 10 亿元;2020 年上半年抗疫鼻罩 20 万只送达武汉前线;钟春玖教授团队研发的具有全球自主知识产权的国家一类(化学类)阿尔茨海默病新药正在开展临床前研究;中山医院与联影集团合作的"高场磁共振医学影像设备自主研制与产业化"项目荣获 2020 年度国家科技技术进步一等奖。

医院在 2021 年度中国医院科技量值(STEM)综合排名中位列全国第三,上海第一。医院在 2021 年度中国医院创新榜综合榜单专利转化位列全国第二。2022 年全球生物医药产业发明专利排行榜(TOP 100 名),医院排名第 87 位,是中国唯一进入全球 100 强的医院。医院连续多年被评为上海市医学创新转化(pMIT-40)综合指数十强医疗单位。2021 年更是获得了上海市第三届知识产权创新奖。2022 年医院被授予首批"上海市产医融合创新基地"称号。

2022 年 11 月 18 日,中山医院国家医学中心建设项目正式启动,是全国首个立项的综合类国家医学中心建设项目。医院将新建上海国际医学科创中心工程、青浦新城院区一期工程,围绕我国人群疾病谱相关的重大疾病防治问题,开展"卡脖子""临门一脚"核心技术攻关,培养一批领军和高水平医学人才,推动一批临床研究成果转化,促进一批创新药品、医疗器械的临床试验和市场应用,形成一批符合我国人群疾病谱特点的重大疾病防治解决方案。

七、华中科技大学医学模式

(一)华中科技大学同济医学院附属同济医院

1. 成果转化管理服务机构及服务人员情况

同济医院临床研究中心负责全院知识产权管理及成果转化工作,从事成果转化工作 2 人。

2. 成果转化管理工作方式及模式

医院成立知识产权管理与成果转化工作小组,统筹医院知识产权管理和运营以及科技成果转移转化工作;临床研究中心负责科技成果使用、处置、收益、转化奖励和知识产权的运营等管理工作;武汉同济医疗投资有限公司是医院科技成果转化的重要支撑单位,参与医院科技成果转化工作,持有和运营医院科技成果作价投资获得的股权。

医院目前已建立医院知识产权管理和成果转化标准化管理流程,制定了多项管理办法、制度,加强医院科研成果的知识产权保护及规范医院成果转化工作的开展;申报省市级科技成果转化中试平台(基地)多项并于 2022 年获批两项市级中试平台,填补医院在科技成果转移转化、产业化方面的"中试"空白;探索医学科技成果转化合作发展新模式,与多家高校、高新技术企业、研究院等建立战略合作伙伴关系,共同构建良好的医学科技成果转化生态。

3. 成果转化工作成绩及亮点

2017 年至今,医院成功转化医学科技成果 20 项,转化合同总金额达 4 000 多万元。其中妇产科马丁院士团队聚焦双特异性抗体、溶瘤病毒和干细胞治疗药物等生物技术药物研发,已获得多项专利并成功转化,目前用于 HPV 整合检测的体外诊断试剂盒已于 2022 年正式进入国家药监局创新医疗器械审查绿色通道;心脏大血管外科魏翔教授团队自主设计研发出的新型微创心肌旋切系统为全球首创,目前已完成 100 余例临床试验,有效率达 95%以上,为梗阻性肥厚型心肌病患者的治疗带来新选择,得到国内外专家同行的高度评价。

临床研究中心成立后促成多项重大科技成果转化,其中感染科宁琴教授团队"抗纤维介素蛋白的单克隆抗体及其应用"项目,有望作为靶点促成Ⅰ类新药上市;泌尿外科凌青副教授团队"一种用于获取目标对象硬度参数的装置及方法""人工膀胱项目"成果有望获批Ⅱ类、Ⅲ类医疗器械证书;康复科陈红教授团队"干细胞项目系列专利"成果为细胞治疗产品关键技术,具有国内领先水平,以作价投资方式转化。

(二)华中科技大学同济医学院附属协和医院

1. 取得的成效与经验

(1)医院科技成果总体情况

近3年,医院作为第一完成单位共获得各级科技奖励68项,其中荣获第二届全国创新争先奖章1项、奖状1项,荣获何梁何利基金会科学与技术进步奖1项,荣获吴阶平医药创新奖1项,荣获教育部科技奖励3项,荣获中华医学科技奖10项(其中一等奖2项、青年科技奖3项),荣获华夏医学科技奖4项(其中一等奖1项),荣获中国发明协会发明创业奖2项(一等奖2项),荣获中国医院协会医院科技创新奖4项(其中一等奖1项),荣获湖北省科学技术奖24项(其中特等奖1项、一等奖13项)。截至2023年5月30日,医院拥有专利总数量6 462件,授权专利数4 684件,当年计算机软件著作权136项。

(2)在成果转化方面取得成效和工作经验

工作成效包括规章制度体系建设及执行情况(如科技成果转化管理机构、审批流程、奖励机制、尽职调查程序和考核评价体系等)、项目运作流程、科技成果转化年度报告制度建设情况等。

医院始终聚焦知识产权高质量创造与高效益运用,积极探索机制创新。不断加强顶层设计和统筹规划,优化知识产权管理与成果转化体制机制,健全科技成果转化政策体系,不断推进专兼结合的高水平专业化技术转移队伍建设。

加强顶层设计,强化协同机制。2021年3月,医院出台《华中科技大学同济医学院附属协和医院科技成果转化管理办法》,医院党委常委会、院长办公会负责对重大科技成果转化项目进行决策,并根据科技成果转化的方式和金额授权科研处对一般科技成果转化项目进行决策。

科技成果转化政策体系逐步完善。不断梳理完善知识产权管理与成果转化相关制度,形成办法管宏观、细则指导具体实施的政策体系。已颁布《华中科技大学同济医学院附属协和医院科技成果转化管理办法》,意向完成科技成果许可、转让以及作价投资三个细则文件的印发。同时,为提供条件保障,正根据学校的要求在制订《华中科技大学同济医学院附属协和医院科技成果转化基金管理细则》,实现服务知识产权管理与成果转化工作高质量发展。

创新机制,促进高质量知识产权创造。通过探索专利申请前评估机制、实施知识产权特派员机制、高价值专利培育机制等专利质量提升举措,医院知识产权创造水平不断提高,知识产权产出质量稳步提升。医院近五年年专利申请量均突破1 500件,整体呈上升趋势,创新持续活跃。

专兼结合,建设专业化技术转移队伍。以各科室专业技术人员筹建技术专家库,依托学校技术转移中心、专利中心、湖北省技术交易所等筹建院内知识产权专家库、技术转移专家库、法律专家库,通过第三方评估机构引进校外产业专家、法律专家、金融专家、知识产权专家,多渠道建立形成高水平、专业化的科技成果评价人才库。目前拿到省级成果转移转化经纪人证书的学员15人(其中高级经纪人1人、中级经纪人7人、初级经纪人7人)。

开展运营专项行动,促进科技成果高水平转化。通过开展创新实力洞察、供需精准对接、生态氛围营造等专项行动,主动对接市场需求,深入挖掘重点学科领域科技成果,加速成果与需求对接,推动技术转移转化。通过"华中大技术转移"微信公众号推送成果 20 多项,促成 10 余项成果对接。2022 全年完成专利转化 34 项,合同经费 3 130.53 万元、到账经费 697.73 万元,其中 500 万以上 1 个,1 000 万以上 1 个。经费总量和重大项目数均较往年实现增长。

2. 问题与建议

在开展成果转化过程中面临的问题和障碍以及相关政策建议。

(1)推广科技成果赋权改革经验。随着科技成果赋权改革 3 年试点期的临近,建议梳理全国范围内成功的科技成果赋权改革试点经验做法并进行推广,将华中科技大学纳入试点实施范围。解除政策束缚,最大程度释放活力,促进科技成果转化通道更加畅通、科教资源配置机制更加优化、创新创业创造活力充分释放,实现服务经济社会高质量发展。

(2)科技成果转化相关政策协同与落实。目前,科技成果转化政策发布多,落实和咨询体系亟待完善。政府部门间科技成果转化相关政策法规衔接不够,现有科技成果转化政策落实不到位,大多顶层文件主要提供宏观的方向,在落实细节上缺乏微观的实施指导,导致在基层落地困难。

(3)科技成果转化激励机制有待进一步健全。科技成果转化需各方合力促成,转化过程中需要具备科技、管理、法律、财务和市场等知识和服务能力的专业化人才队伍。目前,对于科技成果完成人的激励已经落实到位,但对于承担科技成果转化的技术转移机构的管理服务人员的激励机制还欠缺。

(4)重大重点项目的组织转化工作仍需加强。以转化为导向的国家科技项目成果评价改革需要持续深化和落地。重大重点项目的知识产权保护和运用工作需要进一步健全工作体系,完善工作制度,加强服务保障,将知识产权保护工作融入科技创新全链条和科研管理全过程,积极推动重大重点项目科研成果的转化和落地。

(5)作价投资方式成果转化的股权处置与企业经营发展要求有距离。一方面,科技成果转化衍生的科技型初创企业要求对技术更新、融资需求和市场变化有快速的决策响应,学校持股(国有参股)在一定程度上会影响企业发展效率,且退出过程较长。另一方面,对成果团队奖励的股权,从企业发展角度更愿意以有限合伙企业(持股平台)的形式体现,但股权奖励只能直接奖励给完成人团队成员才能适用递延纳税政策,完成人团队以持股平台承接奖励股权存在障碍。

(6)重视并落实对技术转移机构建设工作的支持。进一步明确专业化技术转移机构建设要求,考核认定工作要以书面汇报和现场调研相结合。目前高校技术转移机构往往是挂靠在科研管理部门,专业化技术转移机构建设在政策、人才、资金、场地等方面缺乏有效支撑和保障。建议国家部委、省市部门对技术转移机构平台建设形成有效考核机制,要有明确绩效指标要求,并根据考核情况配备相应资源支持。

八、中山大学医学模式

(一)中山大学肿瘤防治中心

中山大学肿瘤防治中心以"四个面向"为指导思想,围绕华南高发肿瘤防诊治临床需求,开展精准诊疗策略及其理论基础和关键技术研究,持续推进科技成果转化市场化机制与模式,提升医护人员知识产权保护与运用转化意识,着力打造"基础 - 临床 - 转化创新"全链条,实现关键技术转化,实现多项重磅医学科技成果转化落地,服务国家人民生命健康。医院在成果转化方面做出的探索与实践如下:

1. 建立完善的成果转化制度体系和多部门协同推进的合作机制

中山大学肿瘤防治中心把科技成果转化和服务创新驱动战略、立德树人紧密结合起来,从思想认识、制度保障、政策引导、专利运营、高质量专利育成、知识产权的宣贯与人才培养等多渠道、多层次开展工作,提升专利质量,促进科技成果转化。为了加强制度顶层设计,修订了《中山大学肿瘤防治中心科技成果转移转化实施办法》,落实"质量优先、转化导向"指导的思想,建立院领导班子集体决策制度,形成科教处、审计处、财务处,纪委监察等部门协同推进科技成果转化的合作机制。

2. 委托大学知识产权服务公司提供专业化市场化服务,实现让专业人做专业事

为了建立既符合公立医院特点,又适应市场化需求的成果转化体制机制,中心采用"中山大学模式",以协议的方式委托广州中大知识产权服务公司提供科技成果转化运营服务。该公司作为医院科技成果转化平台,提供专利导航、分析评议、成果挖掘、项目对接、方案制定、商务谈判、财税咨询等服务,为医院提供市场化、专业化服务的全链条、全方位、高效率的科技成果转化管理服务。

在收益分配和激励机制上,医院从知识产权公司促成的成果转化收益中按照净收入8%的比例支付委托费用于公司运营和技术经理人的绩效激励,以此建立了科学有效的激励机制,充分调动了公司和技术经理人开展转化工作的积极性。目前公司已建立起一支包含技术、知识产权、商务、法务等各方面专业人才的12人的知识产权管理队伍,深入医院临床科室提供专业和市场化全流程转化服务,一方面破解了医院科研管理部门人员不足的难题;另一方面,避免了科研人员对第三方转化平台不信任的弊端。

此外,知识产权公司与医院科教处形成协同工作机制,建立了联席会议、日常工作报告、定期学习、工作人员派驻、项目专员跟进、监督管理以及绩效考核等工作制度,各方加强沟通协调,形成工作合力,深度走访和挖掘具有前景的医学科技成果,共同解决科技成果转化工作中存在的困难和问题。

3. 充分发挥成果转化收益分配的激励作用,激发科研人员开展创新

充分发挥成果转化收益分配的激励作用,采用7:2:1的转化收益分配模式,即70%用于奖励成果完成人,激发创新主体的积极性;20%立为横向课题经费用于支持完成人团队开展续研预研;10%作为医院收益,主要用于支持与知识产权与成果转化工作相关的支出,医院将收益的8%以委托费形式支付知识产权公司,既不动到科研人员的"奶酪",又能使公司有积极性"做多得多",技术经理人收获与工作成效相匹配的绩效激励而对工作充满热情,从而有效地提升了科技成果转化的效率。

4. 积极开展高质量专利创造和高价值专利培育工作

关口前移,将知识产权服务贯穿于国家重大项目、国家重大平台的全过程,积极开展高质量专利创造和高价值专利培育工作。

一是面向华南恶性肿瘤全国重点实验室开展高质量专利培育工程。在省知识产权部门的专项支持下,在国家重点实验室建设华南恶性肿瘤高价值专利培育中心,围绕华南恶性肿瘤精准诊疗策略及其理论基础和关键技术研究，完成肿瘤靶向高精度 PET 分子探针技术专利分析检索工作和专利布局，申请高质量国内专利申请 20 余件，PCT 专利 10 余件，形成高价值专利组合，于 2022 年以作价入股的方式落地转化。

二是通过招标高质量的专利代理机构，组建专业知识产权服务团队，对部分国家重点研发计划、国家重大科技专项等重大科研项目探索开展全过程知识产权服务，提供专利检索、分析评议、价值分析、精准对接等定制化、全过程知识产权服务，有效推动具有显示度的大成果转化落地。针对重大重点科研项目开展"一对一"高价值专利培育、导航、布局等精准服务，实现对项目申报、立项和结题的知识产权全过程管理。

5. 工作成效

近五年，医院专利申请量与授权量呈倍增趋势，2022 年度，专利授权量（含发明与实用新型）相对 2021 年分别增长 30.8% 和 120%。2022 年转化项目数 10 项，转化总金额 5.32 亿元，超过"十三五"期间总和。转化成果包含创新药物、放疗辅助器械、筛查诊断试剂盒、辅助诊断人工智能软件等，其中，徐瑞华教授团队完成了"一种细菌在制备免疫检查点抑制剂的增效剂中的应用等三项专利申请权实施许可"项目，该项目里程碑合同金额 5.0 亿元＋5% 净销售额提成。团队从肠道菌群中筛选鉴定出一株新的细菌 RX-af01，可通过重塑肿瘤免疫微环境增强抗肿瘤免疫，发挥增效免疫检查点抑制剂的作用，作为免疫治疗增敏剂应用于临床，有望解决如今免疫检查点抑制剂有效率低的问题，为免疫检查点抑制剂难治性肿瘤患者提供新的治疗方案。

（二）中山大学中山眼科中心

1. 成果转化管理服务机构及服务人员情况

中山大学中山眼科中心是国家卫生健康委属委管唯一的眼科专科医院，在中国眼科专科声誉排名一直第一（连续 12 年）、中国眼科科技影响力排名也一直第一（连续 9 年），是眼科学国家重点实验室依托单位。曾获 11 项国家科学技术奖，承担了国自然创新群体、973 计划、国家重点研发计划、国自然重点项目等一批国家任务，产出了有世界影响的工作，在全球眼病防治中做出了历史性贡献，例如：实现人类晶状体再生，解决了婴幼儿白内障术后晶状体缺失的世界难题；发现我国青少年近视眼严峻形势，得到习近平总书记关注并批示"共同呵护好孩子的眼睛"；发现户外活动有效防控近视并被全球应用；提出青光眼危险人群不需常规激光治疗，改变了传统预防模式；眼病诊疗的人工智能技术走在世界前列；自主研发并转化了我国首个眼科一类化学新药（合同金额 13.8 亿元）。

中山大学中山眼科中心科技处全面负责科技管理各项工作，包括学科规划与建设、科技项目、成果奖励、知识产权、成果转化、实验室等管理工作。没有设立专门的成果转化管理服务机构，科技处共有 6 名职工，有 3 名人员兼从事科技成果转化服务工作。

2. 成果转化管理工作方式及模式

中山大学中山眼科中心科技成果工作目前处于科技人员自发转化阶段，行政组织与干预的较少。科技处将科技成果转化办法、流程向全院职工公开，受理科技人员转化意向后进行审核，同时委托广州中大知识产权服务有限公司开展具体转化业务工作：提供科技成果转化中的专业性和市场性的服务工作，掌握科技成果动态，了解和收集行业企业的技术成果需求，开展就中山大学中山眼科中心（甲方）和市场之间的精准对接，为甲方与技术需求方的科技成果转让、许可、作价投资和其他合作事宜提供全程协助，更具体包括：技术商业方向咨询、技术路线参考、成果宣传推广、技术供需匹配、商务谈判、投资方案策划、尽职调查、风险评估、法律咨询等，直至转化项目签订《技术转让（许可、合作）协议》及后续服务跟踪（专利变更、技术合同备案等）。按净收入支付一定比例的服务费。

3. 成果转化工作成绩及亮点

中山眼科中心近几年来共有 17 项科技成果成功转化，合同金额近 21 亿元，以申请专利、授权专利、软著形式进行转让（两项为专利许可），有药物、设备、医疗新技术等。主要亮点有两个国家一类新药的研发与转化：①治疗白内障的化学新药：针对白内障缺少药物治疗的困境，研究发现胆固醇代谢的中间产物羊毛甾醇是维持晶状体上皮细胞稳态的重要物质，其缺失会导致晶状体蛋白异常聚集和晶状体混浊。因此，将羊毛甾醇与水杨酸结合，研制出具有自主知识产权的羊毛甾醇前药分子，制成滴眼液，化合物进入眼内可以分解为羊毛甾醇和水杨酸，抑制晶状体蛋白异常聚集。该化合物获得 20 个国家化合物发明专利授权，相关专利技术成果已成功转让（合同总金额 13.8 亿元）并获国家临床试验批文。②治疗青光眼的化学新药：ROCK 蛋白激酶抑制剂可用于治疗青光眼，但眼表副作用大。因此，将其改构，研发首个 ROCK 蛋白激酶抑制剂前药化合物异喹啉酮衍生物，在眼内才分解为蛋白激酶有效成分，在保证有效性的同时降低副作用，用于治疗青光眼的高眼压。该衍生物已申报化合物国际发明专利，同时也申报晶型国际发明专利。相关专利技术成果已成功转让（合同总金额为 2.75 亿元）。

眼科影像技术医理工交叉融合研究与转化：从临床瓶颈和国家战略出发，全方位推进，研发了国际首台人眼全视场光学相干断层扫描系统，实现不同空间眼组织超微尺度活细胞结构及功能影像获取；开发了悬臂手持式光学相干断层扫描仪填补国内婴幼儿眼病筛诊三维高清成像技术空白；创新集成了眼科多模态成像平台，为眼组织结构及功能改变提供了多层次立体解析的技术保障，推动了我国眼科影像技术从单模态向多模态突破。系列自主研发眼科影像技术装备均完成落地转化，推动了我国眼科影像"卡脖子"技术和新开赛道领域的发展。转化合同总金额 3.75 亿元。

（三）中山大学孙逸仙纪念医院

1. 管理举措

（1）体制机制

第一，2020 年新修订《中山大学孙逸仙纪念医院科技成果转化实施办法》理顺科技成果转化工作，制定相关工作流程。其中规定，为促进医院科技成果转化，鼓励科技成果完成人，科技成果转化净收入不低于 70% 的部分将分配给成果完成人。第二，改革科研激励机制，设立"逸仙医学科技奖"，围绕"四个面向"，分别设置医学创新理论奖、医学成果转化奖、医学技术进步奖和重大需求突破奖。在学科评估中，成果转化分值等于甚至可高于国自然项目分值。

（2）项目培育

为培育具有重大应用前景的科技成果，组织推动医院科技成果转化，自 2020 年起设立了医学人工智能重点培育专项和逸仙医工融合培育项目，至今共支持了 38 个项目，已投入560 万元经费，为医院培育和储备了一批转化项目，逐步成为医院高水平成果蓄水池。

（3）培训宣讲

为提升师生员工对成果转化的认识和积极性，医院科研部深入医院全部专科，总共开展了 44 场成果转化宣讲和答疑，内容包括解读成果转化的国家政策和医院政策，成果转化的流程,展示医院成功转化的案例等等,培训宣讲取得了较好的反响,并挖掘101项待转化成果。

（4）转化部门

第一,成立医工融合中心,包括医疗器械研发部、生物材料与3D打印部两个部门,重点开展数字孪生技术研究、类器官研发、人工器官及3D植入研发、智慧医疗器械研发、手术机器人研发、创新孵化转化、生物医学创新、生物技术转化共享。第二,成立成果转化办公室,医院在2019年正式成立成果转化办公室,专职人员负责研究制定实施知识产权战略和成果转化制度,知识产权的申报、维护、管理等,科技成果评估、转移、转化等服务。第三,与成果转化服务机构合作,包括与广州中大知识产权服务有限公司合作,公司负责指导成果转化,推动成果转化合法合规。与专利代理及培训机构合作负责专利代理等服务合作。

2. 建设成效

近五年,医院专利申请量与授权量呈倍增趋势,专利授权量从2018年的15件,逐年增加,2020年突破100项,2021年突破200项,2022年授权专利达234项。根据中国医学创新联盟（CMIA）等共同推出的《中国医院创新转化排行榜》,医院综合排名国内第41、省内第3,其中PCT国际专利申请量喜获全国第6、省内第1的佳绩,发明专利申请量排名省内第4、授权量排名省内第5,专利转化量排名省内第4。成果转化也取得较大突破,2021年以来已实现20项成果转化,合同总金额近5 000万元。在抗疫紧急科技攻关中,江山平教授在全球首次提出磷酸氯喹治疗新型冠状病毒感染,治疗方案惠及全球,入选国家新冠治疗第六至八版指南,低分子肝素抗凝治疗方案纳入第九版指南;林天歆教授研发的基于胸部CT的新型冠状病毒感染快速辅助诊断,在全球8个国家和地区广泛应用。

九、山东大学齐鲁医院模式

（一）成果转化管理服务机构及服务人员情况

1. 齐鲁医院成果转化行政管理部门

齐鲁医院在科研处内设成果管理与技术转化科,作为专职责任部门,整体负责医院科技成果转化工作的实施,具体办理技术转让和许可、技术合同审核、技术转移认定及相关法律事务等业务。同时,齐鲁医院实行科研大部制一体化管理和服务体系,统筹管理基础医学研究中心、实验动物中心、生物样本资源库、临床流行病学研究室、临床试验机构办公室、Ⅰ期药物临床试验中心等产学研平台,协同服务保障医院创新研发与成果转化。

2. 齐鲁医院科技创新转化中心

齐鲁医院充分发挥山东大学"一校三地"、齐鲁医院"一院多区"的优势,整合山东大学国家大学科技园、山东大学苏州研究院等创新要素,成立科技创新转化中心,作为医院成果转化的窗口,配合科研处成果管理与技术转化科一体化推动医院科技成果转化,向外对接政府、企业、园区、资本等资源,向内对接医院、临床医生和研发团队等,提供项目咨询与对接等技术转移服务。

3. 齐鲁医院成果转化服务人员

齐鲁医院成果转化服务团队现有全职员工6人,其中3人具有高级专业技术职务、5人具有博士学位,均参加过技术经纪人/技术经理人等相关工作培训,具备高级技术经理人、高级科技咨询师、专利代理人等资质,专业化程度高、资质齐全、经验丰富。同时,团队配备了兼职专利工程师、项目专员等3人,协助院内知识产权工作。

4. 齐鲁医院科室成果转化联络员团队

召集组织院内对成果转化有热情的青年医务人员作为科室成果转化联络员,成为科室与成果转化部门间的桥梁纽带,协助成果转化工作的推进。成立成果转化青年俱乐部,搭建分享经验、交流心得的交流平台,定期发布院内外成果转化技能培训等资源,辅导掌握知识产权和成果转化相关理论和技能,打造医院技术经理人的后备力量。

(二) 成果转化管理工作方式及模式

山东大学齐鲁医院实施创新驱动发展战略,构建了具有齐鲁医学特色的、"六位一体"知识产权运营与转化服务体系,详见图 2-3-11,加强科技成果的"高质量创造、高效益运用、高标准保护、高水平管理",促进医院科技成果高效率转化。

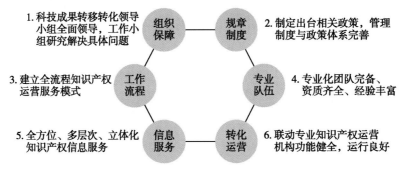

图 2-3-11 山东大学齐鲁医院成果转化工作体系

1. 建立医院成果转化管理工作机制

为高效有序推进医院成果转化工作,齐鲁医院成立科技成果转移转化工作领导小组作为成果转化的领导机构,统筹协调医院科技成果转移转化工作,明确职能和责任划分。组建科技成果转移转化工作小组,由科研处、国有资产管理处、计划财务处等相关部门组成,负责研究和解决科技成果转移转化工作中遇到的具体问题,促进科技成果转移转化工作高质量发展。

医院科研处作为领导小组和工作小组的办事机构,牵头负责科技成果转化工作的实施。对于特别重大的科技成果转化事宜,采取"一事一议"的方式,经科技成果转移转化工作领导小组研究后,报请医院院务会决定。

2. 制定并完善医院成果转化工作制度与政策体系

为营造符合科技创新规律的成果转化生态,山东大学齐鲁医院结合医院创新基础和自身成果转化工作实际,在山东大学成果转化政策体系基础上制定了《山东大学齐鲁医院科技成果转移转化工作管理办法》,明确了成果评估、转化奖励、异议处理、组织保障等各项内容。支持采取转让、许可、作价投资等方式进行职务科技成果转化,鼓励以许可方式实施转化,并将转化净收益的 75%~80% 奖励给成果完成人;理顺了医院成果转化流程,从决策到分配,全部流程化、透明化,提高了成果转化效率,详见图 2-3-12,为稳步推进科技成果转化工作提供规范化的制度和流程保障。

3. 建立全流程知识产权运营服务模式

联动山东大学高校国家知识产权信息服务中心、第三方技术转移服务机构,形成全流程的知识产权运营服务模式,覆盖专利"申请 - 专利授权登记 - 专利入库管理 - 专利转化"等

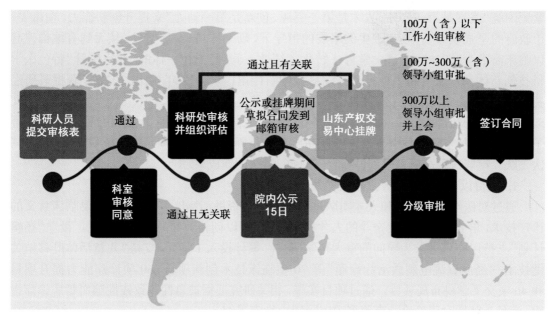

图 2-3-12 山东大学齐鲁医院成果转化流程

环节。聚焦知识产权转移转化，举办科研门诊（专利辅导门诊），由专业知识产权团队全程跟进知识产权工作，从源头把控质量，并注重高价值专利群培育服务；针对科室需求，组织定制化的知识产权培训，开展知识产权素养教育，推动科研成果知识产权化、知识产权成果化；嵌入科研团队，提供知识产权信息查新查引、高价值专利重点孵育等服务，全面服务人才和重大科研项目。

4. 组建资质齐全、经验丰富的专业化服务团队

为强化成果转化服务能力，齐鲁医院组建了一支由科管人员、专利代理师、技术经纪人、科技咨询师、律师等组成的专业化成果转化服务团队，全员参加过技术经纪人／技术经理人等相关工作培训，专业化程度高、资质齐全、经验丰富，由成果管理人员"单兵作战"提升为多方协作推进。

（三）成果转化工作成绩及亮点

齐鲁医院将成果转化工作纳入《山东大学齐鲁医院"十四五"事业发展规划》，重点推进"科技成果转化行动计划"，迈出了从政策鼓励到行动落实的扎实步伐。组建了专业化的成果转化机构和团队——"齐鲁医院科技成果转化中心"，由成果管理人员"单兵作战"提升为多方协作的团队推进。同时，医院专利群氛围逐步增强，科技成果转化方式也全面拓展，从原本单纯的"专利权转让"拓展到"专利许可""作价投资""技术秘密转让""普通技术转让"等多种形式，完成"艾地苯醌分子药理机制及新剂型研究"等一批成果转化，成果转化之路越走越宽阔。

十、北京市属医院模式

（一）北京市医院管理中心

北京市医管中心坚持以人民为中心，坚持"抓创新就是抓发展，谋创新就是谋未来"，紧紧围绕"发展是第一要务、人才是第一资源、创新是第一动力"来提升创新能力，在市委、市政府的坚强领导下，在市卫生健康委的指导下，砺戈秣马、踔厉奋发，从无到有地构建起以临床需求为导向的"项目＋学科＋转化＋绩效＋管理"五位一体的"北京医管"特色医学科技创新体系。从少到多地推动医院科技创新产出，与2012年相比，2022年获批科研经费11.7亿元，增长接近4倍；获批国家自然科学基金项目377项，增长81%；发表SCI论文5 296篇，增长超过4倍，其中高水平期刊占比64%（JCR Q1＋Q2区）；授权专利1 721项，翻了20余倍。从量到质地引导医院开展高质量科技创新，奋力实现了全系统科技创新的"三次飞跃"，赋能医院高质量发展，取得了丰硕的科技创新成果。

1. 坚持以项目为载体开展创新实践

通过对医学科技创新和人才团队进行持续项目资助，产出了一批具有重要临床意义的诊疗技术，培养了一支接续奋斗的人才梯队，形成了以创新为导向的科研文化。设立"扬帆计划"支持以临床需求为导向的重大科学研究。累计投入1亿元，支持"儿童活体肝移植关键技术""经颅直流电刺激治疗癫痫"等70项临床技术创新项目、60项诊疗能力提升项目和40项交叉学科布局项目。通过项目实施，相关研究证据被急性非致残性脑血管病诊疗指南、痴呆与认知障碍诊治指南等多项国际国内指南采纳。

天坛医院王拥军团队CHANCE（氯吡格雷用于急性非致残性脑血管事件高危人群的疗效）系列研究多次发表在《新英格兰医学杂志》等高水平期刊，以最高级别推荐改写国际指南，获国家科学技术进步奖二等奖；积水潭医院田伟团队骨科手术机器人研发作为标志性成果参加国家"十二五"科技创新成就展，获得国家科学技术进步奖二等奖；安贞医院马长生团队建立中国首个心血管大数据研究平台，应用大数据为提高心血管疾病防治水平制定指导性意见和决策建议，提高心血管疾病医疗科研及诊疗水平，惠及广大心血管疾病患者；天坛医院张建国团队国产迷走神经电刺激治疗癫痫的研究开发成功打破了长期以来脑起搏器生产被国外垄断的局面，使我国成为全球第二个掌握脑起搏器核心技术的国家。

设立"培育计划"全面提升中青年学科骨干科研能力。采用局级立项医院资助的创新方式，为45岁以下中青年学科骨干搭建科研培育平台，已累计支持超过900项，投入9 000余万元，62%的前六批次获批人员在课题执行期间获得了晋升。后续获批各类省部级以上项目将近300项、总经费接近9 000万元，起到了良好的项目储备作用。

设立"使命、登峰、青苗"计划和"青年职工梦工场"搭建全年龄段人才培养体系。以"使命、登峰、青苗"人才培养计划和"青年职工梦工场"为抓手，发挥领军人才对中青年骨干的传帮带作用，加速骨干人才队伍培养，打造基础扎实、勇于创新的青年人才团队，激活市属医院内生动力，累计投入超过2亿元，产出一批以两院院士为代表的高层次人才。

2. 坚持以学科为单元谋划创新发展

学科是医院开展医、教、研活动的基本单元。北京市医管中心在学科建设专项规划中进行统筹布局，形成梯次的学科发展体系，分类施策、协同发力。

推动重点学科占领制高点。资助三级以下特色专业，投入1.8亿元支持"脊柱外科""鼻过敏反应""原发性开角型青光眼"等60项优势专业，取得一系列国家级学科建设成果，"脑起搏器关键技术、系统与临床应用"获国家科学技术进步奖一等奖，"智能骨科手术体系建立及临床应用""高危非致残性脑血管病及其防控关键技术与应用"等10项成果获国家科学技术进步奖二等奖，鼻过敏（变态）反应学等专业获批国家卫生健康委临床重点专科建设项目。推进省部级以上学科发展平台建设，市属医院拥有国家医学中心 6 家，国家临床医学研究中心 6 家，国家工程技术研究中心 1 家，国家工程实验室 1 家，教育部国家重点学科 12 个，教育部重点实验室 7 个，教育部工程研究中心 3 个，国家卫生健康委临床重点专科建设项目 84 项，国家中医药管理局重点学科 14 个，国家中医药管理局重点专科 24 个，北京市重点实验室 45 个，北京市工程中心 12 个。

有序推进学科协同发展。以优势学科为引领，推进儿科、消化内科 2 个学科协同发展中心试点，带动全系统儿科、消化学科科研联合攻关、人才联合培养、诊疗能力整体提升。实现了儿科紧密型医联体规划通、品牌通、人员通等"六通"，消化学科全国百强单位由 5 家增长到 7 家。

加快步伐建设潜力学科。通过第三方学科评估梳理市属医院潜力学科，通过两个批次精准支持"感染性疾病重症医学""定量影像学""甲状腺疾病"等 60 项重点培育专业，不断推动市属医院潜力学科发展壮大。

精准支持重点扶持专业。围绕全系统整体安排，采取定向扶持和定向择优相结合的方式，在市属医院建立学科帮扶机制，在康复医学、老年医学、临床流行病学等领域布局，补足全系统短板。

3. 坚持以转化为目标实现创新应用

习近平总书记强调，科技成果只有同国家需要、人民要求、市场需求相结合，完成从科学研究、实验开发、推广应用的三级跳，才能真正实现创新价值、实现创新驱动发展。

规范医院转移转化程序。出台促进市属医院科技成果转移转化的指导性意见，将科技成果转移转化及奖励分配纳入医院决策程序。中心设立"技术合同登记处"，面向市属医院开展技术合同登记和转化咨询，各医院设立"技术转移办公室"，开展知识产权管理、机构对接、技术经纪人培养等工作。

构建医、研、企协同发展生态。建立以转化为导向的院企供需对接、合作研发机制，推动市属医院与高新技术企业共建联合研发平台（实验室）、共同开展新品种开发，通过与专业知识产权服务机构合作、在中关村知识产权保护中心备案等方式加速高价值专利的知识产权保护。

组建专兼职成果转化人才队伍。外部引进具有金融投资和产业背景的专职成果转化人员，内部培养技术经纪人和知识产权专员，鼓励管理人员申报北京市技术经纪专业职称。通过举办科创训练营、科技创新大赛等方式提升成果转化能力。

2012 年以来授权专利 3 800 余项，年均增长 44%；签约成果转化 328 项，合同成交额 7.7 亿元，环比增长 52%，涌现出骨科手术机器人、十微米级人体耳鼻喉 CT、脑起搏器、银丹解毒颗粒等一批重磅成果，有力促进了医学技术的进步。2016 年荣获"十二五"13 项重大标志性科技成果之一，"基于影像导航和机器人技术的智能骨科手术体系建立及临床应用"获得 2015 年度国家科学技术进步奖二等奖。全球首个具有变频刺激功能的脑起搏器打破长期以来脑起搏器生产被国外垄断的局面，使我国成为全球第二个掌握脑起搏器核心技术的国家。针对新型冠状病毒感染的中药制剂仅用时 14 个月就完成研发转化全过程，再次书写了"中医药传承精华、守正创新的生动实践"。

4. 坚持以绩效为引领激发创新活力

不断优化科教绩效考核体系。把握学科发展规律，综合考虑综合医院和专科医院的区别以及不同医院的发展阶段,十年间分阶段地将科教权重增加到20%,科学评价发展总量和发展速度,引入第三方科技影响力排名作为个性化指标,同时设定科研学风、实验室生物安全等负性指标。

设置科技创新专项绩效考核。建立科技创新指数评价体系,通过创新资源指数、人才发展指数、学术贡献指数、发展活力指数、产业支撑指数等指标,科学评价学科建设、临床研究及人才发展质量。同时设置科技创新重大措施评选,市属医院共开展197项重大举措,涵盖项目管理、科技投入、人才培养等6方面。

5. 坚持以管理为保障营造创新氛围

落实党管人才主体责任。成立人才工作领导小组和科技创新领导小组,强化统筹协调职能,形成"主要领导亲自抓,分管领导具体抓,职能处室主动抓"的工作格局。推动市属医院落实主要负责同志分管科技创新,建立中心、医院领导联系服务专家制度。

为科研人员"松绑减负"。实行科研项目负责人负责制,赋予技术路线决定权等有关权利。落实横向经费使用自主权,单位依法依规制定的横向经费管理办法可作为审计检查依据。

营造良好的创新氛围,在全国率先以大赛的形式推动科技创新。2016年以来,分别以"临床研究""学术英文""医工结合和成果转化""医学人工智能""医展宏图、青创未来"为主题,连续举办五届科技创新大赛,着力厚植创新沃土、培育创新文化。

加强作风学风与科研诚信建设。出台关于端正科研作风规范科研行为的规范性文件,组织市属医院开展科研诚信自查,完善对科研失信行为的预防、调查、处理机制,构筑诚实守信的科技创新环境。

北京市医管中心坚守服务国家战略和北京城市功能定位不改;坚守以人民为中心的发展思想,面向人民生命健康初心不改;坚守新技术、新产品塑造新服务、新品牌,科技创新支撑医院高质量发展信念不改,开创了市属医院科技创新的新格局。

十年征程高歌猛进,同心同行再谱华章。未来,北京市医管中心将以习近平新时代中国特色社会主义思想为指导,深入学习贯彻党的二十大和党的二十届一中全会精神,贯彻落实北京市十三次党代会精神,坚持科技是第一生产力、人才是第一资源、创新是第一动力,深入实施科教兴国战略、人才强国战略、创新驱动发展战略,带领市属医院发挥创新主体作用,以高质量科技创新赋能市属医院高质量发展,为把市属医院建设成为适应首都城市战略定位、满足人民群众健康需求的研究型创新型医院而不懈奋斗。

（二）首都医科大学宣武医院

自成果转化三部曲颁布实施以来,为了打通科技成果转化最后一公里及堵点问题,从国家层面、地方政府层面、行业层面相继颁布实施了多项科技成果转化相关的政策和管理制度。目的是响应党中央建设创新型国家的战略,促进科技成果转化落地,形成现实的生产力,助力国家经济的发展。首都医科大学宣武医院积极响应各级政府和上级主管单位的号召积极推动医院的科技成果转化工作,取得了一些成绩,也存在一些不足。现结合本单位的成果转化实施情况及实践过程中遇到的问题总结如下。

1. 转化政策及制度体系建设

2016年医院制定了科技成果转化管理办法,为了更好地贯彻北京市相关转化政策、法规和条例,2022年医院根据2019年《北京市促进科技成果转化条例》及《关于打通高校院所、医疗卫生机构科技成果在京转化堵点若干措施》(京卫科教〔2022〕3号),本着深化体制机制改革打通成果落地转化最后一公里的目的,对首都医科大学宣武医院科技成果转化相关管理办法重新进行了梳理和修订。建立了日趋完善的成果转化管理政策体系,包括《首都医科大学宣武医院科技成果转化管理规定》(以下简称"转化管理规定")《首都医科大学宣武医院知识产权管理制度》《首都医科大学职务成果披露实施办法》《首都医科大学科技成果转化勤勉尽责实施办法》《首都医科大学宣武医院联合实验室管理办法》《首都医科大学宣武医院技术合同管理办法》《首都医科大学宣武医院成果转化流程》《支持和鼓励科研专业技术人员创新创业的通知》等。通过转化管理相关办法的不断完善,切实解决了科技成果转得顺不顺及科研人员愿意不愿意转的问题。系列管理制度围绕成果转化中存在的问题进行了规定和阐述。

(1)全面落实主体责任

为加强本单位各部门科技成果转化协同联动,建立了由单位主要院领导人牵头的科技创新或科技成果转化工作机制,成立了院领导为主任的科技成果转化工作委员会,协调院内各部门在成果转化过程中的职责分工,捋顺院内转化流程。工作委员会主任委员由院长及党委书记担任,副主任委员由主管科研副院长担任,委员由临床研究与成果转化相关科室领导、特聘临床与科研专家、院内外资深专家、院聘律师组成。

(2)深化赋权改革

在转化管理规定明确将赋权转化方式作为除转让、许可、作价入股等转化方式的一种重要形式,充分调动科研人员及成果承接企业的转化积极性。

(3)建立勤勉尽责机制

建立了科技成果转化容错机制,在推动科技成果转化过程中,通过技术交易市场挂牌交易、拍卖等方式确定价格的,或者通过协议定价并在本单位或技术交易市场公示拟交易价格的,医院领导在履行勤勉尽责义务、没有牟取非法利益的前提下,免除其在科技成果定价中因科技成果转化后续价值变化产生的决策责任。

(4)完善知识产权管理制度,加强专利挖掘及布局

明确了知识产权的归口管理部门以及知识产权、作品著作权等职务成果的归属问题。重视知识产权的保护、管理和运营,提倡在创造中规范与保护。通过对科研人员的知识产权培训,科研人员知识产权意识不断加强,协助科研人员在课题立项、执行、结题的不同阶段进行专利等知识产权的检索分析、挖掘、布局,避免低水平重复研究造成资源浪费,专利的数量和质量都有所提升。

(5)明确了成果转化的决策、奖励机制和流程问题

转化管理办法明确了不同交易金额科技成果转化流程,还明确了利益分配机制,将成果转化的大部分受益奖励给了成果完成人或者为成果作出贡献的个人,同时明确对于促成转化的第三方中介机构也可以给予一定的中介费。

(6)支持和鼓励科研专业技术人员创新创业

制定了相应管理办法对科研专业技术人员企业兼职、在岗创业、离职创业进行了详细的约定,规范了创新创业的行为,为创新创业提供了明确指导和路径。

2. 加强技术转移机构建设

医院成立了科技成果转化办公室,负责成果转化的全流程管理及技术转移转化服务,负责制定专利、成果转移转化及横向科技合作的管理办法,落实科技成果转化的流程管理、

专利管理、横向课题科技合同管理等工作。主要职责如下。

1）负责成果转化相关政策起草制定与实施。

2）负责专利管理与服务：专利申请、维持、登记及备案；专利相关的咨询、宣传与培训；申请专利资助金、专利报奖及奖励；专利相关纠纷调解及协调处理。

3）负责成果转化科技合同：成果转化科技合同的咨询、审核、签订；成果转化项目全程跟踪管理（审批、公示、合同签订、合同登记、个税备案、奖酬金发放等）；科技成果转让/许可及作价投资入股奖励；成果转化合同相关纠纷的调解及协调处理、负责科技成果转化基金；成果转化基金的申报受理、组织评审及立项；基金资助项目跟踪管理与成果转移转化服务。

4）负责专利等科技成果市场推广：负责科技成果收集、分析及评估；负责与成果转化相关的培训、推介会、路演、创新大赛、企业对接等；负责受让方企业尽职调研；负责转化案例的宣传。

5）负责科技成果转化报告编制及提交。

6）负责成果转化委员会委员相关会议的联络协调。

3. 成立了技术转移平台公司——北京宣武医院医学科技有限公司

北京宣武医院医学科技有限公司成立于 2017 年 4 月 27 日，是宣武医院及老年中心独资的科技成果转化专业化机构，以市场化运作方式搭建科技成果孵化及转化的必要平台，承接宣武医院及老年中心的科技成果转化相关工作。其职能定位是代表医院出资入股成立项目公司、自主孵化平台、防火墙。上级主管部门为医院科研处，详见图 2-3-13。

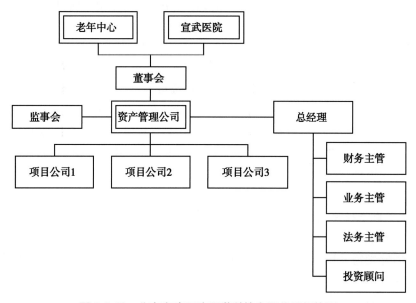

图 2-3-13   北京宣武医院医学科技有限公司架构图

公司运营模式分为两种：第一，资产管理公司。国有独资公司接受老年中心和宣武医院的指导和委派，开展对外合作，服务于老年中心和宣武医院的科技成果转化。第二，项目子公司。在项目公司中引入投资机构或合作企业以注入资金，母公司以无形资产注入，在项目公司层面实现混合所有制。

4. 加强科技成果转化人才培养，建设技术转移专家库

技术转移办公室每年组织参加科技成转化相关知识培训，提高了队伍的服务能力，多人获得技术经理人证书。此外，广泛与技术转移中介机构、投融资机构、孵化基地、科技园孵化器、知识产权代理机构等建立联系，将相关技术转移专家纳入专家库，发挥外脑的作用，共同推动医院的成果转化工作。

5. 产、学、研协同创新屡见成效

通过建立联合实验室、技术创新联盟等方式，广泛开展医、研、企协同创新，发挥创新主体的各自优势共同解决成果成熟度的问题，进行概念验证和成熟度的提高，提升转化的成功率。

本单位鼓励科研人员和企业联合进行课题申报，立项时针对市场需求患者需求开展科研立项，提高未来成果的转化率。目前医院通过产、学、研合作建立联合实验室、共同申请科研项目、共同建立工程中心等方式开展科研攻关，完成了包括神经外科机器人、脑认知训练数字疗法、颅脑血管疾病智能诊断系统、干细胞治疗帕金森病等重大科技成果，并得到转化实施。

6. 科技成果转化存在重点难点问题及思考

（1）科技成果转化服务机构及技术经理人队伍服务能力尚需提高

目前各个科研院所及研究机构都建立了科技成果转换办公室及技术经理人队伍，但是由于起步较晚，技术转移从业人员服务能力及专业素养无法满足科研人员的需求，服务能力急需提高。通过多次的培训、国内外技术转移机构的交流，不断弥补本单位技术转移机构在转移服务能力方面的差距，需要技术转移从业人员通过积极学习，他山之石可以攻玉，将国际国内先进经验和做法为我所用。

（2）如何跨越死亡谷

相对美国硅谷的孵化器及加速器，国内的孵化和加速器或者投资人更喜欢成熟度比较高的成果。国内很多早期的成果往往由于缺少孵化资金、创业指导及相关资源而胎死腹中。美国硅谷的孵化器除了能为项目提供资金支持，还为创业者提供相关创业指导，聘请有经验的企业家投资人为创业者提供资金和创业指导，嫁接上下游资源，让入选的项目转化成功率增加。美国孵化器的做法值得国内孵化器和投资机构借鉴。

（3）投资人眼里的好项目

创新创业已成为广大科研工作者关注的热点，很多科研人员也跃跃欲试，但是什么样的项目才能获得投资人的青睐？投资人的标准或许能给我们以启示，也是想成功进行创新创业的科研人员值得参考的和自问的。第一，领导人和团队是否有足够的热情和投入，团队成员能力是否互补，是否匹配创业项目的要求；第二，创意：核心技术、商业模式、市场策略、战略规划。第三，利润：资本的天然属性。第四，钱景：项目如何获取利润，什么时候开始获得利润，能够获得多少利润，怎样向风险投资分配利润；第五，前景：项目所处领域的竞争情况、自己的盈利渠道、利润增长速度。

对以上问题的良好思考和回答将对创新创业成功有提前的判断，值得想创业的科研工作者借鉴参考。

（三）首都医科大学附属北京友谊医院

北京友谊医院创新转化办公室（以下简称"转化办"）成立于2017年3月，挂靠在科技

处下,并于 2019 年 2 月 14 日起更名为"成果与转化办公室",以挖掘医院创新潜力,激发创新活力,孵化创新思想,哺育创新人才,推广创新成果为工作职责及服务宗旨。目前,转化办编制数 3 个,全职技术经理人 1 名,兼职管理人员 4 名,其中,取得博士学位 2 人,具备高级职称人才 2 名,取得北京市技术经纪资格证书 3 名。1 人已通过北京市高级工程师(技术转移方向)职称评审。

医院技术经理人岗位职责包括:①建立、健全有利于促进本院创新工作开展、创新成果转移转化和技术服务的内部管理制度;②管理医院各项创新成果的使用、处置、转化收益,对内对外技术服务等工作,并配合有关部门完成监督工作;③按照相关法律法规和工作程序,如有需要,委托第三方专业技术转移机构代理开展本医院科技成果转移转化工作;④开展医院创新人才的选拔、引进、培养工作。

自 2018 年起,转化办定期向全院科研工作者及管理人员开展创新方法、成果转化、专利运营、市场衔接等方面系列知识培训,辅导并组织职工通过参加各类创新大赛交流创新思想,激发创新热情。此外,转化办还立足北京,辐射全国,开展医学技术经理人与知识产权专员培训工作,并形成北京友谊医院的技术转移人才培训品牌。已搭建起医学科技成果转化人才三级培训体系,已获批局级管理类项目 3 项,获批 2 项国家级继续教育项目,2 项北京市级继续教育项目,至今共培训全国 280 余家医疗卫生机构、科研院所,67 家企业及行业协会 2 600 名学员。目前,已通过医院自主培训体系认证的初级知识产权专员 350 余人,占一线科研人员比重 35%;中级知识产权专员 160 余人,占一线科研人员比重 16%;高级知识产权专员 150 余人,占线科研人员比重 15%。以上知识产权专员与技术经理人具备相同的知识与技能,均可参与全流程管理,因此可以将知识产权专员视为在项目组中的"技术经理人",并且知识产权专员已参与转化收益分配。

自 2019 年 1 月,医院以国家《科研组织知识产权管理规范》为技术转移体系建设蓝本,提出"制度保障产权、产权激励创新、创新引领发展"的工作方针,以转化办公室为枢纽,联合科研、教育、医务、门诊、护理、人力、财务、信息、平台等部门形成管理框架,为技术转移全流程建立了标准化管理路径。通过贯彻执行国家知识规范化管理标准,构建科技成果转化三级培训体系,培养兼具技术经理人岗位及知识产权专员岗位能力的技术转移人才,打通知识产权快速保护通道,激活转化收益的"反哺机制",实现共享共赢,形成以成果转化为导向的按需定岗、分工明确、全程配合和协同激励的科技成果转化全流程管理体系。"友谊模式"的建立整体提升了医院的科技成果转化活力,经过多年的实践,在成果的数量、质量、转化能力及社会声誉方面均取得了显著的成绩。

自 2020 年起,以院内医工结合项目为试点,技术经理人联合项目组内的知识产权专员,从知识产权的创造、保护、运用、促进、管理五方面开展全流程管理,提前布局,提升项目成果转化速度与价值,完成 2 项"以转化为导向"的项目全流程管理工作,从概念提出至分配完成,路径周期平均 2 年,专利转化总金额 560 万元。

十一、广州中医药大学第一附属医院模式

广州中医药大学第一附属医院是我国高等中医药临床教育、医疗、科研重要基地之一,为全国首批三级甲等中医医院,也是国家中医药传承创新中心、国家中医临床研究基地、国家重大疫情救治基地建设单位。

（一）成果转化管理服务机构及服务人员情况

医院依托广东省中医临床研究院、国家中医临床研究基地和国家中医药传承创新中心建设，建设成果转化平台，拥有一支专业结构合理的成果转化队伍，由"长江学者"杨忠奇教授领衔，涵盖药物临床试验团队、制剂研发团队、院企协作团队、中药监管科学研究团队和科研管理团队等工作人员 45 人，致力于提高中药制剂研发效率，促进专科特色制剂向新药转化。主要职责如下。

1. 制定章程和制度

依据医院的实际情况明确成果转化管理服务机构的组织架构、人员构成、管理制度等内容。

2. 配备专业人员

成果转化管理服务机构需要配备专业人员，包括成果评估、技术孵化、营销推广等方面的专业人才，确保机构运行的专业化和有效性。

3. 建立信息平台

建立成果转化管理服务机构的信息平台，实现成果转化信息的集中管理、共享和交流，提高转化效率和服务质量。

4. 推动政策支持

积极推动政府和相关部门出台有利于医疗科技成果转化的政策和措施，提高成果转化的支持力度和政策环境。

5. 加强合作交流

加强与企业、投资机构、产业联盟等各方的合作交流，建立良好的合作关系，共同推动医疗科技成果的转化和应用。

6. 评估绩效和效益

定期对成果转化管理服务机构的绩效和效益进行评估和反馈，及时发现问题和不足，并进行改进和优化。

（二）成果转化管理工作方式及模式

目前医院成果转化管理内容主要是促进临床验方向医院制剂转化、医院制剂向中药新药转化。当前成果转化模式主要为独立创业与产业联盟相结合的模式，一方面，医院建设制剂研发平台，开展中药制剂研发与质量提升工作；另一方面通过与企业、联盟、协会等组织合作，推进中药新药的产业化和市场化。

与此同时，充分发挥行业引领作用，加强与政府、企业、医院等各方的合作，推动医疗科技创新成果的转化和应用，为推进医疗健康产业发展作出贡献。

（三）成果转化工作成绩及亮点

建院以来，医院始终秉持"中医疗效有数据、中医优势有证据"的科技发展理念，坚持"守正创新"，注重成果转化，建院以来已开发多个名优中成药品种，如滋肾育胎丸、鹤蟾片、通络生骨胶囊、麒麟丸、紫地宁血散、前列安栓等。以其中两个为例：①滋肾育胎丸来自广州中医药大学第一附属医院罗元恺教授的经验方，1983 年上市，曾荣获卫生部重大科技成果乙级奖，被写入《中医妇科学》《中西医结合妇产科学》等教材以及《中医妇科常见病诊疗指南》，成为治疗流产、不孕症等的推荐用药，居 2021 年"基本药物 - 中成药 - 妇科用药"全国医院销售额过亿品种第一位；②鹤蟾片是国医大师周岱翰教授研制的国内第一个治疗肺癌的中成药（1984），曾获卫生部重大科研成果乙等奖，至今仍是临床常用治疗肺癌的有效中成药；③通络生骨胶囊是医院袁浩教授多年临床实践筛选出来的治疗股骨头缺血性坏死的有效方药，曾获国家科学技术进步奖二等奖，2004年上市，是目前国家批准的临床唯一专用于治疗股骨头坏死的中成药。

"十三五"以来，医院作为中国药学会中药临床评价专业委员会主委单位、全国中医药物临床试验机构联盟主席单位，致力于推动全国中药新药研发与转化。2017年杨忠奇教授率先提出"人用经验"理念并组织讨论，后为《中共中央 国务院关于促进中医药传承创新发展的意见》采纳，明确提出"加快构建中医药理论、人用经验和临床试验相结合的中药注册审评证据体系"，"人用经验"首次出现在官方文件。《国家药监局关于促进中药传承创新发展的实施意见》（2020）明确构建"三结合"（即中医药理论、人用经验和临床试验相结合）中药注册审评证据体系，先后发布《基于人用经验的中药复方制剂新药临床研发指导原则（试行）》和《基于人用经验的中药复方制剂新药药学研究技术指导原则（试行）》，"人用经验"已经成为我国中药临床评价关键技术。在抗击新冠疫情中，基于"人用经验"数据，广东省药监局批准全国首个治疗新型冠状病毒感染的医院制剂"肺炎一号"；基于"人用经验"数据国家药监局据批准"三方三药"上市/增加适应证，充分体现了中药"人用经验"理论的重大价值。

2020年，广州中医药大学第一附属医院建立我国首个省级"中药监管科学研究基地"，发起成立广东省中药协会人用经验与医疗机构制剂转化专业委员会，积极探索基于临床价值的中药全产业链监管，率先开展基于"人用经验"的医院制剂转化工作，构建了符合中医药临床特点的基于"人用经验"的处方-小试-中试-注册申报-规模化大生产和新药转化技术体系，并陆续取得新医院制剂批件/备案号。治疗慢性心力衰竭的医院制剂"心阳片"成功实现了新药转化（国家药监局临床试验批件2022LP01399）。2022年，广州中医药大学第一附属医院牵头发布了《中药人用经验研究专家共识》。

十二、青岛大学附属医院模式

（一）成果转化管理服务机构及服务人员情况

成果转化管理及服务由青岛大学附属医院数字医学团队承担，团队现有临床医学、生物医学工程、计算机科学与技术及营养学等学科研究人员70余名，其中具有高级职称的研究人员31人，具有博士学位的研究人员39人，硕士学位的研究人员34人。泰山学者特聘专家2人，泰山学者青年专家2人，山东省突出贡献专家2人，山东省齐鲁卫生与健康杰出青年人才3名，青岛市突出贡献特聘专家1人，青岛市专业技术拔尖人才8人。

（二）成果转化管理工作方式及模式

成果转化过程中充分考虑并尊重知识产权归属和利益分配，相关信息的查询和咨询工作均委托给专业律师。各参与机构合作产生的知识产权成果将共同所有，各单位独立产生的知识产权归各自所有。在成果转化应用的模式中，由医疗机构人员负责终端产品应用，利用临床患者产生的CT影像数据构建三维可视化结构以及评估报告，并交付临床科室做术前评估和手术规划。企业负责推广宣传和技术支持，也包括产品维护、故障排除、产品更新等内容。企业与高校的科研机构承担产品的技术更新及新功能研发，依据临床需求，不断完善成果转化。本项目成果转化中构建出一套"产、学、研、医、企"多方合作的创新工作模式，有效提升转化成果的临床可及性。

（三）成果转化工作成绩及亮点

1. 首创"基于小儿肝胆胰计算机辅助手术系统"及"外科智能显示系统"获国家科学技术进步奖二等奖、青岛市最高科技奖，获国家医疗器械注册证 2 项，发明专利 18 项，世界临床机器人外科协会主席美国 Giulianotti 教授高度评价并采购。系列成果成为国家"十二五"科技创新成就展标志性成果之一，推进我国数字医学产业发展，直接及间接经济效益 3.8 亿元。

2. 为全国医疗机构提供远程三维重建云服务，为基层医院实施精准外科手术提供巨大支持，计算机辅助手术系统设备及与云平台服务推广应用于国内 300 余家医院，指导精准外科手术及相关应用研究，36 000 余例患者受益。

3. 建立人类数字肝脏数据库开放平台，收集来自全国各年龄段肝、胆、胰疾病及正常肝脏的原始 CT 影像数据及三维数字化肝脏模型，并持续完善，目前已达 12 600 例。基于平台大数据分析提出新型肝段分型体系，进一步证实了肝脏血管结构及分段的复杂性及个体化精准手术的必要性。提出小儿标准肝体积参照范围与计算公式，推动小儿肝脏肿瘤外科理论创新，为患儿提供精准、微创、个体化手术方案。

4. 借助计算机辅助手术系统，构建小儿恶性实体肿瘤的精准手术治疗体系。有效修正 34% 的传统二维 CT 评估的手术方案，手术时间降低 19.44%，出血量降低 50.18%，住院时间缩短 14%。利用肝脏病理微结构三维重建技术对肿瘤边界、肿瘤侵袭的病理特征进行研究，结合手术切缘与术后生存关系分析，发现肿瘤的预后与肿瘤包膜病理微结构特征相关，打破了国际专家共识提出的"切缘需大于 1cm"标准。拓展了对肝脏肿瘤可完整切除性的科学认知，构建恶性实体肿瘤个体化三维可视化精准治疗体系，开辟精准治疗新途径，救治大量来自全国的疑难危重患者。

第四节　中国研究型医院科技成果转化面临的困境

一、医学成果评估机制缺乏

医学成果的价值评估一直以来都是阻碍研究型医院科技成果向市场转化的主要瓶颈问题之一，相关标准的制定也一直困扰着相关领域的管理者和专家学者，这可能是由于科技成果价值评估本身的复杂性导致的。一般来讲，科技成果的价值受到市场规模、行业发展趋势、市场竞争格局、批量化生产工艺、生产成本、销售渠道、商业模式、政策法规等多种复杂因素的影响，并且这些影响因素是随时动态变化的，任何一种因素的波动，都有可能影响它的价值。因此，人们很难通过一个固定的评估方法、模型、算法来客观地评价一个科技成果的价值。

另一方面，医学成果的商业化评估也是生物医学领域的专业性决定的。首先，生物医药领域本身就具有极高的行业门槛，评估一个项目需要专业的知识结合丰富的临床经验或行业经验，才能清晰地理解其技术内容。其次，生物医药领域的分类也非常的复杂，每个分类涉及的专业知识是各不相同，甚至涉及很多跨领域知识的交叉融合，因此各个项目的价值判断标准也存在非常大的差异。

再加上对国家法规、注册申报等不同分类的规定且会根据情况进行更新调整，因此医学成果的价值评估兼具了科技成果价值评估的复杂性和生物医药领域的专业性。如果没有一个规范化、方便操作、行业认可的评估标准，很难促成医学成果从实验室到临床应用的商业转化。

基于文献检索、实地调研及专业培训所获得的信息，在一些具有丰富的科技成果转化经验的发达国家及地区，当地的相关政府管理部门、行业协会、大学、医院技术转移办公室等，逐步摸索出了一套较为科学、实用且符合相关行业特色的科技成果价值评估方法，并将这套方法作为知识体系的输出，开展了相关的培训课程，最具代表性的是牛津大学的注册技术转移经理人（RTTP）培训体系。这些方法通常是基于商品定价方法，如市场法、成本法、收益法等，同时结合各个行业每年更新发布的技术交易的汇编手册和案例总结，通过技术经理人丰富的产业化和商业化资源及经验判断，给出的一个相对有参考价值的成果估价，并根据估价来制定相应的商业谈判条款。

但是目前国内缺乏相关信息的汇总与整理，没有专门的政府部门、行业协会或者技术转移机构根据不同的行业制定相应的操作指南或汇编手册作为有效的评估参考。因此，国内的医学成果的价值评估现在急需构建一套体现中国医学科技创新特点，凸显"五元"要素指标并与国际科技评价体系和框架接轨，可以更加精准评估相关成果的科学、技术、经济等价值的评估标准。同时，形成一套体系完善、流程标准、组合多样、结果准确且快速的评估机制及配套的应用工具，通过进一步探索量化的分析指标和评价机制，使得医学成果的商业化评估回归理性，通过科学的评估方法，管理各方对于相关成果的价值预期。从实际操作经验来看，要想制定一套医学成果价值评估的标准，应该兼具需要至少"三个库"，包括项目库、专家库及行业数据库，还需要一套完整的"两标准化"，包括评估流程的标准化、评估指标的标准化，详见表 2-4-1、表 2-4-2。

表 2-4-1   构建医学成果转化评估数据库的难点

资源库	具体要求	实际操作遇到困难
项目库	格式统一、内容翔实、分类明确、项目信息	耗费人工、种类繁多、信息保密困难、动态跟踪难做
专家库	聚集领域多样、层级清晰、经验充足、配合度较高的专家团队来提供专业的指导及评价	很难精准匹配专家和项目、专家评级的方式比较复杂、涉及同行竞争的话可能影响公正性
数据库	涵盖行业发展趋势、产品信息、临床信息、市场信息等主要内容，且能提供较为详细的分类	相关数据库使用费较为昂贵，部分数据信息没有及时更新或者没有更详细的分类，很难获得有价值的信息

表 2-4-2   医学成果转化评估过程的难点

评估体系	具体要求	实际操作遇到困难
评估流程	标准化的评估流程、基于项目的特色形成不同的专家组合，具有一致性的打分评判标准	不是所有项目都需要这样系统性的评估方式，应该根据项目情况及评估的目的，分别建立初筛的评估标准、重大项目的评估标准
评估指标与打分标准	评估指标的设定应该根据项目的细分领域而有所差异、分数的占比例设置应该适当、操作和判定不能太复杂	指标太多且繁杂、每个指标的分数占比不合理、实际评估项目时操作性不高，效率低下，并且有可能因为信息缺失而误判

续表

评估体系	具体要求	实际操作遇到困难
标准化的项目信息收集及完善工作流程	项目信息收集完善,内容与评估指标相对应,且真实客观,并能提供充足的背景材料	项目信息不够完善,无法对应指标进行评分,部分项目阐述及市场信息不准确影响专家对项目的判断

　　评估的指标体系是商业化价值评估的核心,影响最终结论的质量及精准度,需要兼具客观性和实用性,而指标的内容除了其研究价值和应用价值的考量之外,还应该充分考量实施应用的难度、完成的周期及所需消耗的资源、知识单元构成的复杂性等。因此,基本的内容应该要涵盖:项目的创新性、技术成熟度、商业就绪度、市场信息、竞品分析等基本维度。遵从生物医药领域创新项目发展的客观规律及细分领域的商业化路径,结合传统的"第三方评价"及有针对性的专家参与评价,并且要在组织评估论证会之前根据项目情况制定完善的、客观的、标准化的、结构化的项目背景资料,运用个性化的评估方法和评分标准来组织成果评估评价,并建立标准化工作流程及项目诊断、资源赋能等后期的服务机制,促进项目实现自身优化,提升商业化效率,详见表2-4-3。

表2-4-3　医学成果转化评估维度

评估维度	需要考虑的具体内容	建议
创新性	颠覆式创新是最高级别的创新,但其问题是在于相关研究较少、行业认可度较低,推广成本较高,注册难度较大;改进型创新是目前大部分创新的阶段,但是面临的问题是同质化严重、技术门槛过低、价值增量不高	具有较高商业化潜力的项目不一定是最前沿的技术,"世界首个""完全创新"不一定被认为是项目的优点。适合被转化的创新项目应该兼具前瞻性及验证基础
知识产权	知识产权的保护不只是专利,还有技术秘密,好的项目应该两者兼具,且知识产权的保护质量需要充分考量,布局的策略也需要尽可能完善	专利多,不代表项目的知识产权保护做得好,针对重大项目的核心技术需要对接专业的第三方代理机构提供最专业的服务
技术成熟度	医药、医疗器械、IVD、人工智能等技术成熟度的评估标准是不一样的,应该结合整体项目的阶段,设置符合大多数项目阶段又能够有所区分的标准	通常技术成熟度越低,转化失败的风险越高,但是成熟度越高的项目,也不一定意味着商业化价值就越高,好的项目应该有清晰的技术迭代
商业就绪度	项目是否以应用为导向的是影响未来商业化的最关键的问题,项目的商业化模式是否可行、商业化路径是否清晰,对于项目也具有巨大的影响	商业就绪度是目前大多数项目没有考虑到的影响因素,但是影响最大的因素,因此在项目的早期阶段应该"以终为始"考虑项目的价值潜力
市场前景	市场规模是否足够大、市场成熟度是否较高、市场的市占率是否客观、目前是否有清晰的销售渠道和收费方式都是评价一个项目商业化价值的重要指标,但不能只看笼统的市场规模,要对市场进行细分	市场前景的判断最容易出现的问题在于把笼统的市场作为基础,或是完全不考虑竞争及实际应用情况,对数据不做分类和处理,很容易误判项目的市场价值

评估维度	需要考虑的具体内容	建议
注册申报难度	注册申报体系复杂，新兴领域的审批标准滞后，前期研究基础的规范性要求高，创新项目应该提前考虑到注册的要求并对其申报难度有一定的评估	在早期研究阶段充分考虑科学性和规范性，以注册申报的要求为标准开展研究，评估项目应该要关注其注册申报的路径是否清晰，同时考量其周期及所需要耗费的经费
工艺实现难度	扩大生产的技术难度、生产的成本、良品率、环境要求对于创新项目是否能成果转化为产品进行批量生产有着巨大的影响	产业界早期介入，全程参与，在项目的早期阶段充分考虑未来的生产成本以及现在的技术是否成熟，为未来产业化扫清障碍
赛道竞争	细分行业赛道是否过热、同质化竞争是否激烈、龙头效益是否已经明显是项目能否生存的重要考虑因素	在充分评估市场竞争格局之后，选择差异化的赛道，但是要兼顾市场的规模

二、知识产权保护力度较低

知识产权是成果转化的重要载体之一，它是技术实施、许可、转让、作价入股的交易主体。它是创新主体降低转移转化过程中商业风险的一种保护手段，给参与创新转化的各方提供一种专属的法律保障，尤其是针对具有国际化潜力的项目，知识产权的申请和保护就变得尤为重要。但是目前大部分医院的科研创新团队还存在一定"重论文、轻专利"的现象，研究者对于专利认识还停留在把它作为跟论文一样的一种成果的形式，并且由于管理人员有限，工具比较匮乏，所以知识产权的有效管理没有做到分类详细、动态更新和积极运营实施。

根据对重点项目的访谈情况及对相关专利的梳理，发现在知识产权的申请方面创新团队一般存在不知道哪些可以作为专利保护主体、不重视专利的撰写质量、专利的保护范围太窄、申请时机没有掌握好导致核心专利失效快、没有围绕核心技术构建专利池等诸多的问题。

导致一系列问题的原因归类如下：第一，发明人对专利保护的理解有限，没有接受过相关知识培训，还是将申请知识产权作为发表论文之外的成果形式，例如作为报奖、结题、升职称等附件材料，没有意识到专利的质量会对整个项目后续的商业化有着巨大的影响。第二，在有限的费用下知识产权代理机构交付能力有限。生物医药专业领域的高质量知识产权保护一般要求专利代理师具备相关细分领域的专业知识，同时具有丰富的专利撰写经验，在做到充分的检索和沟通后，才能做好知识产权的布局。但是目前大多数医院考虑到申请专利的成本，会争取以较低的价格与有限的知识产权代理机构达成代理协议，这样服务的质量就无法得到保障。第三，没有做好专利申请前的审核及评估，管理部门缺乏人手及有效的工具对专利申请的必要性进行整体的把控。导致每年医院申请大量的专利，但是又没有办法进行有效的管理与运营，造成资源的极大浪费。

建议针对第一个问题，研究型医院应该通过培训和科普增强创新工作者对于知识产权保护的意识。但是培训的目的不是让创新团队自己撰写专利，而是在充分了解专利的意义及申请策略后，能够实现跟专业的专利代理机构有效沟通，针对有价值的、核心的、创新性强的成果进行有效的保护。

在提升科研工作者了解有关知识产权保护的培训方面,至少应该包括下列内容,详见表 2-4-4。

表 2-4-4　医学科技成果知识产权保护的维度

考虑的维度	考虑的要点	考虑的风险
保护范围	专利保护不能过于宽泛或者狭窄、权利要求概括适当、层级清晰、说明书完整、适当结合技术秘密的保护	保护范围过大,容易被驳回或者无效;保护范围过小,不能限制竞争对手
申请时机	专利具有时效性,不是越早申请越好,专利的申请应该与整体的研发进度、商业化进程的规划相适应,在适合的阶段申请和保护	过早申请会暴露成果,易被同行模仿,且如果相关产品注册周期较长,核心专利有可能会失效,影响商业化
专利申请前的检索及申请时的布局	开展转化研究之前应该对相关领域的专利情况进行充分的检索,在专利空白的部分做进一步的研究,申请专利时需要先确定核心专利,围绕核心专利构建专利池,对成果进行有效的保护	专利的前期检索不够或者布局策略的失败可能会导致后期转化时,被竞争对手提出专利侵权,或者被提无效
国际专利的申请	国际专利的申请需要充分考量项目未来在对应区域的市场规模,不是所有国家都要进入,同时还应该考虑当地的竞争格局,对于相关项目竞争过于激烈的区域,也可以有所取舍	没有策略的申请,可能会导致专利申请费和维持费用过高,最终放弃维持,反而会影响项目国际化的进程

针对第二个问题,研究型医院应该对其提供服务的第三方专利代理机构进行更精准的分级,确定每个专利代理机构最擅长的领域,以及每个代理师的专业背景和经验,根据项目的特点和情况精准筛选、匹配最适合的代理师进行合作。

针对第三个问题,研究型医院应该提升自身专利申请前评估能力,通过制定一个标准化、结构化且既便于创新团队填写又便于管理团队后期补充的专利申请前评估表格,引导发明人在填写过程思考项目的潜在临床价值、市场价值,通过完善相关市场数据,梳理现有解决方案,拆析项目创新点来初步评估商业化潜力,养成从应用的角度出发分析项目商业化前景的思维习惯,调整自己对项目价值的预期,然后有针对性地为项目提供知识产权申请策略的咨询服务。至于医院是否需要建立发明披露制度,需要充分考虑医院的发展阶段、成果发明人申请专利的核心驱动力、制度执行的公正性及客观性的问题。

而要解决第三个问题,还需要进一步提升医院在知识产权管理的效率,为其提供有效的管理工具,降低对人力的需求。目前大多数研究型医院还是停留在系统登记的传统管理方式,很多时候专利各类信息并没有及时更新,也没有后续工作的提示,对于知识产权的管理还处于比较粗放的阶段。因此,研究型医院应该建立一套信息化知识产权管理系统,这样既有利于知识产权的动态跟踪管理,也有利于后期知识产权运营的工作开展。

在知识产权管理方面,目前大多数研究型医院存在管理体制不完善、专业知识产权人才缺乏、信息滞后无更新等多种问题。因此,应该进一步完善知识产权管理制度,建立专利文献检索制度,在立项阶段进行创新性的专利检索,在研究过程中提供专利申请时机和布局策略的建议，避免重复创新。

在知识产权的运营方面，研究型医院最大的问题可能是人手不足或者专业化能力不足。大多数国内的研究型医院通常都没有设立专职的技术转移经理人团队，为各个项目提供系统性、专业化、全流程的技术转移服务，很多岗位都是由兼职人员担任。同时，许多医院的专利申请主要是为了晋升职称或者完成科研课题，并没有充分考虑到相关成果的市场应用前景及实用价值，所以有很多专利并没有转化的价值，但是要甄别这些专利往往需要更多的人手和时间，在这样的情况下，往往会导致知识产权的运营效率低下。因此，应该鼓励研究型医院建立专职的技术转移团队，为研究型医院的重大科研创新平台的创新团队提供深入的、高效率的、专业化、市场化的知识产权运营服务。

三、早期孵化资金筹集较难

由于医学成果转化具有投入大、周期长、风险高等特点，相关科技成果在完成实验室研发之后，进一步孵化所需要的资金往往比其他项目更难筹措。大多数医院没有针对该阶段的项目设置专项的孵化资金，而对于产业而言，这一阶段的项目又过于早期，远远还没有达到产业可以转化并进行项目加速的程度，后期研发失败风险过高。而这一阶段的成果孵化所需要整合的资源更多，消耗的资金更大，许多项目会止步于此。在这个所谓的"死亡之谷"的阶段，创新团队往往需要通过结合政府课题和与企业的横向合作的方式来承担相关的孵化费用。单靠申请政府课题的局限主要在于一般项目的支持额度不大、资金使用有一定的限制，而且申报时间比较固定，从申请到拨款需要一定时间，如果资金在项目孵化的关键阶段断层，有可能会影响到项目的整体进度。仅靠企业横向合作的问题是企业不愿意在早期投入过多的人力、物力、财力，且医院方的创新团队也通常不愿意完全由企业承担孵化所需的全部成本，因为在合同没有约定清楚的情况下，早期知识产权权属不清晰、利益分配不明确，后续影响整体的合作，引发一些不必要的法律纠纷。除了政府课题及横向合作，目前也有部分投资机构开始关注相对早期的创新项目，但投资的主体往往是项目成立的公司，因为这样才能保障投资人的退出路径足够清晰，投资风险相对可控。但不是所有项目都具备成立公司的条件，即使项目有足够的条件，很多医院的创新团队的核心成员也不愿意兼职或者离职创业，即使他们愿意，根据国内几家生物医药领域专业投资机构的反馈，相对于医院或者高校的项目，投资机构通常更倾向将有限的资金和精力放在海归创业或者连续创业者的项目上。

建议研究型医院可以建立自己的科技成果转化及孵化基金，以资助的形式推动一些医学成果的熟化。这类基金必须与院内其他科研探索类基金有所区分，主要支持有一定研究基础和成果且具有明确商业化前景的项目，完成进一步的技术熟化和商业化验证的相关工作，并且对获得基金后需要的达到科技成果转移转化链条上的下一个阶段的里程碑事件有一定要求，不能仅仅考虑论文和专利等。

在此基础上，研究型医院也应该加强与区域政府部门进一步沟通，建立院内转化基金与院外项目资金匹配的联动机制，搭建项目在孵化前期阶段的资金保障链条。双方还可以通过共同组织项目路演、专利大赛等方式，共同筛选出一些具有转化前景的项目，也可以以部分具有较大商业化潜力的项目为基础，共同引进或搭建中试熟化的技术平台，进一步推动医学成果从实验室到临床应用过程中的强链补链工作，降低创新团队为孵化项目所需额外投入项目对接及资源整合中的时间成本及精力成本。

同时还应该重视概念验证中心的建设,在项目早期阶段对其技术可行性及商业化潜力进行全面的分析及验证,促进相关创新想法转化为可初步实现其功能且能彰显其未来的市场前景的技术原型。将商业化路径选择及验证的工作前移,从而在创新项目早期尽量避免创新与市场脱节,失败风险过高等问题。它是为科技成果转化提供原理或技术可行性研究、中试熟化、市场竞争分析及商业化验证等服务,以及深度链接创新链与产业链的新型载体。

四、成果转化体系运营不善

通过专利检索等桌面研究方法发现研究型医院的医学成果绝大多数集中在医疗器械领域,这主要是基于临床一线工作者的专业背景及临床经验所决定的。医疗器械的创新和发展有赖于医学和工程学的共同发展,该领域的创新突破和创新迭代往往需要通过医工融合和多学科协同发展来实现,发展阶段经历"医工合作、医工结合、医工融合"等阶段。这就客观要求创新团队具备相应的医学、工科知识,并能够有效地将多个专业领域相融合。但是国内交叉领域人才稀少,培养机制的建立尚不完善,院内外医、产、学、研协同创新转化的合作紧密程度不够高,这极大地制约了相关医学成果的育成和孵化。

就目前医院解决医工结合的主流方式来看,主要还是通过和大学的工程专业合作或者与第三方工程团队合作。由于医学其他学科在内涵和方法论上存在差异,导致双方沟通不顺畅,打击了交流的积极性,不能实现优势互补。医疗人员需要花很长的时间让工程人员充分理解相关疾病的特点、现有解决方案的缺陷,及自己的创新如何克服了相关的问题,工程人员需要花大量的时间去学习相关细分领域的医学知识,并且深入临床了解设备的使用场景和医生的使用习惯和要求,比如设备的大小、抗干扰能力、一体化操作、无菌要求或重复性使用的消毒方式、信息数据互联、精准度要求等,沟通的成本非常高、效率相对比较低。即使双方最终能完成初步的工程设计,实现相关的基本功能,但是未来还将面对注册审批等法规的要求、型检的要求、放大生产的难度和成本问题等挑战。

因此,也有部分医院提倡学习美国及以色列等医院的模式,在医院内构建一支长期驻扎在医院工作的工程团队,日常参与临床工作,理解医疗人员遇到的问题及需求,提供实时的解决方案,但是从实际操作来看,不是所有的团队都有相关创新的需求,工程人员的有效工作量是否能饱和?各个专业细分领域涉及的专业背景知识有巨大差距,一批工程人员是否能够完全胜任不同领域的创新需求?如果想要组建涵盖各个领域的工程团队,医院的人力成本是否能够支撑相关人员的行业薪资待遇?这些都是值得进一步讨论的问题。

除此之外还有与企业合作,请企业派驻工程师解决项目问题或者做技术咨询,但是目前主流的解决医工结合问题的合作方案都存在各种问题,详见表2-4-5。

表2-4-5　医学科技成果转化运营体系和合作方的构建

研究型医院搭建医工融合团队的方式	相关方式潜在的问题
与大学工科团队合作	知识产权归属不清晰、利益分配机制不明确、沟通模式不稳定、进度较慢
招募相关人才加入团队	工作不饱和、聘用成本较高
与企业签订横向合作合同	知识产权归属问题、工程人员无法全职驻扎在医院真实了解临床应用场景

建议从根本上来讲，还是要解决医工交叉人才的培养问题，然而促成这两个学科的联合创新与转化是非常困难的。一方面是学科之间本身的研究对象、知识内容和学科设置体系存在巨大差距；另一方面医疗行业和工程行业在技术应用领域、价值体现也存在巨大差距。相对独立的学科姿态和较高的知识壁垒造成了双方充分融合的障碍。研究型医院与合作的高等院校应该建立并大力推广医工结合人才的联合培养机制，通过设置认知阶段的交叉课程、尝试体验阶段的联合带教、实践阶段的能力提升，在创新人才培养体系过程中，贯彻"医工融合"。除了交叉人才的培养，政府机构也应该积极引导并加强区域引入或建设一批医学专业 CDMO 平台、概念验证中心、新型研发机构，充分释放当地研究型医院的创新活力，为相关项目的开发及孵化提供强有力的支撑，整合机构与机构间、部门与部门间的创新与转化资源，并构建一套完整的、高效的合作机制来降低医疗工作者在创新转化方面投入的时间成本与精力成本，激发相关团队的积极性与主动性，促进医工融合的发展。当然，除了通过医工结合培育创新项目，提升项目技术成熟，还应该重视通过概念验证中心等平台提升项目的商业就绪度。

从服务的角度来讲，医工融合创新和转化除了需要人才的储备及产业平台的配套，还需要技术转移中心通过举办创新活动、交流沙龙、专业培训等方式营造医工融合和产、学、研协同创新的氛围，并针对重点项目提供项目管理服务。

除了上述医院创新团队反馈的核心问题，在进一步针对重点项目进行阶段性调研采访和提供服务的过程中，还有两个医院转化亟待解决的痛点：一个是知识产权的保护、管理水平不高；二是医院成果转化难以从早期阶段推进到中试阶段。

五、医院转化激励机制不足

近年来，我国高度重视科技创新工作，不仅实施了创新驱动发展战略，明确提出到 2030 年跻身创新型国家前列的战略目标，还在《"健康中国 2030"规划纲要》中提出，以提高人民健康水平为核心，以改革体制机制为动力，把健康融入所有政策，全方位、全周期保障人民健康。习近平总书记指出"广大科技工作者要把论文写在祖国的大地上，把科技成果应用在实现现代化的伟大事业中"，要想实现迈入创新型国家前列的目标，就必须让创新成果走出实验室，充分发挥各类科技成果的经济与社会效益。

当前，我国健康产业的创新能力与世界先进国家相比还有较大差距，产业发展缺乏内生动力和活力。《关于推动公立医院高质量发展的意见》指出，高水平公立医院要在高质量医学创新中做主体、起主导、当主帅，围绕关系人民健康的全局性、长期性问题，形成一批医学研究高峰、成果转化高地、人才培养基地以及数据汇集平台，推动解决一批药品、医疗设备、疫苗等领域"卡脖子"问题。科技成果转化是一个复杂且漫长的过程，参与其中的要素有很多，但是发挥关键作用的是人才。激励与约束是调动创新转化全链条上各环节人员积极性的基本手段，是实施"以人为本"理念的管理核心，是研究型医院有别于传统医疗机构的典型特征。因此，不断发展和完善人才的思想激励与行为约束机制，是研究型医院在"面向人民生命健康"中发挥重要作用，解决医学科技成果转化"堵点""难点""痒点""痛点"的破题之笔。

随着全国化浪潮的不断深入，我国市场化程度不断提升，知识经济、数字经济的规模化发展正在有序进行，与之相伴随的是信息化水平的迅速提升。人们获取信息的工具、渠道和内容等都呈现出不同程度的丰富化与高级化发展态势，由此引发的信息不对称等问题变得更为复杂与隐蔽。建立科学的激励与约束机制，可以有效地解决由信息不对称带来的道德风险、逆向选择与隐蔽违规这三类主要的管理问题。道德风险问题指的是私有信息的拥有者为了实现自身利益最大化，会做出不利于他人的行为。与之不同的是，逆向选择指的是因为存在信息不对称事实，一方的选择会诱导对方做出不利自身利益的行为，形成"劣胜优汰"现象。隐蔽违规行为是指被管理者通过逃避监督、隐瞒不报等手段，使个人的投机活动与组织管理目标相脱节，进而损害组织利益的行为。

在此基础上，我们还要充分认识到医学科技成果转化工作的独特之处。一方面，医疗机构既是创新成果的研发端也是应用端，这种"供需合一"的闭环式特性是其他创新主体不具备的。另一方面，医疗机构需要思考如何化解诊疗服务的公益性和局部性与创新转化的市场性和全过程性之间的矛盾，做好研究型医院与传统医疗机构间的差异化布局，提升资源配置效率。目前，在医学科技成果转化人才队伍的建设过程中，不仅存在着人才"缺口大 - 转型难""需求急 - 培养慢"等方面的宏观性矛盾，也存在着"发展医疗主业"与"推动科技创新"在人才时间精力与绩效评价方面的微观矛盾。以上的行业特性与矛盾是导致医院转化激励机制不足的主要因素。

第三章

国外研究型医院科技成果转化模式及经验启示

资本是创新驱动的助力引擎,不仅在技术向产品转化的过程中扮演了重要角色,其投资风向也在影响和推动技术创新的方向,反映技术转化创新的浮动规律。本章将通过2019—2022年四年间资本对全球医疗创新投资数据分析全球医学科技成果转化的趋势,并最终指导医院科研的方向和成果转化的侧重点。

2019—2022年,医疗领域的创新投资浮动较大。2019年总体趋势跌落,2020年疫情期间投资回暖,2021年医学投资变革与爆发,再到2022年投资回归理性,下面逐年分析相关趋势。本章涉及的公司数据仅是作为趋势分析使用,无任何引导性质。

第一节　全球医学创新投入趋势

一、2019年:寒冬之年

2019年全球医疗健康产业投融资总额和事件出现"双降",未能突破2018年的纪录,但融资势头仍然强劲。全球医疗健康产业融资总额472.75亿美元(约3 196.2亿元人民币),融资事件数量同比下降18.4%。在2 449起交易中,公开披露金额的融资事件为1 943起。这是全球医疗健康产业融资总额七连增后的首次轻微回调。这一年,国内外医疗健康投资情况呈现出不同趋势。

国外医疗健康产业总额持续8年增长,尽管增速放缓,但仍然达到历史最高的345.61亿美元(约2 336.6亿元人民币);融资事件数也达到历史最高的1 366起(其中公开披露金额的事件为1 200起),未披露融资金额的事件共计166起。国内医疗健康产业共发生958起融资事件,其中公开披露金额的事件为618起,处于自2015年以来最低点,融资总额为602.8亿元人民币,同比下跌24.6%,却依然处于历史第二高。受中国整体资本环境影响,投资者决策更加谨慎,中国医疗健康创业公司的融资难度增大。

1. 海外风向

在这一时期,生物技术为主导,神经系统疾病、微生物组、女性健康和心理健康是新亮点。生物技术领域持续增长,占据总融资额近四成(36%),融资总额高达124.65亿美元(约842.7亿元人民币),数字医疗领域融资事件数达346起,是2019年国外融资事件发生最为频繁的领域。2017—2019年,生物技术领域平均每年融资金额占总融资额比例均超过35%,同时,融资事件占比逐年稳定上升,保持了强劲发展的趋势。这些投资主要由老投资者主导,每年有超过 20% 的投资机构在该领域持续投资,新投资者主导的比例较少。其中,Perceptive Advisors 在这一年的投资次数最多。由于神经系统疾病的新药研发屡屡受挫,治疗药物非常有限,且临床效果较差,无法突破。但随着对神经系统的疾病认知愈发清晰,制药巨头回归,加上创新公司的临床试验不断推进以及数字治疗的兴起,2019 年神经系统疾病的融资项目增多,主要分为两类:一是关注大脑健康、预防神经认知疾病的数字健康公司;二是针对神经系统疾病的药物研发与生物技术公司。微生物组领域在 2018 年成立了一批新公司,其中治疗类型的企业融资最多。2019 年国外共有 32 家微生物组公司完成融资,轮次大多靠前,包括 5 家种子轮公司,这表明该领域创新正在不断增强。微生物组创业公司大多聚焦肠道微生物研究,尚未有产品上市,但行业前景较好,肿瘤免疫、阿尔茨海默病、糖尿病、肥胖等病种的治疗药物填补市场空白,或者存在重大市场前景,微生物治疗的投资热度上升。此外,肿瘤、人工智能、医疗信息化、基因技术也是热门的投资方向。从肿瘤的免疫治疗、细胞治疗到基因技术的应用、人工智能应用场景的不断深入,以及如女性健康、心理健康等新兴细分产业的崛起,全球范围内呈现出医疗解决方案技术与模式的双向精准化创新趋势,详见图 3-1-1。

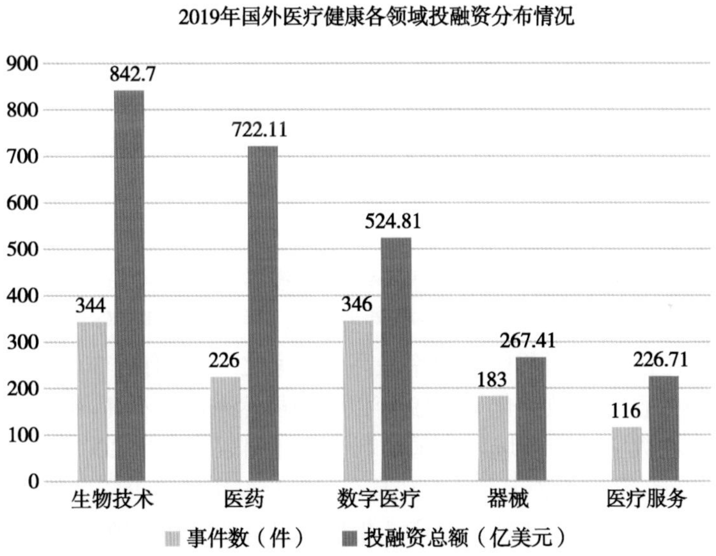

图 3-1-1 2019 年国外医疗健康产业投融资分布情况

2019 年,国外共发生 19 起与心理健康相关的融资事件,主要融资轮次为种子轮和 A 轮,这些公司主要致力于在线心理治疗、聊天机器人研发或心理健康评估等方向。根据世界卫生组织报告,抑郁症已经是目前全球第四大疾病负担,预计将成为仅次于心血管疾病的第二大疾病。在药物治疗方案效果有限的环境下,心理健康方面的医疗创新向数字治疗和心理健康服务等数字健康领域延伸。如今,部分初创企业正在通过远程医疗的模式与患者建立 D2C 连接。随着数字诊断和生物标记的出现,新的解决方案将更具针对性地解决女性健康问题,特别是针对生育健康环节。

2. 国内趋势

中国 2019 年医药融资额最高,器械项目最多,肿瘤创新药、健康险是新亮点。医疗健康投融资市场的整体趋势和 2018 年一致,医疗器械领域融资事件最多,而医药领域融资总额最高。同时,数字医疗也在蓬勃发展,82 起融资事件累计筹集 190.1 亿元人民币。在融资总额最高的医药行业中,肿瘤是最受关注的适应证,免疫治疗热度较高。结合政策趋势,药品创新是 2019 年重点方向。2019 年 12 月 1 日起实施的《中华人民共和国疫苗管理法》和新修订的《中华人民共和国药品管理法》鼓励创新,并确定了对药品和疫苗全生命周期的监管。健康险是 2019 年中国医疗健康投融资市场最新关注的增长点。据银保监会数据,从 2013 年到 2018 年,健康险市场年复合增长率(CAGR)为 35.95%,2018 年健康险保费收入达到了 5 448.13 亿元。按照增速预计,2021 年健康险的市场体量突破万亿,详见图 3-1-2。

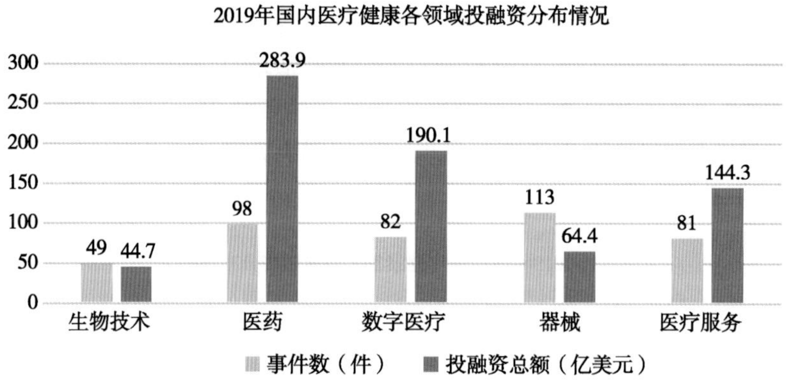

图 3-1-2　2019 年国内医疗健康产业投融资分布情况

3. 投资地图

中美囊括全球融资总额的 78%,全球医疗健康投融资市场融资总额最高的五个国家分别是美国、中国、英国、瑞士和法国,融资事件发生最多的五个国家分别是美国、中国、英国、以色列和瑞士。以色列是全世界医疗效率最高的国家之一,拥有近 30 年的医疗保健系统的累计数据,其中 98% 已实现数字化。2019 年以色列虽然融资额不高,但 28 起创新项目排名全球第四,特别是在数字医疗领域。美国加利福尼亚州累计发生 200 起医疗健康投融资事件,筹集 56.4 亿美元(约 395 亿元人民币),是全球医疗健康风险投资事件发生频率最高的地区。马萨诸塞州凭借其著名的生物技术产业集群和丰富的医疗资源,超过了纽约州,但体量远低于加州。从单个省市医疗健康投融资规模来看,2019 年中国医疗健康投融资事件发生最为密集的五个区域依次是北京、上海、广东、江苏和浙江。北京累计发生 150 起融资事件,筹集资金 224.5 亿元人民币。从区域集群的发展来看,江浙沪地区近年来在医疗健康产业的影响力日益扩大。2019 年,全球十大活跃医疗健康投资机构中国占三席,重点投资领域为新药研发和生物技术。大部分活跃投资机构的重点关注生物技术和新药研发。在 2019 年投资次数前十的医疗健康投资机构中,有 27 家公司获得了其中 2 家及以上的支持。除了肿瘤治疗、基因技术外,人工智能和数字医疗持续发展,针对神经疾病药物研发开始有所突破。

二、2020 年:变革之年

对全行业而言,2020 年的疫情为资本市场带来了更为明显的洗牌与变革。后疫情时期,投入医疗健康产业的资本增加,资金向头部公司的聚拢成为 2020 年医疗健康一级市场的关键词,全年约一半的融资额投入 10% 以下的公司。领域方面,生物医药、医疗器械、数字健康领域是重点。全球医疗健康融资总额创历史新高,同比增长 62%;全年 1 亿美元以上融资交易 205 起,占比高达 9%;全球医疗健康产业共发生 2 199 起融资事件。2020 年第三季度,还创下了 229.3 亿美元(1 582 亿元人民币)的单季度融资额新高。考虑多方因素,新冠疫情对医疗健康资本的涌入具有催化作用,当全球经济景气程度欠缺,医疗健康产业的防御性更加明显。资金大量涌入医疗健康产业而融资项目数量却没有增加,也表明投资机构在不确定性加剧的市场环境中倾向选择商业模式更加明晰、稳定性较高的优质标的。单笔融资超过 1 亿美元达到 205 起,同比增长近 80%。据统计,这 205 家公司融资总额高达 361.9 亿美元,表明投入医疗健康产业一半左右的资金被不到 10% 的企业所占据。国外,2020 年医疗健康产业继续蓬勃发展,连续第十年稳定增长,尽管融资项目数量增速放缓,但融资额达到 511.6 亿美元(约 3 529.8 亿元人民币),同比增长约 51%。和全球融资趋势大体趋同,新冠疫情让许多未被满足的医疗需求得到了更快响应,远程医疗、体外诊断、家庭护理、疫苗研发等领域加速融资,加之全球货币宽松浪潮进一步发酵,国外风险投资资金同样加大了对医疗健康产业的投入。中国医疗健康产业投融资总额创下历史新高为 1 626.5 亿元人民币,但融资交易仅 767 起。2020 年上半年新冠疫情导致短期资金收紧,我国医疗健康融资项目大幅下降,第一阶段仅 297 起交易融资 520 亿元人民币,而在下半年涌入医疗健康产业的资金则出现超强反弹,470 起融资事件筹集超过 1 000 亿元人民币,使得全年融资总额飙升至历史首位。同时,2020 年第四季度的大量高额融资,使得 2020 年第四季度的 585 亿元人民币也创下中国医疗健康单季度融资总额新纪录。

2020 年,全球生物医药领域以 786 起交易,369 亿美元(约 2 547 亿元人民币)再次高居细分领域之首。数字健康领域以 692 起交易紧随其后,器械与耗材排名第三。生物医药领域的融资事件数量虽然与其他两个领域差距不大,但其融资额却超过了后者的总和。可见,生物医药公司的平均融资金额远远高出其他细分领域的公司。从五大细分领域融资额占比来看,生物医药因其市场体量、研发投入所带来的高资金需求,始终占据融资总额的主导地位,融资额占比常年达到 40% 以上,几乎是数字健康和器械与耗材两个领域的总和。从各领域项目数量来看,生物医药、数字健康和器械与耗材领域的交易事件数量差距并不大,2018 年以来,三大领域在全年的交易数均保持 600~800 起之间。国内外在细分领域的融资项目上出现了较大分歧。国内依然是生物医药领域领跑交易量和融资额;国外,数字健康则成为最热门的赛道,原因可能在于新冠疫情在国外难以消停,远程医疗、在线健身、问诊等一系列数字健康相关的医疗需求激增,加之数字健康公司在二级市场的良好表现,数字健康领域成为国外资金的第一选择。同时,国外表现平平的器械与耗材领域,在国内则受到资本追捧。国内器械与耗材的走热,一方面是由于体外诊断等疫情相关板块业绩大幅上升;另一方面则是器械带量采购落地、上市门槛降低,器械相对于创新药而言风险相对较小、确定性高,且国产替代空间较大等多种因素,医疗器械领域似乎重新成为资本配置的重要的标的。生物制药、医疗信息化、互联网 + 医疗健康、IVD 等标签热度较高。从轮次分布来看,A 轮融资事件出现频次最高,达 601 起;C 轮事件数量超过了天使轮的融资数量,反映出相比早期初创公司、商业模式相对成熟的公司更受资本青睐,生物制药领域尤其明显。

1. 海外风向

国外神经退行性疾病治疗持续升温,远程医疗、医疗保健发展迅速,神经退行性疾病的投融资热度进一步上升，全年发生 51 起融资事件，累计融资额约 23.79 亿美元。治疗神经退行性疾病的公司主要针对病种包括阿尔茨海默病、罕见病、帕金森病、癫痫和疼痛等；从疗法来看，小分子药物有 17 起融资专注于小分子药物研发，基因疗法融资 11 起，详见图 3-1-3。

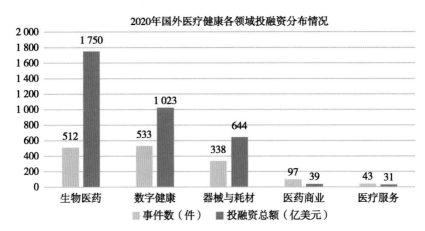

图 3-1-3　2020 年国外医疗健康产业投融资分布情况

但随着业内对神经系统的疾病认知愈发清晰，PROTAC 对小分子药物的重新定义、基因治疗的不断深入以及数字疗法的兴起，创新公司的临床试验不断推进，神经退行性疾病的难题正在被攻破。2020 年，在国外疫情的封锁之下，远程医疗、家庭护理、处方药交付等按需保健公司发展迅速，其中 16 家相关企业累计融资超 1 亿美元。新冠疫情下的按需医疗保健需求大幅增长，一级市场公司走向成熟，根据按需医疗保健公司 2020 年在二级市场的良好表现，预计 2021 年这一领域或将有更多公司完成后期轮次融资乃至上市。

2. 国内趋势

2020 年国内医疗人工智能再次兴起，手术机器人行业爆发，国产替代未来可期。医疗人工智能在 2018 年兴起后，2019 年在一级市场遇冷，全年 42 次融资，总金额仅 38.8 亿元人民币。但在 2020 年，人工智能全年发生 60 起融资，总融资额也达到新高 86 亿元人民币。2019 年，AI 医疗在一级市场进入寒冬，全年融资屈指可数，商业化受阻是融资停滞的主要原因。2020 年，"AI＋"医学影像终于打破了审评审批的桎梏，全年共计 9 款 AI 产品获得了 NMPA 三类证审批。在"AI＋"医学影像企业中，AI 医疗市场呈现出明显的头部聚集效应，获证企业融资更顺畅，甚至能够一年进行多次融资。2020 年，中国医疗机器人领域累计融资 24 起，融资额超 43 亿元人民币，而在 2019 年仅发生 12 起融资、筹集 1.31 亿元人民币。另外，以往我国医疗机器人的相关融资事件多以康复机器人、服务机器人为主；本季度手术机器人融资项目的阶段性爆发代表着我国医疗器械向智能化和精细化的又一突破，国产替代未来可期，详见图 3-1-4。

3. 投资地图

2020 年美国领跑全球，上海成为国内资本首选地。全球医疗健康融资事件发生最多的五个国家分别是美国、中国、英国、以色列和印度。美国以 980 起融资事件，443.9 亿美元（2 841.7 亿元人民币）融资领跑全球，中国紧随其后；中美囊括所有国家融资总额的 86%，融资事件的 79%。同时，亚洲对医疗健康产业创新正在发挥更加不可替代的作用。除中国

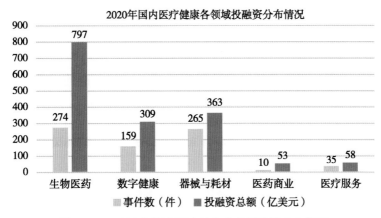

图 3-1-4　2020 年国内医疗健康产业投融资分布情况

以外,2020 年,印度也成为全球医疗健康投融资五大热点地区之一。2020 年中国医疗健康投融资事件发生最为密集的五个区域依次是上海、北京、广东、江苏和浙江。上海累计发生198 起融资事件,筹集资金高达 494.5 亿元人民币,领先排名第二的北京近 100 亿元人民币。江浙沪地区成为医疗健康创新的中坚力量,392 起融资事件占全国 2020 年医疗健康融资的50%。除北京之外,其余医疗健康四大融资热门地区皆在南方沿海地区。纵观近十年医疗健康产业投融资的地域分布趋势,北京长期占据着中国医疗主要医疗健康创新区域的主导地位。2020 年以前,北京已经连续多年成为我国医疗健康融资项目最多的地区。2017 年后上海追赶势头较猛,逐渐缩小与北京的差距,并于 2020 年首次超越北京成为该年中国医疗健康融资交易最为活跃的地区。广东、江苏与浙江三个地区差距不大,逐年稳步发展。

三、2021 年:整合之年

随着新冠疫情的持续,医疗融资"新生态"逐渐形成,各行业相继展开变革与整合,全球医疗健康产业尤其是数字健康领域正进入快车道,与此同时,以科技巨头为代表的非传统的医疗市场参与方正在把重大技术和新方式引入医疗生态系统,这也让 2021 年资本市场的数字健康领域紧跟领跑的生物医药,反超医疗器械领域,加速促成整个就医过程中的无缝患者体验。2021 年全球医疗健康融资额创历史新高,同比增长 59%,全球医疗健康产业共发生 3 591 起融资事件,融资总额创历史新高,达 1 271 亿美元(约 8 194 亿元人民币)。与此同时,2021 年 Q_1 还创下了约 337 亿美元(2 173 亿元人民币)的单季度融资新高。新冠疫情对医疗健康资本涌入的催化作用仍在生效,且随着防疫工作和复工复产的层层推进,以及自疫情以来,政府、行业与大众对疫苗、线上医疗等领域的认知加深,资本对医疗健康产业的热情仍未减退。此外,与 2020 年资金抱团的情况相比,资本对初创公司的包容度有所提高。2021 年,单笔融资超过 1 亿美元的项目达到前所未有的 360 起,同比增长约 76%,打破 2020 年 205 起的纪录。据统计,这 360 家公司融资总额超 649 亿美元,意味着在全球范围内,投入医疗健康产业一半左右的资金被不到 10% 的企业所占据。融资 TOP 10 的企业中,数字健康企业占 4 家。这 4 家企业业务集中在互联网保险和慢病管理方面。需要指出的是,当全球经济景气程度欠缺,医疗健康产业的防御性也促使了资金的抱团。不过,2021 年市场分化节奏相对放缓,完成 A 轮、B 轮融资的企业相比 2020 年明显增多。

1. 海外风向

国外融资额和事件数双双创新高,医疗健康产业受全球货币紧缩浪潮影响小,2021 年医疗健康产业继续蓬勃发展,连续第 11 年稳定增长,相比 2020 年的融资项目数量增速放缓,2021 年无论在融资项目数量还是融资额方面,都实现了更高的增速。和全球融资趋势大体趋同,新冠疫情让许多未被满足的医疗需求得到了更快响应,远程医疗、心理健康、体外诊断、家庭护理、疫苗等领域在保持 2020 年融资加速度的基础上继续增长。同时,尽管全球货币紧缩浪潮来袭,但医疗健康产业并未受到较大影响,国外风险投资资金对产业的投入还在加大,详见图 3-1-5。

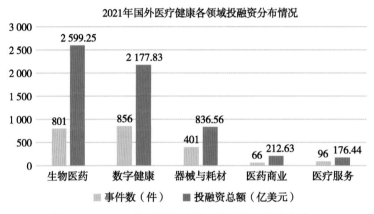

图 3-1-5   2021 年国外医疗健康产业投融资分布情况

2. 国内风向

中国医疗健康产业新兴企业活跃度不减,商业模式逐步成熟,投融资总额达到创下历史新高的 2 192 亿元人民币,同比增长 35%;同时融资交易数量达到 1 362 起,同比增长 78%。2021 年上半年,我国医疗健康产业资本市场延续了 2020 年下半年的资本盛况,而下半年的资金势头不减反增,尤其第四季度出现的大量高额融资,使得该季度的融资总额接近 600 亿元人民币。值得一提的是,国内一批商业模式完整、正逐步拓展业务的初创公司在本年度表现突出。超过半数的企业完成 A 轮及 B 轮融资,融资总额高达 151 亿美元(973 亿元人民币),占国内年度融资总额的超 44%,详见图 3-1-6。

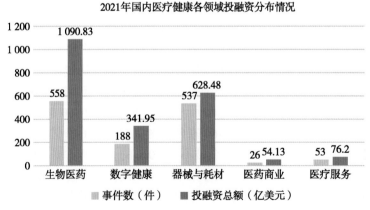

图 3-1-6   2021 年国内医疗健康产业投融资分布情况

3. 细分领域

2021 年，生物医药领域再登榜首，数字健康领域大额融资不断。全球生物医药领域凭借 1 359 起融资、累计约 3 690 亿元人民币融资总额强势领先其他细分领域。数字健康领域以近 2 520 亿元人民币排名第二，器械与耗材排名第三。在 2021 年全球产生的 360 起过亿美元级融资中，近 78% 的事件发生在生物医药和数字健康领域，大额融资事件拉高了整体融资规模。从具体分布来看，与 2020 年类似，生物制药依旧是最易获得大额融资的赛道，医疗信息化和"互联网 +"医疗健康这两条赛道同样有不俗的表现。其中医疗信息化以 52 起事件数位列第二，"互联网 +"医疗健康则以 41 起事件数的微弱差距紧随其后。在医药研发的持续火热和成本优势背景下，能够帮助药企降低成本、提高研发效率及商业化成功率的研发制造外包赛道成为 2021 年的重点关注对象，获得大额融资。

从五大细分领域融资额占比来看，2021 年仅数字健康和医疗服务领域融资额占比出现上涨，其他领域均有小幅下滑。其中，这两年在新冠疫情推动下，远程医疗、互联网医疗等行业影响力不断蔓延，数字健康领域 2021 年融资总额较 2020 年增加了约 1 185 亿元人民币，超过去年全年融资总额，同比增长近 89%。从各领域融资项目数量来看，生物医药、数字健康和器械与耗材三大领域之间的融资数量差距在 2021 年较为明显。值得注意的是，2021 年数字健康和器械与耗材领域的新增融资数量相差无几，但数字健康领域的融资总额几乎是器械与耗材领域的一倍之多，可见数字健康公司的平均融资金额远高于器械与耗材领域的公司。

2021 年，生物医药领域在国内外一级市场中都取得了较为亮眼的融资成绩。在疫情和生物医药类国家政策两大因素的共同影响下，国内依然是生物医药领域领跑交易量和融资额；国外生物医药市场投融资也持续火热，陆续获批的多款 First-in-class 药物、核酸药物、ADC 等创新生物技术都带来了生物医药领域的价值上扬，尽管融资事件数量上略逊于数字健康领域，但融资额已经实现反超。同时，国外表现平平的器械与耗材领域在国内更受资本追捧，占全年总融资额的 46%。其中 IVD 领域便捷、小型化、适合各种快速诊断的 POCT 产品在疫情防控中发挥了巨大作用。从轮次分布来看，A 轮融资项目出现频次最高，累计有 1 063 起融资。种子轮 / 天使轮、B 轮融资事件数均超过了 C 轮，说明资本更关注具有高成长潜力的早期初创公司，这一趋势在生物制药赛道颇为明显。

全球 mRNA 市场的投融资热度进一步上升，共发生 34 起融资事件，累计融资额约 101 亿元人民币，较去年同期增长近 44%。2020 年新冠疫情的暴发凸显了全球对预防性疫苗的迫切需求，mRNA 疫苗凭借研发周期更短、安全性更高等优势成为众多新冠疫苗中的佼佼者，成为资本追捧的赛道。在新冠疫情常态化及疫苗加强针陆续获批的背景下，2021 年全球生物医药行业的大热话题之一仍属于 mRNA 疫苗。同时，考虑到 mRNA 疫苗产品在应用场景上的多样性和大量新企业的出现，预计 2022 年 mRNA 赛道的热度也将持续。2021 年两款 CAR-T 产品的顺利获批对于产业的发展也起到了重要刺激作用，来自细胞治疗、基因治疗等前沿生物技术赛道成为 2021 年国内生物医药领域融资额稳步增长的主要驱动因素。其中实体瘤免疫细胞治疗产品获得了更多的关注。同时，新冠疫情中海外供应链受阻叠加带量采购、创新生物技术涌现等多重因素影响下，国内外包需求释放，进一步催化了 CRO/CDMO 的投融资热度。2021 年海外数字心理健康领域暴发，以压倒性优势领跑垂直赛道，全年发生 115 起融资事件，累计融资额约超过 34 亿美元（约 219 亿元人民币）。自 2015 年以来，全球数字心理健康就维持增长态势，尤其在新冠疫情暴发的近两年，在工作方式和医疗流程变动等不稳定因素影响下，心理健康服务需求量激增，再加上以美国为代表的医疗数字化基础设施建设加快，一定程度上刺激了数字心理健康市场发展。不仅如此，在海外数字健康按适应证分类的垂直领域中，心理健康服务的数字健康初创公司也保持了 2018 年以来的领跑态势，同时还拉开了与其他临床适应证的差距，超出至少 20 亿美元。数字健康平台在 2020 年底大战升温，主要的医疗保健和生命科学公司在合作或收购期间亲身体会了将不同数据孤岛整合的困难；2021 年，随着监管机构推动提高患者透明度，卫生系统和付款人需要使他们的数据对用户更加友好，这也推动了 2021 年医疗大数据资本市场的发展。

2021 年，医疗健康大数据相关近 50 笔交易中累计完成了超 36 亿美元融资，是 2020 年的 3 倍多。这类企业的共同点在于其业务有助于降低新数字健康公司的创业门槛，让创业者能够专注于非技术性的差异环节，为未来以患者为中心的新数字健康方法扫清道路；其次，它们减少了数字健康整合、并购的摩擦和成本，加速了平台战略和行业整合，它们为统一的行业数据生态系统作出了贡献，为人类健康带来了新的可能性。全球数字疗法产业领域在这一年累计融资超 59 亿美元（约 374 亿元人民币），刷新了往年纪录，与数字心理健康产业领域类似，在后疫情时代，人们开始探索新的健身模式，摆脱传统健身俱乐部发展中存在的现实问题。为应对这种现状，越来越多初创公司连接互联网技术和智能健身设备，这也带来线上运动健康市场在 2021 年的资本爆发。此外，资方还增加了对糖尿病（包括与糖尿病联系紧密的肥胖症）护理和肌肉骨骼疼痛（即 MSK）护理的关注，因为多项研究证明这类慢性病可以越来越多地通过虚拟方式进行管理。

心脏瓣膜细分赛道持续发力，全年融资超 16 起。2021 年，心脏瓣膜赛道共产生 16 起融资事件，金额超 4 亿美元。从产品来看，瓣膜赛道里研发二尖瓣产品的企业更易获得融资，二尖瓣赛道如此火热的原因首先是刚需强烈，重症二尖瓣反流 1 年死亡率高达 57%，并且我国需进行二尖瓣手术患者约 700 万人，全国每年二尖瓣外科手术仅能覆盖 4 万人，导致供给严重不足，需求迫切，也使得二尖瓣赛道空间潜力巨大；其次是二尖瓣介入技术难度极高，挑战大。2021 年全球医疗机器人领域累计融资 72 起，融资额超 34 亿美元，其中包含 10 起过亿美元融资。从融资轮次来看，医疗机器人领域在 2021 年完成的融资主要集中在 A 轮，且手术机器人企业居多。手术机器人是整个机器人领域里技术实现难度最高的赛道，并且最受资本关注，一年内有 6 家手术机器人企业被多次投资。除了前面提到的心脏瓣膜和医疗机器人融资热度空前高涨，脑科学、癌症早筛、内窥镜的火爆程度也不容忽视。脑科学的产品在器械领域的表现形态主要是用于监控的脑电图、影像软件等，以及用于治疗各种神经类和精神类疾病在内的神经调控产品。从融资上看，2021 年，脑科学器械类企业完成 36 起融资，金额高达 70 亿元人民币，这些融资主要集中在早期项目，并且这些早期企业的创始人和团队都有很高的资历。因此，资本在重点关注该赛道早期项目的情况下，着重注意企业创始人和团队的资质。癌症早筛已成国内外的黄金赛道，内窥镜市场规模的不断提升，加之疫情下院感科对院内感染的进一步重视，投融资层出不穷，2021 年内窥镜领域完成了 24 起融资，总额约为 44 亿元人民币。

4. 投资地图

2021 年亚洲与北美旗鼓相当，上海依旧领跑全国。全球医疗健康融资事件发生最多的五个国家分别是美国、中国、英国、印度和加拿大。美国以 1 570 起融资事件，709.56 亿美元（4 515.9 亿元人民币）融资领跑全球，中国紧随其后；中美维持囊括所有国家融资总额和融资事件的超 80%。北美方面，除美国外，2021 年加拿大的融资事件数紧跟印度。与印度一样，数字化也是助力加拿大医疗的重要因素，发展最快的细分领域是医疗信息化。

2021 年中国医疗健康投融资事件发生最为密集的五个区域依次是上海、北京、广东、江苏和浙江，以上地区包揽全国融资事件的 59%。上海依旧领跑全国，包揽全国融资事件的 59%，累计发生 306 起融资事件，其中，包括 26 起过亿美元融资事件；整体融资事件较去年增加 108 起，共筹集资金超 517 亿元人民币，领先排名第二的北京近 66 亿元人民币。同时，江苏和浙江地区凭借 371 起融资事件紧随其后，融资热度不断上升。但从近十年医疗健康产业投融资的地域分布趋势，北京长期占据着中国医疗主要医疗健康创新区域的主导地位。

四、2022 年：回归之年

1. 海外风向

2022 年，全球医疗健康产业共发生 3 057 起融资事件，仅相比 2021 年有所减少；融资总额达 729 亿美元（约 5 029 亿元人民币），居历史第三位，不及 2020 年和 2021 年，整体趋于冷静和审慎的状态。尽管融资总额与 2020 年接近，但 2022 年的资本格局相较之下有明显不同。相比 2020 年明显的资金抱团，2022 年投资方的策略向"投早投小"转变，这一投资趋势在硬科技领域具有共性，由于后期项目投资估值较高，在对市场预期并不乐观的前提下，机构更希望从早期项目中发现机会。不过，一些致力于填补医疗健康产业需求空白的初创企业有望优先受到资本关注，也意味着创新企业能进一步深入格局尚未固化的蓝海市场。2022 年，单笔融资超过 1 亿美元的项目达到 164 起，约为 2021 年的一半，资金抱团有明显松动。据统计，这 164 家公司融资总额超 297 亿美元。相比 2021 年，投入医疗健康产业约一半的资金被不到 10% 的企业占据的情况，2022 年的资金去向更为分散和多元。融资 TOP 10 的企业中，生物医药企业占 5 家，这 5 家企业业务主要集中在医药 CXO 方面。与 2021 年相同，全球经济景气程度欠缺，但医疗健康产业的防御性变换了表现形式，不再紧密抱团。同时，2022 年延续了 2021 年的节奏，市场分化速度继续放缓，完成种子轮、天使轮及 pre-A 轮融资的企业相比 2021 年明显增多。2022 年海外投资的谨慎倾向打断了融资自 2011 年以来连续 11 年的稳定增长。但需要指出的是，除了投资方的顾虑外，处于成长阶段的企业也因融资环境和融资资金不及预期等原因推迟交易。此外，新冠疫情于 2020 年和 2021 年催化了数字健康融资，鼓励了更多投资者扩大投资规模并承担更大的风险，且 2021 年美联储持续货币宽松政策的举动也进一步推高了医疗健康产业，尤其数字健康领域企业的估值。因此，2022 年的低迷很可能在为下一个季度资金的缓慢回升做准备，投资者继续储备资金并优先考虑有竞争力的企业，详见图 3-1-7、图 3-1-8。

2. 国内风向

尽管融资总额不及 2021 年，但 2022 年上半年，我国医疗健康领域共发生 180 起早期投融资（包括种子轮、天使轮和 pre-A 轮）事件，累计融资近 9 亿美元，无论在融资事件数还是融资总额方面，都直逼 2021 年全年的指标（296 起融资事件超 11.94 亿美元，约 77.6 亿元人民币）。科研成果转化需求和国内政策导向促使一批科学家创业，具有原始创新技术且市场空间较大的创新项目更有可能在早期市场之中脱颖而出。国内下半年的低迷受防疫措施和首轮新冠变异毒株冲击较大，迫使经济活动放缓，随着经济活动的复苏，国内医疗健康产业在 2023 年有望迎来新的机遇。

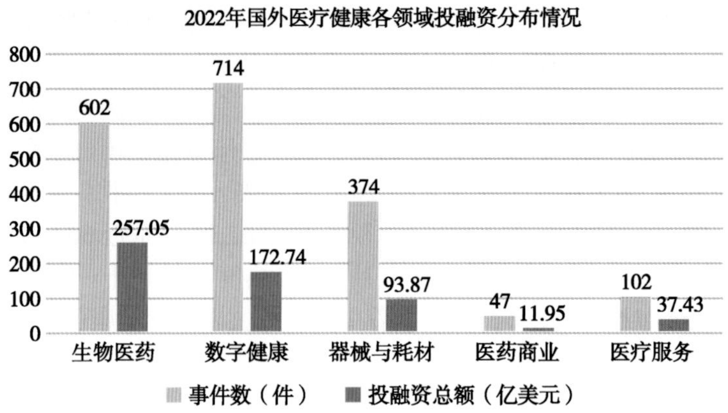

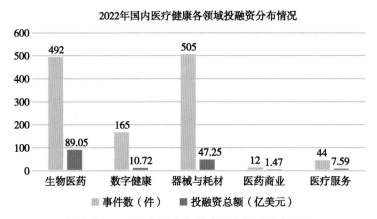

图 3-1-7　2022 年国外各医疗细分领域融资情况

图 3-1-8　2022 年国内各医疗细分领域融资情况

3. 细分领域

2022 年,全球生物医药领域凭借 1 094 起融资、累计约 346.1 亿美元融资总额强势领先其他细分领域,再次拿下 2022 年的融资榜首。数字健康领域以 183.46 亿美元紧随其后,器械与耗材排名第三。从五大细分领域融资额占比来看,2022 年数字健康融资总额占比下降明显,生物医药和医疗器械融资总额占比略微上涨。结合具体融资额,2022 年数字健康领域共产生 879 起融资,总额约 183.46 亿美元,融资金额主要集中在千万美元级和百万美元级,与去年相比,事件数减少 165 起,融资总额环比下降 53%,平均单笔融资额减少超 1 500 万美元,或许是 2021 年融资火爆存在估值过高的问题,导致 2022 年数字健康企业的融资环境十分艰难,资金整体放缓。生物医药领域在国内外一级市场中都取得了较为亮眼的融资成绩。国内方面,依旧是生物医药领域稳坐第一,医疗器械领域紧随其后,且因初创企业融资项目较多,融资数量罕见地反超生物医药领域。数字健康领域融资热度显著降低,几乎与医疗服务领域持平。此外,2022 年以来,医疗健康产业跨境并购案较多,细胞治疗、创新治疗设备等方面的资产受到青睐。同时,当前国内医药产业正经历结构性变革,可以带来新的增长点,并保障一部分创新企业保持活跃表现。生物制药、医疗信息化、"互联网 +"医疗健康以及研发制造外包赛道的热度较高。从轮次分布来看,资本集中发力早期项目,早期轮次的融资事件占总事件数 46%。2022 年 A 轮融资项目出现频次最高，累计有 904 起融资，且集中在生物制药赛道。同时，有 13 家处于生物制药赛道的企业获得过亿美元的 mega-round，说明 2022 年资本的目光依旧聚焦在具有高成长潜力的早期初创公司，并且愿意大额注资加速初创早期项目成长。

2022 年，全球"AI +"药物研发领域一共发生 76 起融资事件，累计融资额约 33.92 亿美元（约 237 亿元人民币）。具体来看，国内"AI +"药物研发领域累计产生 32 起融资项目，融资总额约为 5.89 亿美元；海外免疫细胞治疗领域共完成 44 个项目，累计获得近 28.03 亿美元。随着机器学习、深度学习、自然语言处理等技术的快速发展，AI 在靶点发现、分子生成、活性预测、化合物筛选和晶型预测等药物研发环节应用广泛，优势逐渐凸显。如今，AI 技术在药物研发各个环节逐步参与，学术界和产业界都在尝试研究使用 AI 来辅助药物的研发，为新药的发现与开发寻求助力。全球"AI +"药物研发领域的融资仍以早期融资为主，A 轮融资最多，总计 24 笔。免疫细胞治疗、基因治疗等前沿生物技术赛道仍然活跃，成为 2022 年国内生物医药领域融资额稳步增长的主要驱动因素。其中实体瘤免疫细胞治疗产品获得了更多的关注。同时，本年度 CRO 热度有所回落，但随着政策支持、工程师红利等因素助推以及新兴领域 CGTCDMO 赛道的兴起，进一步促进了 CDMO 行业的发展。新一轮药审改革后，我国生物医药创新投入逐年增加，国内 MAH 制度的全面实施为 CXO 行业带来了新的发展机遇，对推动国内制药行业生态的创新改革具有重大意义。2022 年，全球脑机接口赛道累计融资 39 起，融资额约 6.5 亿美元。融资主要集中在 A 轮系列，有 8 起；金额以千万美元级居多，有 21 起。2022 年，全球人工心脏赛道累计融资 6 起，融资额约 8 856 万美元。以美国为例，只增不减的医疗需求和专业医护人员短缺的矛盾让市场将目光转向智能手段。资金集中流向医院端，尤其是能有效提升临床效率的数字化服务。此外，大额融资也多见于家庭高端护理、老年及儿童专病预防和康复等，以达成足不出户完成健康护理的目标，同时缓解医院端压力。与数字健康各细分领域融资热度不及资本爆发的 2021 年不同，2022 年全球互联网医学教育培训领域融资额达到近 5 年来的顶峰。不过，相比初创企业，资本更加关注逐步摸索自身商业模式的发展期企业。除近几年因疫情压力导致的医护人员缺口外，在线学习工具的普及本身就促使互联网医学教育培训市场的壮大。此外，老龄人口增加，居民对健康的诉求和消费能力加大，基层医生亟需降低误诊率，医学生学业、就业和科研诉求等也构成相关市场增量驱动力。国内方面，《"健康中国 2030"规划纲要》等政策的出台，大数据、云计算等移动互联网相关技术的成熟也丰富了医学传播模式，健康与医疗在科普八大主题中搜索量占比 63.16%，位居第一。来自各方的驱动力使得线上汲取医学垂直内容的必要性日渐突出。

4. 投资地图

2022 年，全球医疗健康融资事件发生最多的五个国家分别是美国、中国、英国、以色列和印度。2022 年，美国以 1 257 起融资事件，44.03 亿美元（约 308 亿元人民币）融资领跑全球，中国紧随其后；中美囊括所有国家融资总额的 75%，融资事件的 81%。此外，亚洲地区的医疗创新势力崛起。尤其是以色列和印度的医疗融资热度大幅上升，跻身五大热点地区之一。与印度一样，数字化也是助力以色列医疗的重要因素，其中发展最快的细分领域当属医疗信息化。从投资热点领域看，生物医药和数字健康是本年度全球共同关注的热点领域。2022 年中国医疗健康投融资事件发生最为密集的五个区域依次是江苏、上海、广东、北京和浙江。高质量集聚发展的江苏生物医药产业溢出效应明显,成为本年度医疗健康产业的主要投资阵地,江苏以 248 起融资事件再次超过上海成为医疗健康一级市场投资最为火热的地区,领先排名第二的上海累计发生 240 起融资事件。整体来看,2022 年医疗健康融资仍集中发生在医疗健康基础夯实、创新要素资源集聚在北上广地区,以上地区包揽全国融资事件的 53%。

第二节　美国医学科技成果转化模式与经验启示

一、美国医学科技成果转化的政策背景和战略机构

(一)美国科技成果转化的早期实践

从 20 世纪初开始,美国高校的专利申请、许可、授权事务就开始交由指定的机构处理,负责支撑科技创新成果向商业和市场价值的转移转化。1912 年,加州大学伯克利分校教授首先创立了美国研究公司(Research Corporation),面向大多数美国高校负责专利管理和许可事务。此后数十年间,美国早期的科技成果转移转化工作多是由这家公司经手操作,或是参照该工作体系实施。

由于这样的处理方法收效甚微,与高校预期之中科技成果、专利能够取得的社会和市场价值严重不符,斯坦福大学等顶尖学府开始探索成立技术许可办公室,通过在大学内部直接建设科技成果转移转化团队和工作体系,培养有效的技术转移模式。从另一个角度来说,随着人们越来越清楚地认识到科技成果转化对社会发展和经济增长起到的积极作用,并且对其愈发重视,政府、科研机构、大学等公共部门纷纷开始探索对科技成果转移转化的支持和促进工作。尽管如此,既没有统一的法律制度,又缺乏必要的技术认证、授权相关环境与资源基础,当时美国科技成果与专利技术的商业价值转化步履维艰。据统计,截至1980 年前,美国政府曾拥有超过 30 000 件专利,其中获得商业授权的仅有区区 5%,真正被转化为实际产品进入市场的专利技术更加稀少。相比之下,政府放弃的专利权的技术转化率则高达 18%~20%,美国社会各界纷纷建议政府转变所有权模式,将专利发明的所有者正式从政府变为高校或发明人。

(二)《拜杜法案》

经过了长期的调查研究,以及与非营利组织、中小微企业的共同合作,1980 年由参议员博区·拜(Birch Bayh)和罗伯特·杜尔(Robert Dole)联合提交的提案被美国国会通过《拜杜法案》,是美国的第一个全国性知识产权政策法案,同时也是国际公认的技术转移典型范式。《拜杜法案》在正式施行后同样经过了 1984 年、2000 年两次的重大调整,其内容与呈现形式均发生了极大变化,用以适应美国不断改变的社会需求与科研环境。

在先进技术的研发、管理、专利化、授权等过程当中,《拜杜法案》为政府、高校与科研机构、产业端投资机构带来了具体指导意见,譬如授予小型企业和非营利机构持有政府资助的课题研究发明所有权,而企业与研究机构需要将收益与发明人按比例分成等。此法案让大学、研究机构能够享有政府资助科研成果的专利权,这极大地带动了技术发明人将成果转化的热情。该法案是为了鼓励学术机构和工商企业之间相互交往而制定的,允许政府资金获得者和签约人保留在联邦政府资助下所发明的所有权,并鼓励大学向工业转让发明。

该法案将使接受联邦政府研究与开发资金的签约人（小企业、大学和非营利机构）所做发明的所有权归属签约人。1978 年，美国的科技成果转化率是 5%，《拜杜法案》出台后这个数字短期内翻了 10 倍。高校纷纷响应，开始建立技术授权办公室。在这样明确的指导意见下，《拜杜法案》基本划清了美国大学科技成果转移转化的各项工作边界与实现方法，但联邦法案内容复杂、繁冗，自身很难带来清晰的执法权，只能够起到指导与促进作用，更多的作用还要依赖相关机构去解读。美国的技术转移中心、投资机构等起到了这样的作用，在此类专业机构对《拜杜法案》精神的认可与贯彻之下，科技成果转移转化市场逐渐形成了良性循环，高校与科研机构发明人能够从被专业机构成功转化的技术发明中取得收益，而不遵守规则的参与方很难从市场获得投融资等要素，这就为美国经济的创新驱动发展带来了很好的环境基础。

实际上，《拜杜法案》只通过四个根本性准则就解决了由政府资助的技术转化率低的问题。一是由政府资助研究产生的成果权利默认由大学保留；二是高校享有独占性专利许可，技术转移所得应归于教学和研究；三是发明人有权分享专利许可收入；四是政府保留"介入权"，特殊情况下可由联邦政府处理该发明。《拜杜法案》要解决的问题是，对于大量获政府资助的研究，研究者怎样可以从中获得利益。理论上讲，政府的财政收入来源于纳税人，所以政府出资研究的项目应该向所有纳税人自由公开，任何想要获得该专利的纳税人，都应该无偿获得。但这只是理论，实操层面上，如果这么干，就会导致两个后果：一方面，研究者没有足够的动力去做基础研究，因为根据法律，他们只有不排他的专利实施权力；另一方面，商业企业也不会有太大的兴趣将资金投入到基础研究上，因为未来它们反正是可以轻易取得的。《拜杜法案》则重新界定了一项专利所涉及的各种利益相关人的关系，简单来说，就是通过"资助合同"把公家投钱的研究成果和专利权归属于发明者所在的研究机构，然后鼓励它们与企业界合作进行转化，研究人员也可以分享转化后的利益。这就打通了基础研究和应用研究之间的障碍，使得美国大学机构和企业对研究兴趣大幅高涨。自该法案通过以来，《拜杜法案》已推动美国经济产出提高了 1.7 万亿美元，支持了 590 万个工作岗位，并帮助催生了 14 000 多家与医疗相关的初创公司。对于大学和企业等承担方来说，可以选择保留在联邦资助下进行的发明所有权，并允许大学通过与企业的许可协议将发明商业化。这在一定程度上保证了大学与发明人分享成果转化的实际权益。对于联邦政府等资助方，要求其只能通过承担方依合同约定让与权利，才能取得受资助发明的法律权利。总的来说，《拜杜法案》的核心理念是以产、学、研的协作，通过将专利权"下放"，让大学可以保留发明的所有权，企业也可以将发明商业化来获得利益，以此来激励基础科技创新研发，用科技创新来带动经济复苏。政府的确是放权了，却还是"留了一手"。法案里比较特殊的"介入权"是政府可以强制要求大学将其专利权许可给第三方实施或者由政府持有所有权并予实施。"介入权"发生在合理的时间内发明没有实际应用、产生健康或安全问题或其他法律的要求不能满足等情况下。正是因为如此，高校或科研机构的专利权就不可以随便抛弃或转让。与此同时，政府也能平衡发明专利的商业化和保护公共利益。从这一点来说，真正体现了政府在整个科研成果转化之中所起到的监管和推动作用，这无疑是积极的。总体来看，《拜杜法案》的成功之处就在于允许大学将新的科研成果申请专利，并将专利授予将科研成果商业化的企业。其中大学向企业收取专利转让费，并将这笔收入用于进一步的科研教学中。这个可延续的经济链条解决了科研过程中的经济负担，也保证了创新项目能够持续推动。正是在这样一种良好的循环机制下，美国大学科研成果转化的创新力和生产力不断被激发，与此同时，更多科研成果的转化及新产业的建立又推动了美国大学的发展，使高校更具竞争力。

（三）美国国立卫生研究院

要了解美国研究型医院科技成果转移转化体系，首先需要了解美国的科技管理体制。美国的科技管理体制为多元分散型，由总统内阁（白宫科技管理机构）、国会以及联邦的各个部门主导。在联邦各个部门中，与医院科技成果转移转化关系最为密切的当数美国国立卫生研究院。

美国国立卫生研究院（NIH，National Institutes of Health）是美国最高水平的医学与行为学研究机构，也是美国促进公共健康和生物医学发展的政府研究机构。作为美国最主要的医学与行为学研究和资助机构，NIH 在美国联邦研发经费中的份额仅次于国防部，每年研发预算超过 320 亿美元，占美国联邦科技预算的 20%。同时 NIH 也是世界最具影响力的医学研究中心之一，长期以来都是美国健康研究关注的焦点。过去 10 年，NIH 成果转化取得显著成效。每年公布 200～400 项新发明，近 5 年来获得的专利数量保持在 110 项以上，专利许可在 200～350 项，专利使用费在过去 10 年翻了一番，现达到近 1 亿美元。2019 年，NIH 有 441 项专利许可产品在市场上销售，年度总额约 60 亿美元，获得了 7 820 万美元的专利使用费。2020 年，NIH 共计拨款 416 亿美元，其中 308 亿美元授予 56 169 项校外研究，与 2019 年相比，这项投资增加了 13 亿美元（增长率 4.4%）。NIH 专门设立了临床与转化科学基金（CTSA）和转化科学中心（NCATS）来促进医学科技成果转化。

1. 临床与转化科学基金（CTSA）

CTSA 于 2006 年成立，是 NIH 通用临床研究中心计划（GCRC）的直接产物。20 世纪 60 年代，NIH 发起 GCRC 计划，以资助临床研究的基础设施建设，主要为临床研究人员提供专门的住院病床、门诊单位、核心实验室和人员支持。2005 年开始，NIH 对临床与医学转化越来越高，GCRG 计划被 CTSA 取代，其专项基金也被用于转化医学研究。CTSA 旨在加快转化研究的进程，将实验室的技术、临床和社会的需求转化为临床干预手段，提高公共卫生水平和质量。创新奖项的设置旨在解决转化医学过程中单独研究中心无法解决，或在不同研究中心之间经验难以传播的问题。这些奖项覆盖了转化过程中不同环节的创新，在适当的情况下，CTSA 将对这些经验进行传播，其覆盖范围也反映了 CTSA 对转化医学覆盖的广度。

创新点一：不受《文书削减法案》约束的审查方法。CTSA 支持高质量转化和临床研究，以及在本地、区域性和全国范围内推动创新的研究方法、培训。审查是 CTSA 获取信息的重要途径，在审查过程中，CTSA 可以发现资源、引发行业讨论，根据客观信息做出决策或对后果进行预测和比对。审查过程通常需要有一个科室或部门对信息进行存档，并部署下一步计划。但根据《文书削减法案》，任何联邦机构在未经批准的情况下，不允许收集 10 个及其以上公共机构的信息。这一规定使得审批过程变得漫长，通常需要几个月才能完成。随后《21 世纪治愈法案》的提出则解决了这一问题。根据《21 世纪治愈法案》第 2 035 节"加速研究发现，NIH 不受 PRA 约束"，NIH 的研究得以免除《文书削减法案》的束缚。而要确定一项研究是否可以免除《文书削减法案》的束缚，NIH 则需要研究团队回答以下两个问题：①这项研究是否会对试验结果进行系统性的分析？②是否会公布系统性分析的结果？如果两个问题的答案都是肯定的，那么这项研究则符合免除《文书削减法案》束缚的前提。

创新点二：成立加速多中心临床试验的资质审查委员会。通过 CTSA，NCATS 正在为多中心临床研究建设单独的机构审查平台（IRB），即 NCATS 多中心临床试验加速审查平台（SMART IRB）。该平台成立的目的是提供灵活的资源，协调全国的调查员对多中心研究系统性的内部审查。多中心临床试验的伦理审查一直是个大难题，冗长的流程和大量的协调工作常常拖慢研究进度。因此，CTSA 提出要简化内部流程并提高审查质量，让参与的中心单独进行内部审查——这个概念被叫作单点 IRB 模型。NCATS 打算将 SMART IRB 平台作为实施路径，以实施 NIH 于 2016 年 6 月 21 日发布的一项政策，该政策要求 NIH 资助的所有多中心临床试验研究均使用单点 IRB 模型。具体来讲，单点 IRB 模型可分为两个不同的类型，具体包括：其一，中央 IRB，以参与试验的研究中心为单位，这些中心所有参与伦理审查的均采用同样的 IRB 审查方式。这些中心通常在同一个网络、联盟，其所进行的任何一项试验据均采用同一 IRB。其二，单一试验 IRB，以临床试验为单位，参与该项试验的所有研究中心均采用同一 IRB。NCATS SMART IRB 是基于全国各地专家意见建立的，其中包括了 CTSA 的多名 IRB 权威。平台吸取了 CTSA 一个叫作 IRBrely 的示范项目，以及 NIH 在 IRB 建设上的成功经验。基于 IRBrely 所建立的模型，NCATS SMART IRB 为多中心临床试验的评审提供了灵活选择，既可以设置一个统一的中央 IRB 来规范整个网络下的临床研究，也用为一项多中心临床研究配置单独的 IRB。同时，NCATS SMART IRB 还为研究人员和团队提供了以下协调方案，以便能够适配所有的临床研究网络和个人。一是授权协议，一项总体协议为单一 IRB 的参与角色、参与网络和责任方建立统一的约定，该协议也被称为信赖协议；二是合并协议，允许机构登录或者加入 SMART IRB 平台的授权协议；三是指导文件，描述如何使用授权协议和合并协议的文件进一步描述单一 IRB，对研究团队和研究中心的工作协调做出解释。

创新点三：建设全国性的数据生态系统。2017 年，NCAT 通过 CTSA 建立了一个全国性的数据生态系统——国家数据健康中心（CD2H）。通过 CD2H，信息学专家可以开发标准化方法和最佳实践（包括算法和其他专用工具），以解决共享数据的操作和体制障碍。CD2H 的工作人员目前正在对现有的 CTSA 项目信息学和数据共享资源进行清查，以供信息学专家们使用。

创新点四：成立协调中心。CTSA 成立协调中心——The Center for Leading Innovation and Collaboration（CLIC），位于罗切斯特大学，覆盖全国超过 50 家顶级生物医学研究中心。CLIC 的目的是通过简单明了的沟通、可操作的指标，以及创新的协作工具来为 CTSA 提供协调服务。CLIC 让合作伙伴和利益相关者能够参与和影响转化科学，让所有利益相关者能够直观地看到 CTSA 的成就。CLIC 提供的服务包括数据协调服务，具体包括收集、分析 CTSA 的数据，并将其转化为可行动的见解，加速转化医学进程；沟通与互动，并使内部和外部利益相关者了解转化科学的进展和影响。

2. 转化科学中心（NCATS）

NCATS 加速了诊疗相关创新方法和技术的开发。2012 年以前，CTSA 归属国家研究资源中心（NCRR）管理。随着 2012 年 NCATS 的建立和 NCRR 的解散，CTSA 归入 NCATS 管理。NCATS 是 NIH 的 27 个研究所和中心（IC）之一，主要任务是加速诊疗相关创新方法和技术的开发。NCATS 依靠数据、新技术和团队合作的力量来开发、展示和传播创新，以减少、消除或绕过转化研究中耗时耗力的研发瓶颈。为应对转化研究中存在的共同挑战，NCATS 提出了五个策略，包括预测功效和病理学、降低治疗技术开发风险、临床研究效率、开放合作、数据透明度和发布。NCATS 推动校内外的转化研究，并在这个过程中能够扮演着领导者的作用。针对校外项目，NCATS 通过 CTSA 计划支持转化科学的发展；在校内，NCATS 则通过其临床前创新部门（DPI）开发并实施转化科学培训的新方法。NCATS 在培养下一代转化科学家方面具有优势，DPI 为本科生、研究生和博士后学员提供各种各样的培训机会。DPI 是校内研究项目，研究小组位于马里兰州科罗威尔，距离马里兰州贝塞斯达的 NIH 总部几千米。DPI 的科学家们开发了提高转化效率和有效性的系统性方法，例如如何在推进新技术中，使临床前研究更具预测性和效率；或者降低潜在药物靶点或研究项目的风险，使其更具商业投资价值和吸引力。来自不同学科的超过 200 名科学家负责推进 DPI 的多元化研究组合，除了组织顶尖实验室的研究外，DPI 的科学家们还与全球范围内超过 250 个研究组织保持合作关系。总体看来，在科研大环境下的个人或者团队研究者，每个项目都覆盖了以下方面的专业知识：生物学（生物和疾病分析发展）、自动化工程（高通量筛选仪器）、生物学和数据分析、药物和分析化学。

DPI 培训计划的一大优势即跨学科互动，DPI 研究团队组织具体包括：早期转化研究中心（包含生物 3D 打印）、治疗发展中心、化学基因组中学中心（包括分析筛选技术、化学技术、功能基因组学实验室、干细胞转化研究实验室）以及核心设施部门（包括信息学、分析化学和研究服务）。大部分研究团队采用的技术和设计专业在图片的右侧，这些技术帮助他们完成研究，实现了重叠色带所示的各学科之间的实质性合作。DPI 创造了一个丰富的环境，让各学科专业知识进行互补，研究人员可以从其他专家那里学习到各种技能。此外，DPI 还是有组织且协作的。DPA 研究团队被划分成了特定的分支机构，并使用各种技术、技能和专业知识来完成研究项目。色带的宽度代表了每个研究团队对特定技术、技能和专业知识做出的努力，色带的显著重叠反映了 DPI 正在进行的跨学科合作。

NCATS 工具包用于以患者为中心的治疗开发。针对解决方案的开发，NCATS 贯彻以患者为中心的服务宗旨。近几年，其关注方向主要包括以下几个方面：一是 3D 生物打印，通过精确控制生物材料细胞精、生物细胞、生长因子在整体 3D 结构中的位置、组合、互相作用，使打印组织结构具有生物活性，并能实现与目标组织或生物器官接近，实现与人体器官的复制，甚至提升人体器官的潜能。在薄薄的单层结构中，细胞们无法展现 3D 结构的细胞交流从而导致细胞功能的部分丧失，通过 CT、MRI 获得生物组织的结构图像再将数据输入数据处理系统，然后通过电脑软件 3D 建模可实现三维打印一个器官，这是近年 NCATS 较为关注的方向之一，他们希望通过 3D 生物打印技术开发组织模型，模拟活体组织中的细胞三维结构和组织，实现人体组织和器官的"打印"。二是大流行病毒药物开发，大流行病毒计划（APP）是 NIH 发起的一项倡议，旨在针对 SARS-CoV-2 和其他具有大流行潜力的病毒开发安全有效的口服抗病毒药物。作为 APP 的一部分，NCATS 将运用其专业知识和前沿技术来解决研发关键问题，并与合作者共同推进口服抗病毒候选药物的发现和开发。为了应对新冠病毒，NCATS 和 CTSA 成立了国家新冠病毒群协作小组（N3C），该小组由 NCATS 全面管理，在必要时，该小组可被授权使用国家相关资源。三是定制基因疗法，2021 年 11 月美国国立卫生研究院基金会（FNIH）和 NIH 共同发起成立了定制基因治疗联盟（BGTC），该联盟是 NIH 加速药物伙伴关系计划（AMP）的一部分。AMP 旨在加快不同疾病的药物开发，BGTC 则聚焦加速向目前缺乏有效治疗的罕见疾病的基因疗法，据了解，BGTC 将专注于腺相关病毒（AAV）载体的使用，该联盟正在建立相关标准，以加速"定制"基因疗法的开发和交付，这一举措有望使数百万罕见病患者受益。此外，NCATS 还领导了平台载体基因治疗试点项目（PaVe GT），该项目将测试是否有可能通过使用相同的基因传递载体和多种基因治疗生产方法来提高基因治疗临床试验进程。四是生物信息学与转化医学研究，第一份人类基因组草图的完成使得人类对疾病的认知进阶到了分子水平，也促进了各类生物技术在临床的广泛应用。生物技术的发展和数据的积累使得生物信息学作为生物医学数据处理的学科越来越受到重视，并在促进生物技术转化和临床实践过程中扮演重要角色。NCATS 在生物信息学数据的组织、处理、分析和转化研究产生上起着关键作用，并积累了大量和多样的数据，为此，NCATS 启动了生物医学数据转化计划，以加速生物医学的转化研究，通过该计划 NCATS 将整合多种类型的现有数据源，并揭示各种数据类型之间的潜在关系。此外，NCATS 还创建了一个开放的数据门库 OpenData，以便研究人员能够快速地获得和共享已批准药物的相关数据、研究和药物再利用信息。五是罕见病治疗研究，罕见病治疗药物和解决方案的研究和开发是 NCATS 乃至 NIH 的重点关注方向。除了前文提到的 BGTC 和 PaVe GT，NCATS 还发起了罕见病临床试验资助计划（CTR），并成立了遗传和罕见疾病信息中心（GARD）。CTR 支持的项目侧重于将罕见疾病治疗和诊断研究转化为临床试验所需的数据，GARD 则对外提供罕见和遗传疾病的最新健康信息。六是其他方面，包括现有药物分子再利用，发现现有药物分子的新用途，从而加快疾病治疗药物开发的进程。分析化学，NCATS 的化学专家开发了小分子和筛选方法，以便研究人员利用这些方法在治疗开发方面进行创新，同时，NCATS 还成立了早期转化研究处（ETB），通过分析化学、高通量筛选和药物化学等技术促进小分子治疗药物研发；功能基因组学，NCAT 的功能基因组学实验室旨在开发和改进 RNAi 筛选方法，以更好地了解基因功能和确定治疗目标，通过 RNAi 实现基因沉默已成为了解基因功能的有力工具，在过去几年中，RNAi 已经成为研究人员了解基因功能的有力工具。NCATS 是参与 NIH 中参与 HEAL 计划的几个中心之一，在该计划的支持下，NCATS 将针对阿片类药物滥用和成瘾开发新的疼痛治疗方法。

NCATS 在全国有超过 50 多个学术医疗中心，基于 CTSA 办公室的独特优势，NCATS 为临床转化研究协作带来新的解决方案，他们的主要工作体现在四个方面，一是培养了转化医学所需的人才；二是让患者和社会团队得以参与转化研究的每一个阶段；三是促进特殊人群和未满足医疗需求的与临床转化研究结合，使转化医学覆盖人类全生命周期；四是创新了方法和流程，提高转化研究的效率和质量，推动前沿技术在临床中应用。

3. 技术转移办公室（OTT）

如果说 NCATS 和 CTSA 的成立是为了推动和引导转化医学的发生和发展，那么技术转移办公室（OTT）的存在则是为研究成果的产业化指明了路径。OTT 是独立于其他研究所，由 NIH 主任办公室进行直接管理，其职责是根据《联邦技术转让法案》进行专利申请和保护、价值评估、市场化、许可授权、监督，以及技术转让政策制定等。NIH 对其专利进行集中管理，并通过 OTT 来全权负责发明专利申请和实施许可事务。

OTT 有超过 24 位工作人员，其中包含 IT、信息、转让政策、专利链、版税调查等专家。此外，NIH 下属的 27 个研究机构均设有"技术发展协调员"。协调员的作用是辅助 OTT 工作，与项目的科学家保持沟通和联系，实时掌握项目的进展情况，并将信息反馈到研究所技术转移服务中心，再由技术研发和转让部进行汇总，之后技术研发和转让部直接向 OTT 主任汇报。此外，OTT 还与 24 家律师事务所保持紧密合作。这些事务所覆盖了生物、化学、机械工程和软件领域。OTT 给予这些律师事务所的合同期限为 10 年，目前的合同将于 2030 年到期。OTT 是 NIH 专利成果转化的交通枢纽，它并不是将专利直接转让给私立机构和公司，而是通过许可的方式来推动专利成果的商业化。为了便于大家理解 OTT 的工作和意义，我们把其工作分为了两个部分，即专利成果形成前期和专利成果形成后期。专利成果形成前期，OTT 主要对 NIH 各研究中心汇总的成果进行评估，即评估该专利是直接许可还是申请专利。如果要申请专利，OTT 还需要确定专利申请的内容、时间、覆盖地域等关键信息。专利成果形成后期，OTT 的主要工作则是为专利筛选和寻找适合的商业化伙伴。OTT 会通过网络渠道向产业传递待许可的专利信息，同时相关工作人员也有他们自己的"社交圈子"，他们会直接与自己看好和感兴趣的公司联系，寻找对该成果感兴趣的商业化公司。专利成果形成前期，OTT 更加着眼于发明成果的商业潜力和市场价值，其申请的专利在质量而非数量。而在专利成果形成后期，OTT 重点考虑的则是成果商业化的时间周期，他们希望成果能够尽快在市场开花结果。因此，相比独家和排他性许可，OTT 更倾向于普通许可。

NIH 不接受任何股权或期权形式的特许费支付，对其技术发明许可对象收取特许费，必须以现金形式支付特许费。这笔特许费将由 NIH 下属中心和成果发明人共同分配，具体分配方式根据该成果全部收益金额，采取分段累进的方式：不足 2 000 美元的，全部受益归发明人所有；超过 2 000 美元但不足 50 000 美元的，发明人可获得全部收益的 15%；超过 50 000 万美元的，发明人可获得全部收益的 25%。需要注意的是，为了避免过度激励，NIH 规定对发明人最高利益分配不得超过 15 万美元。什么样的公司可以获得许可？如果一家公司想要获得 NIH 的专利授权，则必须获得 NIH 的商业许可协议、内部商业使用许可证，以及非排他性商业许可证或多家许可证。商业许可协议授予制造和使用该技术的非排他性权利，以评估其商业潜力。该许可的有效期仅有几个月，并不授予出售或者其他方式分发发明的权利，公司需要在获得商业许可证后才能对发明成果进行进一步使用或开发。内部商业许可允许被授权人对发明专利进行内部使用和制造。该许可同样为非排他性，允许被许可人在商业开发过程中将该发明作为工具进行使用，但并不授权其出售或以其他方式分发发明的权利。非排他性许可协议和排他性许可协议允许公司根据适用的法律法规，在适当的情况下将发明商业化。排他性许可可将发明授权限定为一个实体，而非排他性许可则可以授权给多个实体。

如果公司的商业化目的超出美国政府的许可范围，则公司必须进一步获得生物制品许可。生物制品许可允许公司制造、使用或销售不属于公共领域且无法或者不会获得专利保护的商业用途生物材料。这种类型的许可通常是非排他性的，可促进 NIH 或 CDC 实验室生物制品的商业开发，无需为每种材料获得专利保护。要获得专利许可，公司必须首先向 NIH 提交许可申请。申请书需要填写潜在被许可人、所需许可类型、所需许可条款，以及潜在被许可人的发明开发 / 商业化计划等信息，它是 NIH 评估是否许可的主要依据。此外，如果申请人希望获得排他性许可，则需要另外向 NIH 提供获得排他性许可的理由。

在对许可申请进行审查后，OTT 将评估申请人是否符合发明的许可策略，以及许可的授予是否会使公众受益，是否符合联邦政府的利益。如果申请人已申请非排他性许可，且技术转让专业人员已就该申请做出有利决定，则 OTT 将与公司开始谈判。如果申请人申请了独家或部分独家许可证，NIH 将根据法律要求在《联邦公报》上发布公告，并在 15 天后重新评估申请，结合从公众处收到的所有意见，以对许可证做出最终决定。评估独家许可证申请时应考虑的标准包括四个方面，一是独家许可符合公众的最大利益；二是排他性或部分排他性许可是促进风险投资，使发明实际应用的合理和必要的激励；三是独家或部分独家许可条款和条件不超过必要的范围；四是独家许可不会减少竞争。总而言之，NIH 在推动技术从实验室转移到市场，促进科技成果产品化和商业化过程中发挥了至关重要的作用。美国各州政府还建立了科技工业园和企业孵化器，由政府及中介机构为创业阶段的小企业和持有科研成果的科技人员提供场所、资金及服务，以推动科技成果转化。

二、美国高校科技成果转化模式案例分析

（一）斯坦福大学技术许可办公室（OTL）

在技术许可办公室（OTL）建立之前，斯坦福大学技术转移采用的是第三方模式进行科技成果转化工作，自 20 世纪 50 年代初以后 15 年的时间里，斯坦福大学获得的总收入不超过 5 000 美元。斯坦福大学于 1970 年 1 月 1 日正式成立技术许可办公室（OTL），成功改善了这一窘境。OTL 技术许可的宗旨在于让技术最有效地为社会所用，而不以 OTL 或斯坦福大学本身能否获得最大收益为出发点，同时强调大学技术转移的目的是公共利益，而并非仅为经济收益，但如果把技术许可做好了，收益自然就有了。技术成果不能及时进入产业就会很快枯萎，因此衡量大学技术转移是否成功的标志是技术是否被转移到产业界，而不是收了多少钱。除 OTL 以外，斯坦福大学还通过设立各类专项基金、建设孵化器等方式加强产学合作和技术转移，但 OTL 是斯坦福大学技术转移的统一出口的关键一环。OTL 在校内由斯坦福大学教务长与研究主管共同管理，内部组织架构包括执行主任、副主任。下设技术许可部门（由技术经理人和助理经理人组成）和专门负责产学研发合作的产业合同办公室（industrial contract office）团队，同时还设有合规部门、财务部门、行政管理部门、专利部门（具有专利代理人资格，主要负责与外部专利代理机构联系协调专利申请事务）等。

经过 48 年发展，OTL 构建了成熟稳定的技术转移机制，形成了一套成熟有效的工作程序。OTL 强调以"营销"为核心的全过程管理，传统的行政管理模式强调技术成果产出，法律管理模式强调技术成果保护，把工作重点放在技术成果市场推广上，同时促进其产出与保护，具体包括四个步骤：第一步是发明人提交"技术披露表"，由 OTL 记录在案，并指派一名技术经理人负责全流程服务；第二步是技术经理人通过与技术供需双方沟通交流，全权决定技术是否申请专利；第三步是技术经理人与具备技术商品化基本条件的企业进行专利许可谈判，签订专利许可协议；第四步是 OTL 负责分配专利许可收入。按规定，技术发明人不参与 OTL 与企业之间的专利许可谈判，而由技术经理人全权代表学校，并起草合作备忘录。通常情况下，OTL 从专利许可收入中提取 15%，其余在扣除成本后，平均分配给技术发明人、所在院系。因为分配政策简单易行，OTL 模式成为许多大学技术转移的工作范本。

（二）麻省理工学院的全球产业联络计划（MIT-ILP）

美国麻省理工学院（MIT）内部同样建有开展国际技术转移工作的 MIT-TLO（technology licensing office），负责上述典型的大学技术转移流程，MIT-ILP 相当于由 MIT 设立的，专门服务 MIT 的第三方技术转移服务机构。如以色列威兹曼科学院耶达（Yeda）技术转移公司

等也属于此类机构，其都直接服务于特定大学或科研机构，或起到技术转移办公室的作用，或针对校内科研资源提供特定的服务。

麻省理工学院全球产业联盟（MIT industrial liaison program，简称 ILP）创办于 1948 年，源于二战期间美国政府希望麻省理工学院在美国经济复苏等方面发挥积极作用，提出麻省理工学院应该在促进和有效管理该校研究资源和全球工业有效整合方面产生价值。为此，麻省理工学院专门成立了一个办公室，为当时全球的企业与学校相关研究机构提供对接服务。ILP 是 MIT 专门设立的与外界沟通、合作的部门，同时也是世界企业接触 MIT 的首席门户和指南，是世界上同类计划中规模最大的产业联盟。ILP 主要对传统及高科技业界中的世界领先企业发出邀请，目前全球已有超过 200 家龙头企业加入了该联盟，其最主要的一个功能定位是促进研究与企业间的交流。在成立时，这是美国和全球第一家高校与产业界开展全面合作的战略联盟，如今它仍是世界上最大的同类项目，致力于建立和加强 MIT 与全球企业之间的互动双赢关系。在一家公司加入 ILP 后，MIT 将指定一名产业联盟专员（industrial liaison officer，简称 ILO）来负责和公司的一切合作联络事宜。ILO 不仅具有丰富的企业管理和资讯经验，同时也对 MIT 的科技创新研究有着深入了解。他们将负责把公司的需求和兴趣表达给 MIT 教授和科研人员，并让他们有兴趣参与到公司的管理及科研中来。

MIT-ILP 提供的具体服务包括：①安排需求方（企业等）与 MIT 教授、研究人员、学生的私人座谈，探讨最适合需求方的合作方案和研究课题；②为需求方高管与 MIT 教授组织为期一天的专家研讨会，或为公司订制的高级峰会，由 MIT 教授为管理出谋划策；③安排 MIT 教授到需求方进行参观考察，为员工提供咨询服务；④协助需求方与 MIT 教授的合作，衔接更多 MIT 资源，并主动向需求方报告新增的 MIT 资源与科研成果；⑤组织各类大型国际活动；⑥提供短期的国际技术转移培训课程。

（三）斯坦福大学的 Biodesign 医疗科技创新流程

斯坦福大学在医疗科技创新模式方面取得了显著成果，引起了世界各国的学习、研究和效仿。斯坦福大学之所以在实现大学科技创新的经济价值方面取得成功，关键在于它有一套高效、完善的创新技术运行机制，其中医疗科技创新流程 Biodesign 值得借鉴。

作为通过多种方式，构建并推动了价值驱动型创新生态系统的发展，与以往的技术驱动模式不同，Biodesign 医疗科技创新流程是由发现问题到发明技术再到发挥作用创造价值的创新流程，为医疗科技领域的创新者提供了清晰的创新创业指南。Biodesign 强调需求主导的创新方式。Biodesign 提出的创新流程主要分为三大阶段：发现（identify）、发明（invent）和发展（implement），每个阶段分六个步骤，分别是需求发现、需求筛选、概念产生、概念选择、战略发展和商业计划。

1. 发现（identify）

发现阶段的目的是通过观察、收集大量没有得到满足的医疗需求，根据关键临床、利益相关者和市场特点等信息，筛选并确定有前景的几项。经过仔细考虑后得出最后结果，确认能够为发明带来切实前景的几项关键机遇。发现阶段的关键主题即包括需求发现和需求筛选。

需求发现首先是明确需求是进行发明或创新的关键，从最初对需求的陈述到最后对需求的细化，这是一个环环相扣、周而复始的过程，直到对需求有了真正明确的认识，明确的需求是此后进行发明或创新的关键。需求的发现包括开发战略重点、需求探索、建立需求报告。需求报告是最重要的标题，即一个包含该需求所有关键特征的句子，如问题、所涉及人群、新方案所要取得的成果等，是整个项目形成的关键。

需求筛选是收集完众多需求后，接着要进行严格的筛选和细化，然后进入创新阶段——深入研究。仔细审查需求的各个方面是至关重要的一步，经过深入的研究后，创新团队应该对问题了如指掌，对需求也有明确细致的认识，包括临床特点、市场动态、竞争对手及其现有方案，以及利益相关者的诉求，既有不可或缺的需求，也有锦上添花的需求。需求筛选包括疾病状态基础、研究已有的方案、利益相关者分析、市场分析、需求选择。

2. 发明（invent）

发明阶段的成果将会形成概念，并为实施这一概念进行战略规划，目的是将发明引入病患护理。发明阶段的关键主题包括概念产生和概念选择。概念产生是在发明阶段的目的是为一个或多个确定的需求设计解决方案，充分利用创新的构思技巧、原型设计和测试方法，以及基于客观风险评估标准的过滤程序，其中包括概念构思和初步方案。概念选择则要求对医疗技术创新之路的规则有深入了解，对知识产权、报销、监管和商业模式之间微妙、频繁的互动有成熟全面的判断，其中包括知识产权基础、法规基础、医保基础、商业模式、探索与测试、最终方案选择。

3. 发展（implement）

发展阶段的目的是创建将概念开发成为对患者来说安全有效、对提供者和付款者来说有吸引力的真正产品的多年计划。这一阶段的重点是开发和整合核心战略，在现有业务的基础上推出新业务或新项目。该阶段的下一步是执行，利用形成的成果作为产品开发进军市场。发展阶段的关键主题包括战略发展和商业计划，如知识产权战略、研发战略、临床战略、法规战略、质量管理、医保战略、市场与利益相关者战略、销售与分销战略、竞争优势与商业战略等，需要形成包括运营计划和财务模型、战略整合与沟通、融资渠道、其他路径等在内的商业计划。战略发展是无论需求是否有效，概念是否具有独创性，市场的规模和范围如何，甚至如果能将包装好的产品送到病床边，附上销售和服务的免费电话，这样良好的业务基础才是关键。立足这一现实，需要平衡考虑第四阶段的各种法则，即知识产权、医保、监管和商业模式。除此之外，还有一系列的上层和交叉策略，这些策略更深入地专注于几个关键领域，包括知识产权与进行中的研发和临床计划相结合，法规战略（包括质量管理），医保战略，基本的业务障碍和解决方法（市场营销、销售和分销），合并所有资产，培养可持续的竞争优势。商业计划阶段是围绕启动过程构建和管理一个小企业，生成商业模式，发展组织凝聚力，并且进行复杂的资金筹措，以上都是必不可少的组成部分，其中包括运营计划和财务模型、战略整合与沟通、融资渠道、其他路径。

三、美国研究型医院科技成果转化模式案例分析及经验启示

（一）麻省总医院

麻省总医院（Massachusetts general hospital）成立于1811年，官网直接标识为"Research Hospital in America"（全美排名第一的研究型医院），其在《美国新闻与世界报道》公布的全美医院排名中，一直处于前三名。临床技术方面，麻省总医院是全美唯一一家在所有16项医疗专科排名中全部名列前茅的医院；科研能力方面，其拥有全美最大的以医院为基础的研究项目，其研究项目横跨医院的30多个临床部门和中心，包括首次乙醚全身麻醉、第一次X射

线照射、美国第一个消毒手术设备等，现在定位是建立、改善和维持全球顶级医疗服务供给。

在临床方面，基于病人护理研究院（MGH patient care services），麻省总医院推进了多学科医疗保健的首创模式。在科研方面，其是哈佛大学新医学院的第一家教学医院，几乎所有医生都兼任哈佛医学院教学人员。据统计，麻省总医院研究员占比 5%、专职科研人员占比 18%，近 1/4 比例人员用于医学研究，大部分医生在临床同时承担大量科研医疗转化以及整合多方面资源（包括医疗单位、医学生物学和其他工科专业的实验室等）的前提下，成立了专门的转化医学中心，该中心针对转化医学各环节提供的专业咨询以及在实验室硬件方面的支持与帮助简化和便捷了科研流程，学科的融合、碰撞产生交叉学科，加速了成果的产出和生产力的转化。因此，波士顿目前已经成为美国的生物医学制药硅谷，MIT 校区周边的初创公司大多由 MIT 或哈佛教授创办，用来生产自己的专利产品。

从临床到高校再到市场，麻省总医院在医疗实践、医疗创新和医疗收益上形成了一个良性闭环。临床案例为科研提供了良好"素材"，而科学研究又为市场提供优秀产品，市场再次为前两个步骤提供资金支持。作为全美最大的研究型医院，麻省总医院每年投入的科研预算总计 8 亿～9 亿美元左右，其医院年收入近 40 亿美元，其中约 1/4 直接来自其科研收入。据统计，2020 年麻省总医院的新技术披露达到 384 个，知识产权应用达到 1 483 个，完成了 484 份已颁发专利，版税和许可金额达到 1.429 亿美元。

麻省总医院在医疗创新和转化上有卓越的"自我消化"能力，即从基础研究到临床研究再到转化研究形成完整的流程。首先，麻省总医院始终坚持以"协作环境"为特色进行基础研究，即当有新的科学发现时，基金会的科学家能够与临床医生合作，加快新诊断、治疗和设备的开发；如果临床试验的结果表明在实验室中需要研究一个新的领域，研究人员可以直接继续开展，并与临床医生共同协作；协作环境将科学家与临床医生紧密联系在一起，从而实现缩短"长凳到床边发现周期"。其次，进入验证阶段的临床研究，主要是临床研究人员测试候选治疗的诊断和设备，并在临床试验中招募受试者参加早期概念验证试验；通常招募健康的人类志愿者，对具有潜在治疗能力的患者进行早期治疗，可为目标治疗人群的疗效提供证据；同时在受影响的个体中测量关键的生化、遗传和放射性参数。最后，麻省总医院的转化研究是一个动态的过程，它将实验室的新科学发现带入临床使患者受益；并通过将庞大的基础研究企业与该国顶级临床项目之一相结合，为转化研究提供了独特的富有成效的环境；其使命就是在临床医学和科学研究中脱颖而出，并在两者的培训中发挥领导作用，包含成功转化研究计划的基本要素，改善患者护理。

麻省总院促进成果转化的主要经验做法有四个方面：一是启动了"学术界与行业之间的桥梁"培训计划，鼓励临床教授与研究人员进行转化思考并与行业合作；通过战略联盟计划，在心脏代谢、神经炎症中的神经变性、表观遗传学、免疫肿瘤学、微生物组和罕见疾病等方面开展规划性研究工作。二是开设了转化研究中心（TRC），位于马萨诸塞州总医院的新的临床试验设施有 18 张床位，与行业合作进行首次患者临床试验，还配备了专业的医护人员、研究人员和项目经理；对于小型生物技术公司，TRC 可以邀请来自麻省总院及其他地区的疾病专家协助建立临床试验方案，在评估新型疗法时提出并帮助解决关键问题。三是将研究人员、风险投资家和行业成员聚集在一起，集思广益，以应对罕见疾病、神经变性和其他关键需求领域的挑战。四是引入了一种新的合作伙伴关系模式，安排独立的行政对接点，简化合同谈判和 IRB 批准，满足行业研究的时限要求。

（二）克利夫兰诊所

克利夫兰诊所始建于 1921 年，并设立了克利夫兰实验室和研究办公室，截至目前，共拥有 3 000 多名医生和科研人员，年门诊量达 600 万人次，年营收规模连续五年保持百亿美元级别。2004 年，心胸外科医生 Cosgrove 作为克利夫兰诊所的总裁兼 CEO，将"Patients First（病人至上）"这一信条定义并引导了克利夫兰诊所。得益于历代先行者的原始积累以及管理模式上的创新，克利夫兰诊所在心脏疾病中心、消化疾病中心、风湿免疫科、肾脏病中心、内分泌科、妇科、呼吸疾病中心等多个专科占据行业领先地位，排名均在全美名列前茅。从 1995 年开始，克利夫兰的心脏外科已经蝉联《美国新闻与世界报道》榜首 26 年。克利夫兰是全球最早引入"智慧病房"设计、移动综合医疗信息系统等技术的医疗机构，这让克利夫兰诊所的运营成本比美国同类医院低接近 20%。2019 年，克利夫兰诊所接诊了 1 000 万门诊患者，30.9 万住院患者，进行了 25.5 万台手术，患者的生存率比美国其他医院的平均水平高出了 34%。从 2005 年开始，克利夫兰诊所每年都会在创新峰会上发布未来最有前景的医疗创新榜单，目前已举办 19 届，这是由克利夫兰诊所专业评选团队经过层层筛选，从近 500 个提名名单中最终确定的 10 项兼具临床意义和商业价值且惠及广大病患的医疗创新成果，将在未来一段时间内在全球医疗领域产生深远影响，目前已成为医疗创新界的行业风向标。1945 年，克利夫兰诊所成立 Lerner 研究所，专门从事生物医学研究；2000 年，克利夫兰诊所联合全球医疗创新联盟成立了克利夫兰诊所创新部，负责对本院医生和研究人员开发的医疗技术进行商业转化；2002 年，克利夫兰诊所与凯斯西储大学进行合作，建立了克利夫兰诊所 Lerner 医学院，使临床、科研、教学得到了有机结合。除了在战略规划上布局，克利夫兰诊所近几年研发经费已上升至 5 亿美元，其中克利夫兰诊所自费 70%，政府及相关机构补贴 30%，自费金额占诊所年营收比例 5.5%。2019 年，克利夫兰诊所披露的公开发明有 309 项，比 2018 年的 281 项增长了近 10%，递交专利文件 4 287 份，其中获批 1 694 份，成功转化成产品的多达 92 例，总共吸引了超过 13 亿美元的投资，为投资者带来了近 9 000 万美元的收益。

克利夫兰诊所的创新研究模式，即将科学研究者、临床研究人员和医生护理团队紧密聚集在一起，用最集中的资源解决患者当前面临的最大挑战。具体而言，克利夫兰诊所在医学研究领域拥有独特的业务组合，完美地实现了基础医学研究到临床医疗应用再到产品商业化开发的"转化医学"。首先是基础医学研究，主要由 Lerner 研究所负责，截至目前，有超过 1 200 名的研究人员在 Lerner 研究所工作，共同寻找新的治愈疾病的方法。其次是临床医疗应用，克利夫兰诊所拥有大量从事科研的医生资源，他们能准确把握现阶段临床需求并提出建设性的意见建议。最后是商业转化，为更好地推动科研成果商业化进程，克利夫兰诊所创立了克利夫兰诊所创新部，致力于将医护人员发明的具有突破性的技术转化为对患者有益的医学产品或公司。克利夫兰创新部拥有四个孵化器，分别是医疗信息技术、医疗设备、诊断治疗学以及交付解决方案，其中最有特色的互联网产品"ADEO"平台于 2014 年 10 月推出，截至目前共有 13 个产品，主要集中在医疗仪器、移动应用程序、咨询服务、工具包、电子书、托管解决方案、已安装的应用程序七个细分板块。除了把医疗技术商业化外，创新部还进行投资，根据官网信息披露，创新部主要的投资领域包括医疗设备、诊断治疗学、系统软件以及生物医药，其中涉及软件系统的有十二家公司。此外，创新部还自己开发 APP 和培育新公司，在 APP 方面，创新药已成功开发 Cleveland Clinic、Cleveland

Clinic Innovations、Cleveland Clinic Wellness Enterprise 等多个功能性 APP，这对于医院管理和运营具有重要意义；在培育新公司方面，根据数据统计，自克利夫兰诊所创新部成立以来，在近 20 年的时间里，创新部共分拆了 88 家公司，管理着大约 600 多项产品付费许可，吸引了超过 13 亿美元的投资，为投资者带来了近 9 000 万美元的收益。

根据官方数据，2019 年克利夫兰诊所共有 2 488 项科研项目，发表研究成果达 5 020 项，位居全美第一，获得研究经费高达 3.07 亿美元，同比增长 3.7%，其中来自美国国立卫生研究院的研究经费多达 1.11 亿美元。为了推动转化流程高效化运行，创新部打造了"4P"创新模式，即先发现问题，然后找到合适的人，再注重流程，最后创造好的产品，这套模式已经在创新部数以万计的案例中成功运行，已成为创新部在科研工作中的"指南针"。

Problem（发现问题）是指医学科研工作的出发点永远都在于从解决患者的实际问题出发，找到根本需求非常关键。Lerner 研究所定期与医生以及护士进行交流，在真实临床工作场景中真正去定义问题所在，并不断地去细分问题，最终找出最有价值的问题。People（找到合适的人）在科研中体现得尤其明显，作为科研领域的投资者，克利夫兰诊所创新部对于团队提出了较高的要求，要求的维度主要包括领导人对所从事领域的认知程度、团队背后的资源积累以及对于科研工作的态度和向往等等。Process（注重流程）是指克利夫兰诊所创新部充当着"清道夫"的角色，出现问题解决问题，聚合多重资源保障每一个环节都能高效运行。首先会集合团队就创新项目做市场调研，然后再去跟医生和护士进行沟通，进一步把流程细化；接着会针对其需求做临床分析研究，研究的维度主要包括项目可行性、业务模式、商业化落地、前期挑战以及临床试验等等。在这个过程中，创新部会和行业内的头部企业以及政府部门会做进一步探讨，找到明确付费方，以最有效的方式推动其顺利进行。Product（创造好的产品）是指对于克利夫兰诊所创新部而言，当产品进入生产环节后，就需要去考虑产品如何去分销，如何对个体客户进行销售，如何对市场人员进行培训等等，每一项环节创新部都建立起了系统化的运作体系。

（三）Mayo Clinic

Mayo Clinic（中文名"妙佑医疗国际"，原名"梅奥诊所"）始建于 1864 年，其 logo 有三个显著的盾牌，分别代表着临床服务、教育和科研，是 Mayo Clinic 最重要的三项核心能力，也是真正推动其走向全球医疗机构金字塔塔尖的"三驾马车"。首先挖掘需求，通过临床不断地挖掘潜在的需求，为科研指明方向。其次是教育，Mayo Clinic 是全球最大的住院医生和专科医生培养基地，每年可以培养上万名顶尖医学人才，这很好地解决了科研人才短缺的后顾之忧，也在一定程度上为科研团队持续注入创新活力提供了来源。最后是科研，Mayo Clinic 有 57 个研究中心和 3 800 多名专业研究人员，每年在医学创新研究上的投入高达数亿美元，成果又不断地提升 Mayo clinic 的临床能力，以此形成完整链条。截至 2022 年 1 月，Mayo Clinic 共孵化了 140 000 项医学创新成果，有 12 000 多项创新技术正处于研究和转化阶段。

为了推进医学创新和商业化，Mayo Clinic 建立了专门的业务发展部（business development），其定位是一个多学科交流平台，帮助研究团队了解最新的医疗技术，并洞察不断变化的市场趋势。除此之外，业务发展部还充当着研究团队和市场之间的桥梁，主要体现在专门设立的两个部门，即 Mayo 风险投资公司（Mayo Clinic Ventures）和企业发展部（corporate development）。

Mayo Clinic Ventures（以下简称 MCV）是 Mayo 知识资产的门户，可以开发、管理、保护和许可 Mayo Clinic 的各项创新技术，其核心能力主要体现在能够对知识产权进行评估和保护，并充分挖掘技术资金，以及执行和管理许可，最终推动建立初创公司。经过"层层筛选"的初创企业不仅可以获得 Mayo Clinic 的知识产权授权，还可以与 Mayo Clinic 形成长期的战略合作，并能得到数百万美元的风险成长基金。对于 Mayo Clinic 的研究团队来说，他们可以直接通过 MCV 与外部企业进行合作，并由 MCV 推动的研究协议、发明许可和咨询活动来将医学研究商业化。首先，Mayo Clinic 在知识产权上保证了研究团队的实际利益，这在一定程度上激发了其积极性；其次，Mayo Clinic 在团队搭建和天使资金上都给予了巨大的帮助，为初创企业早期提供了初始发动；最后，Mayo Clinic 不断地为初创企业引进市场资源，推动其和外部企业进行合作，以此进行商务转化。根据官方数据统计，截至 2020 年年底，使用 Mayo Clinic 创新技术组建的初创企业共有 262 家，主要集中在生物医药和医疗器械两大高技术领域。MCV 不仅能将 Mayo Clinic 研究团队的新想法推向市场，并且还可以推动其"变现"，除此之外，它推动世界顶尖医疗机构的新技术"普及"，让全球患者快速受益。而对于外部的商业公司来说，他们可以通过 MCV"搭桥"与全球一流的医生进行合作，并获得具有商业潜力的技术许可；另外，合作公司可以直接访问 Mayo Clinic 的相关数据和信息，帮助使其创新和转化。Mayo Clinic 的企业发展部主要负责 Mayo Clinic 的战略交易，包括新业务的评估、分析和开发，兼并与收购事项以及股权投资等。企业发展部主要布局 4 个重要战略领域，一是高价值机会，通过扩大资产为患者开发开创性的治疗方法，为 Mayo Clinic 带来高价值；二是国际合作，通过全球化，让更多患者能够以更多的方式获得 Mayo Clinic 的护理模式；三是建立实验室，使 Mayo Clinic 能够为世界各地的人们开发和执行临床综合诊断；四是搭建平台，让所有人都能获得个性化、预测性的治疗。

第三节　英国医学科技成果转化模式与经验启示

英国是目前欧洲地区最具影响力的国家之一，也是医疗技术创新的高地之一。目前英国通过两条主要途径资助与健康相关的研究，即医学研究委员会（MRC）和英国国立卫生研究院（NIHR）。MRC 的核心使命是通过世界一流的医学研究改善人类健康。为实现这一目标，MRC 支持覆盖基础试验到临床试验的生物医学领域研究，与英国国家医疗服务体系（NHS）和英国卫生部门密切合作，高度重视可能对临床时间和人口健康产生真正影响的研究，以实现疾病预防、创新疗法开发，进而改善人类健康。NIHR 将工作重点聚焦在了早期转化研究、临床研究和应用健康及社会护理研究上，他们以英格兰为中心，并与苏格兰、威尔士和北爱尔兰权力下放政府密切合作，针对健康和护理人员、NIHR 审稿人、患者和公众，NIHR 提供不同的支持和服务，让专业人员、公众和患者都参与到医学转化过程中来。本节通过分析英国在国家层面的医学科技成果转化支持体系，为医院建立相关支持体系提供参考。

一、医学研究委员会（MRC）

（一）历史沿革

20 世纪初，肺结核是英国最紧迫的健康问题之一。1901 年，英国成立"皇家委员会被任命为调查人类与动物结核病的关系"的皇家委员会，旨在查明动物和人类的结核病是否为同一种疾病，以及动物和人类是否可以相互感染。1911 年，议会通过了由财政大臣大卫·劳埃德·乔治（David Lloyd George）提出的《国家保险法》，该法制定了健康和失业保险计划。该法案其中一项为：每名工人每年支付一美分作为结核病研究，这是英国首个国家医学研究基金。英格兰、苏格兰、北爱尔兰和威尔士保险专员委员会建议在此基础上设立一个研究机构，其中就包括一个咨询委员会和一个执行委员会。执行委员会决定将这笔钱应用于受雇佣的研究人员以及批准研究机构下属的研究人员，同时为杰出的研究工作者提供薪水和退休金。医学研究委员会和咨询委员会成立于 1913 年，根据《国家保险法》，该机构将为医学研究提供资金（不仅限于结核病）。委员会成员组织了对全英国实验室研究人员的访问，并于 1913 年提交了第一个国家"研究计划"。同时，该委员会也启动了自己的研究计划，并通过专门从事特定领域的小组委员会和研究单位对政府部门提出的医疗问题作出回应。它还为外部机构或个人的研究提供资金，补充大学和医院的研究资源。1914 年，委员会决定设立中央研究所，研究所下设临床研究病床和统计部门，即国家医学研究委员会（MRC）。

第一次世界大战后，英国政府曾就 MRC 是否与新部门进行合并展开讨论，但随着 MRC 覆盖的医学研究领域越发广泛，它仍然被保留作为一个独立的医学研究委员会。MRC 成立于 1915 年，有自己的行政权力，负责监督科学研究并鼓励将科学应用于工业。2017—2018 年，MRC 总研究支持为 8.141 亿英镑，这些资金主要用于支持世界一流的医疗研究机构以及高校内改善人类健康的研究，具体包括以下几类：其一，资助大学、医学院和研究机构的研究人员资助总支出为 3.802 亿英镑；其二，MRC 内部项目支持资助总支出为 1.5 亿英镑，其中 400 万英镑为助学金；其三，大学和研究机构的合作项目支出 1.941 亿英镑；其四，大学、医学院和研究机构的学生和奖学金总支出 7 140 万英镑；其五，国际资助支出 1 830 万英镑。2016 年 5 月 19 日，英国颁布《高等教育和科研法案》，决定将原有的 7 个研究理事会（包含 BBSRC、MRC 等）、英格兰高等教育基金委员会和英国创新署中稳定支持科研的职能进行整合，建立新的英国研究与创新署（UKRI）。

（二）英国研究与创新署（UKRI）

UKRI 主要负责统筹管理英国每年的全部科研经费，经费高达 60 亿英镑。同时，在改革的过程中，逐渐将研究理事会下属研究所剥离，使其专注于其科研管理。UKRI 的主要管理部门是 UKRI 董事会和执行委员会，它是一个非政府部门，由商务部、能源和工业战略部支持。根据霍尔丹原则，UKRI 的资助决议独立于政府，完全通过专家的独立评估作出决议。UKRI 支持个人、组织形式的项目申请。通常情况下，项目的评审标准是申请人是否适合领导或从事研究计划和业务创新项目，如果申请人没有直接从 UKRI 获得捐赠的资格，还可以查看是否有资格作为合作者参与受资助的项目。

除了通用的标准外，UKRI 的每个月项目都有不同的其他标准。个人项目如研究奖学金、青年创新者奖等，这些项目通常需要对申请人个人的研究能力和所获荣誉进行审核，有些项目还会对申请人职业经历和职称有要求（如必须在工业界有从业经历，必须是首席研究员、联合研究员等）。如果一个组织希望申请 UKRI 的项目资助，则首先需要查看该组织是否在资助范围内，不在 UKRI 资助范围的其他研究组织和企业只能作为非捐赠合作伙伴参与项目。符合 UKRI 资助要求的组织主要包括高等教育机构、研究机构、公共部门研究机构、独立研究机构、研究和技术组织和企业。高等教育机构可以为研究生培训和其他相关活动申请研究资助和资金，符合条件的高等教育机构通常可从英国高等教育资助机构之一获得捐赠，具体包括英格兰研究、威尔士高等教育资助委员会、苏格兰资助委员会或北爱尔兰经济部等。UKRI 向具有研究能力的 NHS 机构开放，赠款只能用于研发活动，不能用于治疗或支持费用，他们是重点资助对象，而公共部门研究机构也具有一定研发能力，他们通常由政府部门或 UKRI 直接资助。如果一个研究机构具备进行研究和开发活动的能力，但仍然不是在 UKRI 资助的其他类别之一，那么这些组织可以申请成为独立的研究组织，并可能通过这种方式获得资格。独立研究机构的申请主要审查该机构内部开展研究和独立承担、领导研究项目的能力。除了高校、研究机构，UKRI 还为企业提供资助机构。这些企业必须是在英国注册成立，并打算在英国内开展项目研究，且在一定的发展阶段（如微型、中小型企业）。此外，企业也可以成为某些研究资助的合作者。此外，英国的 9 个中心也在资助范围内，这是一类特殊的研究机构，其他研究组织或个人均不能申请该类项目。研究组织在获得对应组织认证后便可以进行申请项目资助计划。在资助申请的评估上，UKRI 坚信创新是第一要素，他们会邀请来自学术界和商界的专家对研究提案进行评估，讨论该提案是否卓越，是否适用于当下。如果是以企业为主导的创新提案，在专家组进行评审后，创新英国资助者小组还将对资助项目进行最终评估。

UKRI 的大部分资金都分配给了符合条件的高等教育机构，这些资金用于支持他们的研究，资金的分配与项目无关，主要是根据项目的研究数量和质量而定，具体参考因素包括：研究人员数量、研究的数量和质量、获得的研究和知识交流收入。除了包容性的研究系统外，UKRI 每年还会投入大量资金用于研究人员的培养，主要包括助学金、博士交流计划、奖学金等。UKRI 向英国大学提供助学金（通过竞争程序授予），为研究生提供学费和生活费，同时也为他们提供其他培训和发展机会，包括出席会议、实地考察、语言培训、海外研究访问、非学术合作伙伴提供的实习机会等。英国 - 加拿大医学博士交流计划旨在帮助学生建立新的网络、关系和国际合作伙伴，研究生可通过此计划获得在加拿大长达 3 个月的实习机会。受资助的研究生可以选择他们感兴趣的一所加拿大大学和教授，UKRI 会支付这期间的住宿和差旅费用，并为他们提供生活津贴。UKRI 的奖学金机会是为个别研究人员提供资金，通常还包括职业发展机会，如培训、指导和国际实习。UKRI 在每年都会资助大约 1 600 个奖学金名额，这些资金要么由 UKRI 及其研究委员会直接提供，要么由 UKRI 资助的研究组织提供。

二、英国国立卫生研究院（NIHR）

NIHR 成立于 2006 年，其成立初衷是"创建一个健康研究系统，在该系统中的杰出个人可以在世界一流的设施中工作，开展专注于患者和公众需求的前沿研究"。NIHR 成立改变了英国国家医疗服务体系（NHS）资助的研究方向，通过与 NHS、大学、地方政府和其他研究资助者、患者和公众的合作，NIHR 为世界领先的健康和社会护理研究提供支持和资助，以改善英国公共卫生水平和人们的健康福祉。在卫生和社会保健部（DHSC）的支持下，NIHR 将工作重点聚焦在了早期转化研究、临床研究和应用健康及社会护理研究上，他们以英格兰为中心，并与苏格兰、威尔士和北爱尔兰权力下放政府密切合作，针对健康和护理人员、NIHR 审稿人、患者和公众，NIHR 提供不同的支持和服务，让专业人员、公众和患者都参与到医学转化过程中来。同时，NIHR 还是英国针对低收入和中等收入国家应用健康研究的主要资助者，这一部分资金主要来自英国政府。

（一）组织架构

NIHR 主要有 6 个协调中心，他们负责 NIHR 的日常运作，中心主任是 NIHR 中心执行委员会（CEBI）的成员。CEB 是某些 NIHR 倡议和项目的决策机构，其成员与 DHSC 科学研究和证据理事会的主任和高级管理团队一起在国家层面领导 NIHR 的执行团队。DHSC还直接与 NIHR 学院院长和研究项目主任签订合同，这些人都是 NIHR 战略委员会的成员（CEB 成员相同）。NIHR 战略委员咨询会就 NIHR 的管理和计划实施有关战略问题提供建议，他们与 DHSC 的关系既是咨询性的，也是合同性的。

（二）核心工作流程

成立以来，NIHR 一直致力于通过改善国民健康水平提升经济水平。他们工作流程包括以下 4 个方面。

其一是提高研究的质量和及时性。NIHR 致力于资助健康、公共卫生和社会护理研究，以改善患者和公众的生活水平，并使健康和社会护理系统更加高效、安全和有效。他们与整个系统的利益相关者密切合作，以确保能够明确研究人员面临的挑战，并响应他们的研究需求。针对职业研究人员，除了提供职业发展培训和项目资助外，NIHR 还向他们提供融资机会和项目管理以及相关研究的合作及其他支持和服务，包括四类 NIHR 提供的部分融资机会和可申请项目：NIHR 博士奖学金（为有抱负的研究方法学家提供职业发展资金）、NIHR 博士地方当局奖学金（计划支持希望在地方当局或地方当局支持服务中继续受雇或至少参与的个人的学术抱负）、健康和社会护理提供研究（提供可持续的健康和护理系统）、卫生技术评估、公共卫生研究（PHR）计划。

其二是为世界一流的专业知识、设施和熟练的交付劳动力投资。NIHR 的第二个核心工作就是推动将发现转化为更好的治疗技术和服务。NIHR 的基础设施基金支持其所资助的项目进一步向他人提供研究资助，这一基金的投资赋予了卫生系统将科学发现转化为新的治疗方案和服务的能力。通过这项基金，NIHR 可以向全国范围内的创新应用研究提供支持。同时，NIHR 也重视对基础设施的持续投入。他们设立了基础设施基金，以资助奖项支持该国世界级研究机构的领先专家。NIHR 大力投资于卓越中心、合作、服务和设施，以支持英格兰的研究。这些因素共同构成了 NIHR 基础设施。基础设施基金提供了一个平台，使研究成为可能。这项作为一项有针对性的战略投资旨在创造一个早期和应用研究可以蓬勃发展的环境。根据官方披露的数据，NIHR 每年在基础设施上的投入超过 6 亿英镑，这些资金主要用于基础设施的平台、设施、服务和人员，为临床研究及其交付提供支持。成立 5 年来，基础设施基金投资了许多不同领域的具有战略意义的卓越中心、合作研究、服务和设施，投资 NIHR 应用研究合作组织（ARC）1.35 亿英镑，支持医疗保健应用研究和科学研究；投资 11 家 NIHR MedTech 和体外诊断合作社（MIC）共 1 425 万英镑，支持公共和行业资助的研究人员开发新的医疗技术和体外诊断测试；投资 3 个 NIHR 患者安全转化研究中心（PSTRC）共 1 700 万英镑，帮助将医疗保健以外领域（如航空和工程）的创新转化为提高患者安全的新方法；投资 23 个 NIHR 实验医学临床研究设施（CRF）共 1.12 亿英镑，帮助研究人员进行全新药物和治疗的早期试验；投资 20 个 NIHR 生物医学研究中心（BRC）共 8.16 亿英镑，支持将科学发现转化为患者的全新治疗方法；投资 15 个地方临床研究网络（LCRN）共 3 亿英镑（每年），支持在英格兰各地协调交付高质量的商业和非商业研究。

其三是让患者、服务使用者、护理人员和社区共同参与。NIHR 认为，无论是患者、服务使用者、护理人员还是社区，他们都在研究的各个阶段作出了贡献，并且这些人的自愿参与对研究和临床试验至关重要。因此，NIHR 强调这些人对研究的贡献，并鼓励将这些人的观点和经验带到临床研究中去。熟练的临床研究交付劳动力对于 NHS 和其他健康和社会护理机构进行研究至关重要。目前，NIHR 资助或部分资助了超过 10 000 名一线研究交付人员。这些人包括了临床研究护士和助产士、专职医疗人员、社会护理专业人员、医生、牙医和临床研究从业人员，他们在提供高质量研究护理方面发挥着重要作用。NIHR 通过一系列活动和倡议支持他们的发展并提高对其角色的认知，为希望在研究交付中迈出第一步的医疗保健专业人员提供机会。临床研究网络（CRN）为研究人员提供在 NHS 进行临床研究所需的实际支持，鼓励他们在英格兰进行更多研究，并让更多患者参与其中。在 2020—2021 年，CRN 累计帮助了 1 390 483 名参与者。

同时，NIHR 还致力于鼓励和支持刚开始研究的医疗保健专业人员，从支持患者和同事参与研究的资源到培养进行研究的技能，NIHR 拥有许多资源和机会，这些资源将为刚开始临床研究的研究人员提供帮助。"参与研究"是 NIHR 鼓励让患者和公众参与研究的一个网站，这是患者和公众参与研究的一个渠道，目的是让参与患者和关注公众健康的每个人都了解围绕他们进行的研究。如东部临床研究网络区将帮助 NHS 在西北安格利亚创建一个多元化和包容性的社区主导的助产研究网络，该项目将探索出如何让服务不足社区的妇女参与助产学研究的设计、开发和交付。东米德兰兹临床研究网络区旨在提高移民社区对健康研究的参与，它将共同制定教育资源计划，以促进以英语为其他语言（ESOL）学习者的健康研究，项目将通过一系列重点研讨会为未来开发适合公众参与研究的文化、双语开放教育资源（OER）模块做准备。东北和北坎布里亚临床研究网络区有三个项目，第一个项目将探索扩大孕产研究小组在东北和北坎布里亚地区影响力的方法和途径，将制定一个鼓励所有女性参与研究的模式；第二个项目旨在为同性恋群体建立有效的健康改善干预措施，将对同性恋、双性恋、跨性别群体开展社区参与工作，普及这些群体相关的健康研究；第三个项目旨在增加少数族裔社区的参与，重点关注非洲加勒比和南亚社区更有可能患心血管疾病的人，该项目将与这些社区合作，总结参与心血管研究的障碍和促进因素。小额赠款计划是支持患者和公众参与健康和社会护理研究的创新实践，该计划由 NIHR 临床研究网络资助和管理，每笔拨款通常在 500～1 000 英镑。小额赠款计划从 2017 年开始执行，2019 年该计划将重点放在支持多元化和包容性公众参与研究或支持研究合作生产的应用程序上。

其四是优秀研究人员的吸引、培养和支持。NIHR 注重健康和护理人员的职业发展，他们为临床学者和非临床科学家提供职业发展途径，并为护士、助产士和专职医疗人员提供将研究与临床实践相结合的机会。NIHR 为研究人员提供广泛的支持，具体包括 Associate PI 计划、NIHR 学院、研究人员职业规划、NIHR 审稿人发展计划、学习支援服务。

1. Associate PI

该计划旨在培养医生、护士和专职医疗保健专业人员，以帮助他们成为未来的首席研究员（PI）。该计划是一项为期 6 个月的在职培训，主要为刚开始从事研究工作的医疗专业人员提供实践机会。Associate PI 让刚刚开始研究工作的临床研究者们有机会在当地 PI 体验临床试验的意义。参与该计划的研究人员可获得 NIHR 和皇家学院认可的 Associate PI 身份，以及参与 NIHR 资助项目研究的正式资格认证。在这项计划中，参与者们将和当地 PI 和助理 PI 一起进行为期 6 个月的研究，由本地 PI 充当导师，帮助参与者们了解 NIHR 资助的研究。参与者们必须完成学习活动清单,这份清单需要在计划期内由当地 PI、助理 PI 以及国家研究协调员共同签字方可生效。随后,参与者们将获得 Associate PI 身份证书,确认其助理 PI 的身份。该计划目前向老龄化、麻醉和疼痛管理、癌症、心血管疾病、儿童和青少年疾病、重症监护、皮肤科、糖尿病、耳鼻喉疾病、胃肠疾病、遗传学、血液学、肝病学、感染性疾病、代谢和内分泌疾病、肌肉骨骼疾病、神经系统疾病、眼科、初级卫生保健、肾脏疾病、生殖健康和分娩、呼吸系统疾病、卒中、手术、创伤和紧急护理等专业的研究和医疗保健专业人员开放。NIHR 还另外通过了在三十个专业治疗领域进行的研究,每个专业都由专家、临床领导者和从业人员参与,他们在国家和地方层面工作,以确保成功开展研究。

2. NIHR 学院

该学院是一个由来自不同专业、背景和研究兴趣的健康和社会护理研究人员组成的充满活力的社区,目前聚集了超过 4 000 名成员,包括从医生和牙医到护士和助产士,从专职医疗人员和社会护理人员到方法学家和公共卫生专业人员。成员还在各种环境中工作,包括医院、大学、地方当局或社区环境。NIHR 学院通过提供职业支持和培训、获得领导力发展机会、社交活动和指导研究资金来支持培养熟练的学术研究队伍。他们提供从博士前到教授级别的奖学金和职业发展奖励,以支持 NIHR 研究的未来领导者。学院成员获得职业支持和建议、网络活动、研究资金指导以及获得领导力发展和指导机会以及在线领导力发展资源。

3. 研究人员职业规划

该规划是针对博士前、博士生、博士后和教授四个阶段,NIHR 提供了不同的职业规划支持。博士前,学术临床研究金(ACF)针对临床专业培训岗位,包含学术培训及实践研究金(IPF),为完全合格的全科医生和全科口腔医生提供博士前学术培训。博士前临床学术奖学金(PCAF)计划支持非医生或口腔科医生的早期职业研究人员,以及那些希望开始健康研究方法职业的人。博士奖学金是一项为期三年的全日制奖学金,旨在支持各行各业的个人在 NIHR 研究领域攻读博士学位。临床博士研究奖学金(CDRF)资助注册的卫生和社会保健专业人员,通过研究攻读博士学位,同时进行进一步的专业发展和临床实践。针对广泛的专业人士,适用于研究人员博士后职业发展的几个特定点。NIHR 临床讲师(CL)是一项博士后奖项,为医生提供临床和学术培训环境,使他们成为独立的研究人员和领导者。发展和技能提升奖(DSE)是一个博士后级别的奖项,旨在支持 NIHR 学院成员获得特定的技能和经验,以支持他们下一阶段的研究生涯。研究教授职位计划资助未来的研究领导者,以促进研究的有效转化,该奖项为期 5 年,主要资助教授级别以上的杰出学者。

4. NIHR 审稿人发展计划

该计划为刚开始杰出评审工作或者希望进一步发展其技能的早期职业研究人员提供获得 NIHR 资助项目同行评审经验的机会。这样做的目的是让早期职业研究人员了解什么是成功的研究计划,了解所在领域即将开展的研究,同时让研究人员利用自己的专业知识推动和影响研究,同时增加研究人员对健康和护理研究的洞察力,以便此后的研究更容易获得认可。该计划适用于符合以下条件的 NIHR 学员和准会员,即作为 NIHR 基础设施中心的一部分,持有当前的 NIHR 学院奖或同等奖项,或作为 NIHR 资助的研究项目的一部分接受正式培训(NIHR 准成员)。最后,NIHR 还通过临床研究网络与受训网络合作并支持其开展高质量的研究。受训者网络使受训者有机会在区域和国家层面以有意义的方式参与合作研究。这些创新研究项目和计划为受训者提供了各种专业资源，为早期职业研究人员提供专业的学习机会和职业发展支撑。这些研究计划涉及先进治疗药物、医疗成像、临床试验设计和交付的创新等。

5. 学习支援服务

该服务是 NIHR 通过在线社区、灵活的课程等为早期职业研究人员提供学习机会。包括以下七个方面。

第一点是塑造一个有凝聚力和全球竞争力的研究体系。NIHR 与来自公共部门的合作伙伴以及医学研究慈善机构和生命科学行业密切合作，希望共同致力于创建一个满足患者和公众需求的综合研究系统，并将英国定位为具有全球吸引力的高质量临床研究目的地。

第二点是进行中低收入国家最贫困人口的医疗需求的研究。除了本土医疗研究外，NIHR 还放眼全球健康领域的应用研究和培训，与全球卫生研究组织密切合作，资助英国范围内针对全球 50 多个低收入和中等收入国家的最贫困人口医疗需求的应用研究和培训，相信通过这些学习和知识分享，能够帮助中低收入国家建立研发能力。NIHR 为有资格获得官方发展援助的针对中低收入国家的全球卫生研究提供资金，目前该基金有 5 个不同的资助计划可供研究人员申请。NIHR 致力于支持中低收入国家与英国研究人员建立公平的伙伴关系，NIHR 将为后者提供资金和建议，帮助他们发展此类合作关系，全球健康资助计划包括全球卫生政策和系统研究、全球研究教授职位、全球健康研究中心、全球健康研究小组、全球健康研究培训计划、全球健康研究单位、全球健康转型的研究与创新。

第三点是通过研究改善患有多种长期疾病患者的生活，英格兰有超过 1 400 万人患有两种或两种以上的慢性病，但临床服务或科学无法很好地满足他们的需求。NIHR 发布了一个用于多种长期疾病（MLTC）研究的战略框架，用于资助使用人工智能绘制常见疾病谱的研究，除了确保所有流程和委员会成员都积极支持 MLTC 的申请以外，NIHR 还鼓励研究人员跨学科和疾病领域进行合作，提供和促进 MLTC 相关的研究机会。同时，NIHR 还为研究提供了能够重新配置的卫生和社会护理系统服务。

第四点是将临床和应用研究带到服务不足的地区和有重大健康需求的社区，因为需求负担最重的地区和社区往往得不到健康和社区关怀的服务。为此，NIHR 开发了一个框架，确定了多项针对这些需求的研究项目，NIHR 鼓励调查人员除了能够将他们的研究范围延伸到当地和经过验证的研究地点之外，其临床和应用研究还应当与服务不足的地区和社区领袖建立长期联系，同时应当有在服务不足的地区开展健康和社会关怀研究的能力。

第五点是研究系统中的文化嵌入，NIHR 致力于打造平等、多样和包容性的健康体系，鼓励少数族裔参与临床试验的框架，减少女性学者职业发展的障碍，同时也减少研究类型、资助对象和决策过程中的不平等。健康和护理专业人员在临床研究中扮演重要角色，这些人在促进患者和公众参与临床试验方面发挥着关键作用。如泰恩河畔纽卡斯尔医院的研究助产士发现，尽管他们尽了最大的努力，但在非工作时间招募志愿者并不是最佳选择，因此，在往后的 12 个月里，泰恩河畔纽卡斯尔医院 NHS 基金会信托确保在每天工作的开始和结束时有一名研究助产士在场进行分娩室的交接，这一举措增加了工作人员的信心，并增加了研究所的招聘人数。NIHR 认为临床研究关乎每个人的未来，他们鼓励让患者更广泛参与临床研究，认为临床研究活跃的医院有更好的患者护理水平，同时对患者的病情和药物有更好的了解，也将反过来提升医院的护理水平和临床研究能力。

第六点是加强研究教辅人员和代表人员职业和专业技能培训。除了临床医学以外，临床研究需要统计学、经济学、行为学和社会学能力。在应用研究中，一些群体缺乏职业支持和认可，他们可能是护士、助产士、临床研究从业者和方法学家。NIHR 推出了一些项目来帮助他们的技能并提供晋升机会，使护士、助产士和专职医疗保健专业人员得以有机会晋升到更高的研究职位，同时吸引具有研究资格的全职临床医生重新投入研究。良好临床实践是所有临床研究都应遵循的国际伦理、科学和实践标准。GCP 培训是英国卫生研究局制定的英国卫生和社会关怀研究政策框架，对进行研究性医药产品（CTIMP）临床试验的研究人员制定的一项要求。参与研究的每个人都经过培训或具有适当的经验，以执行他们被要求承担的特定任务。GCP 所有的课程都是免费的，可供 NHS、英国大学和其他开展和支持临床研究的公共资助组织使用，不同类型的研究可能需要不同的培训，一些研究人员已经在他们的专业领域接受过良好的培训并能够胜任，一些从事其他类型临床试验的研究人员也可能从 GCP 培训中受益。NIHR 为临床研究人员提供一系列良好临床实践（GCP）课程和培训辅助工具，这些课程专为参与在研究场所开展研究的个人而设计。GCP 发起的目的是向患者和公众保证研究参与者的权利、安全和福祉受到保护，并且保证研究数据的可靠性。NIHR 建议领导和交付研究的团队成员至少要完成 GCP 入门课程，之后再酌情参加专业课程和专业培训。承担有限责任的团队成员按照明确定义的说明和标准操作程序（SOP）工作，如果发现本地有提供合适的 NIHR 短期课程和培训辅助工具，应当与研究的 PI 进行讨论。

第七点是扩大与生命科学行业合作，改善国民健康水平。为保持和扩大英国在国际临床研究的市场份额，并巩固英国在生命科学领域的技术前沿地位，NIHR 为后期临床试验建立了患者招募中心，鼓励工业界、学术界和卫生保健部门建立联系，通过拉动内部投资促进本土中小企业快速发展，支持全国生命科学产业集群的发展。同时，NIHR 也在加大为生物制药、体外诊断和其他医疗技术领域的公司开发和推广 NIHR 服务，同时深化与人工智能、数字健康等新兴产业的接触，帮助生命科学领域新行业的崛起。

（三）NIHR 资助计划

NIHR 通过资助计划资助和研究人员确定的主题领域应用健康和护理研究，计划申请者必须因创新而发明，同时研究项目需要具备完善的疗效和评价机制，能够为提升社会保健和健康服务水平。NIHR 还为临床试验单位提供资金支持，他们会定期举办相关主题的电话会议，这些会议大多是针对 NIHR 资助项目参与的特定研究领域展开讨论。同时，NIHR 建立了多个孵化器，以支持临界质量较低的优先领域的能力建设和多学科职业发展。这些孵化器是虚拟的，跨多个站点管理并按学科组织，他们由该领域的专家领导，并得到了 NIHR 学院的支持，提供有针对性的高水平职业发展支持。该倡议旨在通过提供定制的培训和发展支持来鼓励对目标学科的早期职业兴趣，以建立可识别的社区和网络。目前 NIHR 孵化器正在通过现有结构来支持新兴学科的发展，当前的孵化器包括初级保健孵化器、社会关怀孵化器、公共卫生孵化器、健康数据科学孵化器（与 HDR UK 合作）、紧急护理孵化器、护理和助产孵化器、心理健康研究孵化器、方法论孵化器、临床教育研究孵化器、先进的手术技术孵化器。除了 NIHR 孵化器之外，NIHR 还在试行一种名为 WESSEX REACH 倡议的区域性方法。REACH 的创建是为了促进威塞克斯地区跨学科和专业的下一代健康和护理相关研究人员的发展。

三、英国临床研究交付战略

2021 年 3 月，英国卫生和社会保健部（DHSC）发布了临床研究交付战略，概述了在大流行之后的研究方向。该战略将临床研究的未来视为改善医疗保健的最重要也是唯一的方向，是确定预防、诊断和治疗疾病的最佳方法。这项战略旨在促进英国各地跨阶段的创新研究交付，主要有五个主题：嵌入 NHS 的临床交付，以患者为中心的研究，精简、高效和创新的临床研究，数据和数字工具支持的研究交付，一个可持续的和支持的研究交付劳动力；主要有七个动作：提高研究设置的速度和效率，基于数字平台提供临床研究，增加创新研究设计的使用，研究计划和流程与英国医疗保健系统的需求保持一致，提高知名度、使研究更加多样化，提高研究与英国的相关性，加强公众、患者和服务用户对研究的参与。

2017 年，NHS 和 NIHR 发表了一份联合声明，承诺采取 12 项行动来支持 NHS 的研究，其中 3 项行动涉及 NIHR 如何与 NHS 合作，目的是简化研究过程和突出研究重点。NIHR、NHS、卫生和社会保健部（DHSC）、卫生研究局和其他机构合作的目的是更好地管理标准护理费用与研究干预费用之间的差额，引入商业合同研究的标准化方法，提高研究的一致性并减少不必要的研究设置。2018 年，NHS 的研究需求评估总结并确定的 NHS 研究信息和领域，以提供更广泛临床组合中潜在研究需求的早期信号。此外，NIHR 还和 NHS 以及学术健康科学网络磋商确定了创新研究必要的几个方向：发展当前和未来的劳动力，提供心理健康服务并为有心理健康问题的患者提供护理、整合服务，为有复杂需求的患者提供服务，例如多病、体弱、老年人和社会孤立的人或社区，调查结果将用于促进涉及患者、公众和研究界的进一步讨论，以改进优先事项并更好地了解当地情况和挑战。

第四节　欧洲其他国家医学科技成果转化模式与经验启示

一、德国科技成果转化的体制背景

在第一次世界大战之前，德国是世界科技中心，而在第二次世界大战结束后，作为战争的胜利者的美国引进了近 400 位德国顶尖科学家，其中就包括为美国航天事业的"导弹之父"冯·布劳恩，以及"计算机之父"冯·诺依曼。而且因二战之后的"十年科研禁令"，德国在科研上长期处于空白，成熟的科研体系逐渐崩塌。但从 1948 年马普学会重建开始，德国快速追赶，重新站在了世界科技的领先位置。据悉，德国每年在科研上的投入占全国 GDP 的比重均超过 3%，其中 2019 年为 1 319 亿美元，占比 3.2%，其投入比例高居全球第二。德国是欧盟最具有科技影响力的国家之一，其科研转化的持续发展离不开较强的创新实力和完备的创新体系。

（一）工学优势

德国大学教授不一定需要从事科研工作，但纯教育岗位只能晋升副教授，从事科研才能继续晋升，并且工科类学科的教授必须进入企业，且需在企业有五年以上的工作经验。工业和学术的结合是德国产学结合的基因。教授在工业界的经验能够让他们更好地了解企业的需求，掌握本学科领域的前沿知识，并且随着科学的发展不断自我更新。这个过程不仅能够帮助他们更好地培养学生，且能够实现工业和学术的交叉融合。

（二）企业创新文化

德国企业在技术创新中的地位突出，并且能够获得持续性的鼓励与支持。德国联邦政府和州政府通过设立经济发展计划，支持企业提升技术创新能力，增强国际竞争力。德国科技创新支持计划有两种类型：一类是支持特定技术的发展，所有企业均可申请（大多要与研究机构合作申请）；另一类是资助中小企业提升创新能力，这类项目程序透明、方便和简单。第一类项目促进了科研机构与企业的合作，鼓励教授积极参与政府部门的科研项目或承接企业委托的科研项目。

"走向创新"计划是德国科技创新计划中独具特色的一项，该计划致力于帮助中小企业完善创新管理并提高原料和辅料的使用效率：一类是面向企业的科研项目，必须以企业为实施主体，企业可以单独申请，也可以与大学、科研机构共同申请；另一类是教授提出想法，并说服企业参与，与企业共同提出申请，撰写项目申请书，向州政府或联邦政府经济与能源部、教育与科研部递交申请。评审周期一般为6个月左右。

此外，德国还发起了"中小企业核心创新计划（ZIM）""工业共同研究（IGF）"计划、"创新型中小企业"资助计划等类似计划。"中小企业核心创新计划（ZIM）"由联邦经济能源部负责管理，大多支持中小企业与科研机构的合作项目，无技术领域和行业限制，其目的是支持创新、培育竞争力，促进经济增长，创造就业机会。"工业共同研究（IGF）"计划定位竞争前研发，目的是以消除基础研究和产业发展之间的资助空白，通常会吸纳许多企业（主要是中小企业）参与。通过该资助计划，促进无研发部门的中小企业能够参与科研机构和大型企业共同开展创新活动。"创新型中小企业"资助计划旨在资助研发密集型中小企业，其目的是帮助它们参与风险高、经费额度大的计划项目，在已有基础上进一步提高中小企业参与联邦专业计划的机会，包括参与未来主题和关键技术的研究，以支持更多中小企业融入更大的研究和创新网络。

（三）行业协会助推共性技术发展

相比应用技术，德国科研机构在共性技术发展上发挥了更为卓越的作用。对于制约一个行业发展的共性技术难题，不可能由单个企业来组织研发。这些技术通常由企业提出，由行业协会等社会组织出面，与相关企业进行沟通，征集企业资金，共同组织、联合攻关。在联合攻关过程中，企业可派出科研人员参与，并分摊科研经费。研究所取得的共性技术成果通常会形成共性技术专利池，通过专利许可的方式授权给出资企业。共性技术难题的突破对行业发展有着极大的促进作用，为了保持竞争优势，企业都会积极参与成为联合攻关主体。因此，在达到一定规模后，这些企业都会积极申请加入行业性组织，以此提升自己的行业影响力和竞争力。

（四）欧盟和联邦资助计划

除了共性技术研发和与企业合作应用技术研究，联邦政府为实施科技创新战略或经济振兴计划，会设立相关经济发展计划项目和教育科研计划项目。联邦政府的创新资助计划主要由联邦经济与能源部和教育与科研部负责管理。联邦教研部负责的科研资助计划主要聚焦于创新能力提升，如职业教育和培训中的数字化学习、信息安全和自动驾驶等。对于应用研究项目，必须联合企业申报，资助经费不高于合理成本的50%。联邦内16个州政府为振兴地方经济，促进教育科研的发展，州层面的经济/财政部和科学/教育部也会设立相应的经济发展计划和教育科研计划。此外，德国还是欧盟成员，除了联邦政府和州政府发起的计划，德国科研单位还可申请欧盟发起的研究计划。欧盟科技计划项目从申请到立项的周期比较长，一般要 1 年以上的时间，德国联邦政府在这个过程中会为申请人提供咨询服务。

（五）柏林卫生研究所

柏林卫生研究所成立于 2013 年，是由联邦教育和研究部和柏林州联合建立的，其中联邦教育和研究部出资 90%，柏林州出资 10%。柏林卫生研究所内部建立起了一个全面的生态转化系统——强调对健康和疾病的全系统理解并促进生物医学研究文化变革的生态系统。系统是从科学家的生物医学新想法出发，从试验项目到首次人体试验、临床试验再到技术转让，最后转化为个性化预测、预防、诊断和治疗的新方法，最终又利用临床观察来开发新的研究思路。在这个过程中，柏林卫生研究所将转化研究与系统医学的总体方法相结合，形成"从长凳到床边，从床边到长凳"的环形知识转移架构。为了让创新研究成果更好、更具体地走向市场，柏林卫生研究所为这些科学家们提供了一系列服务，首先进行公开发明，使科学家的成果得到一定的关注度；其次对知识产权相关问题提供建议，帮助科学家们更好地维护自身的权益；再次是在申请拨款方面提供咨询，继续推动科学研究；其次是在创建衍生公司的过程中指导科学家，让他们减少错误；最后是支持合同管理领域的科学家发展，帮助公司在后续健康成长，该服务体系吸引了诸多科学家、资助机构、基金会和行业合作伙伴入驻。相关统计数据显示，夏里特医院每年进行 800 多项临床试验，"研究者发起的试验（IIT）"主要的资金来自公共资助机构（BMBF、DFG、欧盟）、基金会以及行业合作伙伴。此外，柏林卫生研究所有两种资助工具，分别是合作研究资助（CRG）和结对研究资助（TRG），其目的都是缓解科学家在创新孵化早期的经济负担。虽然目的相同，但两种资助方式的侧重点却有很明显的差异。合作研究资助（CRG）主要是面向那些体量较大且长期合作的项目，每笔赠款最多资助 8 个子项目，资助期可以延长至四年；结对研究资助（TRG）则主要是面向那些体量较小且短期合作的项目，资助期主要是两到三年，且只针对完成专科培训后的年轻科学家和医生。

二、欧洲其他国家研究型医院科技成果转化模式案例分析及经验启示

（一）德国夏里特医院

自疫情暴发以来，欧洲最大医疗机构德国夏里特医院就成为德国甚至整个欧洲的新冠病毒感染患者检测和治疗的中心，进行了全球第一个"COVID-19"诊断测试。从行业地位来看，夏里特医院长期位列全球医疗机构前十，且被德国最权威杂志 *Focus* 连续多年评为德国第一医院。从规模来看，拥有近 300 多年历史的夏里特医院发展至今已建立四个院区，总面积达到近 61 万平方米，且拥有来自 89 个国家的超过 15 000 名的医生和护工，庞大的容纳体量也从侧面印证了夏里特医院强大的临床能力。从科研情况来看，夏里特医院拥有一半以上德国籍诺贝尔生理学或医学奖得主。除此之外，自医院成立以来，传染病就成为夏里特医院的研究重点之一，研究人员也一直在研究和治疗 Zika、SARS 和 MERS 等病毒以及引起的传染病，医院每天大约有近 5 000 位科学家和医生参与上千个创新项目。

1710 年，德国传奇皇帝弗里德里希一世建立了夏里特医院，因其最早是感染瘟疫患者的隔离地，后来也作为市民和战士免费治疗的野战医院。近 300 年历史的夏里特医院从成立之初，就树立了"科研、教学、医疗、造福病人"的核心理念，且始终坚持前沿医疗创新，是

当前欧洲最大的教学医院，并建立了世界三大医疗中心：一是临床医疗中心，据统计，夏里特医院每年住院患者约 130 000 名，门诊患者约 500 000 名，医生在罕见病等疑难杂症的临床治疗上有着丰富经验；二是科学研究中心，医院大约有 5 000 名科研工作者，组建多个科研组，致力于上千个医学基础和临床科研项目的研究，根据数据统计，整个德国医疗体系约 1/3 的发明和专利均来自夏里特医院；三是教育教学中心，1999 年夏里特医院成为德国首个医学教学改革试点，是欧洲最顶尖的医学院，目前有近九千名注册大学生，是夏里特医院的后备力量。医院的创新体制鼓励"市场"深度参与创新转化。夏里特医院是柏林最大的人才聚集地，包括子公司员工数量达 20 000 名，在创新和转化上已达到近 22 亿欧元（折合人民币约 158 亿元），其中包括外部资金和投资捐赠。

（二）瑞士洛桑大学附属医院

洛桑大学附属医院（以下简称为"CHUV"）是瑞士五所大学医院之一，是服务于瑞士法语区公民的教学医院，从 13 世纪发展至今一直是全欧洲医疗体系的重要组成部分。根据权威媒体《新闻周刊》的排名，CHUV 常年位居全球最佳医院前十名。据统计，2020 年 CHUV 共有 41 个医疗创新研究项目获得了孵化资金，总金额达 7.5 万亿瑞士法郎，折合人民币约 50 亿元。2021 年 1 月，医院整合神经技术的创新项目获得总金额 1 120 万瑞士法郎，折合人民币约 7 687 万元的转化金额。

CHUV 重视"临床 - 科研 - 教育"的创新孵化模式，该模式包括三个方面，其一是从病床边做起，CHUV 致力于为患者提供所有医学领域的护理，包括从身体疾病到精神疾病，并拥有 16 个临床和医疗技术部门及其众多服务机构。根据数据统计，CHUV 在 2020 年共为近 50 000 名患者提供医疗服务，大量的临床案例也为研究者从临床观察中获得诸多创新想法。其二是从床边走到长凳，在这个阶段，CHUV 与洛桑大学及其生物和医学学院优先合作，深度参与临床、转化和基础研究活动。此外，为了方便医生进行研究，CHUV 还搭建起共同的研究基础设施，允许在有大量研究人员的情况下共享单个或几个研究小组无法资助的特定资源，其中就包括了临床研究中心和临床流行病中心。其三是从长凳到校园，CHUV 常年与洛桑大学生物医学院和瑞士洛桑联邦理工学院（EPFL）进行合作，每年培养大量医学人才，所以 CHUV 也被看作是欧洲医学教育的中心。根据数据统计，CHUV 每年为整个欧洲培养上万名医疗从业者，解决了欧洲在临床医疗体系上的巨大负担。

CHUV 注重在医疗创新和转化上与市场化的结合，成立了 PACTT（技术转化办公室），一方面是为研究者提供"一站式"医疗成果转化服务，同时搭建科学家与市场之间的桥梁。PACTT 提供的服务包括以下两个步骤。

第一，保护知识产权。在公开披露研究成果之前，科学家将发明告知 PACTT 并进入成果库，保障科学家的正当权益，也方便后续为科学家的创新项目提供精准服务。

第二，知识产权商业化。在这个过程中，要先将科研成果转移到商业部门，再进行评估后，确定知识产权商业化战略。发明受到专利保护后，分成两种形式的商业推广：其一，寻找商业合作伙伴共同孵化，包括在科学家已与潜在的商业化合作伙伴建立联系的基础上，PACTT 帮助科学家确定合适的商业合作伙伴，并就发明开发的许可协议进行谈判；PACTT 先垫付承担发明初步分析的费用和所有与专利相关的费用，如果专利商业化成功，成本会在净收入分配之前扣除；此外，PACTT 还提供概念验证程序（InnoSTEP）补助金，拨款达 40 万瑞士法郎（约等于 270 万元人民币），鼓励研究人员将他们的创新技术更好地推向市场；

PACTT 规定许可协议的净收入（扣除所有专利申请费用和 10% 的固定利率以支付技术转让办公室的运营成本）平均分配给科学家、科学家所在单位和机构。其二是科学家自主创业，首先 PACTT 会就发明的商业化和创建初创公司提供建议，科学家需要先获得机构知识产权许可，如果初创公司是在大学或大学医院（"衍生公司"）的基础上创建的，PACTT 还会帮助其制定和管理适当的许可协议；其次 PACTT 还将提供初始支持即 InnoTREK 的财务支持，其目的在于加速创新和创建初创公司，科学家可申请到为期一年的 10 万瑞士法郎（约等于 68 万元人民币）赠款来启动衍生产品；最后 PACTT 为积极参与创新和业务支持的其他组织提供市场化的指导和联系，主要包括投资机构、通过定期化的商业活动，让投资机构与正在创业的科学家进行互动，从而促进合作。

从整个转化路径来看，CHUV 主要是抓住了医疗领域科研成果转化的"命门"，即如何引导和鼓励科学家将其成果商业化。不管是科学家寻找商业伙伴还是自主创业，PACTT 首先就是为他们提供大量的、专业的商业领域的相关建议，这样就能弥补科学家的商业空缺；其次是减轻他们的经济负担，主要是通过增设项目补助金和吸引投资机构；最后是公正公平分成，即保证每个参与者都能获利，这是推动医学创新与转化的核心力量。

第五节　日本医学科技成果转化模式与经验启示

一、日本医学科技成果转化的战略方针和政策背景

（一）战略方针

20 世纪 50 年代，日本确立了技术立国的发展战略，依靠大量引进欧美先进技术，积极推进二次创新，到 20 世纪 70 年代中期成为世界第二经济大国。在 20 世纪 90 年代确立"技术创新立国"新战略以后，日本就开始关注高校科技成果转化问题，通过制定法令、设立特区、推动产学研融合的方式建立了有效的运营模式与机制，成为亚洲地区技术创新领域领头人。为了避免地方政府和企业的创新行动受到限制，日本从 2002 年建立了"结构改革特区制度"，旨在"通过改革不适合有限地区实际情况的国家的规定，促进结构改革和振兴地区"。

这一制度随后又衍生出了"综合特区"和"国家战略特区"两大制度。"综合特区"是全面支持某一地区特定领域的发展，包括解除政策限制和财政支持等。"国家战略特区"以创建"世界上最容易开展业务的环境"为目的，实行规制缓和、税制改革等措施。其中"国家战略特区"的指定更为严格。从 2014 年开始，日本共在 3 批次内指定了国家战略特区，其中与医疗相关的包括医疗创新、人才支援为主的关西圈，农林、医疗交流改革为主的仙北市，高级医学综合特区为主的静冈县，国际医学交流基地的大阪府泉佐野市，医疗福利综合特区为主的香川县，医疗谷概念特区的东九州，引领地区医疗活性化综合特区为主的德岛县，癌症治疗技术地区活性化综合特区为主的群马县。国家战略特区中的医疗特区是创新医疗政策先驱实践的桥头堡，在国家战略特区中，医疗领域的先驱政策实践主要有"推进医疗国际化""缩短医疗创新周期""产官学合"三种方式。

第一，推进医疗国际化。国家战略特区放宽了对外国籍医护人员的工作限制。比如东京实行的"在国际医疗点，允许外国医生诊察、解禁外国护士业务"政策，该政策适用于与日本缔结双边协定的美国、日本、英国、法国、新加坡。每个国家在日本设置的医疗机构大小

和医生数量都有严格的限制。此政策放宽了相关限制，不仅能够扩大外国医疗机构规模、增加医生数量，并且能够引进外国护士，并允许医疗机构对非本国国民的一般外国人进行诊疗。同时，放宽的还有对外国医生进行的限制。一般情况下，只有与指定医院有紧密合作体制的诊所才能够允许外国医生前来进行临床进修，而在此政策下，只要是有合适指导医生，并积极进行国际交流的诊所，就都可以允许引入外国医生进修。此外，针对已经在医疗发达国家得到批准的先进药物，国家战略特区也允许此类药物申请成为"保险外并用疗养"，对于那些不属于公共医疗保险的治疗内容，特殊费用部分需要患者个人承担，但是诊察、检查、用药、住院等基础治疗部分可以作为"保险外并用疗养费用"进行报销，药品的时长可以从一般情况下的六个月缩短为三个月。在国际化医疗人才的培养方面，在 20 世纪80 年代，为了控制医学生人数，日本不再新增医学系，但基于特区的政策优势，成田市设立了以培养国际化医疗人才为目标的"国际医疗福利大学医学部"。该院校大多数课程以英语授课，所有医学生需要在海外进行至少 4 周的临床实习，为日本培养和引进了具有国际水平的医疗人才。

第二，缩短医疗创新周期。为了缩短创新型医疗器械的开发周期，特区建立了医药战略咨询制度系统，针对特区内的核心医院，药品和医疗器械局（PMDA）将从开发初期开始介入，为研发人员提供建议和指导，通过贯穿研发周期的"上市辅导"服务，缩短产品周期并提高成功率。另外，日本科学技术振兴机构（JST）还专门成立了国立研究开发法人日本医疗研究开发机构（AMED），移管部分战略事业作为"革命性尖端研究开发支持事业"，以实现医药品、医疗器械和医疗技术创新为目标。该部门自上而下制定研究开发目标，从高校的研究人员招募建议，构筑跨越组织框架的有一定期限的研究体制，有计划地推进开创和培养技术萌芽的尖端研究开发。AMED 专门成立了创新药战略部，它将作为国家战略特区内临床研究的核心医院设置定点协调者，提供关于强化出口战略、知识产权战略等各类问题咨询的窗口功能，促进创新药物的实用化。"创新药战略部"还负责基础和应用研究战略的制定和建议，包括共同研究机构和试验实施机构的介绍，应用研究和开发研究的支援，向企业导出、合作、授权等。京都府隶属关西圈医疗创新国家战略特区，特批允许了以人的血液为原料制造试验用细胞技术应用于新药研发领域。京都府设立了专门公司 iPS portal，与大学研究机构共同从血液中制造 iPS 细胞，并建立起有偿提供给致力于新药开发的制药、保健相关、培养材料机器制造商等的机制。

第三，产官学合。产官学合即政府引导机制。在技术创新过程中，高校、科研单位是创新源头。因此，要实现"技术创新立国"的战略目标，产业与高校、科研单位的合作必不可少。在这一方面，日本政府倡导和推进政府研究机构、民间企业、高校三方之间的合作交流，先后制定了研究交流促进法，前沿研究、省际基本研究和地域流动研究制度等。神户产业园就是政府与产业协同创新的成果之一，该产业园由日本中央政府、神户市政府和 20 家企业共同出资成立。园区由三方形成的"协同组合"进行管理，政府极少参与日常运营管理。理事会是园区最高管理机构，其成员主要由园区内企业理事长组成。此外，企业还可以通过捐赠出资的方式在高校开设课程，设置专门的"协调员"负责各方统筹配合临床领域需求、建立医学培训体系等工作。政府还通过扩大非临床试验临床性能评价制度的适用范围，把特区内实施的临床研究定位为"公共研究事业的委托研究"，以及对当地研发项目提供研究费用、资本投资等方式支持医疗创新技术的研发和产业化。

（二）成果转化的主要法律政策

科研成果的转化还离不开转化制度的支撑，1998 年以来，日本先后颁布了《大学技术转让促进法》《产业活力再生特别措施法》《国立大学法人法》等法案强化产业与学术界的合作，促进科研成果的转化和输出。其中，最具影响力的当属《大学技术转让促进法》和《产业活力再生特别措施法》。

《大学技术转让促进法》旨在促进大学科技成果转化、技术创新和技术转让。该法案还确立了政府从制度与资金方面对高校科技成果转化工作机构支持与资助的责任，明确规定高校设立的科技成果转化机构（TLO）可以直接从政府获得活动经费和人员派遣的支持。该法的实行使有研究能力的高校纷纷建立起自己的 TLO。不过，该法案并未对由政府资助的科研项目成果产生的知识产权做出规定，使得 TLO 的业务发展和经营范围受到限制，在一定程度上降低了高校科技成果转化和技术创新的效率。《产业活力再生特别措施法》于 1999 年颁布，该法案被称为日本的"《拜杜法案》"，其中规定高校利用政府经费完成的科研项目，其成果开发获得的专利所有权完全归学校所有。

二、日本高校科技成果转化模式案例分析

1998 年日本政府颁布实行《大学技术转让促进法》，日本高校科技成果转化工作主要靠设立的专门的 TLO 运作完成，日本高校主要有三种 TLO 模式。

（一）内部组织型 TLO

内部组织型 TLO 是高校的内设机构，由学校选派人员自主管理经营，对外行使法人资格。主要职责是组织实施学校科技成果的登记、管理、信息发布、转化、开发、专利申请、向企业的技术转让、转移活动等。内部组织型 TLO 的优点是便于学校的统一管理经营，在组织实施成果转化、开发及技术转让、转移过程中的知识产权明确清晰，收益分配简单。缺点是学校缺乏成果转化开发、技术转让、转移的经验和专业人才，对科研成果的应用前景、市场需求、商业价值的评估缺乏较准确的判断，对由此衍生的新企业的创办及资金的运营管理缺乏经验，从而影响科技成果转化的后续开发。

（二）单一外部型 TLO

单一外部型 TLO 是设在校外但由学校出资控股的独立机构，学校与 TLO 之间是单纯的业务委托和出资入股的一对一关系。这种模式的机构是日本国立大学 2004 年法人化以前为了回避国有资产和教员公务员身份限制等问题，由学校和研发人员出资并联合社会力量在校外建立的机构。这种单一外部型 TLO 与内部组织型 TLO 相比，有专门的经营成果转化、专利申请、技术转移和转让人员，在学校科研成果应用前景、市场需求、商业化开发及资金的运作管理等方面更加专业化。单一外部型 TLO 的业绩与效果一般优于内部组织型 TLO。此外，这种形式使学校与 TLO 的关系十分明确，学校通过入股参与对 TLO 的运营管理，又可以减小承担的成果转化开发产生的金融风险，但缺点是学校获得的科研成果转化开发、技术转移和转让收益会相应减少。

（三）外部独立型 TLO

外部独立型 TLO 是具有完全法人资格，既独立于大学又与大学有广泛业务关系的 TLO，它有完全的经营自主性和广泛的业务范围，不是单一地面向固定的大学开展科技成果转化业务，而是与多所大学同时进行业务合作，从而充分利用不同地域、不同学科高校的优势资

源,广泛开展成果转化开发与技术转让、转移业务。外部独立型 TLO 有比较齐全的专业人才队伍,与高校联系广泛,与企业关系密切,有丰富的市场化运作经验,能够帮助高校实现成果转化收益最大化,通过与多所高校和企业的业务合作,既保证了自身的业绩和收益,促进了高校科技成果转化为现实生产力,又推动了国家产业技术水平的升级,是日本政府提倡发展的 TLO 模式。目前单一外部型或外部独立型 TLO 占比超过半数,虽然日本 TLO 的组织类型有所不同,但其开展高校科技成果转化开发与技术转移、转让的工作流程基本相同。各个 TLO 的工作都包括成果的收集登记、技术评估、应用前景与市场需求分析、转化开发、专利申请、技术转移与转让、转化效果反馈等基本环节。

三、日本研究型医院科技成果转化模式案例分析及经验启示

日本每年通过执业医师资格考试的概率仅为 5%,这在一定程度上使得日本医生数量极为缺乏,医疗体系的负担愈加沉重。日本排名第一的东京大学医学部附属医院(以下简称"东大医院")对于医生的准入条件相当苛刻。从业绩方面来看,东大医院每年共照顾 58 万名门诊患者(平均每天 2 374 人)和 32 万名住院患者(平均每天 880 人),每年进行约 1 万次手术,在国立大学医院中均居于首位。从获奖情况来看,东大医院因其先进的医疗服务和高品质的临床研究,被日本本土认定为"特定功能医院"(类似国内三甲医院)、"临床研究核心医院"和"肿瘤基因组医学核心医院"。从全球排名来看,东大医院常年入围全球十大医疗排行榜,并被美国《新闻周刊》评为日本最好的医院。从科研情况来看,东大医院见证了在世界上首次发现负责从细胞内到细胞外运输的排放载体、成功建立人类 iPS 细胞衍生功能粒细胞的大规模生产方法等世界医疗的历史时刻,并且在 2020 年完成了超 3 500 万美元的科研收入,实现了在医疗创新与转化方面的"经济独立"。

(一)科研体系

东大医院从成立之初便确立了临床、教育与研究三大使命的科研体系。东大医院以患者为中心,让患者享受到更好医疗服务的宗旨,这一方面体现在人性化的医疗服务上,另一方面则体现在东大医院致力通过最先进的医疗技术治愈患者病情。为了展开以促进开发创新药物和医疗设备所需的高质量临床研究,东大病院以临床研究促进中心和临床研究与治理部两个组织为中心进行科学研究。

临床研究促进中心是一个支持临床研究的组织,包括东大医院的临床试验,以及东大医院开展的多设施联合研究,核心是从尖端医疗开发到提供最合适的医疗,推动"研究者主导试验"和"企业主导疗效"。另外,临床研究与治理部则是东大医院自己主动管理和促进临床研究的管理部门,主要设立规划战略和促进办公室、临床研究公平促进办公室和审计办公室,以加强学术界的研究管理结构、伦理教育制度和临床研究质量保证体系。科研人才培养方面,东大医院充分利用大学的教育和研究资源来培养能够领导未来医疗的优秀医务人员和科研人员,这不仅解决了医院自身医疗人才短缺的问题,也为医疗创新不断地注入了新生力量,使其在科研上一直保持全球顶尖水平。

(二)尖端医疗开发研究集群

据统计,2020 年东大医院的总收入超 5 亿美元,其中涉及科研相关的收入约占总体的 7%,是第二大收入来源。东大医院用了 4 年的时间在医疗创新与转化上实现了"经济独立"。对当前全球医疗机构来说,大部分在科研上的投入远小于回报,但为了真正做到原始

创新,东大医院形成了一个整体的"尖端医疗开发研究集群",其目的是汇聚院内顶尖人才,瞄准全球创新方向将研究做深。为了实现差异化创新,东大医院将科研分为三个层面。

1. 基础研究

基础研究是整个研究和创新过程的推动力。具体而言,东大医院的基础研究总共分为三步:第一步是从一个想法转变成一个项目,研究者需要把自己的研究带进疾病与生命科学研究中心进行系统性的研究。第二步是评估,即利用第三者评估制度对卓越研究项目进行全方位的评估,并对其进行重点资助。2002年东大医院在生命科学领域批准了21个研究基地,支持金额超过3000万美元。第三步是伦理审查,需要对生物学、医学的最新研究成果应用于医疗、卫生保健实践中的道德问题进行综合审查,东大的研究人员都必须接受生命、医疗伦理人才培养讲座,其研究成果也必须接受医学伦理部门的监督。

2. 交叉研究

东大医院在促进学科交叉研究方面,搭建了医学与工学之间的桥梁——医工合作部,其核心是促进科研成果的临床应用转化,切实解决临床问题。此外,东大医院还分别与药学、信息学、化学等关键性学科紧密联系,共同成立了医疗纳米技术人才培养中心、基因组医学信息部、生物信息学人才培养中心等研究机构,并在东京大学中多次组织医学、工学、药学等多学科讲座。

3. 转化研究

东大医院在2002年成立了"22世纪医疗中心",并承担起促进临床医学和医疗服务的研究和开发任务。目前,"22世纪医疗中心"的赞助组织是由捐赠和社会合作部门组成,此外,还会有竞争性基金支持的项目加入了该中心,如今,中心已经发展了11个捐赠部门、3个社会协作部门。其中,捐款部门主要是通过吸引企业进行资助使科研成果走上商业化。企业可与东大医院强强联手开展研究(捐赠部门),建立一个包含临床和商业化的阶段丰富的产品管线,而社会协作部门主要是推动创新者与临床专业人员合作,共同开展研究和医疗评估,并帮助开发和运营临床数据库,为科研商业化做系统分析。另外,基于信息通信技术(ICT)与物联网(IoT)的结合,东大医院正在研发新型综合服务项目,旨在为创新者提供更好的临床结果。此外,在科研人才队伍的搭建上,转化研究中心的生物设计部门创建了六家风险公司,同时为行业、政府和学术界提供领先的人力资源。自2020年以来,东大医院受AMED委托,正在为日本全国范围内年轻医疗器械研究人员的研发概念和商业化提供支持。

东大医院的经验启示主要体现在三个方面。首先,从基础研究出发,东大医院选择了最前沿的创新领域,开始就提高了创新项目的研究价值和市场竞争力;其次,从交叉研究出发,东大医院打破学科之间的壁垒,使其充分融合迸发出更多创新点;最后,从转化研究出发,从医疗评估到资金资助,再到最后的人才队伍搭建,深度介入到科研转化的每个环节,使其转化可以不断向前迈进。

第六节　以色列医学科技成果转化模式与经验启示

以色列被誉为"硅谷的后花园",发展至今,以色列已经拥有5000多家高科技企业,科技创新对GDP的贡献达到90%以上,被誉为"仅次于美国的世界最重要的高科技中心"。尤其是在生命科学领域,以色列表现尤为突出。近十年,以色列平均每年新成立139家生命科学领域企业，主要以医疗器械企业为主。医疗器械是以色列最为发达、商业化最高的行业之一，数据显示以色列共有 725 家医疗器械公司，占整个行业公司数量的 53%，是世界第二大医疗器械供应国。除此之外，以色列还非常注重在医疗器械上创新。在 2010—2018 年，以色列共上市了近 600 个创新医疗器械产品，研发了外骨骼机器人、胶囊胃镜等产品，这些创新产品在解决临床实际问题的同时，也在一定程度上推动了全球医疗器械技术的发展。

一、以色列医学科技成果转化的政策背景和战略机构

（一）历史背景

由于长期在战争状态，全民兵役的政策下，使得以色列有两个特色优势：一方面，士兵在退役后可利用其在军队中掌握的高精尖军事技能，进行民用产品的开发。以 VR 医疗服务为例，军官可将军队中的虚拟现实飞行模拟器技术应用到了脑外科建模中。另一方面，经过二十多年预备役的定期集训，使士兵之间形成一个互联互通的交际网，士兵在这个交际网中可进行跨行业、跨部门的创新。因此，以色列的许多初创公司都是高度跨学科的。同时，大量外来人才的引入则为科技创新增添了"催化剂"。20 世纪 90 年代，苏联大批科学家和工程师进入以色列，以色列政府为这类人才提供了 2～3 年的资金支持，极大程度地促进了以色列科技创新。

（二）政府支持政策

以色列政府对创新的理解与重视是真正促使以色列医疗创新领域迅猛发展的原因。医疗器械行业的显著特点之一就是投资高、周期长，许多初创企业在成长阶段必须依靠投资机构的资金支持，但对投资机构来说，由于医疗初创企业的盈利前景的不可预期，投资者持谨慎态度，投资力度小，因此导致大量初创企业难以存活。1974 年，以色列政府设立了"首席科学家办公室（OCS）"，其主要目的包括投入研发、政策制定等；1985 年，以色列国会通过了《产业研究与开发促进法》，该方案规定 OCS 要鼓励技术创新和创业，利用以色列既有的科学潜能，增强知识导向型产业，刺激高附加值产业研发；2016 年，为了增强政府推动创新的能力，推动以色列产业优化升级，保持以色列在全球技术创新的领先地位，OCS 转变为国家科技创新局（NATI）。

（三）国家科技创新局（NATI）

NATI 为以色列的科研公司提供研究经费，最高为 350 万新谢克尔（约人民币 700 万元）。除此之外，NATI 还全力促进科研部门与产业部门之间的紧密合作，以期将科研成果转化为产品。同时，以色列政府于 2011 年颁布了"天使法"，鼓励对初期的高科技公司进行投资，规定符合资格的投资者，如果投资本土的高科技企业，就能减去与投资额相同额度的税款。同时，对符合要求的科技公司，政府将资助 1/2 的研发经费，而针对创业公司，政府将资助 2/3 的经费。

除了税收优惠和经费资助外，政府还提供贷款服务，科研项目还可以从以色列政府获得低于市场的利息甚至无息贷款，最高可达申报额度的 95%；贷款年限方面，科研人员可以等到项目有偿还能力后再还给政府；如果项目失败，部分可以免除还款；归还的贷款和利息政府用于资助更多的科研项目，以此形成良性循环。政府的投入不仅让科研人员全心投入创新和研发，也增加了风险投资机构对初创项目的信心，从而在一定程度上推动了医疗科研创新和成果落地。

（四）国家科技孵化器计划

孵化器可以提供经验和技术，涵盖技术研究到成果落地再到产业级应用全过程，包括为初创企业提供技术、资金、管理和基础设施服务等方面的支持，降低创业成本和提高成功率。1991年，以色列政府实施了"国家科技孵化器计划"，政府会颁发20个左右的孵化器执照，同时，为具有执照的孵化器和进入孵化器的科研创新项目投入大量资金。孵化器前期定位为公益性，政府不从中获利，并且注重孵化早期阶段的科技创新企业，同时财政大力扶持，每年用于孵化器的预算约3 000万美元。计划实施以来，这些孵化器将无数的高端科技孵化为企业、形成产业，共孵化出1 500多家世界顶级的科技公司，在纳斯达克上市企业数量全球第三。

同时，为了打造全球最好的孵化器，政府通过实施"YOZMA计划"（风险投资基金）吸引全球风险资本投资本国孵化器。以色列高科技产业研究中心数据显示，2014年以色列生命科学产业的167家公司共募集资金8.01亿美金，而当地风险投资公司的投资仅占13%，资金主要来源是外国投资者。同时，政府还引进全球顶级跨国公司来设立孵化器，世界诸多科技企业都在以色列设立医疗孵化器中心。这些国际一流公司提供了全球顶尖的技术和成熟的管理经验，极大促进了以色列医疗行业的创新及发展。

二、以色列舍巴医疗中心科技成果转化模式案例分析及经验启示

（一）舍巴医疗中心概况

舍巴医疗中心（以下简称为"舍巴"）于1948年成立，如今是中东地区最领先的医疗中心，还被《新闻周刊》评为"全球十大最佳医院"，并连续三年跻身前列。舍巴是以色列乃至中东地区规模最大、最全面的医疗中心，共有150个科室及门诊，涉及几乎所有专科，其中产科、妇科、儿科、新生儿科、康复科等专业在国际上都享有很高的声誉。同时，舍巴是以色列最重要的研究中心之一，其科研成果包括转移性黑色素瘤的相关免疫治疗法、治疗胰腺癌的相关靶向药物、世界首例血友病"基因突破疗法"Ⅲ期临床试验、冠状病毒远程医疗项目等。

（二）中心"科研－临床－教学培训"的生态模式

舍巴医疗中心在医疗创新转化方面，创立了"科研-临床-教学培训"的生态模式，并探索出了现代医学中心科研、临床、教学培训三位一体综合发展之路。其主要做法包括以下两个方面。

1. 通过真实病例研究带动医疗和科研

据统计，舍巴每年为超过100万名患者提供医疗服务，并从事着整个以色列至少25%的医学研究项目，大规模的病例数量促进了医院临床治疗与医学研究的紧密结合。舍巴医疗中心除了参与超过5 000个创新项目，还通过国际合作的方式与生物技术和制药行业开发新的药物、治疗方法和技术，世界一流医疗技术公司及制药企业等都与舍巴保持长期深层次的合作。同时，中心通过科研项目获得高额的收益，进而促进医疗创新和教育。据统计，2011年舍巴获得科研项目收益4 240万新谢克尔（折合人民币8 400万元），在以色列医院通过研究获得的收入排行中名列榜首。在教育培训方面，舍巴注重创新人才的培养，并通过教育带动整个医疗创新。舍巴医疗中心依托特拉维夫大学，向医院输入优秀人才，医生也兼任特拉维夫大学医学系成员；此外，舍巴还每年挑选6～7名青年学术精英，与他们

签订 10 年工作合同后并资助 7 万美元,这些人一方面可以去世界最好的大学和科研机构学习深造,另一方面可以参加团队训练计划,培养管理能力。

2. 搭建医院与市场的桥梁促进创新

以色列政府为医学创新营造的"绿色环境",也促进了舍巴的医学创新转化。据统计,以色列政府每年医疗投入约占财政总预算的 8%,同时政府还通过设立国家科技创新局、颁布"天使法"、实施"科技孵化器计划"等一系列措施促进医疗发展。同时,"科研 - 临床 - 教学培训"孵化系统帮助舍巴医疗中心实现了由弱到强的转变,但为了舍巴医疗创新与转化的进一步发展,凸显医疗创新的商业价值,舍巴还在搭建医院与市场的桥梁方面实施了数字健康战略政策和医疗创新保障项目(ARC 伙伴创新项目)。

第一是通过数字健康战略政策搭建信息库。该政策致力于利用信息化服务改善医疗保健水平。数字健康战略包括五个维度:①确立全国性数字化健康战略,从国家层面搭建顶层架构,支撑以色列卫生部履行相应职责;建立健康和管理信息交换的共享机制,以此来支撑和促进在线诊疗、个性化医疗、连续性医疗、卫生管理决策等。②经过多年数据化布局,现已实现居民健康信息互联互通,国内电子病历基本覆盖全体居民,信息存储在各健康维护组织、医疗机构;并在国家健康信息交换(HIE)平台上实现了诊疗数据共享。③医疗服务实现数字化,从获取门诊信息到预约、咨询、开药、转诊全过程信息化。④重视加强信息安全保障和居民隐私保护,加强数字化健康法规建设。⑤建立跨部门协调的专业组织体系,同时注重发挥企业家和科技公司作用,开展"挑战招标计划",中标的数字化解决方案由以色列卫生部资助并推动实施。

第二是通过 ARC 伙伴创新项目搭建医院与市场的桥梁。ARC 伙伴创新项目收集了舍巴医疗中心、以色列和世界各地加入项目医院的创新项目,通过定期与医院的医疗团队会面,收集医生的想法、需求并交流最新的项目和成果,达到医院、初创企业以及大型公司在信息和其他领域进行合作的目的。对能解决特定问题的创新方法,并有助于改善护理和治疗的创新项目,项目组织方都会给予 5 万美元的赠款,且不限医院所在部门。当项目成果需要在临床应用时,该项目组织方也为项目提供概念验证,帮助项目对接验证阶段的临床资源,并与医疗部门合作设计试点试验并监督其实施。如果项目的临床试点试验成功并达到一开始设定的目标,并有一定的临床价值,该项目成果将根据之前的协议要求,在医院免费使用 2~3 年,但项目需要支付试点的费用,参与试点的医院还可收取这款共同开发的产品的版税。2021 年,ARC 伙伴创新项目中心的 6 家公司共筹集了 1.1 亿多美元,舍巴相关的初创公司在该项目的支持下 10 年共筹集了 10 多亿美元。

第四章

中国研究型医院科技成果转化管理实践

第一节　明确医院科技成果转化的功能定位

一、临床药物研发

（一）创新药的概念及分类

1. 创新药的概念

创新药是一个相对于仿制药的概念，指的是从机制开始源头研发，具有自主知识产权，具备完整充分的安全性、有效性数据作为上市依据，首次获准上市的药物。创新药物强调的是新颖的化学结构或新的治疗用途。

本章所纳入的创新药包含按照我国现行《药品注册管理办法》（国家市场监督管理总局令第 27 号）注册分类中药、化药、生物制品 1 类和原《药品注册管理办法》（国家食品药品监督管理局令第 28 号）注册分类中药 1—6 类、化药 1.1 类、生物制品 1 类审结的药品。

2. 药品注册分类

2020 年 3 月 30 日，国家市场监督管理总局发布了最新《药品注册管理办法》。同年，国家药品监督管理局先后发布了《化学药品注册分类及申报资料要求》《生物制品注册分类及申报资料要求》《中药注册分类及申报资料要求》等配套文件，上述配套文件进一步细化了药品注册分类要求。

药品注册分类经过充分改革，既着眼于国际接轨，又兼顾药品本身特性和中国特色。在大类上，仍按照中药、化学药和生物制品等进行分类注册管理。在细化分类上，中药注册分为中药创新药、中药改良型新药、古代经典名方中药复方制剂、同名同方药 4 个类别；化学药注册分为化学药创新药、化学药改良型新药、仿制药（包括仿制已在境内上市原研药品的药品和仿制境外上市但境内未上市原研药品的药品）、境外已上市境内未上市化学药品 5 个类别；生物制品注册分为生物制品创新药、生物制品改良型新药、已上市生物制品（含生物类似药）3 个类别。

（二）创新药研发、注册与审评流程

1. 创新药研发流程

一款创新药从立项到最终上市，需要层层闯关，历经 10 年左右的时间。新药研发的生命周期包括药物发现及前期研究、药物临床前研究、药物临床研究、药品上市后研究等全过程。

　　药物发现及前期研究是新药开发的第一步,这一步是通过实验室研究寻找治疗特定疾病的具有潜力的新化合物。以小分子化合物药为例,包括药物靶点的发现及确认、化合物的筛选与合成、活性化合物的验证与优化、主要药效研究、体内外试验等,完成之后就进入到临床前研究。

　　药物临床前研究的目标是完成临床前药理学、毒理学和药学开发,综合形成临床前评价内容。其一是在动物层面进行药物的药理学(药效学、药动学)和毒理学(急毒、长毒、致癌、致突变、生殖毒性)作用评估;其二是进行生产工艺、质量控制、稳定性等研究(CMC)。临床前各个试验是相互包容、相互协调的关系,而不是严格按照固定顺序来的,当这部分工作完成之后就进入到临床研究。

　　药物临床研究是创新药研究最为关键的环节之一,按我国现行规定,创新药临床试验一般分为Ⅰ、Ⅱ、Ⅲ、Ⅳ期,其目的是在质量可控的基础上,逐步确认并验证新药的安全性和有效性。Ⅰ期临床试验是药物首次应用于人体的研究,主要是研究人体对药物的耐受程度和人体药物代谢动力学特征,确定安全的给药范围,为制定给药方案提供依据。受试对象一般为健康志愿者,在特殊情况下也可以选择患者作为受试对象,受试例数一般为20～100例。Ⅱ期临床试验临床研究重点在于药物的安全性和有效性,以安慰剂作为对照药物,再与创新药的疗效进行对照评价,确定Ⅲ期临床试验的给药剂量和方案。受试对象为患者,受试例数>100例。Ⅲ期临床试验进一步验证药品的有效性和安全性,一方面要增加受试者的人数,另一方面要增加受试者用药的时间、评价利益和风险的关系,为药品上市许可申请提供充分依据。受试对象为患者,受试例数>300例。

　　新药批准上市不意味着研究的结束,只是另一个开始。Ⅳ期临床试验是在新药上市后的实际应用过程中的监测,在更广泛、更长期的实际应用中继续考察疗效及不良反应。Ⅳ期临床试验应在多家医院进行,观察例数通常不少于2 000例。应注意观察不良反应、禁忌证、长期疗效和使用时的注意事项,以便及时发现可能有的远期副作用,并评估远期疗效,见图4-1-1。

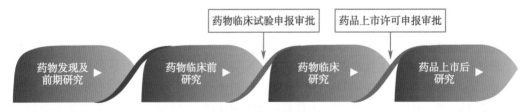

图 4-1-1　创新药研发流程

2. 创新药注册、审评流程

　　药品注册是指药品注册申请人依照法定程序和相关要求提出药物临床试验、药品上市许可、再注册等申请以及补充申请,药品监督管理部门基于法律法规和现有科学认知进行安全性、有效性和质量可控性等审查,决定是否同意其申请的活动。新药上市过程中关键的注册与审评流程包括新药临床试验申请(IND)及新药上市许可申请(NDA)。

　　第一阶段为IND的申报,申请人完成支持药物临床试验的药学、药理毒理学等研究后,向药监部门提交新药临床试验申请。在形式审查方面,申请人的申报资料符合要求的,药监部门应予以受理。药品审评中心组织药学、医学和其他技术人员对已受理的药物临床试验申请进行审评。对药物临床试验申请应当自受理之日起六十日内决定是否同意并通过药品审评中心网站通知申请人审批结果；逾期未通知的，视为同意，申请人可以按照提交的方案开展药物临床试验。

第二阶段为 NDA 的申报，是在 IND 数据进一步完善夯实的基础上，结合科学翔实的临床数据统计结果，证明所开发品种安全、有效、质量可控，以争取获得国家药品监督管理局的上市批准。临床评价分为 Ⅰ～Ⅳ期，临床Ⅲ期结束后，研究人员分析所有资料和数据，包括支持药品上市注册的药学、药理毒理学和药物临床试验等研究，确定质量标准，完成商业规模生产工艺验证，并做好接受药品注册核查检验的准备后，提出药品上市许可申请，按照申报资料要求提交相关研究资料。药品审评中心应当组织药学、医学和其他技术人员，按要求对已受理的药品上市许可申请进行审评。审评过程中基于风险启动药品注册核查、检验，最终，根据药品注册申报资料、核查结果、检验结果等，对药品的安全性、有效性和质量可控性等进行综合审评，综合审评结论通过的，批准药品上市。

3. 药品加快上市注册程序

在我国新药审评审批序列中，除了正常程序，还有药品加快上市注册程序。《药品管理法》和新修订《药品注册管理办法》中明确，建立药品加快上市注册制度，支持以临床价值为导向的药物创新。新修订《药品注册管理办法》中增设药品加快上市注册程序，设立了突破性治疗药物、附条件批准、优先审评审批及特别审批四个加快上市注册程序。2020 年，国家药监局和药审中心先后发布一系列配套文件进一步落实新建立的药品加快上市注册程序，一方面加快了临床急需药品的上市，满足患者的用药需求，另一方面，充实了鼓励药物研制和创新的内容。

（1）**突破性治疗药物程序——识别优势产品、审评和医疗资源倾斜**

对于用于防治严重危及生命或者严重影响生存质量的疾病，且尚无有效防治手段或者与现有治疗手段相比有足够证据表明具有明显临床优势的创新药或者改良型新药等，申请人可以在药物临床试验期间（Ⅰ、Ⅱ期阶段，通常不晚于Ⅲ期）向药审中心提出突破性治疗药物程序申请，并在临床试验关键阶段申请沟通交流。

（2）**附条件批准程序——缩短临床试验时间、满足患者迫切的临床需求**

药物临床试验期间，符合以下情形的药品，可以申请附条件批准：①治疗严重危及生命且尚无有效治疗手段的疾病的药品，药物临床试验已有数据证实疗效并能预测其临床价值的；②公共卫生方面急需的药品，药物临床试验已有数据显示疗效并能预测其临床价值的；③应对重大突发公共卫生事件急需的疫苗或者国家卫生健康委员会认定急需的其他疫苗，经评估获益大于风险的。对于附条件批准程序，申请人就附条件批准上市的条件和上市后继续完成的研究工作申请沟通交流。

（3）**优先审评审批程序——缩短技术审评时限、核查检验等优先安排**

申请人在提出药品上市许可申请前，与药品审评中心沟通交流，经确认后，在提出药品上市许可申请的同时向药品审评中心提出优先审评审批申请。以下具有明显临床价值的药品，可以申请适用优先审评审批程序：①临床急需的短缺药品、防治重大传染病和罕见病等疾病的创新药和改良型新药；②符合儿童生理特征的儿童用药品新品种、剂型和规格；③疾病预防、控制急需的疫苗和创新疫苗；④纳入突破性治疗药物程序的药品；⑤符合附条件批准的药品；⑥国家药品监督管理局规定其他优先审评审批的情形。

（4）特别审批程序——早期介入、快速高效、科学审批

在发生突发公共卫生事件的威胁时以及突发公共卫生事件发生后，国家药品监督管理局可以依法决定对突发公共卫生事件应急所需防治药品实行特别审批。申请人可在申报临床和申报药品上市的全过程中申请特别审批程序。通过沟通交流方式，国家药品监督管理局对实施特别审批的药品注册申请按照统一指挥、早期介入、快速高效、科学审批的原则，组织加快并同步开展药品注册受理、审评、核查、检验工作，详见图4-1-2。

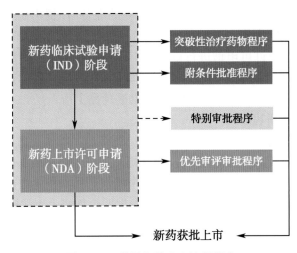

图 4-1-2　药品加快上市注册程序

（三）我国创新药产业发展现状

由于药品研发具有时间长、风险高、投资高、成功率低的特点，在历史上很长一段时间我国药品生产企业仍是以仿制为主，存在低水平重复问题，且缺少药品创新的驱动力。自2015年以来，随着创新药物的政策环境不断优化，中国创新药研发与上市进入了快车道。

1. 政策利好驱动创新

2015年国务院印发《国务院关于改革药品医疗器械审评审批制度的意见》（国发〔2015〕44号）后，中国药品创新的政策环境、制度环境发生了重大变化，也自此拉开了改革的序幕。2017年，中共中央办公厅、国务院办公厅发布了《关于深化审评审批制度改革鼓励药品医疗器械创新的意见》，明确要求为促进药品产业结构调整和技术创新，提高产业竞争力，满足公众临床需要，深化审评审批制度改革鼓励药品创新，开启了我国医药创新新纪元。同年，中国国家药品监督管理局（NMPA）加入国际人用药品注册技术协调会（ICH），标志着中国药品审评审批标准将与国际标准接轨，吹响了中国医药创新国际化的号角。2020年国家层面开始实施新版《中华人民共和国药品管理法》，从法律层面固化药品审评审批制度改革成果，为构建药品全生命周期监管制度体系奠定了重要的法律基础。总的来说，自2015年起我国展开了一系列主动的、深层次的医药创新和药品监管改革，逐渐构建起一个相对完整的医药创新生态系统。当前中国，国家层面对创新的鼓励和支持、患者对于创新药的需求、资本市场对于创新药的看好是创新医药产业发展的主要驱动力，使得中国医药创新活力不断释放。

2. 创新药申报审批连年增长

创新药的注册申报越来越多，国家局药品审评中心年度药品审评报告显示，近5年每年受理的新药临床试验申请（IND）和新药上市申请（NDA）数量基本稳步上升，未来可能继续呈现上升趋势。

2018年药审中心受理1类创新药注册申请共264个品种，同比增长21%。其中，IND申请239个品种，同比增长15%；NDA申请25个品种，同比增长150%。2019年药审中心受理1类创新药注册申请共319个品种，同比增长20.8%。其中，IND申请302个品种，同比增长26.4%；NDA申请17个品种，较2018年减少了8个品种。2020年，药审中心受理1类创新药注册申请共597个品种，同比增长51.71%。其中，IND申请559个品种，同比增长49.78%；NDA申请38个品种，同比增长100.00%。2021年，药审中心受理1类创新药注册申请共998个品种，同比增长76.10%。其中，IND申请953个品种，同比增长79.23%；NDA申请45个品种，同比增长18.18%。2022年药审中心受理1类创新药注册申请共946个品种，其中，IND申请910个品种，NDA申请38个品种，与2021年基本持平，详见图4-1-3。

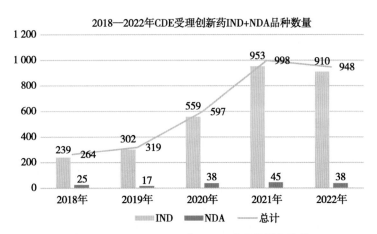

图4-1-3 2018—2022年CDE受理创新药品种

2018年开始，我国创新药开始集中获批上市，这一年NMPA共批准上市了9个国产创新药（化学药创新药6个，生物制品创新药3个），2019年获批了10个创新药（化学药创新药8个，生物制品创新药2个）。2020年增加至20个创新药（化学药创新药14个，生物制品创新药2个，中药创新药4个），其中包括1个首创新药（first in class），创新药获批品种数量保持稳步增长。

2021年共45个创新药获批上市，包括5个首创新药，创历史新高，与发达国家监管机构批准创新药数量相近。这一年，中药创新药在沉寂数年之后迎来了大爆发，共9个中药创新药获批，另外还有化学药创新药24个，生物制品创新药12个。随着2款靶向CD19的嵌合抗原受体T细胞（CAR-T）细胞疗法获批，我国开启了CAR-T细胞疗法的新格局。

2022年，批准上市了19个创新药，包括化学药创新药10个，生物制品创新药6个，中药创新药3个。虽与2021年获批创新药相比，数量有所减少，但其中不乏一些首创新药（First in class）和同类最优药物（Best in class）产品，具有重要临床意义，详见图4-1-4。

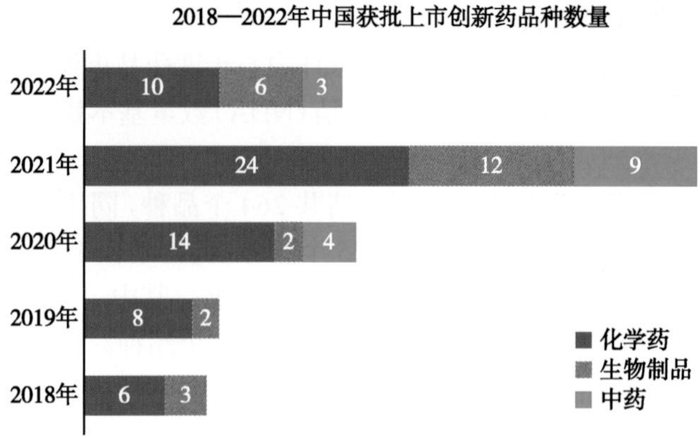

图 4-1-4   2018—2022 年中国获批上市创新药品种数量

3. 我国创新药发展新态势

（1）创新生物药迅猛发展

创新是一个行业发展的不竭动力，而对医药行业而言，生物药就是创新的代名词。中国式生物医药企业发展比较迅速，生物技术企业如雨后春笋般持续增长，北京、上海、苏州、南京有大量此类企业。从重点细分领域来看，抗体药物偶联物（ADC）、双抗具备发展潜力；以重组蛋白和单抗为代表的新品正加速上市，PD-1 抑制剂成为市场增长最快的国产创新药，市场广阔但竞争激烈，CAR-T 呈现快速发展趋势。在未来发展中，生物医药将会是医药研发的核心和主旋律。

（2）产业集群逐步壮大

我国生物医药创新呈现典型的集聚发展特征。北京、上海、苏州、杭州、广州、深圳等创新资源丰富的城市聚集了大量研发型生物技术公司，建立了系统完整的产业服务体系，实现了"1+1>2"的区域集聚效应。以北京中关村、上海张江和苏州工业园区为代表的国内生物医药产业园正在孵化创新。产业集群发展无疑为企业成长提供了优越的营商环境、公共服务供给和良好的创新生态。企业应向医药产业园集聚，发挥园区公共技术服务平台优势，降低企业研发成本。

（3）中药振兴发展效果初现

中药是我国传统文化的瑰宝，但中药材培育周期相对较长，有效成分提取烦琐，许多企业为了追求更高的经济效益，忽视对中药的开发和利用。此外，长久以来中药审批流程烦琐，审评标准差异较大，也导致了中药发展进程受阻。近年来，国家对中医药振兴发展的支持力度不断提升，政府出台了一系列支持政策，鼓励中药传承和创新。国内中药创新药研发表现火热，通过梳理，2020—2022 年共有 16 个中药创新药获批上市，涉及众多疾病领域。未来中药创新药有望成为研发热点方向之一，传统中药行业预计将在"十四五"期间迎来更快的增长。中药和天然药物研究是我国在药物研究领域具有优势和特色的方向，要立足中国实际，怀着传承中药的使命，充分发扬这一特色优势。

（4）开放式创新兴起

医药产业具有专业分工协作强的特点，随着国内生物医药产业的发展，医药外包服务（CXO）机构的壮大，这种分工协作趋势越来越明显，由此带来开放式创新的兴起。在开放式创新模式下，企业同时利用内部和外部创新思想、资源进行创新，更加注重价值链协同、产学研合作,实现深度融合。同时,企业通过与科研院所、高校建立创新联合体,建立合作研究关系,提升技术创新能力,协同推进研究开发和科技成果转化,提高科技成果转移转化成效。一些迹象表明我国的创新药市场在当下已经慢慢进入开放式创新模式。

4. 我国创新药发展面临的挑战

当前我国医药创新在政策、资本推动下,经历了一段早期的繁荣,初具底气和实力,正处于加速发展阶段,虽然本土创新药发展迎来最好的时代,但我国医药创新产业发展仍面临着诸多挑战。

(1)同质化竞争严重,差异化创新不足

随着鼓励创新的政策出台,有些领域出现了同质化创新,热门靶点扎堆严重,最为典型的是免疫治疗药物 PD-1/PD-L1 抑制剂的开发,不仅造成了大量临床资源、科研资金、研究人员的浪费,还限制了临床研发能力的提升。国家已注意到创新药同质化问题,CDE 于2021 年 7 月发布《以临床价值为导向的抗肿瘤药物临床研发指导原则》,2022 年 11 月再次发布《新药获益 - 风险评估技术指导原则(征求意见稿)》,明确传达了"获益 - 风险"成为创新药上市审核关键,促进企业合理布局研发管线,奔赴差异化创新,真正与需求相匹配。

(2)基础研究薄弱,源头创新不足

虽然我国创新药物的研发进程正不断向前迈进,国产创新药获批上市的数量也在逐渐增加,但这些药大部分均是"Me-too"(模仿创新药)和"Me-better"(跟进创新药),"first-in-class"(首创新药)数量很少。虽然研发的新药拥有自主知识产权,但所依据的靶点和作用机制往往不是由我们首先发现的,我们只是在别人开辟的赛道里创新。基础研究薄弱、缺乏源头创新是我国医药产业发展长期落后于欧美发达国家的根本原因。生命科学和生物技术基础研究是医药创新的原动力,基础研究成果孕育着新药发现的突破口。着眼未来、面向全球,加强基础研究、主动对接科技前沿新突破、提升原始创新能力是我国生物医药创新升级的关键。

(3)创新药出海受阻,国际化进程缓慢

受国内创新药研发同质化、带量采购、医保谈判等冲击,创新药上市后的商业化竞争愈演愈烈。在这一背景下,创新药出海逐渐成为企业谋求长远发展的重要方向。然而时至今日,真正完成出海的国产创新药寥寥无几。2022 年多款国产创新药物闯关 FDA,记过 2 个获批,4 个碰壁。国产创新药出海走向世界仍处于探索阶段,国内企业还需要在研发创新价值、临床试验设计、国内外临床试验推进以及与监管机构的沟通等方面与国际标准全面接轨,积极融进全球医药创新体系,深化生物医药全球创新合作。

(4)医院进行药物研发的建议与展望

随着我国人口老龄化进程不断加速,癌症、心脑血管疾病、肿瘤等发病率持续走高,这对制药行业和医药市场来说是潜在的发展机遇,存在确定的、巨大的、未被满足的市场需求,急需一批真正具有临床价值的药物,尤其是创新药。

展望未来,"十四五"时期是我国医药行业创新驱动发展转型的关键时期。随着未来几年改革的持续推进,将进一步与全球药监体系和标准接轨,孕育健康的创新生态系统。在一系列发展战略的推动下,医药创新的各方力量将不断集聚,本土创新能力持续提升。

医院在药物研发方面面临着巨大的挑战,需要耗费大量时间和精力进行积累和探索。唯有持之以恒,方能迎来胜利的曙光。随着国产创新药在海外市场的推广,中国医院的创新药将在不久的将来更加广泛地走向全球,为全人类带来更多福祉。

二、医疗器械研发

（一）医疗器械概述

1. 医疗器械定义

《医疗器械监督管理条例》（中华人民共和国国务院令第 739 号）第八章附则第一百零三条明确给出了医疗器械的定义。医疗器械是指直接或者间接用于人体的仪器、设备、器具、体外诊断试剂及校准物、材料以及其他类似或者相关的物品，包括所需要的计算机软件。其效用主要通过物理等方式获得，不是通过药理学、免疫学或者代谢的方式获得，或者虽然有这些方式参与但是只起辅助作用。其目的是：①疾病的诊断、预防、监护、治疗或者缓解；②损伤的诊断、监护、治疗、缓解或者功能补偿；③生理结构或者生理过程的检验、替代、调节或者支持；④生命的支持或者维持；⑤妊娠控制；⑥通过对来自人体的样本进行检查，为医疗或者诊断目的提供信息。

2. 医疗器械分类

（1）分类依据及分类情况

国家对医疗器械按照风险程度实行分类管理。第一类是风险程度低，实行常规管理可以保证其安全、有效的医疗器械。

第二类是具有中度风险，需要严格控制管理以保证其安全、有效的医疗器械。

第三类是具有较高风险，需要采取特别措施严格控制管理以保证其安全、有效的医疗器械。

医疗器械还可根据其结构特征、是否接触人体等进行分类。

根据结构特征的不同，医疗器械可分为无源医疗器械和有源医疗器械。无源医疗器械是指不依靠电能或者其他能源，但是可以通过由人体或者重力产生的能量，发挥其功能的医疗器械。有源医疗器械是指任何依靠电能或者其他能源，而不是直接由人体或者重力产生的能量，发挥其功能的医疗器械。

根据是否接触人体，还可分为接触人体器械和非接触人体器械。

（2）分类规则及分类目录

国务院药品监督管理部门负责制定医疗器械的分类规则和分类目录，并根据医疗器械生产、经营、使用情况，及时对医疗器械的风险变化进行分析、评价，对分类规则和分类目录进行调整。

《医疗器械分类规则》（国家食品药品监督管理总局令第 15 号）用于指导制定医疗器械分类目录和确定新的医疗器械的管理类别。《医疗器械分类规则》对医疗器械的使用形式、使用状态进行了分类，同时明确了相关用语的定义，如侵入器械、植入器械、独立软件、慢性创面、使用时限（连续使用时间、暂时、短期、长期）等。《医疗器械分类规则》还制定了医疗器械分类判定表，可为医疗器械的分类提供判定遵循，详见表 4-1-1、表 4-1-2。

医疗器械分类目录按照医疗器械技术专业和临床使用特点，将医疗器械分为 22 个子目录，每个子目录又由一级产品类别、二级产品类别、产品描述、预期用途、品名举例和管理类别组成。判定医疗器械产品类别时，应当根据产品的实际情况，结合《分类目录》中产品描述、预期用途和品名举例进行综合判定。

表 4-1-1　接触人体器械医疗器械分类判定表

接触人体器械										
	使用形式	暂时使用			短期使用			长期使用		
		皮肤/腔道（口）	创伤/组织	血循环/中枢	皮肤/腔道（口）	创伤/组织	血循环/中枢	皮肤/腔道（口）	创伤/组织	血循环/中枢
无源医疗器械	1 液体输送器械	II	II	III	II	II	III	II	III	III
	2 改变血液体液器械	—	—	III	—	—	III	—	—	III
	3 医用敷料	I	II	II	I	II	II	—	III	III
	4 侵入器械	I	II	III	II	II	III	—	—	—
	5 重复使用手术器械	I	I	II						
	6 植入器械	—	—	—	—	—	—	III	III	III
	7 避孕和计划生育器械（不包括重复使用手术器械）	II	II	III	II	III	III	II	III	III
	8 其他无源器械	I	II	III	II	II	III	II	III	III
	使用形式	轻微损伤			中度损伤			严重损伤		
有源医疗器械	1 能量治疗器械	II			II			III		
	2 诊断监护器械	II			II			III		
	3 液体输送器械	II			II			III		
	4 电离辐射器械	II			II			III		
	5 植入器械	III			III			III		
	6 其他有源器械	II			II			III		

表 4-1-2　非接触人体器械医疗器械分类判定表

非接触人体器械					
无源医疗器械	使用形式		基本不影响	轻微影响	重要影响
	1	护理器械	I	II	—
	2	医疗器械清洗消毒器械	—	II	III
	3	其他无源器械	I	II	III
有源医疗器械	使用形式		基本不影响	轻微影响	重要影响
	1	临床检验仪器设备	I	II	III
	2	独立软件	—	II	III
	3	医疗器械消毒灭菌设备	—	II	III
	4	其他有源器械	I	II	III

注：1. 上述两表中"Ⅰ""Ⅱ""Ⅲ"分别代表第一类、第二类、第三类医疗器械。2. 表中"—"代表不存在这种情形。

医疗器械 22 个子目录分别为：01 有源手术器械、02 无源手术器械、03 神经和心血管手术器械、04 骨科手术器械、05 放射治疗器械、06 医用成像器械、07 医用诊察和监护器械、08 呼吸、麻醉和急救器械、09 物理治疗器械、10 输血、透析和体外循环器械、11 医疗器械消毒灭菌器械、12 有源植入器械、13 无源植入器械、14 注输、护理和防护器械、15 患者承载器械、16 眼科器械、17 口腔科器械、18 妇产科、辅助生殖和避孕器械、19 医用康复器械、20 中医器械、21 医用软件、22 临床检验器械。

（3）**管理方式及监管部门**

医疗器械监督管理遵循风险管理、全程管控、科学监管、社会共治的原则。

第一类医疗器械实行产品备案管理，第二类、第三类医疗器械实行产品注册管理。

第一类医疗器械产品备案，由备案人向所在地设区的市级人民政府负责药品监督管理的部门提交备案资料。第二类医疗器械产品注册，注册申请人应当向所在地省、自治区、直辖市人民政府药品监督管理部门提交注册申请资料。第三类医疗器械产品注册，注册申请人应当向国务院药品监督管理部门提交注册申请资料。

关于境外产品，向我国境内出口第一类医疗器械的境外备案人，由其指定的我国境内企业法人向国务院药品监督管理部门提交备案资料和备案人所在国（地区）主管部门准许该医疗器械上市销售的证明文件。向我国境内出口第二类、第三类医疗器械的境外注册申请人，由其指定的我国境内企业法人向国务院药品监督管理部门提交注册申请资料和注册申请人所在国（地区）主管部门准许该医疗器械上市销售的证明文件。未在境外上市的创新医疗器械，可以不提交注册申请人所在国（地区）主管部门准许该医疗器械上市销售的证明文件。

3. 医疗器械法规

医疗器械法规文件包括行政法规、部门规章及通告、公告等其他规范性文件。

（1）**行政法规**

由国务院常务会议通过的法规文件，目前医疗器械监管领域唯一的行政法规是《医疗器械监督管理条例》（中华人民共和国国务院令第 739 号）。本条例的制定是为了保证医疗器械的安全、有效，保障人体健康和生命安全，促进医疗器械产业发展。在中国境内从事医疗器械的研制、生产、经营、使用活动及其监督管理，适用本条例。

（2）**部门规章**

由国家食品药品监督管理总局（现国家市场监督管理总局）发布的规章制度，如《医疗器械注册与备案管理办法》（国家市场监督管理总局令第 47 号）、《医疗器械通用名称命名规则》（国家食品药品监督管理总局令第 19 号）等。

（3）**规范性文件**

国家药监局发布的各类公告通告、通知、工作指南、技术指导原则等，如医疗器械分类目录、医疗器械生产质量管理规范。

（4）**地方性法规、规章及规范性文件**

由各省、市级药监部门发布，如江苏省药品监督管理局关于发布《江苏省第二类医疗器械创新产品注册程序（试行）》等 3 个程序的公告（有效）等。

（二）**医疗器械注册**

医疗器械注册是指医疗器械注册申请人依照法定程序和要求提出医疗器械注册申请，

药品监督管理部门依据法律法规,基于科学认知,进行安全性、有效性和质量可控性等审查,决定是否同意其申请的活动。医疗器械注册人应当加强医疗器械全生命周期质量管理,对研制、生产、经营、使用全过程中的医疗器械的安全性、有效性和质量可控性依法承担责任。

医疗器械注册证有效期为 5 年。有效期届满需要延续注册的,应当在有效期届满 6 个月前向原注册部门提出延续注册的申请。

1. 注册申报资料要求

医疗器械注册应当遵守相关法律法规、规章、标准等,参照相关技术指导原则,按照注册要求撰写相关资料,具体依据如下。

《医疗器械注册与备案管理办法》(国家市场监督管理总局令第 47 号)。

《医疗器械标准管理办法》(国家食品药品监督管理总局令第 33 号)。

《医疗器械分类规则》(国家食品药品监督管理总局令第 15 号)。

《医疗器械说明书和标签管理规定》(国家食品药品监督管理总局令第 6 号)。

《关于公布医疗器械注册申报资料要求和批准证明文件格式的公告》(2021 年第 121 号)。

《国家药监局关于发布医疗器械产品技术要求编写指导原则的通告》(2022 年第 8 号)。

《国家药监局关于发布〈医疗器械注册自检管理规定〉的公告》(2021 年第 126 号)。

《国家药监局关于发布免于临床评价医疗器械目录的通告》(2021 年第 71 号)。

《国家药监局关于发布医疗器械临床评价技术指导原则等 5 项技术指导原则的通告》(2021 年第 73 号)。

在实际医疗器械注册中,从产品立项到最后编写完成注册申报资料的过程,见图 4-1-5。

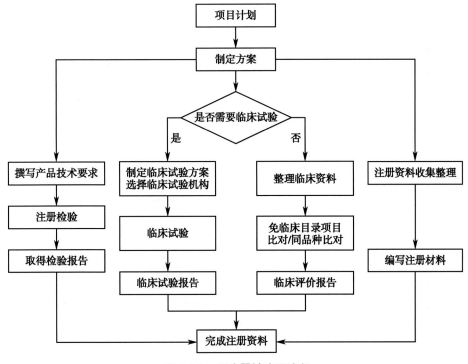

图 4-1-5　医疗器械注册流程

需要重点注意以下几点。

（1）产品类别

确定医疗器械产品类别是进行医疗器械注册的前提。

申请人可依据《医疗器械分类目录》《医疗器械分类规则》《第一类医疗器械产品目录》等文件判定产品类别，若与分类目录中产品描述内容一致，即可按所属类别进行申报注册。

对新研制的尚未列入分类目录的医疗器械，申请人可直接申请第三类医疗器械产品注册，也可依据分类规则判断产品类别并向国务院药品监督管理部门申请类别确认。

属于创新、优先或药械组合的产品在办理进入相应流程后，可随即进行产品类别判定。

（2）注册检验

申请注册或者进行备案，应当按照产品技术要求进行检验，并提交检验报告。

送检产品应为符合国家医疗器械质量管理相关要求生产的具有代表性的样品。

申请注册或者进行备案提交的医疗器械产品检验报告可以是申请人、备案人的自检报告，也可以是委托有资质的医疗器械检验机构出具的检验报告。

（3）临床评价

医疗器械临床评价是指采用科学合理的方法对临床数据进行分析、评价，以确认医疗器械在其适用范围内的安全性、有效性的活动。

医疗器械产品注册应当进行临床评价，但有下列情形之一的医疗器械，可以免于进行临床评价：①工作机制明确、设计定型，生产工艺成熟，已上市的同品种医疗器械临床应用多年且无严重不良事件记录，不改变常规用途的；②其他通过非临床评价能够证明该医疗器械安全、有效的。

按照规定，若已有临床资料文献、临床数据不足以确认产品安全、有效，则应当开展临床试验，应按照医疗器械临床试验质量管理规范的要求，在具备相应条件的临床试验机构进行，并向临床试验申办者所在地省、自治区、直辖市人民政府药品监督管理部门备案。接受临床试验备案的药品监督管理部门应将备案情况通报临床机构所在地同级药品监督管理部门和卫生主管部门。第三类医疗器械临床试验对人体具有较高风险的，应当经国务院药品监督管理部门批准。

最终完成的注册申报资料目录（表4-1-3）。

表4-1-3　注册申报资料目录

申报资料一级标题	申报资料二级标题
1. 监管信息	1.1 章节目录 1.2 申请表 1.3 术语、缩写词列表 1.4 产品列表 1.5 关联文件 1.6 申报前与监管机构的联系情况和沟通记录 1.7 符合性声明

续表

申报资料一级标题	申报资料二级标题
2. 综述资料	2.1 章节目录 2.2 概述 2.3 产品描述 2.4 适用范围和禁忌证 2.5 申报产品上市历史 2.6 其他需说明的内容
3. 非临床资料	3.1 章节目录 3.2 产品风险管理资料 3.3 医疗器械安全和性能基本原则清单 3.4 产品技术要求及检验报告 3.5 研究资料 3.6 非临床文献 3.7 稳定性研究 3.8 其他资料
4. 临床评价资料	4.1 章节目录 4.2 临床评价资料 4.3 其他资料
5. 产品说明书和标签样稿	5.1 章节目录 5.2 产品说明书 5.3 标签样稿 5.4 其他资料
6. 质量管理体系文件	6.1 综述 6.2 章节目录 6.3 生产制造信息 6.4 质量管理体系程序 6.5 管理职责程序 6.6 资源管理程序 6.7 产品实现程序 6.8 质量管理体系的测量、分析和改进程序 6.9 其他质量体系程序信息 6.10 质量管理体系核查文件

2. 审评审批流程

（1）三类医疗器械审评审批

国家药监局医疗器械技术审评中心（器审中心）负责国产第三类、进口医疗器械产品的技术审评；国产第三类、进口医疗器械变更注册和延续注册的行政审批、第三类高风险医疗器械临床试验审批决定。

三类医疗器械审评流程,详见图 4-1-6。

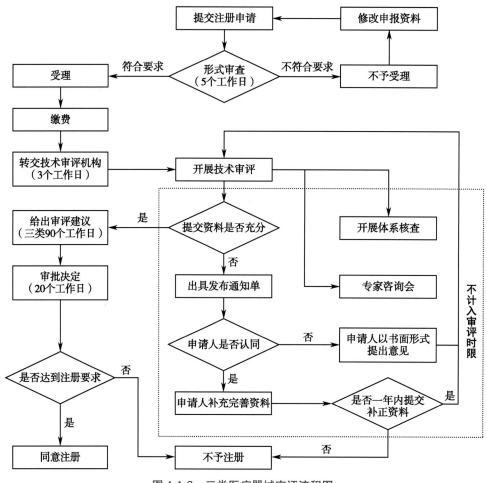

图 4-1-6 三类医疗器械审评流程图

工作时限:

国家药监局在收到医疗器械注册申请及临床试验申请后,应当自受理之日起 3 个工作日内将申请资料转交至器审中心。

第三类医疗器械注册申请、变更注册申请、延续注册申请的技术审评时限为 90 个工作日,申请资料补正后,技术审评时限为 60 个工作日。

申请人补充资料时限为 1 年。

国家药监局应在收到审评意见之日起 20 个工作日内作出审批决定。

自作出医疗器械注册审批决定之日起 10 个工作日内颁发、送达有关行政许可证件。

（2）二类医疗器械审评审批

省、自治区、直辖市药品监督管理部门负责本行政区域内境内第二类医疗器械注册审评审批,设置或指定医疗器械专业技术机构承担医疗器械技术审评工作。以江苏省为例,江苏省药品监督管理局负责江苏省内第二类医疗器械注册管理工作,设置江苏省药品监督管理局审评中心,承担省内第二类有源、无源医疗器械产品注册的技术审评及指导服务。

江苏省二类医疗器械审评流程见图4-1-7。

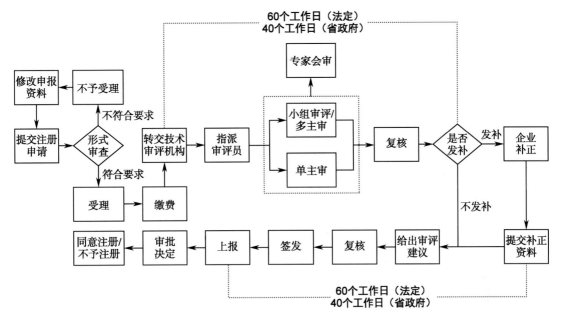

图 4-1-7　江苏省二类医疗器械审评流程图

工作时限：

根据江苏省政府办公厅《关于优化审评审批服务推动创新药械使用促进医药产业高质量发展的行动方案（2022—2024）》（苏政办发〔2022〕1号），江苏省第二类医疗器械技术审评时限缩减至40个工作日内。

申请人补充资料时限为1年。

3. 上市后监管

（1）变更注册

已注册的第二类、第三类医疗器械产品，其设计、原材料、生产工艺、适用范围、使用方法等发生实质性变化，有可能影响该医疗器械安全、有效的，注册人应当向原注册部门申请办理变更注册手续；发生其他变化的，应当在变化之日起30日内向原注册部门备案。

注册证载明的产品名称、型号、规格、结构及组成、适用范围、产品技术要求、进口医疗器械的生产地址等属于需要办理变更注册的事项。注册人名称和住所、代理人名称和住所等属于需要备案的事项。境内医疗器械生产地址变更的，注册人应当在办理相应的生产许可变更后办理备案。

（2）延续注册

医疗器械注册证有效期届满需要延续注册的，注册人应当在医疗器械注册证有效期届满6个月前向原注册部门申请延续注册，并按照相关要求提交申请资料。

有下列情形之一的，不予延续注册：①未在规定期限内提出延续注册申请；②新的医疗器械强制性标准发布实施，申请延续注册的医疗器械不能达到新要求；③附条件批准的医疗器械，未在规定期限内完成医疗器械注册证载明事项。

延续注册的批准时间在原注册证有效期内的，延续注册的注册证有效期起始日为原注册证到期日次日；批准时间不在原注册证有效期内的，延续注册的注册证有效期起始日为批准延续注册的日期。

4. 特殊注册程序

（1）创新产品注册

符合下列要求的医疗器械，申请人可以申请适用创新产品注册程序：①申请人通过其主导的技术创新活动，在中国依法拥有产品核心技术发明专利权，或者依法通过受让取得在中国发明专利权或其使用权，且申请适用创新产品注册程序的时间在专利授权公告日起5年内，或者核心技术发明专利的申请已由国务院专利行政部门公开，并由国家知识产权局专利检索咨询中心出具检索报告，载明产品核心技术方案具备新颖性和创造性；②申请人已完成产品的前期研究并具有基本定型产品，研究过程真实和受控，研究数据完整和可溯；③产品主要工作原理或者作用机制为国内首创，产品性能或者安全性与同类产品比较有根本性改进，技术上处于国际领先水平，且具有显著的临床应用价值。

如申请适用创新产品注册程序，申请人应当在产品基本定型后，向相应的药品监督管理部门提出创新医疗器械审查申请。药品监督管理部门组织专家进行审查，符合要求的，纳入创新产品注册程序。

（2）优先注册

满足下列情形之一的医疗器械，可以申请适用优先注册程序：①诊断或者治疗罕见病、恶性肿瘤且具有明显临床优势，诊断或者治疗老年人特有和多发疾病且目前尚无有效诊断或者治疗手段，专用于儿童且具有明显临床优势，或者临床急需且在我国尚无同品种产品获准注册的医疗器械；②列入国家科技重大专项或者国家重点研发计划的医疗器械；③国家药品监督管理局规定的其他可以适用优先注册程序的医疗器械。

申请适用优先注册程序的，申请人应当在提出医疗器械注册申请时向国家药品监督管理局提出适用优先注册程序的申请。符合条件的，纳入优先注册程序。

（3）应急注册

国家药品监督管理局可以依法对突发公共卫生事件应急所需且在我国境内尚无同类产品上市，或者虽在我国境内已有同类产品上市但产品供应不能满足突发公共卫生事件应急处理需要的医疗器械实施应急注册。

申请适用应急注册程序的，申请人应当向国家药品监督管理局提出应急注册申请。符合条件的，纳入应急注册程序。

5. 注册人制度

医疗器械注册人制度是指医疗器械注册申请人提出申请，其样品委托受托人生产并获得《医疗器械注册证》后，成为注册人，注册人委托受托人生产产品并以注册人名义上市，对医疗器械全生命周期产品质量承担相应法律责任的制度。

注册人应当建立全面的质量体系，掌控医疗器械全生命周期各个环节的质量，确保上市产品按照设计预期生产，且质量可控、风险可控。注册人应当承担监督、监控各个环节活动的管理责任，配备专职的质量管理人员、上市后事务管理人员，具备对全生命周期质量管理体系进行评估、审核和监督的能力。

受托生产企业应当能够承担包括符合医疗器械生产质量管理规范在内的相关法律法规规定的义务和责任，以及与注册人协议约定的责任。受托生产企业应当具备受托产品的生产条件和质量保证能力。受托生产企业根据合同约定,建立与生产过程相适应的质量体系,生产符合产品技术要求和质量标准的产品,负责产品的生产放行,并保存相关记录,接受注册人对其进行的审计、监督。

注册人制度实施后,跨省监管职责划分应建立"品种属人、生产属地"的监管模式。监管部门可在注册人和受托企业责任划分的基础上,划分监管职责,注册人承担全生命周期质量管理责任,对于注册人条件、能力以及日常履行职责的监管应由注册人所在地监管部门负责。对于受托企业的日常监管,基于监管有效性和监管成本最小化的考虑,应由受托人所在地药品监督管理部门主要负责,并及时将监管信息通报注册人所在地监管部门。

实施医疗器械注册人制度,可带来的优势主要体现在以下三方面。

一是有利于鼓励创新,缩短产品上市周期,减少上市成本。实施医疗器械注册人制度,允许研发机构作为注册申请人,有助于科技创新成果的转化增值,激发科研创新的热情。同时,促使科研创新型企业专注于研发,而不必投入大量财力建厂,减少产品上市的成本。

二是有利于资源优化配置,促进产业集中,提升竞争力。实施医疗器械注册人制度,从事器械生产的集团企业可以综合其人、财、力、物流等各方面的要素,统筹研发、生产、销售等产业布局,优化集团资源配置。

三是有助于推动供给侧结构性改革,助推产业结构调整。实施医疗器械注册人制度后,一定程度上可以减少重复设厂、重复注册、恶性竞争的局面,"低、小、散"等落后产能企业将进一步减少,规模化企业将进一步做大做强,产业集中度进一步提高,最终助推产业结构调整。

（三）医疗器械国外认证流程简介

1. 欧盟 CE 认证

（1）CE 标志

CE 即欧洲共同体。CE 标志是欧盟对产品在欧盟上市的监管模式。在欧盟市场 CE 认证属于强制性法规认证,无论是欧盟内部企业生产的产品,还是其他国家生产的产品,想要在欧盟市场上自由流通须加贴 CE 标志,以表明产品符合欧盟《技术协调与标准化新方法》指令的基本要求。根据 PPE 和 MDD/MDR 要求,出口欧盟的产品应贴上 CE 标志。

（2）CE 证书

粘贴 CE 标志是产品进入市场前的最后一步,标志着所有程序均已完成。根据 PPE 和 MDD/MDR 要求,医疗器械需由欧盟认可的公告机构（NB）进行合格评定,由公告机构颁发 CE 证书,且该证书上应有公告机构编号,即唯一的四位数代码。

（3）欧盟指令

为消除各成员国间的贸易壁垒,逐步建立成为一个统一的大市场,以确保人员、服务、资金和医疗器械的自由流通,欧盟委员会制定了三个欧盟指令,以替代原来各成员的认可体系,使有关产品投放市场的规定协调一致。这三个欧盟指令分别如下。

有源植入性医疗器械指令（AIMD, 90/335/EEC）,适用于心脏起搏器、可植入的胰岛素泵等有源植入性医疗器械。AIMD 于 1993 年 1 月 1 日生效,过渡截止期为 1994 年 12 月 31 日,从 1995 年 1 月 1 日强制实施。

活体外诊断器械指令（IVD）,适用于血细胞计数器、妊娠检测装置等活体外诊断用医疗器械。该指令目前仍在起草阶段,可能于 1998 年末或 1999 年初正式实施。

医疗器械指令（medical devices directive，93/42/EEC），适用范围很广，包括除有源植入性和体外诊断器械之外的几乎所有的医疗器械，如无源性医疗器械（敷料、一次性使用产品、接触镜、血袋、导管等），以及有源性医疗器械，如核磁共振仪、超声诊断和治疗仪、输液泵等。

（4）欧盟医疗器械管理类别

欧盟将医疗器械指令（EC-directive，93/42/EEC）中适用的医疗器械产品按其性质、功能及预期目的不同进行分类。该指令第九项条款和附录IX中规定了医疗器械管理类别的分类规则。医疗器械被划分为I、IIa、IIb、III四个类别，广义上讲，低风险性医疗器械属于I类、中度风险性医疗器械属于IIa类和IIb类、高度风险性医疗器械属于III类。其中I类医疗器械中还分为普通I类医疗器械和具有无菌及测量功能的特殊I类医疗器械。以下是各类别产品的举例。

I类医疗器械：普通医用检查手套、病床、绷带。

特殊I类医疗器械：灭菌检查用手套、创可贴、血压计。

IIa类医疗器械：手术用手套、B超、输液器。

IIb类医疗器械：缝合线、接骨螺钉。

III类医疗器械：冠状动脉支架、心脏瓣膜。

（5）医疗器械CE认证流程

分析该器械的特点，确定它所属的指令范围；确定该器械的分类（风险分级）；选择相应的符合性评价程序；选择公告机构；确认适用的基本要求/有关的协调标准；确认该器械满足基本要求/协调标准，并使证据文件化；欧盟授权代表；欧洲注册；对于需要公告机构评审的器械，通过公告机构的符合性程序；起草符合性声明并加贴CE标志。

2. FDA认证

（1）FDA简介

FDA即美国食品药品监督管理局为确保美国本国生产或进口的食品、化妆品、药物、生物制剂、设备和放射产品的安全而设立的审查机制，在美国等近百个国家，只有通过了FDA认可的材料、器械和技术才能进行商业化临床应用。FDA是美国人类和健康服务部（DHHS）的下设机构之一，由生物制品评价研究中心（CBER）、器械和放射产品健康中心（CDRH）、药物评价研究中心（CDER）等部门组成。除血源筛查的医疗器械由生物制品评价研究中心（CBER）负责管理外，其余的医疗器械产品均由器械和放射产品健康中心（CDRH）负责管理。

（2）FDA医疗器械管理类别

FDA对医疗器械实行分类管理，根据风险等级和管理程度把医疗器械分成3类进行上市前管理。

I类产品为"普通管理（general controls）"产品，是指风险小或无风险的产品，如医用手套、压舌板、手动手术器械等。FDA对这些产品大多豁免上市前通告程序，一般生产企业向FDA提交证明其符合GMP并进行登记后，产品即可上市销售。

II类产品为"普通+特殊管理（general & special controls）"产品，其管理是在"普通管理"的基础上，还要通过实施标准管理或特殊管理，以保证质量和安全有效性的产品。FDA只对少量的II类产品豁免上市前通告程序，其余大多数产品均要求进行上市前通告（510K）。生产企业须在产品上市前90天向FDA提出申请，通过510K审查后，产品才能够上市销售。

　　Ⅲ类产品为"上市前批准（PMA）"管理产品，是指具有较高风险或危害性，或是支持或维护生命的产品，例如人工心脏瓣膜、心脏起搏器、人工晶体、人工血管等。FDA对此类产品采用上市前批准制度，生产企业在产品上市前必须向FDA提交PMA申请书及相关资料，证明产品质量符合要求，在临床使用中安全有效。FDA在收到PMA申请后45天内通知生产企业是否对此申请立案审查，并在180天（不包括生产企业重新补充资料的时间）内对接受的申请做出是否批准的决定，只有当FDA做出批准申请的决定后，该产品才能上市销售。

　　（3）注册形式

　　豁免上市前通告：绝大多数的Ⅰ类产品和少量Ⅱ类产品属于豁免上市前通告的产品，这类产品上市无需经过FDA审批，只需生产企业确认其产品符合相关规定，如产品说明书、标签和包装标识符合21CFR801、809、812的要求，产品设计和生产符合21CFR820的要求等，并由生产企业向FDA提交保证其产品符合GMP的备案表后，这类产品就能够上市销售。

　　上市前通告（510K）：510K是指通过对拟上市产品与已上市产品在安全性和有效性方面进行比较，在得出实质性等同（SE）结论的前提下，进而获得拟上市产品可以合法销售的上市前通告的一条法规路径。绝大多数Ⅱ类产品属于需要进行上市前通告的产品，这类产品是在普通管理的基础上增加一些特殊要求，如对标识的特殊要求、符合某些性能标准、符合FDA的指南等，以确保其临床使用中的安全性和有效性。这类产品通常要由申请人提交资料证明其与已上市产品实质性等同，经过FDA审查并取得510K确认信后方可上市销售。

　　上市前批准（PMA）：所有的Ⅲ类产品和新产品均属于需要经过上市前批准方可合法上市，申请人必须按照21CFR814.20的要求向FDA提出PMA申请并报送相关资料。PMA申请根据情况不同可分为新的PMA申请和PMA补充申请，其中新的PMA申请是指申请人对所生产的从未被FDA批准过的Ⅲ类产品或新产品提出的申请，而PMA补充申请则是申请人拟对一个已批准PMA申请的产品进行影响安全性和有效性的改变前提出的申请。

　　（4）FDA认证注册流程

　　确定医疗器械产品分类；选择正确的上市前递交类型；为上市前递交准备适当的材料；将上市前材料递交给FDA，并在FDA审核期间与其工作人员保持联系；完成企业登记和器械列名。

三、中药制剂研发

　　医疗机构中药制剂是指医疗机构根据本单位临床需要经批准而配制、自用的固定处方制剂，一般有较长的临床应用史，疗效和安全性较为可靠。制剂处方一般来源于经典古方、民间验方以及中医医师在长期临床实践中形成的经验方。由于大多数医院制剂仅限医疗机构内部配制使用，不在市场供应和流通，加之其研发周期较短、研发成本相对较低、无税收等特点，在临床治疗中显示出"简、便、验、廉"的显著优势，填补了市场空白，丰富了临床用药。医疗机构中药制剂是中医经典和名医经验传承与推广的标志性成果之一，也是中药新药的主要来源。

制药企业往往结合自身实际需求，以医疗机构中药制剂为基础，依据新药研发注册的相关要求开展研究，提高中药新药研发的成功率，从而完成由中药制剂向国药准字新药的转化。2018年原国家食品药品监管总局发布《关于对医疗机构应用传统工艺配制中药制剂实施备案管理的公告》（2018年第19号），传统工艺配制的中药制剂由原来的"注册制"改为"备案制"，中药制剂研发与申报的时间和成本均有所降低。随着"人用经验"成为中药新药审评证据体系的重要组成部分，具有人用经验的中药新药审评审批将依法依规实施豁免非临床安全性研究及部分临床试验的管理机制，进一步缩短中药新药的研发上市周期，节约大量的人力物力，中药制剂新药转化已重焕生命力。根据医疗机构中药制剂的相关法律法规及政策，基于中药复方的"复方-制剂-新药"转化路径一般包括以下步骤。

（一）处方发现与挖掘

处方来源主要包括中医古籍文献和名医临床经验，如四物膏来源于唐宋时期典籍记载，在陈自明《妇人良方大全》中列为补血调经的通用方，被称为"妇科圣方"，由熟地、当归、白芍、川芎四味药组成。当代中医名家在临床诊疗中也会逐渐形成经验方（简称"名医验方"），如国医大师邓铁涛教授治疗重症肌无力的经验方，被开发为治疗重症肌无力的特色医院制剂，成为专科拳头制剂，吸引了大量区域外患者。

（二）组方论证与优化

通过专家从临床角度、基础研究角度反复论证，确定可进入研究环节的科研组方。组方优化是通过筛选药味将原本繁杂的方剂简化或优化剂量配比，通过对若干个经典指标的活性评价，对组方药味（或成分）数、量、比例优化的循环验证，确定处方组成、药量及其比例关系，得到效应最佳的组合。已有的中药组方优化设计方法包括拆方研究、基于数理统计法的优化设计、基于化学分析法的优化设计、基于药代动力学的优化设计、基于网络药理学的优化设计等。

（三）临床前研究

制剂的临床前研究，一般包括处方筛选、剂型选择、配制工艺、质量标准、稳定性、药效及毒理研究等。制剂研究应当参照国家药品监督管理局或省药监局发布的有关技术指导原则进行，采用其他评价方法和技术的，应提交证明其科学性的试验或文献资料。值得注意的是，根据《关于对医疗机构应用传统工艺配制中药制剂实施备案管理的公告》（2018年第19号），传统中药制剂如满足在本单位有5年以上使用经验，不涉及毒性药味或配伍禁忌，可以免除药效学试验和毒理试验，申请医疗机构传统中药制剂备案凭证。

（四）临床研究

制剂或新药临床研究是指以制剂或新药注册为目的，为确定制剂安全性与有效性在人体开展的药物研究。中药制剂处方在本医疗机构具有5年以上（含5年）使用历史的或纳入国家经典名方目录的，可以免于进行临床研究。制剂的临床研究应当在本医疗机构按照临床研究方案进行，受试例数（试验组）不少于60例。多个适应证或者主治病证的，每一适应证或主治病证的病例数不少于60例。

（五）制剂备案/注册

传统中药制剂实施备案管理，包括由中药饮片经粉碎或仅经水或油提取制成的固体（丸剂、散剂、丹剂、锭剂、茶剂等）、半固体（膏剂、膏药等）和液体（汤剂、合剂、搽剂、洗剂等）传统剂型或至今仍广泛应用、疗效确切、具有明显特色与优势的古代中医典籍所记载的剂型;由中药饮片经水提取制成的颗粒剂以及由中药饮片经粉碎后制成的胶囊剂;由中药饮片用传统方法提取制成的酒剂、酊剂。所提交的材料如下。

1.《医疗机构应用传统工艺配制中药制剂备案表》原件。

2.制剂名称及命名依据。

3.立题目的和依据;同品种及该品种其他剂型的市场供应情况。

4.证明性文件,包括医疗机构执业许可证复印件、医疗机构制剂许可证复印件;医疗机构制剂或者使用的处方、工艺等的专利情况及其权属状态说明,以及对他人的专利不构成侵权的保证书;直接接触制剂的包装材料和容器的注册证书复印件或核准编号;未取得医疗机构制剂许可证或医疗机构制剂许可证、无相应制剂剂型的医疗机构还应当提供委托配制中药制剂双方签订的委托配制合同复印件;制剂受托配制单位的医疗机构制剂许可证或药品生产许可证复印件。

5.说明书及标签设计样稿。

6.处方组成、来源、理论依据及使用背景情况。

7.详细的配制工艺及工艺研究资料,包括工艺路线、所有工艺参数、设备、工艺研究资料及文献资料。

8.质量研究的试验资料及文献资料。

9.内控制剂标准及起草说明。

10.制剂的稳定性试验资料。

11.连续3批样品的自检报告书。

12.原、辅料的来源及质量标准,包括药材的基原及鉴定依据、前处理、炮制工艺、有无毒性等。

13.直接接触制剂的包装材料和容器的选择依据及质量标准。

14.主要药效学试验资料及文献资料。

15.单次给药毒性试验资料及文献资料。

16.重复给药毒性试验资料及文献资料。

处方在本医疗机构具有5年以上(含5年)使用历史的,其制剂可免报资料项目14—16。有下列情形之一的,需报送资料项目15、16:处方中含法定标准中标识有"剧毒""大毒"及现代毒理学证明有明确毒性的药味;处方组成含有十八反、十九畏配伍禁忌。

值得注意的是,存在《医疗机构制剂注册管理办法(试行)》中规定的不得作为医疗机构制剂申报的特殊情形,以及其他规定不得备案的情形,如中药配方颗粒等。

（六）新药转化及流程

优秀的医疗机构中药制剂是中药新药创新的重要来源,根据具有人用经验的中药新药审评审批原则,可依法依规豁免非临床安全性研究及部分临床试验,缩短了中药新药的研发上市周期。但医疗机构中药制剂专利保护力度较低,不少医院制剂难以达到申报专利"新颖性、创造性、实用性"的要求,制约了新药转化潜能,详见图4-1-8。

文件依据:《关于对医疗机构应用传统工艺配制中药制剂实施备案管理的公告》(2018年第19号)、《中药注册管理专门规定》(国家药品监督管理局2023年第20号)、《医疗机构制剂注册管理办法》(试行)(国家食品药品监督管理局令第20号)、《广东省医疗机构制剂注册与备案实施细则》。

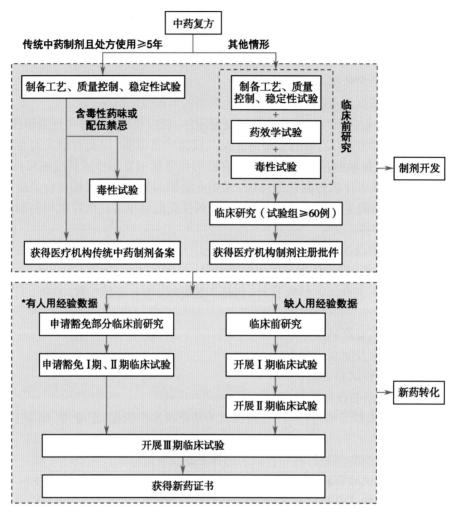

图 4-1-8　中药制剂新药转化及流程

四、细胞疗法产品研发

作为革命性、颠覆性技术,细胞疗法在血液肿瘤治疗方面效果显著,还可拓展至实体瘤治疗。核心靶点、通路及作用机制的发现将进一步推动细胞疗法产品的开发,且作为药品研发的下一个突破口,细胞疗法成果转化和产业化价值极高。作为现阶段最热门的医药研发方向,本节单独将其作为一个成果转化类别进行解析。

（一）细胞疗法概述

细胞治疗是指通过生物工程技术,利用患者自体或异体某些具有特定功能的细胞特性,经体外扩增、特殊培养处理后,使这些细胞具有增强免疫、杀死病原体和肿瘤细胞的功能,从而达到治疗疾病的目的。

根据使用细胞标的的不同,细胞治疗分为免疫细胞治疗和干细胞治疗。干细胞治疗是将健康的干细胞移植到患者体内,修复、替换受损细胞及组织从而治愈疾病。临床上常使用的干细胞种类有间充质干细胞、造血干细胞、神经干细胞以及皮肤干细胞等。2012 年 1 月原卫生部停止了中国大陆境内所有的干细胞治疗研究；2004—2012 年间药监局暂停受理的 10 项干细胞新药注册申请全部清零；2018 年 6 月，国家药监局开始重新受理有关干细胞疗法的临床注册申请，国家开始重启干细胞治疗在临床上的应用；截至 2022 年，我国还未有一款干细胞治疗药品获批上市，仍处于研发阶段，暂未进入成果转化阶段，因此本节重点对细胞治疗中免疫细胞疗法进行探讨。

嵌合抗原受体 T（CAR-T）细胞治疗是指采集人体自身免疫细胞，经过体外改造、培养，使其数量扩增或增加其靶向杀伤能力，然后再回输到患者体内，达到杀灭血液及组织中病原体、肿瘤细胞的目的。2017 年，美国 2 款 CAR-T 产品首次获批上市，免疫细胞疗法的研发和创新转化进入重点关注方向。2021 年，我国开始进入 CAR-T 产品研发和商业化阶段，因暂时无法量产，CAR-T 药物产品高价位，导致患者接受度较低，市场规模较小。但随着研究的深入，CAR-T 疗法的疗效保证的前提下，可以通过扩大适应证，不局限于血液肿瘤；开发通用疗法，降低成本；通过国家医保或者商业保险等方式，降低患者负担进一步推进该疗法的应用。根据 Frost & Sullivan 预测，国内 CAR-T 市场份额将在 2030 年增至 289 亿元。

（二）免疫细胞疗法特点

对比其他肿瘤免疫治疗手段，免疫细胞疗法具有如下优势及特点：①卓越的治疗潜力。由于部分患者因抗药性而未能对治疗起反应或更容易复发，导致传统治疗方案无法根治肿瘤疾病。临床研究表明 CAR-T 疗法通过其作用机制能够克服以上困难，并有望完全根除待解决的表达肿瘤相关抗原的细胞，包括肿瘤细胞及肿瘤干细胞，从而产生疗效。因此，CAR-T 细胞疗法可以成为过往治疗失败的患者的有效治疗方案。②独特的治疗方式。CAR-T 细胞注入患者体内时是活细胞，能够在患者体内增殖。与摄入后经患者代谢并相对快速地从体内清除的其他化学药物或生物制剂相比，CAR-T 细胞可在患者体内维持数周或数月，减少了患者接受多剂量治疗的需要，降低了不良反应发生的风险，并使患者产生更好的耐受性。③优异的治疗效果。CAR-T 细胞疗法已显示出比其他治疗方案更适合靶向特定疾病或按所需功能定制的潜力。CAR-T 细胞通过其 CAR 结构，能够特异性靶向多个肿瘤相关靶点，进而更精确地靶向不同肿瘤细胞。

由于血液肿瘤表面具有特异性抗原，因此 CAR-T 疗法主要用于治疗该类疾病，缓解这类患者病情的进展，而实体瘤因为特异性抗原较少且复杂，因此 CAR-T 疗法的效果仍不够理想，有待提高。目前，最常使用且最为成熟的靶点为 CD19 和 BCMA，适应证包括淋巴瘤、急性淋巴细胞白血病、多发性骨髓瘤等，详见表 4-1-4。

（三）免疫细胞疗法发展现状

CAR-NK 细胞疗法是相对具有安全性的治疗新技术，TCR 细胞疗法是攻坚实体瘤的治疗新方法。全球 CAR-T 市场已从 2017 年的 0.1 亿美元增长到 2019 年的 7 亿美元。根据 Frost & Sullivan 预测，2024 年全球 CAR-T 市场将达到约 66 亿美元（2019—2024 年的复合年增长率为 55.0%）；2030 年将达到 218 亿美元（2024—2030 年的复合年增长率为 22.1%）。

面临的挑战和潜在的解决方案：①安全性问题：与 CAR-T 细胞疗法相关的主要毒性是细胞因子释放综合征（CRS）。CRS 是向患者输注 CAR-T 细胞后最普遍的毒性问题，由 CAR-T 细胞诱导的快速免疫激活引起，其最初表现为发热、低血压和炎症，可发展为缺氧和低血压的毛细血管渗漏，严重危及生命。CRS 的临床症状与 T 细胞活化和高水平的细胞因子有关。其主要解决方案为：轻度 CRS 通过退热治疗及时评估以排除其他病因，并进行

表 4-1-4　不同种类的肿瘤免疫治疗技术对比

对比项目	非特异性免疫刺激	免疫检查点阻断	肿瘤疫苗	免疫细胞疗法
机制	刺激 T 淋巴细胞或抗原呈递细胞来加强抗原呈递过程	解除肿瘤导致的免疫抑制，提高对肿瘤的杀伤作用	带有肿瘤特异性抗原或肿瘤相关抗原，激发特异性免疫功能来攻击肿瘤细胞	通过向肿瘤患者输注在体外培养扩增或激活后具有抗肿瘤活性的免疫细胞，直接杀伤或激发机体免疫反应
特点	治疗时间长、毒性和治疗肿瘤范围有限，常作为佐剂和其他疗法（如肿瘤疫苗、过继性 T 淋巴细胞疗法）合用	低毒、长效，但仅能解除已经位于肿瘤边缘的 T 淋巴细胞的束缚或加强呈递；与传统肿瘤靶向疗法和其他免疫疗法有非常好的联合用药前景	开发难度较大，暂未成熟，与免疫疗法有非常好的联合用药前景	能够克服患者因抗药性而未能对治疗起反应或更容易复发的问题，有望完全根除待解决的表达肿瘤相关抗原的细胞，包括肿瘤细胞及肿瘤干细胞。此外，还能够特异性靶向多个肿瘤，有非常好的联合用药前景，进而更精确地靶向不同肿瘤细胞

注：表中资料来源于"光大证券研究所"。

抗生素治疗以避免感染；重度 CRS 采用皮质类固醇、托珠单抗及抗 IL-1 治疗（如阿那白滞素）；神经系统事件应用抗癫痫药物处理；感染并发症应用抗菌药物治疗，防止中性粒细胞减少。②适应证有限问题：尽管 CAR-T 疗法在治疗血液恶性肿瘤上取得了可喜进展，但其在治疗实体瘤过程中仍面临诸多巨大挑战，例如难以识别实体瘤相关抗原、靶抗原异质性以及 CAR-T 细胞因肿瘤微环境而产生的渗透性及持久性有限。③治疗费用问题：目前，绝大多数的 CAR-T 细胞都是源于自体的，即高度个性化的细胞治疗产品要求必须使用患者自身特定的 T 细胞进行制造，因此治疗成本总是居高不下，并导致接受 CAR-T 细胞疗法的患者数量有限。降低制造成本的解决方案包括部署全自动生产线和利用同种异体 CAR-T 技术，以弱化 CAR-T 细胞疗法的高度个性化性质从而控制成本。目前国外上市的产品有 4 种，40 万美元左右一针。国内上市 2 种，120 万人民币左右 1 针。

　　全球 CAR-T 市场的主要增长动力如下：①全球癌症患病率上升。全球癌症患病率呈不断上升趋势，癌症患者人数的增加将推动全球癌症治疗市场的扩大，其中包括全球 CAR-T 治疗市场。尽管全球实体瘤患病人数庞大，现有治疗方案的疗效却十分有限且无法使大部分癌症患者受益，其产生的医疗需求缺口将带来巨大的市场机遇，一旦新型的治疗方案（如 CAR-T 细胞疗法）在治疗实体瘤方面显示出理想的疗效，将推动该治疗市场快速增长。②适应证向实体瘤不断扩展。由于实体瘤患者人数显著多于血液恶性肿瘤患者人数，因此国内外越来越多的公司将研发重点及资源投入实体瘤的 CAR-T 细胞疗法中。鉴于实体瘤发病率近年持续上升，布局实体瘤的 CAR-T 疗法将会是该行业的关键增长动力。③安全性改善。随治疗方案及制造工艺的不断优化，CAR-T 细胞疗法带来的毒性问题将得以解决，安全性将得以改善。改善后将可能会缩短患者的留院时间、降低管理不良事件的治疗成本以及推动 CAR-T 细胞疗法成为二线、一线治疗方案。综上，通过改善安全性将有望使越来越多的患者接受 CAR-T 细胞治疗，驱动其市场规模进一步扩大。④制造工艺及生产效率改善。目前

CAR-T 细胞疗法的制造工艺复杂、成本高且效率较低。随着制造技术及工艺愈发成熟,将提高生产效率并采用成本更低的自动化系统,以更好地确保细胞产品的批间一致性。

国内 CAR-T 市场的主要增长动力如下:①不断扩大的癌症患者人群。受人口老龄化加剧、生活方式改变及环境问题等因素影响,我国癌症患者人数在过去几年稳步上升。尽管如此,可供选择的有效癌症治疗方案仍然有限,因此庞大的患者需求为国内 CAR-T 细胞疗法提供了一个巨大的市场机遇。②创新性保险覆盖模式增加药物可及性。CAR-T 细胞疗法大多费用高昂,对患者造成了沉重的经济负担。为提高药物的可及性,欧美国家逐步形成了"商业保险 + 医疗保险"的多元支付体系,这对我国具有一定的借鉴意义。2019 年中国医疗保健总开支中的 3.6% 由商业医疗保险供款,该比例预期将于 2030 年之前迅速增加至17.9%。目前,国内已有多款商业保险可报销 CAR-T 细胞治疗费用。③监管审批政策推动我国细胞治疗行业持续发展。自 2009 年起,中国医疗系统历经重大变革,颁布了多项鼓励药物创新、简化申请审批流程以及扩大医疗报销范围的政策。目前细胞治疗大多针对复发难治性肿瘤或罕见病,因此相较于传统药物,其更容易被纳入突破性治疗药物审评名单中。在这些有利政策和指引的指导下,细胞治疗药物可以简化研发和上市注册程序,进一步推动国内 CAR-T 细胞疗法市场快速增长及发展。④具备 CAR-T 疗法使用资格的医院日益增多。国内大部分被选为 CAR-T 疗法临床试验研究中心的医院为三甲医院。目前,中国已拥有逾 1 400 家三甲医院,且预期更多医院将取得提供 CAR-T 疗法的资格,这种技术能力将有助于中国 CAR-T 市场的增长。

(四)免疫细胞疗法报证审批流程及注意事项

不同公司的自体 CAR-T 细胞产品在生产制备中使用的方法各异,但基本的生产流程大体类似,主要包括 T 细胞筛选与富集、T 细胞活化、T 细胞基因转导、T 细胞扩增以及 T 细胞冷冻保存等 5 大步骤。CAR-T 细胞的生产流程环环相扣,任何一环的疏忽都会对最终产品的安全性、纯度以及效力产生深远影响。目前,CAR-T 产品的每个生产环节都具有许多技术方法可供选择,难以建立标准化的工艺参数及条件,因此如何制定具有自动化、规模化且一致化的生产方案任重道远。

(五)医院免疫细胞疗法产品进行成果转化的思考

CAR-T 细胞治疗药物领域研发生产风险高、获批上市药品少、商业化推进难度大,整体仍处于未成熟的起步阶段。但我们认为凭借免疫细胞疗法卓越的治疗潜力及优异的治疗效果,未来将有更多的科研机构及企业投入研发中,其临床适应证将不断扩充,医疗成本也将大幅下降。在病患需求的增长下,新产品获批进程将会得到提速,预计免疫细胞疗法行业即将迈入产品收获期。

此外,市场有观点认为专注于 CAR-T 细胞治疗药物研发的企业纷繁芜杂且大多未有获批上市的药品,市场关注价值较低。但我们认为随着核心靶点通路及适应证的研究愈发深入,相关产品及企业即将迎来收获期。随着病患需求日益增长、监管制度不断推进、国内外合作日益密切以及大量资金不断投入研发,目前国内 CAR-T 细胞疗法产业发展迅速,中国细胞治疗的时代帷幕已徐徐拉开。虽起步较晚,但已有近百家不同规模的公司投入 CAR-T 细胞疗法的研发中,且已涌现了一批各有特色、独具投资价值的 CAR-T 企业。在研发风险方面,新药研发相关风险包括免疫细胞治疗药物候选靶点丰富,无法保证每一个项目都能筛选出安全有效的候选化合物;此外,在研产品的临床前研究及早期临床试验结果良好,未必能保证后期临床试验的成功。如果在研产品最终的临床试验结果不如预期，将造成不利影响，并且存在细胞治疗产品在国内市场接受度不及预期的风险；免疫细胞疗法行业发展历史较短，对应产品售价较高。目前，只有2款CAR-T产品在国内获批上市，因此细胞治疗产品在国内市场存在接受度不及预期的风险，未来可能会有更多企业的细胞治疗产品上市，还导致竞争局面恶化的风险。

五、数字疗法产品研发

数字疗法是医疗健康领域行业关注度最高的产品之一，其是借助数字技术的发展，在互联网医疗、智慧医院以外，根据医生的处方下载一款APP用于疾病治疗。APP也将成为一种药物形式，或单独存在，或与传统药物相结合，带来更高效、更普及的治疗方式。本节单独将其作为一个成果转化类别进行解析。

（一）数字疗法产品概述

数字疗法是一种向患者提供的、基于循证医学证据的治疗措施或干预措施。这些干预措施由高质量的软件程序驱动，其本质是服务的数字化，核心功能则是用于预防、管理或治疗某种疾病。它们可以单独使用，也可以与药物、设备或其他疗法协同使用。

数字疗法、数字医疗（digital medicine）和数字健康（digital health）的概念有所重合，这三者实际上是层层包含的关系，即数字健康 > 数字医疗 > 数字疗法。数字健康定义最为宽泛。除了疾病患者，数字健康也包含了健康人群，包括干预消费者生活方式、健康管理和其他与健康相关的技术、平台和系统。数字医疗针对特定的疾病患者，是符合数字健康概念且具有循证基础的，适用于医疗流程的技术、平台或者产品，但不一定采用软件驱动的干预及治疗措施。数字疗法则是符合数字医疗概念，以核心软件驱动，用以预防、管理或治疗疾病的治疗干预。目前，数字疗法仍处于发展探索阶段。

（二）数字疗法产品特点

数字疗法的核心特点是向患者提供基于循证医学证据的治疗或干预措施，且均可由软件驱动及单独协同使用。

作为传统治疗手段的补充和优化，数字疗法主要解决了患者、医疗机构、支付方和药械企业的诸多痛点，包括对患者的可及性、依从性、改善体验感，提供个性化治疗，改善生活质量及降低就医成本；对医疗服务机构可提升服务效率、患者满意度及数据采集及辅助能力，并降低服务成本；对支付方可起到智能核保及控制支出的作用，包括对于商保等支付方，还能促进获客及续保等；对于药械企业可提升给药精准性及改善产品黏性，并可采集的患者数据帮助药械企业实现精准营销，并为后续研发与评价提供参考作用。

（三）数字疗法产品发展现状

大量数字技术如无线网络、传感器、微处理器和集成电路、人工智能、云计算及大数据、VR/AR/MR技术等的赋能也为数字疗法产品的实现奠定了基础。目前，数字疗法尚处于发展初期，2010年数字疗法在美国形成雏形，2017年美国食品药品监督管理局（FDA）以创新医疗器械（de novo）方式通过Pear Therapeutics针对药物滥用及酒精滥用障碍的ReSET的审批，数字疗法开始有实际进展。2017年10月，数字疗法联盟（DTA）成立，2018年，数字疗法联盟发布了"Digital Therapeutics Industry Report 2018"，首次对数字疗法做出了明确的定义，并制定了设计、制造、临床验证和监管监督等相关的核心原则和最佳实践准则，数字疗法进入快速发展时期。2019 年底新冠疫情以来，以精神疾病为治疗特征的数字疗法产品得到大力推动，同时移动互联网日益普及，医疗控费需求不断增长，慢性病和精神心理疾病发病率逐渐攀升，医疗干预软件逐渐被接受，全球数字疗法产业进入快速发展阶段。2020 年 9 月，FDA 设立了数字健康卓越中心（DHCoE），进一步推进对数字健康技术的监管和发展。目前，数字健康 App 数量在全球已经超过 35 万，2020 年新增 9 万个，全球数字健康投资 2020 年达 240 亿美元。全球主要的数字疗法商业模式主要有下列 5 种，院内处方开付、企业雇主购买、保险支付购买、制药公司购买、向自费患者直接出售，每款数字疗法产品可有多种模式。

2016 年，我国制药企业就开始参与数字疗法投资。2017 年，医疗健康其他领域企业开始向数字疗法产品转型，我国获得审批的软件医疗器械已符合数字疗法的定义，但其并不是专门以数字疗法进行审批。2020 年，数字疗法在国内加速发展，符合数字疗法定义的软件医疗器械在国内获批。目前，国内大部分数字疗法企业仍处在临床试验阶段，还未商业验证。不过，国内居民已逐渐具备对数字医疗的基本认知和接受能力，但认知和接受范围有限，数字疗法目前还处于初期探索阶段。2022 年 1 月 25 日，海南省卫生健康委员会发布《海南省数字健康"十四五"发展规划》，其中将"探索数字疗法先行试用"列入海南省"十四五"数字健康发展的主要任务之一，这是数字疗法在国内首次被列入省级规划，得到省级层面的重视和推动。EVERSANA 统计，中国数字疗法市场规模约为 2 亿～2.5 亿美元。目前国内的市场发展态势，数字疗法仍比较依靠医学专家 KOL 和药械及医学技术行业的有效交流与支持。根据动脉橙数据，自 2019 年起至 2021 年 10 月，我国数字疗法领域一共发生交易 3 起，涉及 26 家企业，其中公开披露金额的融资事件为 27 起，融资总额约为 24.63 亿元，投融资轮次主要集中在 B 轮及以前，天使轮、A 轮、B 轮共占比达 69.7%。目前，投资机构布局的细分领域主要集中在慢病管理、神经系统疾病和精神心理类疾病。目前国内数字疗法企业的商业模式比较多样化，不同病种商业化的场景有所差异，且绝大部分尚未获得 NMPA 审批认证，处于自建销售体系的状态。因此，只有在审批监管文件的规范和相关政策的引导下，数字疗法产业才能得到良性发展。

（四）数字疗法产品认证审批流程及注意事项

相比美国等数字疗法发展相对成熟的国家，国内尚未对数字疗法定义、范畴、应用场景等给出明确界定。2021 年 7 月，国家药品监督管理局发布了《人工智能医用软件产品分类界定指导原则》，对人工智能医用软件产品进行了定义：人工智能医用软件是指基于医疗器械数据，采用人工智能技术实现其医疗用途的独立软件。该原则还界定了此类软件产品若作为医疗器械管理的依据：若软件产品的处理对象为医疗器械数据，且核心功能是对医疗器械数据的处理、测量、模型计算、分析等，并用于医疗用途的，符合《医疗器械监督管理条例》有关医疗器械定义，作为医疗器械管理。

在《医疗器械分类目录》中规定，诊断功能软件风险程度按照其采用算法的风险程度、成熟程度、公开程度等为判定依据，不仅仅依据处理对象（如恶性肿瘤等疾病的影像）为判定依据。若诊断软件通过其算法，提供诊断建议，仅具有辅助诊断功能，不直接给出诊断结论，按照第二类医疗器械管理。若诊断软件通过其算法对病变部位进行自动识别，并提供明确的诊断提示，则其风险级别相对较高，按照第三类医疗器械管理。

因此，如数字疗法可以申请二类或三类医疗器械，但如涉及为临床注射药物提供建议

（药物计算软件）或由软件对病变（除骨密度分析以外）进行自动识别，对病变的性质等给出临床诊断治疗依据和 / 或建议（计算机辅助诊断 / 分析软件），则该数字疗法将被划分为三类医疗器械。具体类别的划分会根据数字疗法的进一步发展进行调整。

（五）医院数字疗法产品进行成果转化的思考

在疫情常态化等的背景下，互联网医疗和数字疗法在内的数字医疗需求巨大，将推动数字疗法行业继续快速发展。医院可考虑将数字疗法作为成果转化的战略方向之一。但该行业和产品的推动需要联合相关部门和企业共同推动。建议医院积极参与设立相应的行业协会，明确数字疗法的定义和标准，并建立相应监管框架，在产品质量和应用场景推动方面形成政、医、研、企联动的机制。

第二节　建立医院科技成果转化前评价机制

科技成果是指通过研究与技术开发而产生的具有实用价值的成果，由于科技成果是科技人员的智力劳动结果，是无形资产，因而需要一定形式的认定。通过一定的形式对科技成果的经济价值、文化价值、技术价值和社会价值等多方面进行客观评价，有利于激发科技人员创造积极性、提高国家科技创新水平，同时促进科技成果转化。早期在计划经济时代采用了科技成果鉴定形式对科技成果进行评价，科技成果鉴定的应用在一定程度上促进了科技事业的发展和进步。后期随着市场经济的发展，科技成果鉴定的弊端逐渐暴露，2016年科技部发文正式废止《科学技术成果鉴定办法》等规章，自此第三方标准化科技成果评价开始逐步发展应用。

一、成果鉴定法

（一）科技成果鉴定的起源及发展历程

在计划经济体制下，为进行科技成果认定，科技成果鉴定制度应运而生。从 1961 年国务院颁布《新产品、新工艺技术鉴定暂行办法》至今，科技成果鉴定制度经历了 4 个不同的发展阶段。

起步阶段（1958—1977 年）：1958 年，科学规划委员会和国家技术委员会合并为国家科学技术委员会（简称"国家科委"），为了辨别科技成果的真伪，开始了科技成果鉴定工作，并于 1959 年初步形成工作程序。1961 年 4 月 22 日，《新产品、新工艺技术鉴定暂行办法》的发布，标志着我国科技成果鉴定制度正式建立并开始实施。

探索阶段（1978—1986 年）：1978 年 3 月召开全国科技大会，我国科技发展进入了新的发展阶段。为提高科技人员地位，改善科技人员待遇，原国家科委于 1978 年 11 月制定和发布了《关于科学技术研究成果的管理办法》，该管理办法明确，科技成果鉴定不仅用于辨别科技成果真伪，更用于科技成果的认定和对科研人员工作业绩的肯定等。

发展阶段（1987—2002 年）：随着我国改革开放的不断深入，原国家科委于 1987 年 10 月 26 日发布了《中华人民共和国国家科学技术委员会科学技术成果鉴定办法》，并于 1994 年 10 月 26 日颁布了新的《科学技术成果鉴定办法》，2003 年科技部发布了《科学技术评价办法》，该鉴定办法成为后续进行科技成果鉴定的主要标准文件，对于科技成果鉴定的发展起到了一定的推动作用。

衰落阶段（2003—2016 年）：在科技成果鉴定办法的实施过程中，我国的经济制度和科技体制都发生了重大的变化。在市场经济环境下，科技成果鉴定的弊端逐渐暴露出来，为适应科技形势变化，2003 年先后出台了《关于改进科学技术评价工作的决定》和《科学技术评价办法》，开始探索改变科技成果评价的形式。科技部于 2016 年对《科学技术成果鉴定办法》等规章制度予以废止，在全国范围内终止科技成果鉴定工作。

（二）科技成果鉴定存在的问题

科技成果鉴定是指有关科技行政管理机关聘请同行专家，按照规定的形式和程序，对科技成果进行审查和评价，并作出相应的结论。根据《科学技术成果鉴定办法》，科技成果鉴定可以选择下列鉴定形式：①检测鉴定：指由专业技术检测机构通过检验、测试性能指标等方式，对科技成果进行评价。②会议鉴定：指由同行专家采用会议形式对科技成果做出评价。需要进行现场考察、测试，并经过讨论答辩才能做出评价的科技成果，可以采用会议鉴定形式。③函审鉴定：指同行专家通过书面审查有关技术资料，对科技成果做出评价。不需要进行现场考察、测试和答辩即可做出评价的科技成果，可以采用函审鉴定形式。在实际操作过程中成果鉴定一般采用会议鉴定形式，一般程序是首先由成果研究者介绍研究报告，鉴定委员会审阅有关鉴定材料，进行答辩，然后现场讨论形成鉴定意见，最后由全体评审委员会签字，鉴定结束。纵观众多的会议鉴定，成果鉴定往往流于形式，甚至出现一些不正之风，致使科技成果鉴定逐渐产生一些弊端，主要表现为以下方面。

1. 鉴定工作主体错位

为保证鉴定结果的客观公正性，鉴定会议应该由独立的第三方发起组织，然而实际操作中组织鉴定单位只是形式主体，成果完成单位一般会向鉴定会推荐熟悉的相关专家，同时成果完成单位需要支付鉴定相关费用，导致成果完成单位成为鉴定工作的行为主体，这是成果鉴定产生诸多弊端的本质原因。

2. 鉴定委员会专家遴选不严

由于我国科技主管部门的专家库建设不完善，目前在大多数科技成果鉴定过程中，多数是由成果完成单位推荐鉴定委员会专家名单，虽然组织鉴定单位会进行审查或调整，但大部分会保留成果完成单位的提名意见。由成果完成单位所选择的专家，势必与成果完成单位存在裙带关系，在评审鉴定中存在意见不敢多说、说了也只是轻描淡写的现象，使得科技成果鉴定公正性和权威性缺失。

3. 成果、材料存在"包装"现象

科技成果鉴定中存在一个不良现象，有些待审议的"科技成果"采用数据造假、内容夸张、虚假炒作等手段，来达到通过专家评审扩大影响度的目的。而我国主管科技成果管理人员未能对鉴定全过程进行严格的审查和有效的监督，鉴定制度对造假现象抵御能力较差，造成了严重的社会影响。

4. 鉴定过程不规范

鉴定过程不规范主要表现在一方面，成果完成单位不按要求或推迟送交评审材料，甚至在评审当天才送交评审资料，故意压缩评审时间，使得评审专家无法进行资料的真实性审查。另一方面，部分专家在未经考证的情况下盲目认可成果完成单位的成果，有的抱着"一团和气"的心态不提出针对性的意见，更有甚者私下与成果完成单位勾结，在鉴定过程中溜须拍马。种种行为使得鉴定结果有失公允，鉴定会沦为了成果宣传会。

5. 鉴定结果形式化

在各种成果鉴定报告和鉴定会上，成果鉴定结果经常采用"填补空白""较高水准""国际先进"等抽象用语作为鉴定结论。与此同时，由于鉴定专家由成果完成单位推荐等因素，评审专家往往拔高评审结论。失真而形式化的结论根本无法达到成果鉴定的目的，评审鉴定活动仅仅流于形式。

二、标准化评价法

（一）科技成果评价制度发展历程

1. 探索阶段

改革开放以来，科技成果鉴定制度已无法适应我国的新形势，自20世纪80年代开始进行了科技成果评价的探索。2003年出台了两部相关政策法规，即《关于改进科学技术评价工作的决定》与《科学技术评价方法》（试行），两部法规的颁布标志着科技成果评价制度的开始。但法规颁布后，由于相关政策法规缺失、第三方评价机构建设落后等原因，科技成果鉴定仍处于主导地位。

2. 试点阶段

为加快政府职能的转变、促进社会第三方专业评价机构的发展，2009年10月，科技部颁布《科技成果评价试点工作方案》和《科技成果评价试点暂行办法》，同时启动首期科技成果评价试点工作。首期试点共涉及9家试点单位和12个评估机构，试点工作取得了良好的进展。随着首期试点工作的顺利推进，由独立第三方评价机构进行科技成果评价工作的优势逐渐凸显。

2014年，科技部启动二期科技成果评价试点工作，本次试点工作在一期的基础上扩大试点范围，共涉及15家试点单位和32个试点评估机构。各试点单位不再开展鉴定工作，全面推行科技成果市场化评价。但是在非试点区域，由于第三方评价机构发展滞后、缺乏专业评价人员等原因，科技成果鉴定和科技成果评价两种模式并存，并以科技成果鉴定模式为主。

3. 发展阶段

在市场经济环境下，成果鉴定制度助长学术腐败等弊端逐渐暴露，因此以更有效的成果评价制度代替科技成果鉴定制度已是大势所趋。经过两期试点工作的探索和总结，科技部于2016年6月对《科学技术成果鉴定办法》等规章予以废止，标志着科技成果鉴定工作的全面废止，科技成果的评价工作将完全实现市场化管理和运营。自2017年开始，各地都开展了科技成果第三方评价工作，自此我国科技成果评价制度进入全面发展阶段。

（二）科技成果标准化评价方法及指标体系

科技成果标准化评价法是指根据相关评价标准、规定、方法和专家的咨询意见，由评估方根据科技成果评价原始材料，通过建立工作分解结构细分化地对每个工作分解单元的相关指标进行等级评定，并得出标准化评价结果的方法。该方法的特点是将专家作用前置，由专家根据科技成果的共性特点，明确评价的相关指标及所需的证明材料，建立一系列评价标准。在评价具体的科技成果时，科技成果评估方根据证明材料及相关数据，对比标准规定的等级或数值确定最终的评价结论。在标准化评价中，专家的作用由专家评审制转变为专家咨询制，即咨询专家在评价具体的科技成果时，主要负责提供专业咨询，以及确认标准中不能涵盖的信息。标准化评价法的优点是评价结果可信度较高,结果通过相应的证明材料进行支撑,并且标准化评价指标等级的设计与科技成果本质密切相关,对于促进科技成果转化具有实际意义。

经过两期的科技成果评价试点工作,部分地区已初步建立起科技成果评价体系、评价规章制度和流程、咨询专家队伍等。目前并没有形成统一的科技成果标准化评价指标体系,除标准化评价中常见的技术成熟度、技术创新度和技术先进度等,不同地区还会纳入经济效益、社会效益、团队等不同方面的指标进行评价,因此下面主要详细介绍三个常见的技术成熟度、技术创新度和技术先进度指标内涵及评价依据。

1. 技术成熟度

技术成熟度来源于美国的技术就绪水平,最早由美国航空航天局(NASA)于 1989 年提出,当时只有 7 个等级,后经修改,在 1995 年的 NASA 白皮书中增加至 9 级。根据国家标准《科学技术研究项目评价通则》(GB/T 22900—2009),技术成熟度(技术就绪水平)是指工作分解单元的技术成熟程度,技术成熟度一共分为 9 个级别,同时根据基础研究、应用研究和开发研究三种不同研究类型分别有其对应的技术成熟度评价表,本文侧重于成果转化,主要以开发研究类型为主,因此下面介绍开发研究类技术成熟度定义,详见表 4-2-1。

表 4-2-1　技术成熟度定义

等级	特征描述	主要成果形式
第一级	观察到基本原理并形成正式报告	报告
第二级	形成了技术概念或开发方案	方案
第三级	关键功能分析和实验结论成立	验证结论
第四级	研究室环境中的部件仿真验证	仿真结论
第五级	相关环境中的部件仿真验证	部件
第六级	相关环境中的系统样机演示	模型样机
第七级	在实验环境中的系统样机试验结论成立	样机
第八级	实际系统完成并通过实际验证	中试产品
第九级	实际通过任务运行的成功考验,可销售	产品、标准、专利

技术成熟度的定义如上表所示,共分为 9 个等级,每个级别都有对应的明确的定义和相应的交付物。级别定义的基本原理与传统发展阶段的划分基本一致,技术成熟度与传统技术发展阶段的关系是:1~3 级为理论研究阶段,4~6 级为实验室应用研究阶段,7~9 级为工业化生产阶段。对于传统的每一个发展阶段,技术成熟度都进行了进一步的细分,有利于使成熟度评估的结果更加准确。由于不同行业领域差异性,其相应的技术成熟度等级定义和成果形式可根据表 4-2-1 特征描述进行适当调整。

对于生物医药领域而言,化学药物研发一般会经过以下几个阶段:靶标的确立、模型的确立、先导化合物的发现、先导化合物的优化、临床前研究、Ⅰ期临床试验、Ⅱ期临床试验、Ⅲ期临床试验、药品上市和Ⅳ期临床试验阶段。根据化学药物研发的基本流程和技术成熟度等级的基本定义,青岛市科技局提出以下适用于生物医药领域的技术成熟度等级定义,详见表 4-2-2。

表 4-2-2 化学药和微生物药领域成熟度等级定义

等级	简称	化学药	微生物药
第一级	报告级	确定治疗的疾病目标、作用的环节和靶标	分离出微生物
第二级	方案级	建立生物学模型	完成试验方案
第三级	功能级	发现先导化合物	筛选出有效菌株
第四级	仿真级	筛选出最优药物	经过化学修饰制备出新的活性化合物
第五级	初样级	完成药学研究	完成药学研究
第六级	正样级	完成药理毒理研究	完成药理毒理研究
第七级	环境级	一期临床	一期临床
第八级	产品级	二期临床	二期临床
第九级	系统级	三期临床	三期临床
第十级	销售级	第一个销售合同回款	第一个销售合同回款
第十一级	盈亏级	批产达到盈亏平衡点	批产达到盈亏平衡点
第十二级	利润级	利润达到投入的20%	利润达到投入的20%
第十三级	回报级	收回投入稳赚利润	收回投入稳赚利润

2. 技术创新度

技术创新度是科技成果的创新点在特定领域范围及应用领域范围内有或无的情况,通常用等级表示,共分为4级。要实现对等级的明确定义,必须要对创新度的本质进行研究。创新度最根本的特点是"此有彼无","此"即为被评估的技术,而"彼"涉及的范围非常广泛,可以将同一个技术在不同时间的情况分别作为"此"和"彼",也可以在不同技术之间对比有和无,只有在一定范围内实现"此有彼无",才能称之为创新。结合地域范围和应用领域范围的不同,将科学技术创新度划分为四个不同的等级,建立创新度等级的定义,详见表4-2-3。

表 4-2-3 技术创新度等级定义

等级	定义
第一级	该成果的创新点在国内某个应用领域中检索不到
第二级	该成果的创新点在国内所有应用领域中都检索不到
第三级	该成果的创新点在国际某个应用领域中检索不到
第四级	该成果的创新点在国际所有应用领域中都检索不到

注: 以国内和国际查新形成的查新结果来确定创新度等级。

3. 技术先进度

技术先进度是指在特定地域范围及应用领域范围内,科技成果的核心性能指标或功能参数与具有相同应用目的的对标科技成果相比所处的水平。因此,用于对标科技成果是体现先进度水平高低的重要参照物。对标科技成果一般来说是在一定范围内处于较高的水平,对比后的结果有超过、达到和未达到几种情况。根据对标科技成果和情况和对比最终结果将先进度划分为7个等级,其基本定义,详见表4-2-4。

表 4-2-4　技术先进度等级定义

等级	定义
第一级	该成果的核心指标暂未达到上述任何要求
第二级	该成果的核心指标达到所在行业国内标准最低值
第三级	该成果的核心指标达到所在行业国内标准最高值
第四级	在国内范围内，该成果的核心指标值达到该领域其他类似技术的相应指标
第五级	在国内范围内，该成果的核心指标值领先于该领域其他类似技术的相应指标
第六级	在国际范围内，该成果的核心指标值达到该领域其他类似技术的相应指标
第七级	在国际范围内，该成果的核心指标值领先于该领域其他类似技术的相应指标

（三）科技成果标准化评价案例

以下为青岛"海洋抗肿瘤药物 BG136 系统临床研究"通过科技成果评价成功获得融资的案例详情。青岛海洋生物医药研究院股份有限公司委托青岛市一家科技成果标准化评价机构对其研发成果"海洋抗肿瘤药物 BG136 系统临床研究"进行科技成果标准化评价。通过建立工作分解结构、对该科技成果进行了细分化评价。该项目目前在实验室环境下完成了小试提取工艺研究、5 个批次的中试放大实验、建立了制备高纯度 BG136 的工艺条件，并同步获得了纯度极高的样品，以上研究所涉及的各项工作分解元素均已经顺利完成，达到了在 GMP 车间中试生产的条件，成熟度达到 5 级。综合知识产权分析与文献分析情况，该成果核心技术创新程度在国内相关领域中没有检索到其他相同内容，创新度达到 2 级。通过将该成果的核心技术指标与国内外代表性技术的相同指标作对比，确定该成果的相关指标值明显优于国内外其他参照物的指标值，整体先进度为 7 级。通过科技成果标准化评价，表明海洋抗肿瘤药物 BG136 项目成功完成了前期研发环节，为研究院年度申报临床批件奠定了基础。青岛海洋技术转移分中心提出"310 开发计划"，启动青岛市蓝色药库产业基金的组建工作，政府出资 2 亿元做为引导资金，撬动 18 亿元社会资本注入。

三、人工智能评估法

（一）传统医学科技成果评估方法的局限和不足

随着科技的不断发展，医学科技成果在医疗健康领域的作用越来越显著。然而，传统的成果鉴定、评价方法已经不能满足自动化、精细化、动态化评估的需求，制约了科技成果的转化和应用。在中国大型医学科技成果转化中，这些问题更加突出，主要表现在以下几个方面。

第一，传统的科技成果评估方法存在主观性较强的问题。传统的科技成果评估方法主要依赖于专家评价和经验判断，而专家的评价标准和经验存在较大差异，容易导致评价结果不一致。此外，传统评估方法往往无法全面客观地评估科技成果的优劣，评估结果可能受到评估人员个人经验和主观因素的影响，导致评估结果不准确或不公正。

第二，传统的科技成果评估方法缺乏量化评价体系。传统评估方法往往无法对科技成果的影响力和价值进行全面、准确的评估，评估结果不够精细和全面。在中国的大型医院中，科技成果的转化需要充分考虑其经济价值和社会效益，而传统的评估方法往往难以满足需求,导致科技成果转化的不确定性增加。同时,传统的医学科技成果评估方法通常无法处理大规模的复杂数据,无法挖掘数据中的潜在价值和关联关系。

第三,传统的科技成果评估方法存在效率低和时效性差等问题。这些方法通常要求评估人员具备专业的科技成果评估知识和丰富的经验,评估人员需要花费大量时间阅读和分析相关文献和数据,消耗大量的人力、物力和时间,导致评估效率低下。此外,这些方法无法及时获取最新的数据和信息,无法反映科技成果的最新研发进展,影响科技成果的转化和应用。同时,传统的评估方法也无法满足大量科技成果的快速评估需求,这会拖慢科技成果的转化和应用速度。

综上所述,传统的医学科技成果评估方法存在多种不足之处,包括评估结果难以量化、主观性强、效率低、时效性差等,已成为制约科技成果转化管理的重要因素。为了有效推进科技成果的转化和应用,需要寻求更加科学、客观和全面的评估方法和技术,其中基于人工智能的评估方法具有很大的潜力和优势。

(二)基于人工智能的医学科技成果评估方法的优势和机遇

基于人工智能的医学科技成果评估方法,通过运用自然语言处理、机器学习和深度学习等技术,可以实现评估的自动化处理和智能化分析,进而实现高效、客观、准确的评估。2021年,国务院办公厅印发了《关于完善科技成果评价机制的指导意见》,强调要创新科技成果评价工具和模式,利用大数据、人工智能等技术手段开发信息化评价工具,为中国研究型医学科技成果评估方案创新指明了方向。

基于人工智能的评估方法具有以下优点。

第一,不需要人为干预,能够快速、准确地评估大规模科技成果,从而提高评估效率和时效性。第二,与传统的评估方法相比,无需投入大量的人力、物力和财力进行数据采集、处理、统计和分析,同时不易受到专家个人经验、知识水平和态度倾向等因素的影响,避免产生误差和主观偏见。第三,利用人工智能技术可以建立科技成果的动态预测模型,帮助评估人员更准确地预测其发展前景和潜在价值,能够全面反映科技成果的潜在价值和未来发展趋势,如在新药研发领域,利用大量的药物数据和机器学习技术可以建立药物作用和副作用的预测模型。第四,基于人工智能的评估方法可以提供更全面、深入的信息和数据分析,并能够在较短时间内提供决策辅助意见,协助决策者作出更好的决策。

人工智能快速发展给科技成果评估带来如下新机遇。

1. 数据挖掘技术的应用

在传统评估方法中,数据采集和处理常常是最烦琐和耗时的环节。随着大数据技术的快速发展,越来越多的医疗健康科技成果数据得以收集和存储,数据量的增大为科技成果评估提供了更多的数据来源。人工智能技术中的数据挖掘技术可以更高效地处理海量的医疗数据,挖掘出数据中的价值信息,从而更准确地评估科技成果的价值和潜力。

2. 自然语言处理技术的应用

文献调研和专家访谈是主要的数据来源之一。然而,文献调研需要阅读大量文献,而专家访谈则需要耗费大量时间和精力。随着自然语言处理技术的快速发展,人工智能可以更高效地处理文本信息,自动化地分析大量文献,从而更准确地获取科技成果的相关信息和评估数据。自然语言处理技术可以对大量科技成果的论文、专利、报告等海量文本数据进行分类、提取、归纳和摘要,帮助评估人员快速了解科技成果的研究背景、进展和贡献。

3. 智能推荐技术的应用

科技成果的转化和应用需要医院科研人员和管理者了解当前的科技热点和前沿技术。然而，传统的评估方法难以及时反映出科技领域的最新动态，而基于人工智能的智能推荐技术可以根据医院科研人员和管理者的需求快速地推荐出相关的科技成果信息和前沿技术，为科技成果的转化和应用提供有力的支持。

4. 机器学习技术的应用

机器学习技术是人工智能领域的核心技术之一，可以对海量的数据进行自动化的学习和分析，从而预测科技成果的未来发展趋势，对科技成果进行价值评估和风险分析，为科技成果转化提供科学依据和决策支持。

构建标准、权威的医学科技成果大数据是开展智能评估的基础和前提。汇聚整合学术论文、发明专利、科研人员、科研团队与机构、科研项目、国家政策等各类与医学科技成果相关的海量异质数据是必由之路。周园春等从科技大数据知识图谱构建及应用的角度系统阐述了科技大数据知识图谱构建过程中涉及的科技实体抽取、消歧、推断、评价关键流程。张龙斌则对面向成果转化的知识图谱研究及应用进行了深入探索，研究了实时近似知识计算、离线全量数据批处理知识计算、图结构知识计算等基于科技知识图谱的应用范式。

专利价值评估是科技成果评估的一个重要组成部分，人工智能已在该领域取得多项研究进展。谷歌 Srebrovic R 等在一个白皮书中专门介绍了 BERT 模型架构、自定义分词、超参数等相关内容，阐述了如何利用 BERT 算法进行专利分析，并提供了文本分类、自动补全和生成专利术语同义词的方法；Haneul Eom 等利用集成学习方法估算美国电力行业专利的市场价值，通过对专利摘要信息进行语料库和 LDA 分析进行主题建模，为专利估值提供了新的思路和方法；Ralf Krestel 等系统整理了深度学习方法在专利评估方面的最新进展；中国科学院刘子辰等提出了一种基于循环神经网络（RNN）的专利价格自动评估方法，该方法以市场法为基础，对其他各种因素进行综合考虑，并利用门控循环单元（GRU）构建 RNN 的方法实现对专利价格的自动评估；中国科学技术大学林弘杰利用专利多项信息设计了一个基于深度学习的专利价值评估（DLPQV）模型，该模型由基于专利引用网络的属性网络表征模型（ANE）和基于注意力机制的卷积神经网络模型（ACNN）组成，前者可以充分利用专利间的引用关系和专利的属性特征学习专利在属性网络中的表征向量，后者将专利的标题、摘要等文本信息转化为专利文本表征向量。在 USPTO 专利数据集上的多组对比实验结果证明该模型能够更准确地评估专利的价值。

基于人工智能开展系统的科技成果价值评估，国内外学术界和产业界已有部分研究和应用案例，但聚焦医学科技成果评估的还相对较少。Zhibin Li 等构建了基于人工智能反向传播神经网络（BPNN）模型的高校科技成果转化模式和评估体系，并详细描述了模糊综合评价（FCE）和层次分析法（AHP）的步骤；Jundong Fang 等基于主成分分析法（PCA）建立了高校科技成果转化的评价体系，并以广东省 42 所高校为例进行验证。2023 年 5 月，IPwe 推出区块链和人工智能驱动的无形资产智能管理平台（SIAM），可实现专利价值的动态智能评估。

基于人工智能的评估方法给科技成果评估带来了许多新机遇，通过对科技成果特征数据以及深度加工数据多个指标项进行全方位、精确客观、快速地评估得分，并自动生成标准化的评估报告，增强决策辅助能力，实现科技成果价值的最大化。

（三）基于人工智能的医学科技成果评估流程

基于人工智能的医学科技成果评估流程，这里直接用流程图来展示，详见图4-2-1。

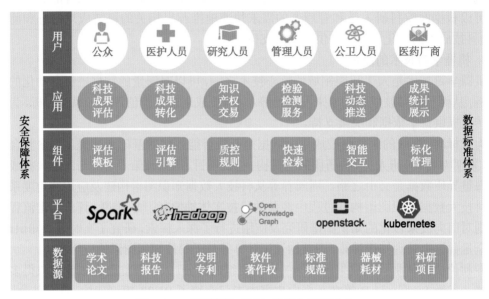

图 4-2-1 医学科技成果智能服务管理平台

基于人工智能的评估方案可以分为以下步骤，详见图4-2-2。

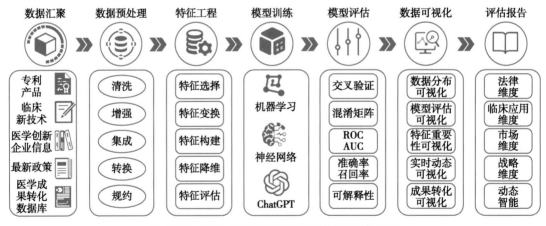

图 4-2-2 基于人工智能的医学科技成果评估流程

1. 确定评估指标

在评估科技成果时，需要明确评估指标，包括科技成果价值的法律维度、技术维度、市场维度、临床应用维度、战略维度等。为了保证评估指标的准确性和全面性，可以采用专家访谈、问卷调查等方式进行指标筛选和确定。

2. 数据采集与预处理

在评估科技成果时，需要处理大量的数据，这些数据可能来自不同的渠道和格式，需要进行预处理,以保证数据的质量和可用性。数据预处理包括数据清洗、数据集成、数据转换、数据归约等过程。

首先需要收集相关的医学科技成果数据,包括专利信息、论文信息、临床试验结果等。在数据预处理方面,需要进行数据清洗、去重、标准化等处理,以确保数据的质量和一致性。

3. 特征选择与提取

在进行科技成果评估时,需要选择相关的特征来作为模型的输入。特征选择的目的是找到最具代表性和区分性的特征,以提高模型的准确性和效率。常用的特征选择方法包括相关性分析、主成分分析、信息增益等。

从收集到的数据中选择对医学科技成果评估有意义的特征。常用的特征选择和提取方法包括主成分分析、独立成分分析、线性判别分析、小波变换等。

4. 模型选择和训练

在评估科技成果时,需要选择合适的模型来进行预测和分析。常用的模型包括决策树、逻辑回归、神经网络等。选择模型的过程需要综合考虑数据特点、评估目标、算法复杂度等因素。在确定了评估指标、数据预处理、特征选择和模型选择后,需要进行模型训练。模型训练的过程包括数据集划分、参数调优、模型训练等步骤。在模型训练的过程中,需要选择合适的损失函数和优化算法,以提高模型的预测能力。

5. 模型评估和验证

在完成模型训练后,需要对模型进行评估和验证,以确保模型的预测准确性和泛化能力。模型评估和验证的过程包括交叉验证、ROC 曲线、混淆矩阵等。

6. 结果解释和可视化

在完成模型训练和评估后,需要对评估结果进行解释和可视化,以便对科技成果进行准确的评估和决策。常用的可视化方式包括直方图、折线图、散点图等。

7. 生成评估报告

在完成数据分析和建模之后,需要将结果汇总自动生成一个评估报告,以便进行最终的评估和决策。评估报告应该清晰地陈述评估目的、方法、结果和结论,并提供可视化的图表和统计数据来支持结论,价值评估覆盖法律维度、技术维度、市场维度、临床应用维度、战略维度等。

最终评估报告的内容可以包括以下几个方面。

1)评估目的和方法:简要描述评估的目的和方法,以及评估所使用的数据来源和算法。

2)评估指标:介绍使用的评估指标及其定义,以及每个指标的重要性和权重。

3)数据分析和模型结果:详细描述数据分析和模型结果,包括统计数据、图表和模型参数。

4)评估结论和建议:根据分析结果得出结论,并提出相应的建议。

5)可视化展示:使用图表和可视化工具展示分析结果,以便决策者更加清晰地理解和处理数据。

总的来说,基于人工智能的评估方案需要综合考虑数据处理、特征选择、模型选择、模型训练和评估等多个方面,以确保评估结果的准确性和可靠性。基于人工智能的评估方案可以提高医学科技成果的评估效率和准确性,帮助医学科技成果转化管理部门更好地决策和管理科技成果。

（四）以 ChatGPT 为代表的 AIGC 技术在医学科技成果评价中的应用前景

ChatGPT（chat generative pre-trained transformer，聊天生成预训练转换器）是 OpenAI 2022 年 11 月推出的智能聊天机器人程序。该程序使用基于 GPT-3.5/4 架构的大型语言模型并以强化学习训练，GPT-3.5 以文字方式交互，GPT-4 则支持多模态模型。除了可用人类自然对话方式来交互，还可用于比较复杂的语言工作，包括自动生成文本、自动问答、自动摘要等多种任务，还有编写和调试计算机程序的能力。以 ChatGPT 为代表的 AIGC（Artificial Intelligence Generated Content，生成式人工智能）技术，是一种基于人工智能技术的自然语言处理模型，能够模拟人类自然语言交流的过程，实现对文本的自动化理解和生成，其主要优势在于可以处理自然语言中的上下文、语义、语法等方面，具有很高的准确度和智能化程度。ChatGPT 是通用人工智能发展史上的里程碑，必将对传统的科研成果评价机制产生重大影响。

1. 作为代表性的 AIGC 技术，ChatGPT 拥有以下几个特点。

1）自然语言处理能力：AIGC 技术可以通过语言模型的训练，具有对自然语言的理解、生成和应用能力，能够更好地与人类交互，满足人类自然语言沟通的需求。

2）大数据处理能力：AIGC 技术可以处理大规模数据，并从中挖掘出有价值的信息和模式，为医学科技成果评价提供更加准确、全面、快速的数据支持。

3）强大的学习和优化能力：AIGC 技术可以通过学习和优化算法不断提升自身的性能和准确性，为医学科技成果评价提供更加精准、可靠的评价结果。

2. 在医学科技成果评价中，AIGC 技术具有以下应用前景。

1）提高评价效率和准确性：AIGC 技术可以自动分析大量数据和文本信息，识别出其中有价值的信息和模式，大大提高了评价效率和准确性。

2）支持多维度评价：AIGC 技术可以同时考虑多个维度的评价指标，如技术创新性、应用前景、社会价值等，为科技成果评价提供全面、客观的分析结果。

3）实现智能化决策：AIGC 技术可以通过模型训练和优化实现智能化的决策，为科技成果的进一步研发、应用和转化提供重要决策支持。

3. AIGC 的智能人机对话技术在医学科技成果评价中可以发挥以下作用。

1）交互式问答：通过人机对话，医院专业评估人员可以与 AIGC 进行交互式问答，快速了解科技成果的技术特点、应用场景、市场前景等信息。这种交互式问答可以提高科技成果评估的效率和准确性，同时也可以帮助评估人员更好地理解科技成果，从而做出更准确的评估结论。

2）自动分类与归纳：AIGC 可以自动对医学科技成果进行分类和归纳，将不同类型的科技成果进行分组，快速识别和分析各个科技成果的技术特点和应用场景。这种自动分类和归纳可以大大提高科技成果评估的效率，减轻评估人员的工作量，同时也可以避免因评估人员主观因素导致的评估结果偏差。

3）自动文本摘要和分析：AIGC 技术可自动摘要和分析科技成果相关文本，提取关键信息和特征，帮助评估人员快速了解科技成果的特点和应用场景，提高评估效率和准确性。该技术能够自动摘要大量文本数据，概括长篇文章或文献为简短内容。在医学科技成果评价中，评价人员利用自动文本摘要功能可快速了解科技成果核心内容，避免阅读冗长文献。自动化分析大量文本数据，如情感分析、关键词提取、实体识别等，可帮助评价人员更全面地了解科技成果的优缺点。

4）可解释性和透明度：AIGC 在进行科技成果评估时可以提供可解释性和透明度。评估人员可以通过人机对话和相关数据分析结果了解 AIGC 所使用的算法和技术，同时也可以对评估结果进行验证和审查。

（五）医学科技成果评估中人工智能应注意的问题

1. 数据安全与隐私保护

在评估医学科技成果时，数据的安全和隐私保护是非常重要的。医院可能会涉及大量的患者隐私信息，例如个人身体状况、病历资料等。因此，在数据收集、处理和储存过程中需要采取相应的保护措施，如数据脱敏、加密、权限控制等，以确保数据安全和隐私保护的合规性。

2. 可解释性

在医学科技成果评估过程中，可解释性是一个非常重要的因素。由于人工智能算法的黑箱特性，评估结果可能无法清晰地呈现给使用者。这种情况下，使用者可能无法理解算法是如何得出结论的，从而无法完全信任结果。因此，在评估过程中，需要使用可解释性较强的算法，并且在评估结果中提供足够的解释，以方便使用者理解。

3. 伦理问题

医学科技成果评估也可能涉及伦理问题，例如使用人工智能算法来评估患者的病情。在这种情况下，需要确保评估过程的合法性和道德性，并避免对患者的权益产生不良影响。同时，在评估过程中需要遵循相关法律法规和伦理准则，保证评估结果的可靠性和公正性。

4. 流程方案的准确性和合理性

医学科技成果评估过程中需要使用多种算法和模型，同时也需要整合各种数据和信息。因此，评估过程的准确性和合理性是至关重要的。在评估过程中，需要对每个流程方案进行仔细的设计和检验，并且确保流程方案的准确性和合理性。

5. 建立标准化的数据标注和分类体系

在进行特征选择和模型训练时，需要建立标准化的数据标注和分类体系，以确保不同的评估任务之间具有可比性。这包括规范化标注标准、统一的数据格式、共享的数据库等。

6. 形成反馈闭环，不断优化完善

人工智能技术的发展非常迅速，因此，在医学科技成果评估中，需要不断地更新和优化评估方案，以确保其与时俱进，适应不断变化的医疗需求和技术发展。

综上所述，基于人工智能的医学科技成果价值评估既能缩短科技成果评估的时间，促进科技成果的快速转化，还能减少人为因素的影响，实现客观、全面的评估，提高评估的准确性和客观性。此外，它还可以优化决策和资源分配，提高科技成果的转化效率，促进技术创新和发展，并为政策制定提供参考，具有广泛的应用前景。

第三节　加强医院知识产权保护力度

加强知识产权保护，促进科技成果转化运用，已经成为我国科技政策的重要内容。作为知识产权保护的重要组成部分，专利保护可以促进对智力资源的创造、占有和应用。依法取得专利保护的科技成果，能够利于成果的实施、转让，加速成果的产业化。创新者要使

自己的科技成果获得专利保护，必须向国家知识产权局提出专利申请，并由国家知识产权局依法进行审查批准。创新者提出专利申请需符合专利法及其实施细则的相关规定，并按照审批要求履行各种法律手续。不满足条件的专利申请，不仅会影响专利权的授予，使创新者的科技成果面临失去专利保护的机会，还会影响科技成果的转化应用，给创新者带来市场和经济损失。专利申请前的准备工作是快速获得合理稳定的确权、实现高质量的专利保护的前提。特别是对于具有明显推广应用价值和市场前景的科技成果，做好专利申请前的准备工作，可有效保障和维护创新者的合法权益，为执行整体专利布局策略、实现技术创新保护、促进科技成果转化奠定扎实的基础。为实现高质量的专利保护，促进科技成果的转化、运用，加速科技成果的产业化，创新者需要在专利申请前从技术、资料、费用和时间这四个方面做好充足的准备工作。

一、专利申请的技术准备

技术构思是专利保护的核心内容，其体现了创新者相对于现有技术做出的智慧贡献。在申请专利前，创新者需准备好自己的技术构思，并将技术构思具象为成型的技术方案，为专利申请文件的撰写提供技术支撑。在此基础上，创新者需知晓我国对何种类型的发明创造提供法律保护，了解不同类型的发明创造之间的差异，判断并决定自己的技术方案应该申请何种类型的专利保护；同时，创新者需掌握发明创造取得专利权的实质条件，评估自己的技术方案能否获得专利保护，为专利的快确权和科技成果的转化应用做好技术准备。

（一）技术构思的具象化

技术构思是创新者为解决一个或多个技术问题而提出的技术创新思路。在提出专利申请前，创新者需理清自己的技术创新思路，将技术构思具象为成型的技术方案，为撰写符合专利法及其实施细则规定的专利申请文件、实现高质量的专利保护做好技术准备。在梳理技术方案时，创新者可重点把握好"背景技术 - 技术问题 - 技术手段 - 技术效果"的逻辑主线。

背景技术是创新者的立足点和技术创新的起点，其往往影响他人对整个技术构思的正确理解和评价。在技术方案的梳理过程中，背景技术主要辅助创新者理清"过去怎么样，缺点是什么"，从而在这个立足点之上做出技术创新。技术问题、技术手段和技术效果这三个方面是对创新者的技术构思做出的总体性、分层次的概括和说明，需重点理清"现在怎么做，优点是什么"。技术问题与背景技术紧密联系，其对应于背景技术中存在的缺陷和不足。技术手段作为创新者技术构思的核心内容，应针对上述所要解决的技术问题给出相应的、完整的解决方案。技术效果是技术手段带来的有益效果，其通常与技术问题相呼应。理清过去和现在，技术效果也就自然地显现出来。

【示例】本案例中，创新者的技术构思为"一种使用面积可调的绷带，能同时适应不同伤口的大小需求"。按照"背景技术 - 技术问题 - 技术手段 - 技术效果"的逻辑主线将技术构思转化为技术方案。

1. 背景技术

绷带可对创伤部位进行快速有效的止血，其作为急救物品的一部分，常被救护人员、户外旅行者等随身携带。各种形状、尺寸的绷带在文献中和市场上都是已知的，例如专利文献 CN200780016106.9 公开了一种一体化伤口敷裹系统，其通过将绷带、处理材料以及扣件作为一体化单元以供快速和有效地处理大范围伤口。然而，包扎范围大的绷带，其体积通常较大，不便于随身携带，且其在应用于小创伤的止血治疗时存在材料的浪费现象，而包扎范围小的绷带，无法满足大伤口的特殊需要。尽管市场上存在各种形状和尺寸的绷带，但这些绷带不能同时适应不同伤口的大小需求。

2. 技术问题

如何使绷带适应不同伤口的大小需求，并利于使用者携带。

3. 技术手段

提供一种使用面积可调的绷带，该绷带包括可折叠的垫片元件，可折叠的垫片组件包括叠置的第一部分和第二部分，通过将第二部分由叠置位置转变为打开位置，能够获得大面积的吸收层以供大范围的伤口使用。同时，第二部分可与第一部分分离，能够获得小面积的吸收层以供小范围的伤口使用。

具体说，绷带包括包裹元件 201 和可折叠的垫片元件 208，可折叠的垫片元件 208 能从闭合位置转换至打开位置。可折叠的垫片元件 208 包括第一部分 211 和第二部分 214，第一部分 211 附接到包裹元件 201 的第一表面 202，第二部分 214 通过附接件 216 附接到第一部分 211。第一部分 211 具有吸收层 210，第二部分 214 具有吸收层 212，当可折叠的垫片元件 208 的第二部分 214 从闭合位置升高至打开位置后，吸收层 210 和吸收层 212 分别是暴露的，吸收层在使用时与患者皮肤创伤面相接触；附接件 216 构造成通过拉动第二部分 214，可将第二部分 214 从第一部分 211 移除。使用时，将可折叠的垫片元件 208 展开至打开位置得到较大面积的吸收层，能够治疗大面积的伤口，拉动第二部分 214 从第一部分 211 移除，可使用较小面积的吸收层对小面积伤口进行治疗。绷带的结构示意图，详见图 4-3-1，图中可折叠的垫片元件 208 处于打开位置。具体地，绷带 200 包括包裹元件 201 和可折叠的垫片元件 208，可折叠的垫片元件 208 能从闭合位置转换至打开位置。可折叠的垫片元件 208 包括第一部分 211 和第二部分 214，第一部分 211 附接到包裹元件 201 的第一表面 202，第二部分 214 通过附接件 216 附接到第一部分 211。第一部分 211 具有吸收层 210，第二部分 214 具有吸收层 212，当可折叠的垫片元件 208 的第二部分 214 从闭合位置升高至打开位置

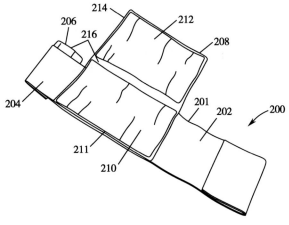

图 4-3-1　绷带的结构示意图

后，吸收层 210 和吸收层 212 分别是暴露的，吸收层在使用时与患者皮肤创伤面相接触；附接件 216 构造成通过拉动第二部分 214，可将第二部分 214 从第一部分 211 移除。使用时，将可折叠的垫片元件 208 展开至打开位置得到较大面积的吸收层，能够治疗大面积的伤口，拉动第二部分 214 从第一部分 211 移除，可使用较小面积的吸收层对小面积伤口进行治疗。绷带 200 还包括隔室 204，隔室 204 容纳通过隔室 204 的开口可以被取出的伤口敷料材料 206。图 4-3-1 示出了绷带的结构示意图，图中可折叠的垫片元件 208 处于打开位置。

4. 技术效果

绷带中可折叠垫片元件和附接件的设置，能够满足不同大小伤口的使用需求。同时，由于垫片元件可折叠，减小了整个绷带的体积，方便携带。

（二）技术方案的可专利性

1. 技术方案可申请专利保护的类型

不同类型的发明创造，其保护对象、审查方式、专利保护期限等存在差异。在专利申请前，创新者需了解发明创造的类型及主要区别，判断并决定自己的技术方案应该申请何种类型的发明创造。

专利法第二条第一款规定，本法所称的发明创造是指发明、实用新型和外观设计。发明、实用新型和外观设计的保护对象、审查方式及专利保护期限。医疗仪器、装置、医用材料等涉及产品的技术方案可申请发明或实用新型，而上述医疗仪器、装置、医用材料这些产品的制备方法等涉及方法的技术方案仅可申请发明，详见表4-3-1。

表4-3-1　发明创造的保护类型及主要区别

保护类型	发明	实用新型	外观设计
保护对象	产品、方法或其改进	产品的形状、构造或其结合	产品的形状、图案或其结合，以及色彩与形状、图案的结合
审查方式	形式审查和实质审查	形式审查	形式审查
专利保护期限（自申请日起算）	20年	10年	15年

2. 技术方案获得专利保护的实质条件

在专利申请前，除了解发明创造的类型及主要区别，判断并决定技术方案申请何种类型的专利保护之外，创新者还需掌握发明创造授予专利权的条件，评估自己的技术方案能否获得专利保护，为专利的快确权和科技成果的转化应用做好技术准备。

授予专利权的发明创造必须满足形式条件和实质条件。形式条件是指发明创造应当以专利法及其实施细则的格式要求撰写提交申请文件，并依照法定程序履行各种必要的手续。实质条件也称专利性条件，是确定专利申请能否授予专利权的关键。实质条件主要涉及对专利权保护客体的要求以及对技术方案本身新颖性、创造性和实用性的要求。

二、专利申请的资料准备

创新者将技术构思转化为成型的技术方案后，并不能自然而然地获得专利权。要想获得专利权，须以专利申请文件的形式向国家知识产权局提出专利申请，经国家知识产权局审查后认为符合专利法及其实施细则规定的，才能被授予专利权。专利申请文件撰写质量的高低，会对专利申请能否授予专利权、专利审批周期的长短、专利保护范围的大小产生一定的影响，进而影响科技成果的转化运用。因此，申请人在专利申请前了解专利申请文件的基本组成、法律效力和撰写方式是十分必要的。在提出专利申请时，申请人应当提交符合专利法及其实施细则规定格式的专利申请文件，为专利的快确权和科技成果的转化运用提供有力保障。

（一）专利申请文件的一般性要求

申请人应当以电子形式或纸件形式提交专利申请文件。以纸件形式申请专利的，可将专利申请文件交至国家知识产权局专利局（以下简称专利局）的受理处或设在地方的专利局代办处；以电子文件形式申请专利的，应事先办理电子申请用户注册手续，通过专利局专利电子申请系统向专利局提交专利申请文件。

中国单位或者个人在国内申请专利和办理其他专利事务的，可委托专利代理机构办理，也可由申请人自己办理。申请人自己办理的，专利申请文件由申请人提交；委托专利代理机构办理的，专利申请文件由专利代理机构代为提交。

申请发明专利的，申请文件应当包括：发明专利请求书、说明书摘要（必要时应当提交摘要附图）、权利要求书、说明书（必要时应当提交说明书附图）。申请实用新型专利的，申请文件应当包括：实用新型专利请求书、说明书摘要、摘要附图、权利要求书、说明书、说明书附图。申请外观设计专利的，申请文件应当包括：外观设计专利请求书、图片或者照片（要求保护色彩的，应当提交彩色图片或者照片）以及对该外观设计的简要说明。

（二）专利申请文件的组成

1. 专利请求书

专利请求书是申请人表达其请求授予专利权愿望的文件，其在专利申请文件中是具有总领作用的核心文件，综合了专利申请的各方面情况。专利请求书中通常应当写明发明创造的名称、发明人或设计人的姓名、申请人的姓名或名称、地址等主要事项。

2. 权利要求书

权利要求书作为专利申请中的重要技术文件和专利申请文件的核心部分，其从技术上概述了发明或实用新型的技术方案的实质内容。权利要求书是确定专利保护范围、判定他人是否侵权的重要依据，其一经审查批准后便具有法律效力，也是对于权利要求书形式要件和实质要件的一般性要求。

3. 说明书

说明书作为专利申请文件的重要组成部分，起着公开发明创造的技术内容、支持权利要求书的作用。在确定发明或实用新型专利权的保护范围时，说明书可用以解释权利要求，其一经审查批准后同样具有法律效力。说明书在内容上应当包括技术领域、背景技术、发明内容、附图说明、具体实施方式五个部分。对于说明书形式要件和实质要件的一般性要求。

4. 说明书摘要

说明书摘要适用于发明专利申请和实用新型专利申请，是对说明书整体技术内容的概述。说明书摘要的主要作用是辅助他人快速获取专利文献的关键技术信息，为专利信息的检索提供便捷途径。说明书摘要作为一种技术情报，其不具有法律效力，不能作为说明书和权利要求书的修改依据，也不能用于解释专利权的保护范围。

5. 说明书附图

说明书附图是说明书的组成部分，其通过图形补充说明书文字部分的描述，使他人能够更直观形象地理解技术方案。对于发明专利申请，若用文字足以清楚、完整地描述其技术方案的，可不提交附图；对于实用新型专利申请，说明书附图是不可或缺的部分。说明书附图与说明书文字部分均可作为权利要求书的修改依据，经审查批准后具有法律效力，可用于解释说明权利要求的保护范围。

6. 摘要附图

摘要附图是将专利申请文件中包含核心技术要点的、最具代表性的说明书附图进行展示,方便他人快速了解本专利申请的技术信息。有附图的专利申请应当提供一幅最能说明该发明或者实用新型技术特征的附图作为摘要附图。

三、专利申请的费用准备

创新者应对自己的科技成果转化应用的可能性、范围及市场前景进行认真预测和调研,以明确在取得专利保护以后实施许可、转让专利可能获得的经济收益,明确不申请专利可能带来的市场和经济损失。在专利申请阶段以及专利授权后,申请人需要依法缴纳申请费、实质审查费(发明专利申请)、年费等各项费用,委托专利代理机构代为办理专利相关业务的,还需向其支付代理费。此外,针对不同类型的发明创造,申请人所需的费用不尽相同。因此,申请人需要从市场经济的角度对申请专利进行认真考虑,提前了解专利申请的费用标准,包括专利费用的种类、金额、缴纳期限及其相应的减缴政策,为专利申请和专利权的维持做好费用准备。

(一)官方专利费用

官方专利费用指专利申请人 / 专利权人需依法向专利局缴纳的专利费用。在专利申请阶段,官方专利费用主要包括申请费、公布印刷费和附加费等。此外,对于发明专利申请,申请人还需缴纳发明专利申请实质审查费。专利申请在授予专利权后,专利权人还需按照规定按期缴纳年费。

专利申请常规费用标准及专利年费标准,详见表 4-3-2。对于优先权要求费、著录项目变更费、延长期限请求费、复审费等其他费用,申请人可参考国家知识产权局官网的政务服务平台中《专利和集成电路布图设计缴费服务指南》规定的收费标准。

表 4-3-2　专利申请常规费用标准及专利年费标准　　　　　　　　　　　　　　(单位:元)

发明创造类型	发明	实用新型	外观设计
申请费	900	500	500
公布印刷费	50	—	—
说明书附加费　从第 31 页起每页	50	50	—
从第 301 页起每页	100	100	—
权利要求附加费从第 11 项起每项	150	150	
发明专利申请实质审查费	2 500	—	—
年费(每年)	1～3 年 900	1～3 年 600	1～3 年 600
	4～6 年 1 200	4～5 年 900	4～5 年 900
	7～9 年 2 000	6～8 年 1 200	6～8 年 1 200
	10～12 年 4 000	9～10 年 2 000	9～10 年 2 000
	13～15 年 6 000		11～15 年 3 000
	16～20 年 8 000		

（二）官方专利费用减缴

为更好地支持我国专利事业发展，减轻企业和个人专利申请和维护负担，财政部和国家发展改革委根据《中华人民共和国专利法实施细则》的相关规定制定了《专利收费减缴办法》。符合条件的专利申请人或专利权人，可以请求专利费用的减缴，节约专利申请成本。

1. 费用减缴条件

专利收费减缴办法第三条规定，专利申请人或者专利权人符合下列条件之一的，可以向国家知识产权局请求减缴收费：①上年度月均收入低于5 000元（年6万元）的个人；②上年度企业应纳税所得额低于100万元的企业；③事业单位、社会团体、非营利性科研机构。两个或者两个以上的个人或者单位为共同专利申请人或者共有专利权人的，应当分别符合前款规定。

2. 费用减缴标准

专利收费减缴办法第二条规定，专利申请人或者专利权人可以请求减缴下列专利收费：①申请费（不包括公布印刷费、申请附加费）；②发明专利申请实质审查费；③年费（自授予专利权当年起十年内的年费）；④复审费。

此外，专利收费减缴办法第四条规定，专利申请人或者专利权人为个人或者单位的，减缴上述规定收费的85%，两个或者两个以上的个人或者单位为共同专利申请人或者共有专利权人的，减缴上述规定收费的70%。

（三）专利代理费用

1. 国内外专利代理费用对比

对于国内专利申请而言，受申请人所在地区、专利申请类型、技术方案所属领域及难易程度、专利代理机构规模、专利代理人水平高低等因素影响，专利代理费用不尽相同。对于发明专利而言，专利代理费用基本在数千至1万元以上不等，实用新型专利的代理费用大约在2 000～4 000元，外观设计专利的代理费用一般在1 000元左右。

不同于国内按件收费的专利代理收费模式，在欧洲、美国、日本，专利代理服务大多实行以小时收费和按项收费的收费原则开展代理收费。以美国为例，其专利代理费用主要包括专利申请撰写费用、审查答复费用以及提交相关程序的服务费这三项，根据专利代理人的不同资质，专利代理费用从每小时200～700美元不等。按照一件专利申请从提出到结案，专利代理费用大约在1万～2万美元。

2. 国内外专利代理费用差距原因

第一，国内外对专利的主要运用形式不同。国外普遍重视创新成果的专利保护和后期的转化运用，其专利申请在授权后维持时间较长，专利质量经得起市场考验；国内目前还存在大量为评职称、评高薪、申报项目、项目验收等需求而产生的专利申请业务，这些专利申请在获得授权后的一段时间可能就被放弃，并没有进行后期的成果转化。出于专利申请的不同目的，相较于按小时收费，国内申请人自然更能接受按件收费的价格。随着专利转化运用能力的提升和知识产权保护力度的增加，目前国内一些主要创新主体核心专利的代理费用同样不菲，有些能够达到2万～3万元一件。

第二，国内外对专利侵权的判赔额度不同。相较于国内，国外专利侵权的判赔额较高，因此申请人有动力在专利申请阶段花费更多的费用以获得更全面有效的专利服务，从而为赢得将来的法律诉讼打牢基础。随着我国知识产权制度体系和保护体系的不断健全，国内专利保护意识逐步提高,对专利侵权行为的处罚力度逐步加大,目前国内专利代理的服务质量不断提升,服务费也随之增加。

第三,国内外专利代理所属行业略有差异。国外专利代理人属于律师行业,其专利代理费用遵循律师行业按小时收费的惯例,而国内专利代理机构与律所的职能存在一定差异,因此收费方式也不尽相同。

(四)医院相关专利费用

1. 专利费用减缴

按照上文"费用减缴条件"的相关介绍,事业单位性质的医院符合费用减缴条件"事业单位、社会团体、非营利性科研机构",可以请求专利费用的减缴。

对于企业性质的医院,若符合费用减缴条件"上年度企业应纳税所得额低于100万元的企业",则可以请求专利费用的减缴。

此外,在满足专利费用减缴条件的基础上,若专利申请人或者专利权人为一所医院,减缴规定收费的85%,若两所或者两所以上的医院为共同专利申请人或者共有专利权人的,减缴规定收费的70%。

2. 费用减缴前后对比

下面通过表格展示发明专利、实用新型专利、外观设计专利费用减缴前后对比。表格中仅列出专利申请常规费用和专利年费,另外补充了专利代理费。

对于其他费用,申请人同样可参考国家知识产权局官网的政务服务平台中《专利和集成电路布图设计缴费服务指南》规定的收费标准详见表4-3-3、表4-3-4、表4-3-5。

表4-3-3　发明专利费用减缴前后对比

费用种类		减缴前费用/元	减缴后费用/元	
			减缴比例85%	减缴比例70%
申请费		900	135	270
公布印刷费		50	不予减缴	
说明书附加费	从第31页起每页	50	不予减缴	
	从第301页起每页	100		
权利要求附加费从第11项起每项		150	不予减缴	
发明专利申请实质审查费		2 500	375	750
年费(每年)		1~3年 900	1~3年 135	1~3年 270
		4~6年 1 200	4~6年 180	4~6年 360
		7~9年 2 000	7~9年 300	7~9年 600
		10~12年 4 000	10~12年 600	10~12年 1 200
		13~15年 6 000	13~15年 900	13~15年 1 800
		16~20年 8 000	16~20年 1 200	16~20年 2 400
专利代理费		数千至1万元以上不等		

表 4-3-4　实用新型专利费用减缴前后对比

费用种类		减缴前费用/元	减缴后费用/元	
			减缴比例 85%	减缴比例 70%
申请费		500	75	150
说明书附加费	从第 31 页起每页	50	不予减缴	
	从第 301 页起每页	100		
权利要求附加费从第 11 项起每项		150	不予减缴	
年费(每年)		1～3 年 600	1～3 年 90	1～3 年 180
		4～5 年 900	4～5 年 135	4～5 年 270
		6～8 年 1 200	6～8 年 180	6～8 年 360
		9～10 年 2 000	9～10 年 300	9～10 年 600
专利代理费		1 000～3 000		

表 4-3-5　外观设计专利费用减缴前后对比

费用种类	减缴前费用/元	减缴后费用/元	
		减缴比例 85%	减缴比例 70%
申请费	500	75	150
年费(每年)	1～3 年 600	1～3 年 90	1～3 年 180
	4～5 年 900	4～5 年 135	4～5 年 270
	6～8 年 1 200	6～8 年 180	6～8 年 360
	9～10 年 2 000	9～10 年 300	9～10 年 600
	11～15 年 3 000	11～15 年 450	11～15 年 900
专利代理费	1 000 左右		

　　以某医院单独申请发明专利或实用新型专利为例,按照费用减缴标准,在发明专利申请阶段,申请人需缴纳申请费 135 元、公布印刷费 50 元、发明专利申请实质审查费 375 元,共计 560 元,比减缴前节省 2 890 元;在实用新型专利申请阶段,申请人需缴纳申请费 75 元,比减缴前节省 425 元。

第四节　拓展医院多元化融资渠道

医学科技成果转化周期长、风险高,需要大量的资金投入。某种意义上来说,充足资金是推动成果转化的基本要素,而投资者本身也能在转化过程中扮演极其关键的作用。投资者不仅能为专家学者的科技成果转化提供直接资金支持,还能够提供专业的指导意见和丰富的产业资源,降低转化过程中的技术风险、经营管理风险、市场风险,加速科技成果转化进程。另外有顶尖投资者的品牌背书,对于初创公司来说,比简单获得更高估值可能更为重要。

一、转化经费来源

一般来说,转化投入的资金来源可以基于股权和债权融资两种方式获得。但对于早期医药科技项目来说,当前基于国家鼓励创新、解决"卡脖子"技术和人民健康考虑,长期基于产业发展、经济和社会效益考虑,国家和地方政府的项目通过人才和项目等各种财政补贴直接支持,往往也能对项目的发展起到非常重要的作用。另外,医药科技行业是高技术密集行业,知识产权是推动项目发展的核心。因此,知识产权质押融资虽然作为债权融资的一种,近年来也备受关注。

（一）股权融资

业内经常提起的风险投资资金本质是股权融资的一种。股权融资也是所有权融资,是公司向股东筹集资金,是公司创办或增资扩股时采取的融资方式。股权融资获得的资金就是公司的股本,由于它代表着对公司的所有权,故称所有权资金,是公司权益资金或权益资本的主要构成部分。

股权融资筹措的资金具有永久性,无到期日,无需归还。企业采用股权融资无须还本,股权融资没有固定的股利负担,股利的支付与否和支付多少视公司的经营需要而定,短期给公司带来的财务负担相对较小。投资人欲收回本金,需借助于流通市场,比如股东之间转让。

近些年,部分投资机构,特别是部分国有资金或者某些出资人,出于风险考虑,出现了一种"明股实债"形式。其与传统的纯粹股权投资或债券投资的区别在于,这种投资方式虽然形式上是以股权的方式投资于被投资企业,但本质上却具有刚性兑付的保本约定。当然,这类形式也更多针对已经明确产业化项目,早期科技成果转化项目一般也很少会遇到。

（二）债权融资

债权融资是指企业通过借钱的方式进行融资。企业通过债权融资拥有资金使用权,获得的只是资金的使用权而不是所有权,例如银行贷款就是债权融资的一种。债权融资所获得的资金是有成本的,企业首先要承担资金的利息,另外在借款到期后要向债权人偿还资金的本金。债权融资的特点决定了其用途主要是解决企业营运资金短缺的问题,而不是用于资本项下的开支。

另外,债权融资往往需要有抵押或者担保等相关的增信手段,更适合已经产生或者预期有稳定现金流的企业。

（三）财政支持

财政资金的支持目前在很多早期的成果转化项目中起到很大作用。从在项目转化前国家自然科学基金委员会对基础研究的支持到如国家重大新药创制计划等，科技、经信、发改、市场监督（知识产权）等相关的部门的各类支持也基本覆盖了项目转化的各个阶段。

并且随着生物医学的发展，经济和社会效益越来越强后，地方政府对早期成果的转化支持也越来越强烈。苏州将生物医药产业作为重点打造的"一号产业"，杭州、南京、成都、长沙、武汉、广州等一大批城市都纷纷出台专门的生物医药产业的招商和发展政策，很多都对成果转化有专门的支持。

当然，财政支持目前也出现了一些新的趋势，从原来单纯的直接补贴考核阶段性成果，逐步演化到股权加债权投资的方式。如 2021 年 11 月，长三角 G60 科创走廊科技成果转化基金揭牌，该基金是在科技部指导下，由长三角 G60 科创走廊联席办牵头，会同九城市人民政府共同出资，并引入社会资本联合发起设立的专项基金。同年，重庆也设立了科技成果转化基金，规模 20 亿元。2022 年，杭州也发起设立了总规模 50 亿元的科技成果转化基金。

（四）知识产权质押融资

2021 年 9 月 3 日，国务院发布《关于推进自由贸易试验区贸易投资便利化改革创新若干措施》，提出在自贸试验区开展知识产权证券化试点工作。目前北京、深圳等城市均已开展相关工作。2022 年国家知识产权局会同中国银保监会、国家发展改革委启动了为期三年的知识产权质押融资"入园惠企"行动，进一步扩大知识产权质押融资服务对中小企业的覆盖面，力争知识产权质押融资能够惠及"百园万企"。

作为一种区别于传统不动产抵押的新型融资方式，知识产权质押融资即企业以合法拥有的专利权、商标权、著作权中的财产权经评估作为质押物，从银行获得贷款的一种融资方式，正适合重技术、轻资产的生物医药创业企业。生物医药成果转化项目在研发早期，积累了大量的专利等其他知识产权，这些专利除了可以形成产品的壁垒，获取企业竞争优势外，还可以通过专利权质押融资，就能获得较高的发展资金，进一步加大研发投入，走上良性发展道路。

二、风险投融资

风险投资 / 股权融资是当前大家所关注的重点融资类型。风险投资类型一般可以按投资阶段或资金来源或者投资目的进行划分。

（一）投资阶段

大家经常听到种子轮、天使轮、VC、PE、A 轮等词汇，这本质是对于项目的发展阶段划分。在实际操作过程中阶段的划分其实很难严格界定，但可以简单划分为 VC 和 PE 阶段，也有把天使投资独立于 VC 和 PE 投资。

VC（venture capital）阶段一般投资于企业初创期，很多把种子轮、天使轮和 A 轮等都划在这个阶段。早期项目估值低，投资金额几十万元到几百万元不等，而一旦项目成为独角兽，回报超高，但风险也极高。因为投资成功率很低，周期很长，所以这些投资人单笔投资额也较小，每年都会投好多项目"博概率"。早期阶段，没有太多数据可供分析，所以决策就比较快。通常听到的一个项目回报几千倍、见一次面就决定投资，通常都是这个阶段的投资故事，我们所提到的科技成果项目转化往往在此阶段。

PE（private equity）阶段主要投成长期企业，或者成熟且盈利稳定的企业，有较成熟的商业模式，资金规模较大，一般在数千万到数亿元不等，风险较天使投资小。PE 投资频率要少一些，看准才出手，投资尽调过程更为严格。投资人通常会在公司扩张到成熟期、一般是Pre-IPO 阶段，公司已有上市基础、达到盈利标准后进入，通常为企业提供资金和经验，完成IPO 所需的重组架构，使企业在 1～3 年内上市。这些机构一般通过上市、并购或管理层回购等方式退出。

（二）资金来源

个人投资者：个人投资人由于资金量和风险承担能力有限，往往适合早期投资。国外有 3F 的说法，简称 3F，即 Family、Friends、Fools。基于信任和概率来开展投资。

机构投资者：可以简单划分为专业的风险投资机构和普通的投资公司。风险投资机构是专门设立的有限合伙企业，并专门募集资金来开展投资。普通的公司投资往往基于公司战略发展需求，如产业协同目的考虑利用自有资金来开展投资。

（三）投资目的

基于投资目的主要分为财务投资和战略投资两种。

财务投资人一般不考虑自己与创业公司在业务上的关系，仅仅是从财务回报的方面考虑，因此财务投资人更青睐市场空间广阔、高成长性的项目。一般来说，财务投资人比较注重短期利益，对股权增值和分红比较看重，不会强调对公司的绝对控制权，不过多干涉和影响所投公司的战略规划，未来主要的项目退出方式是并购或者上市。但因为要求短期回报，财务投资者往往会给被投公司施加压力，希望可以尽快推动上市，完成退出，这对公司发展来说可能会"揠苗助长"。

战略投资的目的是和产业上下游建立联系，因此会更多考虑产业协同的因素。一般来说，战略投资人和被投资公司有业务上的联系，从事上下游或者近似行业。战略投资者除了能投资金之外，还能介绍一些客户、供应商、技术、经验、人才或者其他对业务有帮助的资源，有助于被投公司的发展。战略投资者会长期持有项目，甚至直接收购项目，同时要求对公司有很强的话语权，最终将通过业务协同在一级市场上获得更高的溢价来获得收益。另外，对有产业协同的公司更"宽容"。有些项目的市场想象空间很有限，本身业务发展也很一般，但只要战略投资方能看到产业协同的可能性，他们还是愿意投资这一类公司的。当然选择战略投资也有风险，深度绑定一家行业龙头企业就必然会影响公司和其他行业领头者的合作。另外，战略投资方在确定标的之后，很大程度是希望把项目打包进上市公司里，给资本市场"讲故事"，因此会要求控制权，创业公司也就丧失了独立性和灵活性。

（四）投资专注度

可以分为综合性投资机构和专业投资机构。综合性投资机构是指既可以进行股权投资，也可以进行固定收益类投资的机构，如银行、保险公司、证券公司等。综合性投资机构的优势在于其规模和资源，在资金等方面有较强的优势。此外，综合性投资机构在过去积累了较为丰富的投资经验，对整个市场也有比较深入的了解。而专业投资机构则是指专门从事某一类投资的机构，如风险投资公司、私募基金等。专业投资机构的优势在于其专业性和深入研究某一特定领域的能力，因此对于行业内的企业和趋势的预测也会更准确，能够更好地把握市场机会。目前国内也有一批知名度没那么高，但专注于生物医药领域的投资基金。

另外,比较特殊的是,市面上很多投资机构不是真正意义上的投资机构,特别在当前整体经济下行的情况下,账面并没有资金。这类机构本质只是财务顾问,来协助项目,并撮合项目与真正投资机构的交易获取收益。更有甚者,以投资机构的名义套取创新项目的商业和技术机密。科学家对这类公司需要注意做好反向调查和了解。

（五）医院的生物医药企业融资时注意事项

1. 关注投资人与条款

1）了解投资人的投资偏好、阶段和风格,选择与自身业务和发展阶段相匹配的投资人作为成果转化项目的初创企业,可以考虑选择更注重企业潜力和未来价值的投资人。

2）关注投资人的背景和经验,可以带来更多的机会和利益。由于生物医药行业的专业壁垒,对投资人提出了更高的要求,在选择投资人时需要注意其对行业和企业的理解程度,从而判断能否为企业带来更多的价值和支持。

3）注意投资人的资金规模和资金周期,选择与自身实力相适应的投资人。例如需要长期孵化的创新药类项目,则需要匹配长期投资的机构,避免出现资金匹配不上的情况,影响研发和产品上市进展。

4）关注投资人的投资限制和约束,比如要求投资的项目必须符合特定的盈利能力等要求。另外,还需确保自身能够在投资协议中达成双方都能接受的退出方式,这包括了对于投资回报的分配、退出的时机和方式等内容的约定。

5）重视投资条款和投资款项的支付方式,避免因信息不对称而导致的投资损失。认真审查投资条款,包括合同、协议等文件。仔细阅读合同中的每一个条款,包括对于投资回报、风险分担、退出规则等等的约定。如果对于条款有任何的疑虑,可以咨询专业人士进行解释,以避免因条款不清晰而导致的投资风险。

6）与投资人保持良好的沟通和合作关系,及时反馈企业经营情况和投资进展,以便于投资人做出更加准确的决策,共同探索投资机会,共同推动企业的发展。

2. 常用估值方法选择

1）利润估值法:这种方法是根据企业的利润和未来的预期收益估计企业的价值。通常情况下,企业的估值与利润成正比关系,利润越高,企业的估值也越高。

2）现金流量估值法:这种方法是通过估算企业未来的现金流量,并将其与企业的估值相乘,从而估算出企业的价值。现金流量估值法通常用于成熟企业或现金流量稳定的企业。

3）市场价值估值法:这种方法是根据市场上同类企业的价值来估算目标企业的价值。通常情况下,市场价值估值法适用于发展阶段较早或发展潜力较大的企业。

4）专利估值法:专利是一种重要的无形资产,专利的价值可以通过专利评估来确定。在进行专利估值时,需要考虑专利的质量、市场价值以及未来的市场前景等因素。

需要注意的是,以上方法并不是绝对的,不同的投资人和机构有不同的估值方法和标准,因此在进行企业估值时,需要根据具体情况选择适合自己的方法。同时,企业也需要根据自身的情况和特点选择合适的估值方法,以保证估值的准确性和合理性。

（六）医院自设基金模式

由于受各种政策限制,事业单位如医院、高校、科研院所很难直接进行股权投资,但部分医院、高校等开展了有意义的探索。

四川大学华西医院、湘雅的个体化诊疗技术国家工程研究中心及芙蓉实验室、上海交通大学医学院附属第九人民医院等均设立了或正在设立自己的成果转化孵化基金，但总体规模较小，医院还可参考借鉴高校、研究所等模式。

清华大学 1999 年成立的清华创业园，及后续成立的荷塘创投（原启迪创投）、启迪种子、水木创投、清源德丰、清控银杏创投、华控基金、清华 X-lab 创业 DNA 基金等多家投资机构，并进行了市场化运作。深圳大学 2018 年成立深大科技创新创业基金，引入四家上市公司作为产业上的战略投资者，同时结合深圳大学及龙岗区的快速发展优势，首创"高校 + 政府 + 上市公司 + 校友企业"的创新模式，通过市场化手段扶持校友及其他社会企业的发展。深投控和南科大于 2018 年联合成立了深圳市投控南科天使创业投资合伙企业，该企业的基金规模达 1.3 亿元，将依托南方科技大学的科研能力，着力促进深圳基础研究的科技成果产业化；2022 年南科梧桐天使基金由南科大资产公司全资企业深圳市南科大分享股权投资基金管理有限公司募集设立，其中深圳天使母基金提供引导份额，若干社会 LP（Limited Partner，有限合伙人）参与认购，目标规模 1.2 亿元。西湖大学 2021 年成立规模 4.05 亿的西湖大学（杭州）产业投资基金合伙企业（有限合伙），LP 有杭州市国资委旗下平台、杭州西湖区资金等。北京大学 2019 年科技成果转化基金组建方案经学校校长办公会审议通过，经初审、答辩与现场打分评选，最终某投资有限责任公司成为北京大学科技成果转化基金的管理人；2020 年 11 月，北京大学科技成果转化基金正式宣布募集成立；2021 年 1 月，基金顺利组建完成，工商注册为"北京元培科技创新投资中心（有限合伙）"，总规模 10.02 亿元，其中科创基金出资 4 亿元，占比 40%，基金管理人出资 2 亿元，占比 20%，北大教育基金会相应出资，并且享有超额收益回报权利，其余出资由市场募集；2021 年 3 月 12 日，元培基金在中国证券投资基金业协会完成备案，开始实质性项目投资。

基于学校背景的差异，各高校基金的投资组合和投资策略也各有特点。除了自有"资金池"，还会获得政府引导基金支持，也能向市场募资。政府出资是希望被投项目能够落地，为当地创造税收和就业，以及赋能科技产业链发展；上市公司则希望被投项目能与自身业务协同。此外，企业捐赠、大学校友基金出资也是高校 VC 的募资方式。

在投资偏好上，高校或研究院基金更偏向于单位内的项目，且主要在原始创新阶段进入。由北京大学人民医院眼科王乐今教授与清华大学、北京工业大学和中国科学院理化所几位教授联合创办的科技公司，获得了清华的创投基金、北大科技成果转化基金等知名机构的投资；荷塘创投投资组合中，清华等高校转化及医院孵化项目超过三分之一；在浙大创新院的医疗投资项目里，80% 的被投项目由浙大教授或校友创办，覆盖了生物技术、制药、高值耗材、医疗器械和脑科学等高潜力领域，且大多在天使轮或首轮融资时加入。

三、国际技术转移

随着全球经济的发展，人们的健康意识有所提升，对健康的需求也在不断增长。基于此，与人们健康密切相关的医药产业对于科学技术的要求也越来越高、需求越来越迫切，医药产业国际技术交易合作变得至关重要。以中国医药产业为例，可以通过国际的技术交易合作获得更先进的技术、信息与成果，从而弥补自身力量的不足，同时还可以节约时间与成本，增强中国医药产业在国际上的竞争力，《"十四五"医药工业发展规划》中的主要目标之一就是"国际化发展全面提速"。对于医药产业较为先进的发达国家来说，由于环保、人力成本、物流等因素，纷纷从中国等发展中国家采购原辅材料，近些年更是把一部分或者全部生产线，甚至是研发中心转移到中国、印度等国家，进一步促进了医药产业国际技术交易合作。本节重点探讨医院的医药产业国际技术交易合作到底应该怎么做，怎么才能把海外好的项目引进来、让中国好的项目走出去以及在医药产业国际合作的过程中有哪些我们需要掌握的"关键词"。

（一）国际技术转移定义

国际技术转移一般被定义为在国家之间的技术转移，或技术在国与国之间流通的过程，但其中覆盖的内涵却更加复杂。具体来说，开展国际技术转移的前提条件包括了解在全球范围内国际技术转移相关，如科技成果转化、技术（知识）商品化、技术贸易（交易）等概念的理解情况，以及其背后涵盖的科技成果转移转化知识和技能体系，乃至区域文化差异、政策和制度差异等。开展国际技术转移的专业机构、专业人士需要在不同国家间的技术供方、技术需方、第三方服务机构之间寻找统一的话语体系，从而保证顺利交流和互相理解、达成一致。在一定的国际视野和专业知识以外，专业机构、专业人士还需要对科技创新与前沿技术发展和应用现状持续关注，掌握基本的科技发展趋势和评估评价能力，甚至在特定技术领域有所专长。

引用一个形象的比喻，基本概念和知识、技能是国际技术转移的核心，而国际视野即对各区域、经济体、国家情况的了解，以及对科技创新发展趋势、前沿技术领域的了解，构成了国际技术转移的外沿，两者都是顺利开展国际技术转移相关工作的重要前提，国际科技创新合作能力和成果将在此基础上实现"绽放"。

（二）国际技术转移分类

1. 公共部门与私营部门技术转移

站在国际技术转移的角度，随着官、产、学"三螺旋"理论研究的不断加深与实践，依据技术转移在世界各地发展与历史沿革情况，已经形成"公共部门技术转移"与"私营部门技术转移"两种不同路径和工作流程划分不同类型国际技术转移实践的方法，两类概念下也适用不同的科技成果转化方式与方法。

公共部门技术转移指公立研究机构与高校、科研院所等科研成果，通过公共部门内部工作体系实施的转移转化。在工作路径上，公共部门技术转移基本涵盖了典型意义上"大学技术转移"中衔接科技研发、研究能力，从技术披露、技术评估、商业价值分析、知识产权管理、到通过许可、授权、校办企业等形式实现科技成果的商业价值转化。随着各国政府越来越多地关注科研经费在经济发展方面的投入回报率，由政府资助的科技创新主体，包括大学、科研机构等多数建有大学技术转移办公室、技术转移专业团队等，主要关注以大学、科研机构科技成果转化为目的的公共部门技术转移。

私营部门技术转移指通过技术资本化、创新创业等形式开展的科技成果转移转化工作。私营部门如科技创新型孵化器、投资团体与投资机构、以市场化机制运营的技术转移平台、企业等，往往通过衔接金融资本、提供科技创新与创业服务，以市场需求为导向寻求转移或转化科技创新成果。例如将一个母公司通过将其在子公司中所拥有的股份进行分拆（spin-off)，按比例地分配给现有母公司的股东，从而在法律上和组织上将子公司的经营从母公司的经营中分离出去。这时，便有两家独立的（最初的）、股份比例相同的公司存在，而在此之前只有一家公司。

2. 水平与垂直技术转移

在公共部门技术转移、私营部门技术转移概念基础上，国际技术转移也可以分为水平、垂直两个方向。从事科技政策和管理的美国著名科学家 H. 布鲁克斯在 1966 年就首次提出了"垂直技术转移"和"水平技术转移"的分类方法，即垂直技术转移是将科学知识转化为技术、新产品和工艺的过程，而水平技术转移是将已有的技术转化作新的用途，或技术所有权发生变化的过程，技术在国与国之间、企业与企业之间、人与人之间转移，都属于这一过程。在垂直技术转移的过程中，技术本身的成熟度、载体（知识产权）或体现形式等发生了变化，技术因此从自身发展的一个阶段进入另一个阶段。

与垂直技术转移相近的概念包括技术商品化、知识商品化、技术资本化、科技成果转化等，而与水平技术转移密切相关的概念包括技术贸易、技术交易等，鉴于前述章节已将科技成果转化定义进行解析，在此主要叙述水平技术转移相关的基本定义。

国际技术贸易以无形的知识和技术作为标的。国际技术贸易是指不同国家的当事人之间按一般商业条件进行的技术跨越国境的转让或许可行为。国际技术转移、国际技术转让、国际技术贸易三者是定义范围逐渐缩小的关系，国际技术转让是一种特殊的国际技术转移形式，主要特点是有特定双方，以援助、赠与或出售为方式，而其中有偿的技术转让则被称作国际技术贸易。由于技术本体的复杂性，使得国际技术贸易供需双方的交易模式对于一般商品贸易而言呈现更加多样的交易模式，不仅包括技术服务、技术咨询、技术（合作、委托）开发、技术秘密转让、专利权转让、专利申请权转让、专利权实施许可等主要技术交易模式，还通过合作生产、工程承包、设备引进、公共工程特许权（BOT）、特许经营、补偿贸易、人才引进、股权投资合作、独资（合资）企业跨境投资、创新技术产品销售与应用推广、合同研发外包、创新技术产品上下游供应链合作等合作模式同样能实现跨境的技术转让和价值偿付，比如在实际的国际技术贸易过程当中，还存在大量的技术贸易标的嵌入在实物的机器设备等商品中，技术贸易与商品贸易同步进行的情况。因此，国际技术贸易不仅包括供求双方的责任、义务和权利，还涉及对技术产权的保护、技术秘密的保护、限制与反限制、技术风险和技术使用费等问题，适用法律不仅有合同法、合作法、投资法，还包括知识产权法、技术转让法等。

据此，医院的科技成果转化可以考虑多种类别结合推进。

（三）国际技术转移涉及的国际组织和公约

国际技术转移在一些主要的国际组织与国际公约规范下，与国际技术转移相关的知识产权保护主要遵循 6 项原则，例如国民待遇原则，即成员必须给予其他成员的国民以本国或地区国民所享有的同样待遇；最惠国待遇原则；透明度原则；独立保护原则；自动保护原则；优先权原则等，规范这些原则和规范的组织包括但不仅限于主要的国际组织，主要包括世界银行集团（World Bank）、国际货币基金组织（IMF）、联合国教科文组织（UNESCO）、经济合作与发展组织（OECD）、世界知识产权组织（WIPO）、世界贸易组织（WTO）。

在这些国际组织的主导下，一些起重要规范作用的国际公约与贸易协定在全球范围内对国际技术转移有着重要的影响，其中一些规范了国际技术转移的载体如专利、版权等的具体保护办法与权益，一些则规范了国际技术转移的行为规范，例如《与贸易有关的知识产权协议》（Agreement on Trade-Related Aspects of Intellectual Property Rights，TRIPS Agreement）、《保护工业产权巴黎公约》（Paris Convention Protection of Industrial Property）、《专利合作条约》

（Patent Cooperation Treaty，PCT）、《专利法条约》（Patent Law Treaty，PLT）、《国际专利分类斯特拉斯堡协定》（International Patent Classification Agreement/Strasbourg Agreement）、《商标国际注册马德里协定》（Madrid Agreement Concerning the International Registration of Marks）、《商标注册用商品和服务国际分类尼斯协定》（Nice Agreement Concerning the International Classification of Goods and Services for the Purpose of the Registration of Marks）、《建立商标图形要素国际分类维也纳协定》（Vienna Agreement Establishing an International Classification of the Figurative Elements of Marks）、《工业品外观设计国际保存海牙协定》（The Hague Agreement concerning the International Deposit of Industrial Designs）、《保护文学与艺术作品伯尔尼公约》（Berne Convention on the Protection of Literary and Artistic Works）。

本节以 WTO 及其主要公约 TRIPs 为例，简要呈现对国际技术转移起到重要影响的国际组织及国际公约的主要特点。世界贸易组织（WTO）是具有法人地位的国际组织，在法律上与联合国等国际组织处于平等地位，职责范围包括作为论坛组织实施多边贸易协议、提供多边贸易谈判场地、定期审议其成员的贸易政策、统一处理成员间产生的贸易争端、加强同国际货币基金组织和世界银行的合作，从而实现全球经济决策的一致性。1994 年 4 月 15 日，在摩洛哥的马拉喀什市举行的关贸总协定乌拉圭回合部长会议决定成立更具全球性的世界贸易组织，以取代 1947 年订立的关税及贸易总协定（General Agreement on Tariffs and Trade，GATT）。关税及贸易总协定是 WTO 的前身，于 1947 年 10 月 30 日在日内瓦签订，并于 1948 年 1 月 1 日开始临时使用。作为一个政府间缔结的有关关税和贸易规则的多边国际协定，简称关贸总协定。它的宗旨是通过削减关税和其他贸易壁垒，消除国际贸易中的差别待遇，促进国际贸易自由化，以充分利用世界资源，扩大商品的生产与流通。WTO 基本原则包括：①市场准入原则，即以要求各国开放市场为目的，有计划、有步骤、分阶段地实现最大限度的贸易自由化；②促进公平竞争原则；③经济发展原则，即以帮助和促进发展中国家的经济迅速发展为目的；④非歧视原则，主要包括最惠国待遇、国民待遇，给予一个成员的优惠应同样给予其他成员。WTO 发布的多项国际公约与国际技术转移、技术贸易息息相关，如《进口许可程序协议》（Agreement on Import Licensing Procedures）是世界贸易组织管辖的一项多边贸易协议，是在关贸总协定东京回合《进口许可程序守则》基础上修改和完善的。协议规定了实施进口许可制度的基本原则是制订客观公正的许可程序，及时公布必要的信息，简化申请和展期手续，不得在外汇供应上实行歧视，不得因小错而拒绝批准，允许安全例外和保密例外。协议还规定了适用于自动和非自动许可程序的具体要求，包括发放许可证的时限和透明度要求。协议的宗旨是规范各成员实施进口许可程序的行为，保证进口许可程序的实施管理的简化、透明、公平与公正，减少进口许可制度程序方面的歧视性和行政管理的随意性。

《与贸易有关的知识产权协议》（TRIPS）是世界贸易组织管辖的一项与国际技术贸易相关的多边贸易协定，与《货币贸易多边协议》《服务贸易总协定》共同构成 WTO 法律框架的三大支柱。该协议具有三个突出特点：第一，该协议是第一个涵盖了绝大多数知识产权类型的多边条约，既包括实体性规定，也包括程序性规定；这些规定构成了世界贸易组织成员必须达到的最低标准，除了在个别问题上允许最不发达国家延缓施行之外，所有成员均不得有任何保留；这样，该协议就全方位地提高了全世界知识产权保护的水准。第二，该协议是第一个对知识产权执法标准及执法程序做出规范的条约，对侵犯知识产权行为的民事责任、刑事责任以及保护知识产权的边境措施、临时措施等都作了明确规定。第三,该协议引入了世界贸易组织的争端解决机制,用于解决各成员之间产生的知识产权纠纷。过去的知识产权国际条约对参加国在立法或执法上违反条约并无相应的制裁条款,TRIPs 协议则将违反协议规定直接与单边及多边经济制裁挂钩。除国际范围内的组织、公约外,各国均针对国际技术转移行为制定、更新最新规则,如中国商务部、科技部于 8 月 28 日再次调整发布的《中国禁止出口限制出口技术目录》,其中增加和修改了 17 项禁止条目。

(四)国际技术转移机构案例之北美大学技术经理人协会(AUTM)

AUTM 是北美地区乃至全世界范围内最具影响力的技术转移行业机构。AUTM 在 2010 年联合澳大利亚知识商品化协会(KCA)、英国大学技术转移协会(原 PraxisUnico,现 PraxisAuril)、欧洲科学与技术转移行业协会(ASTP)等建立了科技成果转移转化从业人员间的跨国合作机制——国际技术转移经理人联盟(ATTP),旨在形成全球不同区域间技术转移相关知识体系、工作模式、发展方向等的基本共识,并且推动专业机构间的协作和消息互通、标准互认,共同培养从事国际技术转移工作的专业人才。

直到 2018 年,AUTM 仍在始终强调其名称中所包含的"大学技术转移"核心定位。但随着每年度会议的举办,AUTM 的成员们越来越认识到,随着国际技术转移的蓬勃发展,过去由北美地区高校等率先建立的大学技术转移概念和工作流程早已无法覆盖全世界范围内的科技成果转移转化发展与合作趋势。因此,AUTM 在 2018 年年会结束后随即宣布 AUTM 四个英文字母的组合从此仅仅是机构名称和品牌而不再具有实际意义或任何原文的缩写,"北美大学技术经理人协会"这一机构全称从此成为历史。据称,本次转变经过了长达一年的策划与讨论。AUTM 的转变印证了国际技术转移这一行业发展的最新动态与理念倾向——开放、包容、无边界的平台必须被重视并建立,具有全地区、全领域、全社会关怀的行业组织才真正具备国际技术转移概念所倡导的理念,以创新与全球合作作为主要驱动力的经济发展已经成为世界主要共识。

2019 年,在中国科技部国际合作司支持指导下,中方机构在亚太经合组织 APEC 科技政策合作伙伴关系机制(PPSTI)框架下,历时两年顺利申请并成功执行了 APEC 官方基金项目"培养国际技术转移经理人,促进 APEC 区域内科技创新发展与互联互通"(Foster International Technology Transfer Professionals for the APEC STI Cooperation and Connectivity,项目编号:PPSTI 01 2017A),结合对美国等创新发达经济体开展技术转移与跨境成果转化的实践体系与知识体系研究,以及发展中经济体差异化国情、社会经济环境和多样化实践,并联合美国佐治亚理工学院、北美大学技术转移经理人协会(AUTM)、澳大利亚知识商品化协会(KCA)等高校与技术转移专业机构,以及结合 APEC 各经济体共计 72 位官方代表与专家意见,撰写发布了项目成果文件《APEC 技术转移指南》(Handbook on Technology Commercialization Practices in APEC Economies),重新梳理明晰了国际技术转移相关概念、理念和知识体系,成为 21 个 APEC 经济体所共识的国际技术转移指导手册。

(五)研究型医院的国际技术转移能力建设

本节国际技术转移能力并不完全以开展国际技术转移的专业机构、专业人士为视角,而将以国际技术转移本身,或被服务或执行的对象为视角,从而解析国际技术转移发生过程当中所涉及的全链条服务,以及参与其中的专业机构、专业人士的情况。

为推动和促进国际技术转移与科技成果转化,对其全链条工作的重视是必不可少的。

国际技术转移是技术从技术的供给方转移到技术的需求方的过程，在国际技术转移流程当中，医院技术转移办公室、知识产权管理机构、国际技术转移经理人等提供的专业服务必不可少，国际技术转移的平台机构为构成这个流程的全链条提供服务。为此，应当首先明确其中参与各方的基本情况，及其参与到国际技术转移流程的目的。

国际技术转移的供给方往往是技术的开发者，是科技创新资源的供应者。由于科研人员开发技术的目的一般并不是为了转移或转让，因此，技术转移的供方通常本身即是该项技术的开发者或使用者，当且仅当某些特定的情况下，如为了获取更多利润、技术即将被淘汰等情况下，才考虑转让到其他国家。技术供给方的行为是国际技术转移能否实现、如何实现的首要前提条件，往往携有一些战略思想和布局。对任何技术来说，拥有者的垄断都是有限的，技术的拥有者一般都会根据技术的发展状况，怀着不同的目的和策略去转移、转让技术。

国际技术转移的需求方即技术的吸纳者和引进方。一般而言，技术需方对外部技术吸纳能力的强弱直接制约着技术贸易的渠道、方式和其所能达到的实效。技术吸纳能力作为从事技术转移活动的本领，是以技术预测能力为起点，包括学习、理解、消化、吸收、模仿、改良、创新等多种能力在内并梯次演进的复杂能力形态。每一种能力都是在前种能力基础上发展而来并包含前者于其中，成为衡量技术需方技术实力强弱的基本尺度并最终设定技术贸易所能获得的实际成效。从实体与属性的关系上看，技术吸纳能力是技术需求方内部各种基础性实体要素的技术表现力。技术吸纳能力对技术贸易的制约作用，本质上是这些实体要素的集成作用。第三方服务的参与是为了支撑和促成国际技术转移合作，第三方专业机构的服务包括技术开发服务、技术转让服务、技术服务与技术咨询服务、技术评价服务、技术投融资服务、信息网络平台服务等。

为了有效衔接和联通国际技术转移的供给方、需求方和第三方专业服务，往往需要国际技术转移平台机构的存在，相对而言作为"第四方"发挥资源整合作用，提供有助于各方开展合作的平台服务。平台机构应针对供给方组织国际创新技术项目、人才与机构资源渠道，针对需求方发掘产业合作需求，与此同时，积极促进第三方服务专业化发展，整合国际技术转移"价值链条"专业服务机构能力，发挥整合要素、组织资源、促进对接、培养引导第三方机构的作用。需要强调的是，发展技术转移机构、加强技术转移人才培养也是国际技术转移平台机构乃至行业组织的核心工作之一。

技术贸易供需双方在传授和使用技术的过程中，构成较长时间的合作关系，但同时双方之间又存在很大的矛盾，因为需方希望从供方那里获得最先进的技术，从而提高自己的生产能力和水平，制造出更新更好的产品，满足国内市场及出口的需要，而技术供方既不希望需方成为自己的竞争者，又想通过转让技术获得更多的利润。从这方面来说，技术贸易双方的关系又是竞争的关系，技术供方一般总是千方百计地对技术需方使用转让的技术施加种种限制。除此之外，技术的复杂性还对供需双方带来交易流程、法律规定、政府干预等诸多约束条件。为此，国际技术转移的参与各方应保持积极的态度，有效发挥各自在全链条及不同阶段中的重要作用，主动开展相应工作或根据国际技术转移中心的工作职能、工作模式、起到实际作用的不同，使用"促进中心""运营中心""交易中心"概念，将国际技术转移中心类型机构划分三类典型模式。目前，在全世界范围内三者作为国际技术转移专业机构或体系建设的范本，数量均在不断增加，正在发挥着不同的重要作用，其中促进中心较多、真正成功的运营中心较少；而交易中心方面，由于不同国家、地区社会经济治理体系的差异以及相应工作内容的限制、技术转移跨境交易的复杂性和高要求，在考察范围之内，仅有国内"技术市场"性质的机构成为典型案例。

促进中心类的国际技术转移中心开展的主要是机制建设、国际交流合作、人才培养、能力建设等国际技术交易促进工作，旨在通过各类的交流合作、能力建设等方法，负责国际资源的汇聚和连通、搭建交流合作平台并推动达成共识、合作意向、工作路径，完成促进科技成果转移转化与国际科技创新合作的定位与使命。运营中心类的国际技术转移中心真正掌握创新技术项目投资、维护、授权等知识产权运营能力，持有专利池与技术转移项目库，能够把握技术项目开发合作机会，具备面向基金、孵化器、园区等载体衔接国际先进技术，形成承载和发展能力，推动以国际技术交易与知识产权为线索的商业价值转化与累积的机构，并以此实现市场化的机构。

交易中心类的国际技术转移中心除提出与完善国际技术交易标准化文件，还需要具备提供技术合同登记、技术评估、技术人才认证与就业许可、技术交易结算、知识产权库与专利合作协定、技术交易仲裁等资质与服务能力，发挥对技术交易市场的支撑作用，甚至如证券行业的证券交易所一样，长期作为国际技术转移发生的场所。在国际技术转移全链条中发挥典型作用的机构在拥有丰富经验、积极正面态度的基础上，习惯于在国际技术转移过程中"补位"和主动开展工作，并且已经成为各自领域中的科技成果转化成效标杆。

（六）国际技术转移人才培养

根据医院科技成果转化技术的国际性，医学领域的国际技术转移人才培养至关重要，甚至每个医院及医学相关的技术转移人才都应具有国际技术转移的能力。培养国际技术转移专业人才是十分复杂的过程，但国际技术转移专业人才队伍必不可少，是支撑各类型国际技术转移中心开展工作、操作和执行国际技术转移项目的主要力量。

国际技术转移经理人是指提供技术交易、技术转移等服务的专业人员。由于国际技术转移是一个复杂的过程，涉及如何将技术发明、技术创造应用到其他国家或地区的生产和经营中，使之转化为当地的实际生产力，产生社会与经济效益，因而技术经理人往往是涉及技术、贸易、管理（创业）、金融（投资）、法律（知识产权）以及国际关系等相关领域知识的复合型人才。为了促成国际技术转移或技术交易，国际技术转移经理人需要衔接国际技术资源，提供技术服务，是促进国际科技创新合作与创新技术产业化落地的重要工作力量。国际技术转移经理人根据具体工作岗位需要，通常以兼职或全职工作承担国际技术转移工作任务，或就任国际技术转移合作部门、国际技术转移机构工作岗位，衔接或直接提供支撑国际技术转移所需的专业服务。

国际技术转移经理人主要培养对象，包括高等院校、科研院所研发人员与成果转化人员，技术转移机构、技术交易企业、技术转移中心从业人员，科技型企业相关部门人员，科技园区管理层和技术经济管理人员，政府部门相关人员，平台载体相关人员，第三方服务机构人员，投资机构、科技金融服务机构投资经理与相关人员，技术研发、技术交易、技术转移等各类培训机构的师资、管理人员，以及其他科技人力资源、应届工程学科毕业生等。

国际技术转移经理人培养目标包括帮助参训学员掌握开展国际技术转移服务的专业知识、具备开展国际技术转移服务的工作能力、形成开展国际技术转移服务的职业素质。其中，专业知识包括国际技术转移的基本概念与知识体系、所涉及的国际公约与知识产权保护原则、技术商品化和技术本身的发展生命周期、所涉及的重要法律法规、中介服务相关知识，以及全链条生态体系建设等。工作能力的重点应聚焦掌握多种技术转移合作与交易模式，以及其中涉及的评估、评价、商务谈判、商业计划、竞争战略、市场营销等开展实际操作的各项相关能力，职业素质则包括政治、人文、职业素养等方面。

（七）医疗机构国际技术转移机构案例

作为医疗器械的主要市场和制造国，美国占据全球医疗器械市场约 40% 的市场份额，早在 20 世纪 90 年代初期，美国的科技创新对经济增长的贡献率就高达 90%。产品的技术水平和质量比较高，行业需求以产品的更新换代为主，市场规模巨大，增长稳定。在美国，医疗科技创新的主要来源是高校，高校的科技创新是国家和区域经济发展的重要引擎，美国明尼苏达大学作为典型的州立大学，通过技术商业化办公室将大学里的科技创新成果不断向商业化转移，为所在州带来了巨大的经济效益。斯坦福大学的高科技研发区是美国西海岸创新产业集中地。以斯坦福大学为研发中心的 80 千米半径内，大约有 200 家医疗器械公司，医疗行业从业者数量庞大，年营业额高达 150 亿美元。

斯坦福大学 Biodesign 创新中心是全球顶尖的以先进医疗健康技术创新为重点方向的产业创新创业平台，是斯坦福大学与众多基金会共同支持的可持续基金项目，于 2000 年正式成立，已有 20 年辉煌历史。在创始人 Paul Yock 带领下，Biodesign 为有抱负、有经验的创新者提供一系列教育课程，不断开发、定义、提高健康技术的创新方法，将其应用到医疗保健改造的重要挑战中，同时利用硅谷丰富的医疗资源和创新文化开展医疗科技创新。Biodesign 的医疗科技创新流程是由发现问题到发明技术再到发挥作用创造价值的创新流程，为医疗科技领域的创新者提供了清晰的创新创业指南。

1. Biodesign 的发展历史

美国斯坦福大学 Biodesign 医疗器械创新创业学院是斯坦福大学与众多基金会共同支持的可持续基金项目，是斯坦福大学 Bio-X 创新体系的在生物医学工程领域最重要的组成部分，是全球唯一的以先进医疗健康技术创新为重点方向的医疗器械产业创新创业机构，拥有独特的、覆盖产业创新技术全生命周期与全价值链条的医疗科技创新创业培养体系，致力于培养全球顶尖医疗科技创新技术与创业人才。20 年来，Biodesign 每年专注培养 10 名左右顶尖创新人才，目前已总共培养出 200 多名不同国家医疗科技领域的顶尖创新人才，这些顶尖创新人才针对不同国家的不同临床需求创立了不同的重大创新项目并提出解决方案，实现创新的落地。自 2002 年 6 月 Biodesign 项目下成立的第一家公司——Acumen Medical 开始，Biodesign 发展十分迅速，2013 年 2 月与美国食品药品监督管理局设备仪器与放射健康中心就教育和培训的联合发展项目签署了谅解备忘录。迄今为止，Biodesign 学员及其校友基金已成功帮助创立了 51 家健康科技公司，获益患者超过 270 万，提供了 960 个以上工作岗位，筹集逾 7.079 亿美元的资金。自 2001 年以来，已有 46 家医疗技术公司在中心的研究课程或基金支持下顺利诞生，造福了近百万世界各地的患者。如今，Biodesign 不但得到了斯坦福大学的认可和支持，同时也得到了国际顶尖医疗器械公司的重视与支持，被公认为是医疗健康领域连接学术界和产业界之间最成功的平台之一。

早在 Biodesign 成立之前，Paul Yock 就与 Josh Makower 在创建和领导医疗技术导向的创新培训课程上有着广泛的共识；2001 年，最初的"Biodesign 医疗器械创新流程模型"模型被设计出来，并纳入培训课程中；伴随着研究和实践的不断完善，直至 2010 年，《Biodesign：

医疗科技创新流程》一书正式出版，2015 年更新第二版。该书详细阐述了药品和医疗器械等生物医学产品的研发和产业化流程，包括市场分析、产品开发、知识产权保护，以及法规注册等方面的要求，同时提供了丰富的案例，配合解读每一步的研发流程。书中详尽的知识和流程分析，为生物科技领域的工程技术和商务人员高效规划相关产品产业化进程有着极大参考价值，同时也可以作为生物医学工程专业的课程教材，提供产品开发和商务开拓领域的必备技能。甚至可以说，不仅对于医疗健康领域的技术创新和产业化，其中的创新流程对于广泛意义上的创新创业者都是值得参考学习的。

2. Biodesign 医疗科技创新流程

通过对国际医疗器械产业现状的研究发现，医疗科技创新逐渐被视为国家和区域经济发展的重要引擎。美国的斯坦福大学在医疗科技创新模式取得了显著成果，引起了世界各国的学习、研究和效仿。斯坦福大学之所以在实现大学科技创新的经济价值方面取得成功，关键在于它有一套高效、完善的创新技术运行机制。

Biodesign 通过多种方式，构建并推动了价值驱动型创新生态系统的发展，与以往的技术驱动模式不同，Biodesign 医疗科技创新流程是由发现问题到发明技术再到发挥作用创造价值的创新流程，为医疗科技领域的创新者提供了清晰的创新创业指南。Biodesign 强调需求主导的创新方式。Biodesign 提出的创新流程主要分为三大阶段：发现（indentify）、发明（invent）和发展（implement），每个阶段分两个步骤，分别是需求发现、需求筛选、概念产生、概念选择、战略发展和商业计划。

3. 对外合作情况

目前，Biodesgin 已与新加坡、日本、印度当地政府合作在当地合作建立斯坦福新加坡 Biodesign 中心、斯坦福日本 Biodesign 中心以及斯坦福印度 Biodesign 中心。中心均由各国政府出资建设，在教学培养方面，中心均与斯坦福 Biodesign 使用同步的教学方法、同样的学员筛选标准以及同样的课程设置。伴随着当今世界医疗科技领域乃至更广范围的创新全球化趋势，Biodesign 也将他们的创新理念推广向世界各地，在加拿大、智利、俄罗斯、以色列等国家展开了至少 18 个教育项目。2008 年、2010 年、2011 年和 2015 年，Biodesign 分别在印度、新加坡、爱尔兰和日本建立了研究中心。经过中国 Biodesign 项目各合作方前期的不断努力推动，斯坦福 Biodesign 与中方工作组已形成明确的合作意向与合作共识，中国 Biodesign 项目未来的合作模式与合作规划均已明晰。为推动项目未来的落地与平稳发展，2017 年 11 月，斯坦福 Biodesign 执行主任 Gordon M. Saul 受中方工作组邀请，于中国（北京）跨国技术转移大会（ITTC）期间到访中国，并在会议当中发表了精彩演讲，见证了中方工作组的签约成立，参加项目研讨会与中方工作组探讨项目未来规划与发展，同时实地考察了北京地区医疗器械创新创业环境，与中方工作组共同积极努力推动项目的落地与发展，详见图 4-4-1。

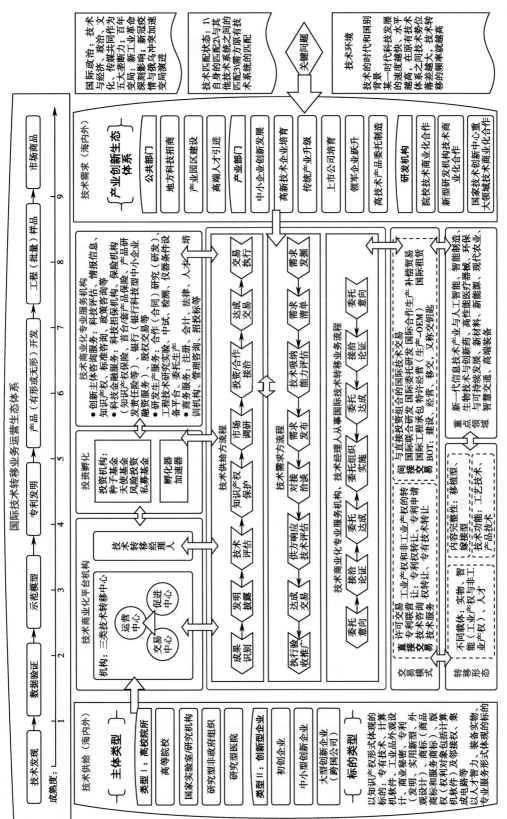

图 4-4-1 国际技术转移业务运营生态体系流程图

第五节　构建医院科技成果转化生态

一、概念验证中心

针对现行医院科技成果转化中的基础研究理论、临床研究成果等如何形成专利技术，以及形成专利技术的新药和医疗器械等，如何建立设计研发方案并形成产品初期模型等问题，本部分内容重点探讨医院如何建立概念验证中心来解决跨越医院科技成果与市场需求之间"死亡之谷"的问题。

（一）概念验证中心的定义及类型

根据技术成熟度不同，技术创新链可分为基础研究、概念验证、工作样机、工程化及生产线、产品生产 5 个阶段。技术成熟度是指在以技术服务于生产作为技术成熟标志的前提下，科技成果在被评价时所处的发展阶段。《科学技术研究项目评价通则》（GB/T 22900—2009）将科技项目类型分为基础研究、应用研究、开发研究三大类，以技术就绪水平量表的形式定义了不同的评价标准。

医院和高校科技成果与市场需求之间存在一个"大峡谷"，该类成果的特点是成果含金量高且持续科技创新，但市场牵引不足，如缺乏产业化运作的企业家和市场专家；技术成熟度低，需要进一步中试、开发、熟化；点上突破居多，往往是单点技术突破，需要技术承接平台和产品开发团队支持，需要多学科专业人才。"科创大峡谷"包含两个小峡谷，"创新谷"与"创业谷"，科学到技术是高校院所不愿做、企业做不了阶段，是技术创新中心、新型研发机构的着力点，包含应用技术研发、产业技术开发、小试／中试、专利布局、成果转化等环节；技术到产品，企业参与意愿强，可提升企业创新能力，加大成果转化力度，包括中试／大试、专利二次开发、技术集成、工程化试验、量产、投资、孵化、产业化等环节。现阶段，要解决的根本和核心问题是科技与经济"两张皮"的问题，解决问题的方向与可能的方法包括优化政策，优化高校院所政策、企业政策、服务行业政策、要素政策；激活要素，通过政策引导与激励，推动人才、技术、专利等各类创新要素高效流通；搭建平台，如概念验证中心、中试基地、新型研发机构、创新联合体和联盟等；畅通渠道，通过平台、项目、活动等，促进校企交流、合作与联姻；成立知识产权、政务中心、培训中心的服务联盟；创新模式，如项目委托、协同创新、成立校企联合创新中心、中介撮合、开放许可等；机构建设，技术经理人／经纪人队伍培养、专业机构建设 7 个方面。这里重点分析概念验证中心的问题。

1998 年，时任美国众议院科学委员会副委员长弗农·埃勒斯（Vernon Ehlers）提出在联邦政府资助的基础研究与企业进行的产品开发之间有一条"死亡之谷"，而概念验证中心是跨越死亡之谷的有效尝试。概念验证是基础研究成果商业化的首个后续环节，是成果工程化的前序环节，是科技成果转化的"第一公里"，是跨越基础研究与产品开发之间"死亡之谷"的一种新尝试。概念验证的定义为其是对科技成果是否能够进一步形成全新或改进的产品、工艺或者生产方法以及是否能运用新产品、原理和方法解决社会需求的一种以成果转化为导向的验证模式。从实践操作层面，概念验证可包括技术可行性研究、原型制造、性能测试、市场测评和竞争分析、知识产权保护策略等；从技术成熟度层面，技术创新可至少分为研发（发明）、概念验证、工作样机、工程化及生产线、产品生产 5 个阶段，而"死亡之谷"包括第 2、3、4 阶段。

（二）国外概念验证中心的发展历程和主要做法

美国加州大学圣迭戈分校于 2001 年建立第一个高校概念验证中心，麻省理工学院在 2002 年跟进，随后更多高校陆续建立概念验证中心。美国于 2009 年发布的《美国创新战略：推动可持续增长和高质量就业》和 2011 年发布的《美国创新战略：确保我们的经济增长与繁荣》都表明，创建概念验证中心，促进高校科技成果商业化，优化高校、政府、企业三者之间的协同创新能力，进而促进美国经济繁荣发展，是国家的重大发展战略。美国高校概念验证中心（PoCCs）的建设先是由部分高校探索自发成立，随后得到更多大学的响应，最后得到联邦政府的认可和进一步支持，形成"自下而上"到"自上而下"的推广过程。概念验证中心的主体是多元的，包括大学、研究机构、私人部门、非营利机构、基金、联邦政府和地方政府等，每个主体都根据自己的使命采取不同的方式进行合作，来共同促进高校的科技成果转化，并且取得了良好的转化效果。美国大学概念验证中心为天使或风险资本提供了一条便捷通道，目的是成为科技成果从实验室走向市场应用的中转站，并有效促进大学衍生企业的发展，主要解决美国大学技术商业化过程中遇到的资金与资源、技能、信息不对称和激励政策问题。在实施的过程中，各个中心提供不同的服务类型，主要包括提供种子资金、咨询服务、教育计划、科技加速计划以及搭建沟通桥梁等。其特征包括促进大学创新者与产业界相互作用，为有前景的研究的商业化提供种子资金，并帮助市场评估和商业计划制定，支持培育学生和研究人员具有企业家能力的教育，举办专门活动展示技术和企业家，促进交流思想和形成新合作。主要做法包括：①政府的政策引导，美国科技成果转化的快速发展离不开美国政府的大力支持和正确引导，目前为止，概念证明中心显著地提高了大学科研成果商业化能力，美国总统出台了一系列政策措施为概念证明中心的发展提供有利的外部环境，促进各中心的建立和发展，以保证科技成果市场化的顺利运作。2011 年 3 月，时任美国总统奥巴马宣称把创建概念证明中心作为投资"i6 绿色挑战计划"的主要渠道，促进清洁能源创新和经济繁荣发展。经济发展局投资 1 200 万美元给 6 个大学下属的概念证明中心以应对挑战竞争，并在 2012 年再次新成立的 7 个概念证明中心，各拨款 100 万美元。2014 年经济发展局扩大了"i6 绿色挑战计划"的投资，其中包括给已有的概念证明中心各投资 50 万美元，以保证各中心进一步促进科技成果商业化、产业化的发展。②多元化资金保障，早期 PoCCs 主要是民间基金会予以资助创建，随着概念证明项目的发展，启动资金来源逐渐多样化，有的来自联邦政府，有的依托大学知识产业商业化的收入。总体来说，主要包括五个方面：私人捐赠、本校收入、联邦基金（NIH、NSF、EDA 等）州政府资助和基金会等。③提供种子基金，PoCCs 主要是为处于早期阶段不能通过任何常规渠道得到资助但具有创新性的科研项目提供种子资金，不同的中心对科研项目的资助金额以及项目数量都不同，同时，为支持科研人员对产品进一步开发，帮助其评估技术的商业潜力、提供相关概念以获得外部投资，如天使资本和风险资本等。④市场顾问与培训，美国概念验证中心为大学科研成果转化提供市场顾问与培训，各个中心都是通过开设论坛的组织活动形式提供多方面的培训工作，如论坛、咨询服务、专家库等。⑤创业培育与教育，支持创业活动和发展创业文化，概念证明中心参与创业教育，联系具有企业经历和管理技能的导师对技术商业化全程指导，通过开设相关课程对学校学生进行相关创业知识的传授和教育，以帮助学生提前了解科技成果市场化的运作过程以及创业的相关知识。

PoCCs 协同创新组织模式的运行机制，从工作系统看是大学技术转移价值链的关键环节。通常情况下，大学研究基地承载的基础研究生成技术创新成果，通过技术转移办公室对大学研究成果予以公开披露，后续工作由PoCCs负责，即大学技术转移办公室在对大学科研成果初步评估和筛选后，向PoCCs推荐重要技术创新成果。当PoCCs接收到技术成果后，开始组建商业化工作团队，即组建一个包括技术发明者、产业咨询专家、创业领袖等人员的协同创新专家团队。技术发明者的主要任务是帮助解决技术问题，提供创业技能；产业咨询专家主要任务是为技术商业化提供经验和专业化指导，确保商业化团队顺利开发工作；创业领袖则主要探讨技术商业化路径，培养研究生、博士后以及技术转移人员等。技术成果商业化可行性验证是PoCCs的核心任务，由技术商业化潜能评估、市场相关度评估、最小可行产品开发、与潜在理想用户协同验证技术最小可行产品、进一步监测和评估技术产品的有效性等活动链构成。其工作流程是，在公开披露的大学技术成果中识别潜在商业价值和商业化前景，对确认具有商业价值的技术成果进行相关市场评估，充分利用企业和潜在用户资源对前市场性技术原型进行开发，采用"较少迭代"（fewer iterations）方式生成"最小化可行产品"（minimum viable product），将技术原型展现给理想用户，以快速获得市场直接效果验证，与创新专家和企业创建者协同开展启动初创公司的基础工作，向具有高商业价值和市场有效性的技术开发提供集中的种子资本，增强技术商业化能力。简言之，大学PoCCs扮演着孵化器（技术原型开发）、创业激励（研究者与企业专家协作、资金支持、创业教育）和加速器（提供技术服务和资源支持技术衍生）等综合角色。在PoCCs工作系统中，技术市场相关度评估主要是创设技术成果的创业假设测试规划，开展市场调查，连接初期技术产品使用者、终端用户、产品提供者、第三方伙伴、政府采购者等利益相关群体网络。最小可行产品开发首先要关注技术创新成果的核心功能而非全部特征，根据市场调查结果或市场反馈信息开发技术产品的计算机模拟软件，并在企业初期技术监测平台检验其可行性。通过多种技术原型试制，将其提供给消费者检验其有效性。在这一阶段，要确定监测用户，并对原型的实物产品向用户市场展示，或直接提供给消费者进行监测性使用。通过产品市场的信息反馈，不断完善原型产品。该阶段主要任务是对技术产品初级市场、产品市场推广性、市场适应性等问题进行监测。商业化协同创新团队在对技术成果的市场商业化可行性进行详细评估后，将具有明显商业化可行性的技术成果直接授权许可新创公司或已有公司；对于那些需要进一步对其商业化可行性进行验证的技术成果，由PoCCs开展后续的技术原型和市场有效性评估工作；对于那些明显缺乏商业化可行性的技术成果予以放弃。每个概念验证中心都专注于一个特定的相关技术集群，并且位于一个主要的研究机构，但是对其他大学的研究人员开放，并鼓励各种各样的创新想法。概念验证中心拥有自己的实验室和办公空间，并由经验丰富的企业家作为董事和项目经理进行管理。概念验证中心由学者和管理人员共同指导，从而提供其与行业间更深入、更广泛的关系渠道。与风险投资支持的初创公司董事会一样，概念验证中心董事会可以审查计划并推动结果。概念验证中心的工作人员将为拥有成果并愿意进行转化的部分教职员工、企业家和学生团队提供所需的支持，以吸引外部资金，并将项目转化为持续关注的产品。当科技成果项目列入概念验证中心的正式名单后，科研人员将在特定的时间范围内，初步证明其技术和市场可行性，然后进行原型开发，或以其他方式进一步证明市场可行性。随着项目的深入进行，概念验证中心将要求项目吸引私人市场的配套资金。

美国概念验证中心的功能特征包括：①填补早期资金缺口，降低成果转化风险。从投资的角度来看,概念验证中心在种子资金和风险控制方面具有明显的优势,概念验证中心从一开始就指导科技项目,进行方向选择、打包,准备项目融资,并控制项目实施的每个阶段,加速高校和市场创新的商业化。与加速器不同,概念验证中心没有中央共享实验室空间,不限制受资助的科研人员的研究地点,且中心拥有相关领域的专业导师,为高校创新者提供科技成果转化方面的咨询服务。②健全以市场为导向的科技成果评估机制。概念验证中心是当地风险投资、技术和行业网络中的"枢纽",除此之外还拥有专业的管理团队和顾问。中心顾问具有专业的技术背景、深厚的企业工作经历,且与当地公司和投资行业具有密切关系,能够识别出具有商业化价值的科技成果。中心顾问承担着咨询和评估任务,可促使科研人员在研发过程中注重科技创新性的同时更注重应用性和可转化性。③组织多样化创新教育,培养创新者。通过分析现有实证文献的研究和评论发现,影响技术商业化的最重要因素之一可能是最容易被忽视的因素,如高校研究人员的背景、行为和网络。教师研究人员通常在技术开发或创业方面缺乏经验或培训,当教师发现新技术时,他们既无理解其潜在发展效用的背景,也不具有财务、企业或技术背景的个人网络来帮助他们,而概念验证中心通过多样化的教育项目,培养研发人员的成果转化意识,帮助师生理解、识别和熟悉科技成果转化流程以及可能遇到的风险问题,并通过举办创新创业交流活动促进商业化理念流通和建立新合作关系,为后期初创企业发展做铺垫。

据统计,美国大学目前有 42 家概念验证中心,排名前 100 的大学中已建立概念验证中心的约占 1/5。从 2009 年数据来看,拥有概念验证中心的大学研发经费比没有概念验证中心的大学平均高出约 0.5 亿美元,各概念验证中心的平均研发经费为 5 000 多万美元,如波士顿大学 2007 年成立了概念验证中心"弗朗霍夫学会医疗器械仪器与诊断术联盟",由大学和弗朗和费学会出资共同出资 500 万美元,为期 5 年,双方共同开发医疗仪器,希望吸引到风险投资。哈佛大学 2007 年成立了概念验证中心"生物医学加速器基金",由私人捐赠 600 万美元,哈佛从事生物医学和生命科学且有志于将成果付诸临床应用的教工可以申请,当时资助了 27 个项目。明尼苏达大学 2008 年成立了医学器件中心,大学 5 年期间投入 1 000 万美元,为原型开发与测试提供技术支持与设备支持,每年资助 8 名研究人员。特别是哈佛大学和波士顿大学成立中心后,两所大学该领域的创业指数 5 年内直接翻倍。

美国高校概念验证中心对医院科技成果转化中概念验证的启示是:一是恰当的目标定位,填补医院或高校研究与商业化资金之间的空白;二是专业化的管理兼职顾问,顾问尤其是风险投资、技术和工业等社会网络的核心节点;三是适宜的建立地点,符合医院科研人员的工作特点,能够产生创新的和可市场化的技术,而且有利于与外部合作,还有技术转移办公室并愿与概念验证中心合作,详见图 4-5-1。

（三）国内政策、进展及案例

1. 国家相关政策

2017 年 9 月,国务院出台《国家技术转移体系建设方案》(国发〔2017〕44 号)文件,指出强化创新创业载体技术转移功能。聚焦实体经济和优势产业,引导企业、高校、科研院所发展与业化众创空间,依托开源软硬件、3D 打印、网络制造等工具建立开放共享的创新平台,为技术概念验证、商业化开发等技术转移活动提供服务支撑。2018 年 9 月,国务院出台《国务院关于推动创新创业高质量发展打造"双创"升级版的意见》(国发〔2018〕32 号),其第十七条强调推动高校科研院所创新创业深度融合。健全科技资源开放共享机制,鼓励科

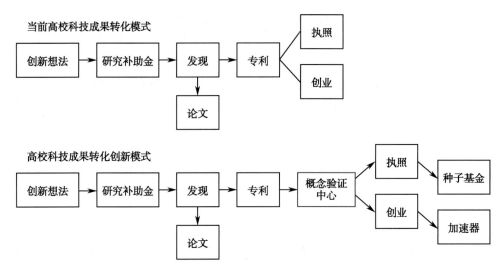

图 4-5-1　高校科技成果转化关键环节流程

研人员面向企业开展技术开发、技术咨询、技术服务、技术培训等,促进科技创新不创业深度融合。推进高校、科研院所与企业共同建立概念验证、孵化育成等面向基础研究成果转化的服务平台(科技部、教育部等按职责分工负责)。2020 年 5 月,科技部、教育部联合发文《关于进一步推进高等学校专业化技术转移机构建设发展的实施意见》(国科发区〔2020〕133号),第五条提出提升与业服务能力。技术转移机构应具备政策法规运用、前沿技术判断、知识产权管理、科技成果评价、市场调研分析、法律协议谈判等基本能力,逐步形成概念验证、科技金融、企业管理、中试熟化等服务能力。鼓励与专业技术转移机构早期介入科研团队研发活动,为科研人员知识产权管理、运用和成果转移转化提供全面和完善的服务。

2. 地方相关政策及做法

2019 年 10 月,深圳市科技创新委员会发布《深圳市技术转移和成果转化项目资助管理办法》,办法指出市科技行政主管部门根据《深圳市科技研发资金管理办法》(深科技创新规〔2019〕2 号)的有关规定,依法使用市科技研发资金对符合本办法规定的《技术合同》中属于技术转让类别的卖方或者属于技术开发、技术服务、技术咨询类别的受托方(以下简称卖方或者受托方),技术转移服务机构以及高等院校设立的创新验证中心予以资助。

2020 年 8 月,深圳市人民代表大会常务委员会颁布《深圳经济特区科技创新条例》,文件第四十二条支持高等院校、科研机构建立概念验证中心,为实验阶段的科技成果提供技术概念验证、商业化开发等服务。

2021 年 2 月,深圳市人民政府办公厅颁布《深圳市关于进一步促进科技成果产业化的若干措施》,第二条实施成果产业化"畅通工程"中的概念验证中心支持计划支持高等院校、科研机构设立概念验证中心,探索实行高等院校、科研机构、企业和资本组成的多元运营机制,为实验阶段的科技成果提供技术概念验证、商业化开发等服务。

2018 年全国大众创业万众创新活动周北京会场暨中关村创新创业季活动在中关村国家自主创新示范区展示中心发布了"中关村科学城概念验证支持计划"。2019 年 10 月,"中关村科学城 - 北京航空航天大学概念验证中心"正式挂牌成立,北京市首个概念验证中心落地。概念验证计划以促进概念验证活动开展为核心,具体包括三方面内容:一是支持创新主体开展概念验证活动。计划每年面向区内征集支持 20 个项目，单项支持不超过 50 万元，并发放不超过 10 万元的协同创新券；同时，组建概念验证项目专家顾问团队，邀请科学家、企业家、投资家为入选项目提供辅导。二是支持高校院所设立概念验证中心。首批支持 5 家，每家每年给予 500 万元专项资金支持，连续支持三年；对概念验证中心服务团队联合进行专项培训，提高概念验证中心服务团队专业化水平。三是对通过概念验证的项目进行持续支持。将通过概念验证并进行落地转化的项目纳入海淀区孵化培育体系，在投资、落地空间和人才落户、公租房等方面提供综合支持。首都医科大学 2022 年获批建立首都医科大学医疗器械及创新药物概念验证平台，首都医科大学附属北京友谊医院获批建立北京市医药健康临床概念验证平台。

2021 年，上海发布《上海市促进科技成果转移转化行动方案（2021—2023 年）》就指出，要支持专业化机构开展科技评价、概念验证等服务，试点建立科技成果概念验证引导资金，鼓励投资机构、技术转移机构等投资早期科技成果。同年，上海市科委发布《上海市 2021 年度"科技创新行动计划"科技成果转移转化服务体系建设项目申报指南》（以下简称《指南》），围绕技术转移示范机构培育、企业开放式创新平台建设、科技成果转化概念验证平台试点 3 个方向进行专项支持。《指南》"专题三"中，列出主要建设的内容为：支持纳入国家和市级技术转移示范机构（含培育）的科研机构，围绕优势学科，设立概念验证专有资金，吸引行业头部企业，投资机构或技术转移机构投入社会化资本；建立概念验证平台，通过提供技术可行性、种子资金、商业评价、技术转移等概念验证活动，验证特定技术的商业潜力，提出科研成果商业化的方向和建议。支持金额不超过概念验证资金投入的 10%，不超过 200 万元。

2022 年 11 月，杭州市科技创新大会暨科技成果转移转化首选推进会上，杭州市首批 15 家概念验证中心正式授牌。杭州还将设立总规模 50 亿元的科技成果转化基金，加快科技成果转化和概念验证工作。

（四）医院建立及运营概念验证中心的建议

1. 概念验证中心布局要点

概念验证中心包括中 / 小试基地、创新创业（教育）中心、技术转移办公室三个部分。服务环节包括建立种子基金，前期进行科技成果的评估与诊断、初期资金支持、培训与辅导，在中 / 小试基地进行技术验证，在创新创业（教育）中心进行评估与诊断、培训与辅导，在技术转移办公室进行推广推介。

概念验证中心与技术转移办公室相比侧重于推广推介与供需对接，与 OTL 办公室相比侧重于专利许可，与新型研发机构相比侧重于应用技术开发、中试与产业孵化，独立法人治理模式，与创新创业教育中心侧重于创新创业教育、咨询与辅导，与中试基地侧重于技术验证，如二次开发、集成与小试 / 中试。

建议研究型医院尽快建立概念验证中心，通过政府、企业、投资者、校友捐赠等方式筹措资金，其核心重点是主任与项目经理需要一批技术经理人（1＋N）、项目辅助咨询与产业孵化顾问、社会合作网络、双创导师。

中心立项及筹建可从以下几个方面进行规划：①项目实施的必要性及意义，项目实施的意义、产业化前景及国内外现状和发展趋势分析等。②现有工作基础，承担单位概况、技术人才团队条件、项目实施的前期基础。③项目目标及考核指标，总目标、阶段目标、考核指标、主要研究内容。项目绩效目标应突出科技成果转化数量、促进科技投融资金额、新增在孵企业、培养高新技术企业、培训从事技术创新服务人员（人次）、提供技术咨询／技术服务（人次）、培训和指导农业科技服务（人次）等指标。④工作方案，包括项目总投资预算、资金筹措方案、成果推广应用及产业化方案、配套资金落实措施、成果利益共享分配机制。⑤项目预期成果的经济、社会效益，成果应用前景。⑥项目承担单位及人员情况，项目承担单位及合作单位情况、项目人员情况。⑦仪器设备购置与创新平台建设。⑧项目的组织管理措施，组织保障、资金筹措、经费管理、人才保障。⑨有关附件（有关资质证明材料，资金配套承诺，企业近三年完税证明，科技成果证明、科研能力证明以及其他认为必要的佐证材料）。⑩专家论证意见。

2. 概念验证中心发展思路

研发成果不能是个概念，必须是经过验证的、基于实际需求的解决方案，核心任务是在特定的时间范围内（10～24个月），进行市场评估、原型开发、客户发现等，证明市场可行性。概念验证中心从根本讲，不是基金计划项目，不是"许可"，不是"创业项目"。从转化的发展过程来看，往前端，它支持的对象是"早期项目"，但是绝对不支持基础研究，它不是基金计划项目；往后端，它不是"许可"或者"创业项目"，已经获得任何赞助、投资的项目也不能支持。

目标是消除不确定、提升小确信，吸引外部配套资金。概念验证给予的项目基金往往都是小额，经费立足解决当下的关键问题，确定市场价值，并开发商业化路径。所以，其重点在于提升其获得进一步关注、评估和支持的机会。这里的本质是借助外部视角，进行资产开发，使其"可转化"。

关键是潜在合作伙伴的早期介入，商业化网络与创业教育。对于潜在合作伙伴的早期介入，概念验证中心关键在于商业发现、市场验证，需要的是市场敏感性和商业嗅觉。因此，尽早地把投资人、商业导师请进实验室，让他们尽早参与到市场价值评估、商业方案的策划中，帮助完成客户发现、市场调查、商业画布等，共同参与资源开发是关键环节之一。对于商业化网络和创业教育，概念验证中心可以提供服务和支持，这不同于TTO办公室，也不同于孵化器、众创空间，不是提供销售、法律和融资等方面的知识和技能，而是提供一个商业网络，使教授、科研成果与产业界、投资界建立联系，亦是提供创业教育、培育创新团队，更是升级发明人的"想法"，使其为后面的转化、创业等做好准备。

提高成果转换率的要点在于能提供充足的、能满足可转化要求的优质项目，概念验证中心的重点在于开发，而不是转让、创办公司等。即便是获得了资金支持，但如果商业上关键的问题以及关键的业务问题没有被提出，项目还是难往下推进的。概念验证重点是解决当下的问题，达成小目标，提供小确信，然后把项目推向下一个阶段。

二、新型研发机构

（一）新型研发机构概念及类型

针对现行医院成果转化的难点和痛点，医院可考虑构建新型研发机构，比如医疗器械开发，该类机构可进行概念验证、医疗器械中试、工程化试验、检验检测、二次开发、集成创新、深度融合、技术推广、产学研合作、产业培训等服务。按主导单位，可分为政府主导型、高校主导型、科研院所主导型、企业主导型和社会组织主导型。政府主导型，可重点提供公益性的行业服务，支持关键技术创新扩散，建议未来主要依托科研院所、高校建设。高校主导型，可依托高校雄厚的学科研究基础，实施科技成果转化，重点支持发展，以科技服务模式参与建设。科研院所主导型，可重点实施行业关键技术本地化和技术扩散，重点支持发展，优先支持在粤建设分支机构。企业主导型机构，可逐步成为应用研究的主体，重视颠覆性技术创新，重点支持发展，借鉴外资企业在华研究院经验。社会组织主导型，可为某一具体行业提供专业的研发和技术服务，逐步发展成为科技合作中介组织。

医院可参考高校或科研院参与建设的类型。各专家对其概念定义的提法存在一定争议，如基于案例研究，王勇等分为科研新型科研机构和创业新型科研机构。刘林青等认为最主要的两类是大学主导的专业化产业技术研究院和政府主导的综合性产业技术研究院。基于依托单位和建设主体，林志坚将新型研发机构大致分为大学主导型、科研院所主导型和地方政府主导型研究院，熊文明等将新型研发机构分为政府主导型、大学主导型、企业主导型等。何慧芳等认为新型研发机构探索出不同于传统的建设模式，主要有海外归国人才创业、建立民办非企业机构、组建创新联盟、建立企业研发机构、政府引导新形态等。李栋亮主要依托单位和建设主体，将新型研发机构分为高校主导的校地共建型、科研机构主导的院（所）地共建型、社会法人主导型、联盟组织共建型。基于功能和业务，齐振远按照主要业务，将国内工研院分为孵化器模式、公共平台模式、研发中心模式等几种类型。李玉玲等从主要功能角度，将国内区域产业技术研究院大致分为公共技术服务类、应用技术研发和成果转化类、竞争前技术研究类（基础研究类）。

根据科技部政体司与火炬中心发布的《新型研发机构发展报告2020》中数据显示，"十三五"期间各地新型研发机构数量快速增长，占我国新型研发机构总量的50.4%。2018年成立的新型研发机构数量最多，共278家；其次是2017年，全年共注册成立了249家，2019年新成立的新型研发机构数量也超过200家。东部地区集中全国新型研发机构的七成，东部地区高端研发机构数量最多，达到1 509家，占我国高端研发机构总量的73.6%，主要集中在江苏、山东、广东、浙江、福建，5个省份的高端研发机构数量均超过100家，总量占全国的61.4%。西部地区和中部地区高端研发机构数量分别为300家和213家，占全国总量的14.6%和10.4%，其中，重庆、河南、四川等省市在高端研发机构发展方面表现较为突出，高端研发机构总量均突破50家。东北地区高端研发机构数量为28家，占全国总量的1.4%。

按照注册单位类型不同，可分为事业单位型、企业法人型、民办非企业法人型及其他。不同法人类型的公益性强弱不同，事业法人单位的新型研发机构公益性强、科技创新性较高；企业法人的新型研发机构公益性较弱，更注重商业应用；社会组织法人的机构介于两者之间。政府根据公益性的不同，政府支持的力度也有所不同。按主营业务，又可分为研发中心型、成果转化型、孵化器型、公共平台型、综合型，这里不做具体介绍，详见表4-5-1。

（二）新型研发机构的特点

新型研发机构承载着将市场需求，体制内外科技资源、资金、人才，及产业技术开发进行融合的职责与功能（"三融合"，即融体制、融资源、融市场），可以打破各类组织的边界，让资源流动，让技术、资金、人才按照需求流动起来，可以解决在原来边界分明的组织中无法解决的问题，最终让技术变产品走向市场。新型研发机构与传统研发机构的区别：其一，投资主体方面，前者投资主体多元化，往往由多个投资主体（包括政府、企业、非政府组织等）共同投资创办的；后者往往只有一个投资主体，包括主要由政府创办的事业单位、研究院

表 4-5-1　不同注册单位类型的新型研发机构政府资助方式

支持措施	事业单位	企业	社会组织
企业研发经费投入后的补助	—	√	√
企业研发费用加计扣除	—	√	√
承担科技计划项目的支持	√	√	—
科技用房产权分割转让	√	—	—
认定为高新技术企业	—	√	—
机构和个人的研发补助	—	√	√
建设用地指标	√	—	√
科研设备进口减免税收	√	—	√
银行融资	√	√	√

所、高校或者民间资本创办的民办非企业研发机构等。其二,组织机构方面,前者组织机制灵活,往往采用开放式创新模式,以吸纳外部优秀的创意,并以各种比较灵活的方式,例如用人机制、激励机制、培养机制,吸纳外部优秀人才加盟;后者科研组织比较严密,科研任务都是按照任务分工和专业技术能力由内部科研人员承担,一般不对外开放,内部人才流动与晋升相对僵化、激励机制受限。其三,功能方面,前者功能多元化,不只是进行科研,还以科研为核心延伸至技术孵化、科技成果转化与产业化、技术投资、产业投资等,以产业需求、市场需求为源头,应用类科研技术为主要手段,通过市场来验证和衡量技术的市场和商业价值;后者主要承担研究开发职能,解决国家重大需求,解决国际科学技术前沿问题,一般不承担其他职能,只有科研的压力,没有经营的压力。其四,经营机构方面,前者经营机制市场化,以市场需求设人设岗,设定研发方向与需求,服务于产业的发展要求,灵活的激励机制;后者经营机制是按任务进行的,即运作经费来源于创办者的拨款,或者按照科研任务由创办者核定经费,或者向有关部门申请科研项目及经费,一般是非营利组织,也不排除有些企业性质的研究机构也有盈利目标。其他不同点详见表 4-5-2。

表 4-5-2　传统研发机构与新型研发机构的区别

类别	传统研发机构	新型研发机构
目标定位	单一目标专注基础研究、应用研究	多元目标:①瞄准国家战略需求;②助力地方产业发展;③提供专业服务支持;④专注企业技术升级
投资主体	单主体独建	多主体共建,包括政府、科研院所、高校、企业、民间资本等
机构性质	国有事业单位	①国有化企业型;②民办非企业型;③新型事业单位型;④非法人研发机构型
管理模式	行政化管理	企业化管理
研发模式	线性模式,专注基础研究、技术攻关和产业应用某单一环节	交互模式,融合基础研究、技术攻关和产业应用
运行机制	固定	灵活

（三）新型研发机构的制度创新探索

新型研发机构搭建了政府、高校、科研院所、企业之间的制度性通道，能够获取这些创新主体优质的要素资源。通过构建微创新生态，为创新要素的整合提供了一个混合制度空间，能够吸引一部分以转化和社会服务为主要职能的教师及研究人员为全职、集中的从业人员，最终持续推动项目发展。新型研发机构的混合性还体现在"四位一体"（科研、教育、孵化、投资）或"五位一体"（基础研究、应用研发、孵化、投资、人才培养）上，即高度集成各类创新要素形成一个微创新生态，有效弥补创新鸿沟，以及降低不同环节之间的交易成本。在发展过程中会形成和发展出一种独特的组织能力，这种独特的组织能力体现在多个方面。发展得较好的新型研发机构，其机构领导人都是既懂科研、又懂商业的复合型人才，在发展过程中，又发现和培养了一批复合型的人才。因此，新型研发机构在组织制度、常规和文化等方面，通过一些特殊的设计来协调科研活动和商业活动之间的差异，并力图实现两者的有效衔接和融合，包括科研人员绩效的多元化评价机制、投资收益的退出机制、衍生企业的反哺机制、开放创新的合作机制等。

（四）新型研发机构的发展挑战

在治理体系方面，理事会领导下的院长负责制是现代科研院所治理的典型架构。然而，许多新型研发机构的理事会制度形同虚设，"一年不开一次会"，无法真正发挥联合治理的优势。在转化能力方面，当前新型研发机构见诸报道的"成功"，有多少是享受了海归红利、已有成果的变现，以及高额政府补贴下的繁荣不得而知，但可以肯定的是，只有少部分新型研发机构能够成功建立这种能力；能力形成需要时间，新型研发机构盲目地发展和扩张，客观上会导致这种能力"不够用"；新型研发机构应当认识到，"四位一体"中的"四位"不能同等视之，自身的核心能力应当还是研发，投资和孵化都是为研发成果的商业价值实现而服务的。在竞争实力方面，传统高校、科研机构甚至企业都在吸引人才、孵化项目，与新型研发机构形成直接的竞争，对新型研发机构的发展绩效造成了很大的压力。

（五）新型研发机构建设意义

为进一步激发企业活力，开展长期可持续创新的需要，集聚创新资源，促进区域经济高质量发展的需要，新型研发机构可作为一种从丰裕区域向稀缺地区投射创新资源的手段（校地合作、院地合作的形式），以缓解创新需求和创新供给在空间上的结构性矛盾，通过创新机制，加强医院、高校院所成果转化的需要。医院、高校院所应用技术研发能力不行，失败率高、成本高或不够先进而无法满足企业需求。医院、高校院所普遍缺少人、财、物的自主权，新型研发机构可在创新上，包括应用技术研发、产业技术开发、小试/中试、专利布局、成果转化方面，提升企业创新能力，加大成果转化力度；在创业上，包括中试/大试、二次开发、技术集成、工程化、量产、投资、孵化、产业化，从而缩小高校成果与商业化之间的鸿沟。

（六）新型研发机构政策要点

1. 国家政策

2015年9月25日，国务院颁发的《深化科技体制改革实施方案》，方案指出推动新型研发机构发展，形成跨区域、跨行业的研发和服务网络；制定鼓励社会化新型研发机构发展的意见，探索非营利性运行模式。2016年5月19日，国务院颁发的《国家创新驱动发展战略纲要》，文件指出发展面向市场的新型研发机构；围绕区域性、行业性重大技术需求，实行多元化投资、多样化模式、市场化运作，发展多种形式的先进技术研发、成果转化和产业孵化机构。2019 年 9 月 12 日，科技部发布《关于促进新型研发机构发展的指导意见》，明确了新型研发机构的相关要求：具有独立法人资格，内控制度健全完善；主要开展基础研究、应用基础研究、产业共性关键技术研发、科技成果转移转化，以及研发服务等；拥有开展研发、试验、服务场所必需的条件和设施；具有结构相对合理稳定、研发能力较强的人才团队；具有相对稳定的收入来源。2020 年 4 月 9 日，国务院发布《关于构建更加完善的要素市场化配置体制机制的意见》，意见指出支持科技企业与高校、科研机构合作建立技术研发中心、产业研究院、中试基地等新型研发机构。2020 年 5 月 22 日，国务院在《2020 政府工作报告》中提及加快建设国家实验室，重组国家重点实验室体系，发展社会研发机构，加强关键核心技术攻关。2020 年 7 月 13 日，国务院发布《关于促进国家高新技术产业开发区高质量发展的若干意见》指出，积极培育新型研发机构等产业技术创新组织，对符合条件纳入国家重点实验室、国家技术创新中心的给予优先支持。

2. 地方政策

2014 年 5 月，深圳市颁布《加强新型科研机构使用市科技研发资金人员相关经费管理的意见（试行）》。2014 年 9 月，东莞市发布《加快新型研发机构发展的实施办法》。2015 年 4 月，中山市发布《中山市人民政府办公室关于加快新型研发机构发展的若干意见》。2015 年 5 月，广东省颁布《关于支持新型研发机构发展的实行办法》。2015 年 7 月，广州市颁布《广州市人民政府办公厅关于促进新型研发机构建设发展的意见》。2015 年 7 月，东莞市发布《东莞市加快新型研发机构发展实施办法》。2015 年 7 月，中山市发布《中山市新型研发机构认定管理办法》。2015 年 8 月，珠海市发布《关于推进珠海市新型研发机构发展的实施意见》。2015 年 8 月，揭阳市发布《关于加快科技创新的若干政策意见》（揭府〔2015〕57 号）。2015 年 9 月，惠州市发布《惠州市科学技术局促进新型研发机构发展的扶持办法》。2016 年 3 月深圳市发布《关于促进科技创新的若干措施》。2016 年 3 月汕头市发布《汕头市科学技术局关于新型研发机构认定管理办法》。2016 年 4 月，佛山市发布《扶持新型研发机构发展试行办法》。2016 年 5 月，中山市发布《中山市新型研发机构专项资金使用办法》。2016 年 10 月，重庆市发布《重庆市新型研发机构培育引进实施办法》。2016 年 10 月，江苏省发布《关于加快推进产业科技创新中心和创新型省份建设的若干政策措施》。2017 年 6 月，广东省发布《广东省科学技术厅关于新型研发机构管理的暂行办法》。2017 年 10 月，安徽省发布《安徽省新型研发机构认定管理与绩效评价办法（试行）》。2017 年 10 月，福建省发布《福建省省级新型研发机构非财政资金购买科研仪器设备软件补助专项资金管理办法》。2017 年 11 月，湖南省发布《湖南省人民政府关于加快科技服务业发展的实施意见》。2017 年 12 月，四川省发布《四川省"十三五"产业技术创新规划指南》。2017 年 12 月，河北省发布《河北省省级产业技术研究院建设与运行管理办法（试行）》。2018 年 1 月，江西省发布《关于加快赣江新区科技创新引领发展若干措施》。2018 年 1 月，新疆维吾尔自治区发布《关于推进丝绸之路经济带创新驱动发展试验区建设若干政策意见》。2018 年 1 月，北京市发布《支持建设世界一流新型研发机构实施办法（试行）》。2018 年 6 月，山西省发布《山西转型综合改革示范区新型科研机构管理办法（试行）》。2018 年 8 月，广东省发布《广东省科学技术厅关于2018 年度促进新型研发机构高质量发展的通知》。2018 年 9 月，甘肃省发布《甘肃省人民政府关于全面加强基础科学研究的实施意见》。2018 年 10 月，天津市发布《天津市产业技术研究院认定与考核管理办法（试行）》。2016 年 10 月，广西壮族自治区发布《广西加快科技创新平台和载体建设实施办法》。2019 年 1 月，山东省发布《山东省新型研发机构管理暂行办法》。2019 年 1 月，河南省发布《河南省新型研发机构备案和绩效评价办法（试行）》。综上，医院可根据所在地区的优势与相关地市开展合作，设立新型研发机构。

（七）新型研发机构目前主要成果转化模式

自行投产模式，即自主开发，指科研成果在本单位内部进行转化的一种模式，其特点是将成果产生源与成果转化吸收体融为一体，取消了成果交易的中间环节。技术转让模式，即有偿转让，指通过签订技术转化合同，将新技术、新工艺、新产品等专利权、专利申请权、专利实施许可权等进行转让，其特点是成果产生源与成果转化吸收体相分离，没有形成长期、紧密合作。技术开发模式，即产学研合作研发，指企业与高校或科研机构合作开发、联合攻关或委托开发的新技术、新产品，其特点是将企业的市场化优势、产品化优势与高校、科研机构研究开发的优势有效结合。科技创业孵化模式，即通过创业或孵化企业的形式将大量沉淀在科研院所和大学的科技成果进行转化，不仅支撑了中小企业的快速成长，也为经济的发展提供有力发展动力。公共技术服务平台模式，即通过建立面向社会的公共服务平台，为企事业单位提供所需的专业技术服务，其特点是将研究开发、技术咨询和服务有机结合。

（八）医院建立新型研发机构的建议

首先，取得医院和学校支持，包括校领导、院领导、学科和实验平台或创新团队（院士）的持续支持。其次，获得地方重视，包括方向契合、功能吻合（转型升级 / 产业培育 / 产业服务）并及时沟通。在资源整合方面，注重企业参与、行业对接，里子为先，面子为次，转化为要。在聚焦聚力市场化运营方面，取得政府充分授权、做到决策机制灵活、形成专业团队。领军人才方面，从战略把握、资源整合、人才聚集、企业文化、创新精神、科学管理方面，形成全才培养。核心团队方面，在人事、财务、法务、基建、运营、研发、市场、孵化器、培训、公关、品宣全方面提供服务。体制机制方面，形成资源导入机制，在风控机制、理事（顾问）委员会、激励机制方面，形成体系。方向聚焦方面，做到小步快跑、快速迭代，突出优势和特色，同时做到产品与服务定位清晰，明确市场发展战略。在平台运营方面，做到生存与发展、平台与服务、研究与孵化等方面全面发展。其他问题还包括在土地、房产、资金、现金流方面进行相关制度梳理和并提供保障机制。

三、环医院产业园

医学科技成果转化及产业化，不同于其他方向产业，医院既可以是研发方，又是产品应用方，研发的过程需要通过临床经验调整并经过临床验证，同时医院科研工作者大部分需要兼顾临床和科研，时间和精力十分有限，因此要解决医学创新"最后一公里"难题，需要建设环医院的医学成果转化园区，与城市现有园区形成错位竞争、共同发展，打造医学科技成果转化高地，吸引配套及产业集群，推动"医学科技成果转化中心产业联盟"，聚焦几大重点发展产业加上生物医药及高性能器械，形成创新原动力。可借鉴国际领先的园区经验，包括美国波士顿长木医学区、美国得克萨斯州医学中心、以色列耶路撒冷生物医药园区、新加坡启奥生物医药园等，再结合医院所在区域的特点，与当地政府共建对标国际、立足医院所在地，坚持国际化、高端化、智能化的发展方向，建成国内医学研究领域的"新硅谷"。

（一）美国波士顿长木医学区

长木医疗产业区位于波士顿市区西南 4.83 千米处，区域面积 0.86 平方千米，是世界著名的健康、医疗教育和医学研究中心。园区包括 24 家医院和大学，如哈佛大学的三大附属教学医院及研究、治疗中心，以及贝斯以色列女执事医疗中心、布列根和妇女医院、波士顿儿童医院、达纳法伯癌症研究所等著名医院，年均临床试验 250 例，副教授及以上临床转化人才累计 4 000 名，年产值 200 亿美元以上，是世界顶尖生物医药产业及医疗服务集群，覆盖临床转化及医疗服务，围绕 4 家全美顶尖研究型医院及其临床中心开展成果转化，通过顶尖研究型医院临床转化设施可驱动百亿美金级生物医药和医疗产业集群。

其主要可重点借鉴的地方包括：首先，高度集中的园区科研机构，包括哈佛大学、麻省理工学院、波士顿大学、新英格兰医学中心等，不断集聚医院产业人才，通过成果转化为医院产业提供了大量创新成果，并不断完善。区政府及产业大规模的研究投入，提高医院产业集群的创新能力，保证了医学研究领先地位。其次，"政、产、学、研"融合的良好生态，是医院产业实现健康发展的重要保障，通过一流的科研机构孕育出先进的科研成果，同时培养出大批一流人才，政府将推动医疗产业的发展提高到战略地位，为该产业的发展提供资金、政策和中介服务等支持。最后，企业将科研机构的研究成果产业化，推动了科研技术的推广，医院产业的创新进一步发展。各政府部门负责改善商业环境，行业协会则致力于协调产业和政府之间的关系，推动政府制定有利于产业发展的政策，大学及科研机构，如麻省理工学院、哈佛大学、波士顿大学等，是各种医疗高级人才的培育基地，同时与医院共同进行研发，不断拓展新的未知领域。马萨诸塞州和波士顿健康医疗委员会（官方非营利性组织）是该区健康医疗企业成员的贸易联合机构，专门负责提供教育、职业培训、产业信息以及健康医疗企业间贸易联系等中介服务。

（二）美国得克萨斯州医学中心

美国得克萨斯州医学中心 TMC（Texas Medical Center）总雇员超 106 000 人，共有 9 200 个病床床位，吸引高级医疗人才累计 4 000 名，年产值 250 亿美元，拥有全球最大的儿童医院和全球最大的癌症医院，每年接待 800 万求医者，年度手术量 18 万台。医疗中心有 54 个与医学有关的机构，包括 21 家医院和 8 个专业医疗机构、8 个学术和研究机构、4 所医学院、7 所护理学、3 个公共卫生组织、2 所药房和 1 所牙科学校，是全美最大医疗服务集群，仅覆盖医疗服务，依托世界最大肿瘤医院，提供品质医疗服务，成为德州第三大支柱产业。其发展模式包括：①捐赠机制，捐赠者无资金回报要求；②医学中心管理机构设立董事会，包括重要政要和知名科学家等；③ 1980 年左右建立技术转移许可办公室、技术转移经理人协会培养科技创新技术转移专业人士，通过该机构鉴定并保护新技术，寻求企业技术转移合作和研发资助，促进技术转移商业化生产，保障医学中心按照服务照顾患者，推动医学健康、科学和教育发展，促进知识传播；④从事科研的成员机构都设置技术转移创新办公室，并在中心内部成立创新研究所，占地 9 290.30 平方米，促进政府、科研机构、医院和企业互相连通，通过区域核心医院辐射带动周边医疗机构，形成医疗服务生态集群。

（三）以色列耶路撒冷生物医药园区

以色列耶路撒冷曾被评为全球生命科学初创企业第六大最佳生态系统，其主要产业包括 AI、大数据分析和生命科学领域。耶路撒冷生物医药园区吸引生物医药研发转化及科技创业人才累计 3 000 名，年产值 50 亿美元，享有"第二硅谷"世界级生物医药产业集群的称号，覆盖研究及临床转化、科研转化商业平台及风投孵化体系，实现了生物医药科技产业50%年增长，其主要做法是通过"技术转移公司"制保障发明者商业收益，为院企合作与医生共创提供激励。具体来讲，生物医药园区形成了除围绕希伯来大学、哈达萨医学中心、Shaare Zedek 医学中心、赫尔佐格医院、JCT-列夫学术中心等世界顶尖医疗和学术机构外，还拥有150多家初创公司的产业集群；生物技术园附属于希伯来大学，紧邻希伯来大学医学院和哈达萨医学中心，园区还提供各方面的平台来支持和孵化生命科学初创公司，包括Biohouse 创业实验室（哈达萨医院内）、BioGiv 共享实验室（希伯来大学）；园区还获得了政府强有力的支持，建立了创新的产学研机制，引进了成熟的融资体系。

政府政策方面，以色列出台了生物技术高技术产业发展专项计划、为生物技术产业的发展提供咨询国家生物技术委员会等；设立了"2000—2010 生物计划"，为生物制药企业提供研发贷款、税收减免等政策；还包括创立"风险投资基金"、颁布《促进工业 R & D 法》等。园区机制方面，设立以色列特色的首席科学家办公室制度，政府出资1亿美元创建10个风险资本基金，采用"贷款非资助"策略，设立了研究与发展基金、磁石基金、科技创业基金和科研孵化项目等。人才制度方面，注重高端人才储备，政府每年投入 GDP 的 9%～12%，推动高校和科研机构承担本国约65%的生命科学研究工作。商业化成果转化体系方面，以色列大学均设立科技转化公司、商业化的技术转让组织。全球资源利用整合方面，政府鼓励开展全球范围内的基础研究合作，加入了欧盟的多个研究创新框架项目，包括在细胞结构生物学领域为泛欧洲用户提供尖端医疗设备、技术和人员等。

（四）新加坡启奥生物医药园

启奥生物医药园（Biopolis）是新加坡专注于生物技术、生物医药和生命科学领域的科技园区，位于新加坡纬壹科技城东北部，邻近新加坡国立大学和南洋理工大学，占地12公顷，年均临床试验50例，吸引研发及转化人才累计2 500名，年产值150亿美元，是亚洲生物医药产业集群，覆盖研究、临床转化及区域总部，共享研究设施、人才政策、知识产权保护，吸引40家龙头企业总部集聚，其特色优势是"顶尖设施＋创新人才＋知识产权保护"三要素吸引龙头，龙头催生产业集群。主要做法包括：在设施方面，设有多个公共研究机构、大学研究中心和生物技术公司，涉及结构生物学、基础及临床科学、影像及其他支持，以及临床前试验及临床研究、小试、中试、量产等，包括雅培、葛兰素史克、诺华、罗氏等，从基础研究到临床研究、生产和销售形成产业闭环；在人才方面，园区各个研究机构和企业聚集了在各自领域的专家，营造了专家和科学家之间的知识和经验的交流和共享的氛围；在园区环境方面，打造了科技园区，大力推广节能、减排和可持续发展等方面的技术和实践，并配套了餐饮、零售和娱乐设施；在孵化基金方面，由政府主导，通过政府产业基金和 VC/PE 的投资，引入国际知名医药企业，并设立国家科学技术研究局，其各个下属机构负责对园区进行项目认证、资金支持、园区资源协调等；在园区机制方面，包括邀请或聘用国际知名的行业专家、提升产业形象；政府领衔招商，组织多次美、欧招商活动；鼓励中小企业与行业巨头进行技术合作等。

（五）环医院产业园建设建议

园区可从以下几个方面进行布局和建设：①医学转化研究试验区：紧密联合医院、研发机构和企业，架起研发和成果转化的桥梁，形成产、学、研、医良性互动机制，有效解决生物医药研发"最后一公里"。②国际前沿医疗先行区：吸引全球知名医药、医疗器械、人工智能医学科研中心的亚太分部落户园区;争取临床急需的生物医药新技术先行先试,力争突破一批共性关键技术,形成一批重大原创成果。③医学创新发展引领区:引进和建立医疗研究机构和医疗咨询机构,建设高端医学智库;集聚引进一批互联网医院、连锁医院总部,创新医疗服务理念,构建"医疗+互联网"创新发展模式。④打造生物医疗产业集聚区:对标国际一流的生物医学园区项目,突出全产业链整体布,推动上、中、下游产业协调发展,打造生物医疗产业集聚区。

第六节　优化医院科技成果转化激励机制

一、激励机制现状

(一)国家法律法规与政策支持

习近平总书记在党的十八届四中全会上指出:"新中国成立以来特别是改革开放以来,经过长期努力,我国形成了中国特色社会主义法律体系,国家生活和社会生活各方面总体上实现了有法可依,这是一个了不起的重大成就。"科技成果转化相关的单独法律法规主要集中在民商法、行政法、经济法、社会法体系中,与之相关的法律条文还穿插在各个法律规范性文件之中。由此可见,我国的法律体系为科技成果转化的激励与约束机制提供了系统性的制度保障,为实践探索划定了法律边界。与此同时,我们也应注意到,知识产权作为特殊的财产权利和人身权利,对其进行立法保护形如一把"双刃剑",适度保护可以促进科技创新,过度保护则会形成技术垄断,限制社会进步的速度。从立法角度,由于科技成果转化全流程链条的阶段多、牵涉面广、时效性强,整个司法体系的自洽性难题也会成为制约科技成果转化实施的重要因素。

《中华人民共和国科学技术进步法》作为我国科技领域的基本法,将国家创新体系建设调整为法律制度主线,体现了我国在国家创新体系建设研究和实践方面的最新进展。为深入推进科技体制改革,国家鼓励开办创新主体新型化,完善投入主体多元化、管理制度现代化、运行机制市场化、用人机制灵活化的发展模式。为了解决科研人员事务性负担较重问题,该法要求简化管理流程,避免重复性检查和评估,减轻项目申报等方面的负担,保障科学技术人员的科研时间。在新增的"监督管理"部分,法律规定了政府、机构、企业及各类主体和人员在加强科技法治化建设和科研作风学风建设,建立和完善科研诚信制度和科技监督体系,健全科技伦理治理体制等方面的权利和义务。

知识产权作为一种无形财产权,其保护客体的无形性为权利人的维权活动带来困难,例如同一知识产权可以被不同的非权利人同时使用,即知识产权客体的非排他性使用,这就要求权利人需要通过不断加大侵权发现和维权监督的投入,才能真正维护自身的合法权益,这对于知识产权创造者来说无疑是一种负向激励。《中华人民共和国民法典》第一千一百八十五条规定:"故意侵害他人知识产权,情节严重的,被侵权人有权请求相应的惩罚性赔偿。"这种将侵权成本设定为大于收益的立法导向,可以在一定程度上对侵权行为人起到法律震慑作用,从而降低侵权可能性,为权利人寻求赔偿提供法律依据。然而,需要引起我们注意的是,对于民事侵权行为的主观故意认定仍是司法实践中的难点。难点之一在于民法制度对于举证责任的设定,以及证据获取途径的限制。在民事活动中,"谁主张谁举证"是一般原则。知识产权所有人作为诉讼原告时负有举证责任，但受限于其在侵权发现、原始证据收集上存在实践难度，进而影响其保护自身利益的意愿及效果。相反，侵权责任主体为了规避惩罚性处罚，会采用更为隐蔽的侵权方式或者转移、销毁证据，进一步提升知识产权案件的维权难度。

与民法体系调整相呼应的是，打击知识产权犯罪、稳定金融市场秩序成为2021年实施的《中华人民共和国刑法修正案（十一）》（以下简称"修正案"）的主要内容之一。侵犯知识产权行为入罪的积极方面在于，刑事案件除了自诉途径外，还有公诉渠道。这就为知识产权这种私权利赋予了公权力的监督和约束机制，为发现和打击知识产权违法犯罪行为、维护社会大环境的繁荣与稳定形成正向的激励机制。本次修正案新增条文13件，修改条文34条。从具体内容来看，修正案通过增设新罪和拓展旧罪的方式扩大知识产权犯罪的纳入范围，还通过调高量刑标准上限的方式，加重对侵权犯罪的处罚力度。在增设新罪方面，删除了对"商业秘密"的法律定义，形成对"侵犯商业秘密罪"的泛化认定与打击趋势，通过新增"商业间谍罪"将为境外非法提供商业秘密纳入侵犯商业秘密罪的认定范围。基于以上两点，结合2019年起实施的《人类遗传资源管理条例》第二十四条"利用我国人类遗传资源开展国际合作科学研究，产生的成果申请专利的，应当由合作双方共同提出申请，专利权归合作双方共有"，医疗机构科研管理部门在管理跨国科研协议，特别是跨国临床试验时，应注意到专利技术在未申请状态下或其申请文件在公开前的技术秘密属性。中方单位应当依法取得共有专利权，而未取得专利权的非法行为存在触犯商业秘密类刑事犯罪的风险。在量刑设计方面，除销售侵权复制品的罪法定最高刑由"3年以下"修改为"5年以下"外，修正案对其他有独立刑罚规定的知识产权犯罪行为在法定最高刑的量刑上均是将"情节特别严重"情形下的刑罚上限由"7年"调整为"10年"。同时，通过取消拘役或管制的刑罚，将判处有期徒刑设定为知识产权犯罪的"起步点"。

2016年，《国家创新驱动发展战略纲要》在"构建专业化技术转移服务体系"中明确提出建立"职业化技术转移人才队伍"的目标。2020年，《中共中央 国务院关于构建更加完善的要素市场化配置体制机制的意见》明确指出要建立国家技术转移人才培养体系。从中央到地方政府，从高校所到医疗机构再到企业等创新主体，针对科技成果转化人才的培育工作开展了积极探索，虽然取得了一定的成效，但是在培育模式、培育内容、培育体系等方面均暴露出了诸多问题。以上都表明，我国的科技成果转化人才培养工作尚处于探索阶段，有必要针对技术转移人才教育中的各种问题提出科学的解决对策，建立起完整、适用性高、实施效果好的人才培养体系。

2017年，国务院印发的《国家技术转移体系建设方案》明确指出技术转移人才包括技术转移管理人员、技术经纪人、技术经理人等，并将技术转移人才与技术研发人员加以区分。2021年12月，国家发改委规划司在"十四五"规划《纲要》名词解释中指出"技术经理人一般是指在高校、科研院所等机构从事技术转移的专业人士，需具备良好的技术背景，能够辨识科技项目的技术水平和应用场景，能帮助科学家寻找合适的合伙人、组建创业团队，熟悉科技成果转化的法律法规和操作程序"。基于以上解释，我们可以看出，与技术经纪人居中角色不同的是，技术经理人立足于研发端或者应用端，其在转化各阶段的角色变化大，参与转化的路径长，对项目的了解程度深，与发明人团队之间的信任程度高，劳动付出与创造的价值实际更多。尽管技术经理人与技术经纪人的角色定位与角色区别已逐渐清晰，但是由于两者整体的存量不足，社会实践不充分，导致针对其工作的激励与约束机制设计仍处在初始阶段，尚难以满足大力促进科技成果转化发展的工作需求。

在成果转化相关人员的收益激励方面，我国的知识产权相关法律、《促进科技成果转化法》等对人员范围、金额大小及收益比例等都有较为明确的法律导向与法条依据。例如，在专利权人与发明人或者设计人之间未进行约定的情况下，根据《专利法实施细则》对专利授权后专利权人奖励给发明人或者设计人奖金的时限和最低金额进行了明确，对专利权人自行实施或许可、作价投资所获收益向发明人或者设计人分配的最低比例也进行了设定。此处需要注意的有两点，第一点，从法条文字上看，法律并未明确将技术转移管理人员、技术经纪人、技术经理人等服务型技术转移人才作为单独群体纳入奖励范围，除非以上人员具备发明人或者设计人身份。在事业单位中，将管理人员或者服务人员纳入发明人或者设计人团队，是需要单位内部制度支持的，例如人事制度、科研制度、保密制度等。第二点，国家知识产权局为了进一步消除评价指标和专利资助政策带来的不利影响，更加强调高质量发展，纠正片面追求数量的倾向，于2022年发布了《关于持续严格规范专利申请行为的通知》，并明确提出逐步减少对专利授权的各类财政性资助，每年至少减少25%，直至在2025年以前全部取消的工作目标。

在《促进科技成果转化法》中，也有着与《专利法实施细则》相类似的法条设计机制。此处需要注意的问题有三点。首先，无论是《促进科技成果转化法》还是《专利法实施细则》，其人员激励条款的设计都是以"有约定从其约定"为前提的。因此，在激励机制设计的法律依据上，给予发明人团队的收益激励比例是可以低于50%的。其次，作为一种赋权性法律，2015版《促进科技成果转化法》并未将医疗机构纳入其适用范围。因此，需要地方性法规对医疗机构的主体适用性予以补充和完善。否则，在没有合同约定或约定不明的情况下，医疗机构的转化激励纠纷将难以寻求到合适的法律依据。这既有损转化激励的效果，也难起到定争止诉的作用。最后，从立法精神来看，缺少合同约定是相关法条适用的前提。因此，我们在进行转化激励与约束机制设计时，应该充分用好合同这一民事法律关系载体，熟悉民法体系特别是《中华人民共和国民法典》中涉及合同内容的相关条款及其立法精神。

除了《中华人民共和国民法典》"合同篇"之外，我国法律体系中还有许多激励或约束科技成果转化行为的法律条款。知识产权作为一项财产权，不仅能够通过许可、转让的形式获得收益，还可以通过质押方式转变为新型融资筹码，为创新主体注入创新活力，特别是对急需资金扶持的初创企业帮助尤甚。在1995年颁布的《中华人民共和国担保法》中就确立知识产权可以质押，规定知识产权中的财产权可以作为一种担保形式用于银行质押贷款。但是在实践中，知识产权质押融资的实施效果并不乐观。这主要源于当时知识产权与金融市场法律体系不健全，以及知识产权自身的价值评估波动大、期限限制、权利纠纷风险隐蔽等原因，多数知识产权质押贷款在立法后的一段时间内流于形式，无附带条件的质押融资产品极少。知识产权的价值难以显化是无形资产的另一天然属性，但是知识产权的价值波动风险可以通过一系列手段的相互配合，达到不断降低的目的。因此，从显化知识产权价值或者价值评估的角度来设计激励机制，不如从降低知识产权价值损失风险的角度来进行思考。例如，浦东生产力促进中心为企业提供贷款担保，企业使用反担保的手段将其知识产权质押给浦东生产力促进中心，然后由银行向企业提供贷款，贷款风险的95%～99%由浦东生产力促进中心承担。

公司或者企业作为促进创新成果向下游转化的重要实体形式,同样需要被纳入激励与约束机制体系之中。在开办公司方面,我国在 2013 年修订《中华人民共和国公司法》的时候,就通过将注册资本的实缴登记制改为认缴登记制,取消各类公司形式最低注册资本限制,不要求公司在登记时提交验资报告等措施,降低了设置公司实体的难度,减轻了投资方的经济负担,提升了万众创新创业的积极性。在行为约束方面,2022 年 12 月 30 日公布的《中华人民共和国公司法(修订草案二次审议稿)》中透露出了《中华人民共和国公司法》最新修订方向,具体包括进一步强化股东的出资责任,完善组织机构设置和职权规定,明确公司高管在履职过程中造成他人损害的责任依据,强化上市公司治理以及强制注销"僵尸公司"登记等。由于地方性法规数量多,各有特色,本文由于篇幅所限,在此不展开介绍。

(二)公立医疗机构功能定位

对于一个组织机构来说,功能定位直接影响其内部的机构设置、制度建设、人力资源配置、资金预算计划、资产管理原则,同时还会影响其与外部合作的边界、需求、路径、成效等。笔者以公立医疗机构定位为出发点,简要阐述由医疗机构功能定位导致的一系列医学成果转化"堵点""难点""痒点"的成因。

2015 年 9 月,在国务院办公厅发布的《关于推进分级诊疗制度建设的指导意见》中,国家提出"逐步建立符合国情的分级诊疗制度"的政策导向,并对城市三级医疗机构诊疗服务的功能定位明确为"提供急危重症和疑难复杂疾病的诊疗服务"。2017 年 7 月,国务院办公厅发布了《关于建立现代医院管理制度的指导意见》,不仅指出"加强和完善公立医院管理,坚持以人民健康为中心,坚持公益性",还强调"引导三级公立医院进一步落实功能定位,从规模扩张转向提质增效,为人民群众提供高质量的医疗服务"。随着我国推动高质量发展工作的不断深入,2021 年 6 月,国务院办公厅发布了《关于推动公立医院高质量发展的意见》,在总体要求部分,对公立医院高质量发展提出了五年目标:为更好提供优质高效医疗卫生服务、防范化解重大疫情和突发公共卫生风险、建设健康中国提供有力支撑。从宏观导向的角度来看,我国公立医疗机构当前及未来一段时间内的首要功能定位仍是面向人民生命健康,提供优质高效医疗卫生服务。自 2019 年以来,三级公立医院绩效考核工作已成为国家推进公立医疗机构治理体系和治理能力现代化建设进程的重要工作抓手。2022 年的考核体系包括 4 项一级指标、14 项二级指标 14 个、55 项三级指标以及 2021 年新增的 1 项指标"重点监控高值医用耗材收入占比",其中的定量指标和定性指标分别为 51 项与 5 项。在全部的 56 项指标中,与卫生服务直接相关的指标为 54 项,而与科技创新直接相关的指标仅为 2 项,分别为"每百名卫生技术人员科研项目经费"与"每百名卫生技术人员科研成果转化金额",并且"每百名卫生技术人员科研成果转化金额"并未被列为国家监测指标。从绩效考核的角度来看,三级公立医院的主要功能仍是围绕医疗卫生服务来进行构建,并且创新转化的激励与约束机制尚需要配合诊疗服务体系在时间、空间、人力、资源等方面进行让步,以保证诊疗服务激励与约束机制发挥正常作用。

二、机制优化策略

(一)完善法律体系,进一步规范和引导医学转化行为

首先,立法者须要理顺同位阶法律之间的内部关系。理顺全国人民代表大会制订的法律与全国人民代表大会常务委员会制订的法律之间、部门规章与地方性法规之间、省级地

方政府规章与地级地方性法规之间、省级地方性法规与地级地方性法规之间的位阶关系。例如,全国人民代表大会制订的《中华人民共和国民法典》第一百二十五条确定了民事主体依法享有股权和其他投资性权利的法律地位,但是全国人民代表大会常务委员会制订的《促进科技成果转化法》作为一种赋权性的法律,其第十八条规定"国家设立的研究开发机构、高等院校对其持有的科技成果,可以自主决定转让、许可或者作价投资",此处没有将公立医疗机构纳入其中,因此非高校附属医院或者没有研究机构名目的医院是否可以作价投资还未明确。

其次,公立医院机构创新转化行为的地位需要在法律体系中加以明确。以税收为例,创新转化作为一种市场化行为,税收优惠是必不可少的激励机制。简单来说,目前高校院所以及企业基于包括《促进科技成果转化法》第三十四条、《科技进步法》第九十条、《关于科技人员取得职务科技成果转化现金奖励有关个人所得税政策的通知》《关于完善股权激励和技术入股有关所得税政策的通知》等,可依法享有转化收益税收优惠政策。但除部分高校直属医疗机构以及北京积水潭医院等少数医疗机构在"赋权改革"试点建设探索中有所突破外,大多数公立医疗机构由于并非高校直属机构,仍不适用国家的转化收益优惠政策,其主要根源在于医疗机构未被纳入《促进科技成果转化法》,而《关于科技人员取得职务科技成果转化现金奖励有关个人所得税政策的通知》是基于《促进科技成果转化法》制订的。为了弥补医疗机构在科技成果转化中的定位问题,北京市在《北京市促进科技成果转化条例》中明确将医疗机构纳入适用范围。但由于税务系统执行的是垂直管理,地方性法规对医疗机构的适用性难以从根本上改变医疗机构难以享受科技成果转化税收优惠政策的现状。

再次,医学转化需要与行风建设相结合,细化风险防范管理制度。作价入股作为医学成果转化众多路径中谈论较多、关注度高的一种转化形式,在我国医疗机构的转化实践并不活跃,也不充分。一方面,我们应当认识到,作价入股属于权利转让的一种形式,这是基于权利处置的后果来说的,即作价入股需要将资产的所有权从权利人一方剥离并变更至受让方。与一般的权利转让相同之处是作价入股也需要对资产的价值进行事前确认,只不过这种确认需要依据《中华人民共和国公司法》第二十七条等法律法规要求进行价值评估,不能由双方自行约定;不同之处是,作价入股后的收益大小并不明确,是由非货币资产的评估价值在公司中所占的出资比例来享受分红的,这与技术许可所涉及的收益提成类似。另一方面,我们应当认识到,技术转让与技术许可甚至价值评估在医学转化实践中属于医疗机构转化实践中较常采用的形式,属于管理者能够接受的范畴。

最后,建议国家应当加大知识产权信息化系统建设,完善个人知识产权及转化信息披露的法律体系建设。将所有发明人均纳入信息管理体系势在必行。此外,个人的成果转化收益信息也应当成为法律保护的内容,这就需要我们在科技成果转化相关的法律法规修订中更加关注个人信息的法制保护。例如,《促进科技成果转化法》第十八条中除了明确"通过协议定价的,应当在本单位公示科技成果名称和拟交易价格",还需要在相关法律中明确公民的哪些信息属于不得公示的内容,以便于各单位在制订内部制度时充分保护公民对隐私的需要。这不仅有助于加大社会监督效力,完善我国的科研诚信制度建设,还可以更好地约束道德风险行为、逆向选择行为以及隐蔽违规行为。

（二）优化创新端,重新规划各级各类医疗机构功能定位

研究型医院建设试点在内的各类新型医疗机构需要将创新转化作为自身功能定位,围

绕成果转化的市场化属性与需求,立足健康人群,辐射常见病、多发病人群,开展完整的创新性研发与转化活动,注重知识产权的布局、保护、维权,主动构造公司或者企业实体,将本单位的职务成果、创新团队及市场化实体通过合理机制加以深入结合,运用市场化激励和约束机制,逐步破解当前面临的转化困境。这也是理想中的研究型医院与现状之间的本质区别。

此外,未来如果研究型医院试点建设探索成功,为了避免功能重叠,在推广建设经验的过程中,部分以临床诊疗为功能定位的三级甲等公立医院可以通过逐步缩小临床规模,去区域化或去多院区发展,逐步扭转以解决社会规模化诊疗需求为主业的局面,将"急危重、疑难罕"作为学科发展方向,进而实现其向研究型医院的转变。在此带动之下,三级乙等公立医院及二级医院可以承接由于部分三甲医院转型后无法满足的那部分社会规模化诊疗需求,保障社会卫生事业的稳定运行。这不仅有助于为医疗卫生从业人员减轻负担,提升诊疗服务水平,还有助于保护全社会的全新活力与知识产权布局可能性,还有助于推动整个行业进一步落实分级诊疗制度,加快区域医疗中心体系的建设速度与效益规模。这不是单纯的分级诊疗模式,而是创新转化驱动下的分级诊疗新模式。

（三）完善应用端,多措并举提升人员知识产权运营能力

在应用端的功能发挥方面,应当在各级各类医疗卫生机构中大力开展知识产权保护与维权方面的知识培训,熟悉与自身单位功能定位相匹配的知识产权保护类型与具体路径,避免过度投入与无效激励,建立侵权发现的组织机制与奖励机制,提升技术转移部门与医务人员的维权意识与能力,真正发挥市场应用端在构建知识产权保护体系中的监督作用。

未来我国各级医疗机构的技术转移部门建设工作需要进一步围绕本单位功能定位进行调整。例如,以临床诊疗为主业的医疗机构由于其成果价值导向以学术为主,其技术转移部门规模化发展的必要性较低,建议其以本单位科技部门的二级处室角色存在,其职能主要是开展知识产权培训,提升全院整体的知识产权保护站位高度及侵权发现的能力,落实维权激励机制,确保本单位社会监督作用的正常发挥。对于以创新转化为功能定位的新型医疗机构内的技术转移部门,笔者认为这是我国技术转移机构深度对接产业化、面向国际化发展的主要建设方向,其职能不仅包括了笔者对临床诊疗型医院技术转移部门的职能建议内容,还需要重点对医院产业化实体进行管理,可采用"派遣制"的形式在其中做好管理职能的延伸与升华,对知识产权成果与非知识产权成果进行转化判断并主动给予概念验证,团队建设,实体孵化,资源对接等精准服务。

对于以临床诊疗为主业的医疗机构内的技术经理人,其岗位职责由其所在技术转移部门的职能决定,建议其激励机制延续本单位职能部门的考评方式,不建议引入与本单位功能定位不相符合的市场化机制,避免出现个别岗位引领全员创新转化的不合理设置。此外,还需要注意的是,我们尚不能忽视此类技术经理人向职业经理人转变的可能性。这种可能性一方面源于其组织开展培训所获得的知识积累,另一方面源于其与院内项目组建立起的信任关系。就职于以转化创新为主业的新型医疗机构内的技术经理人需要更为长效的激励机制,以充分发挥市场化机制优势。例如,技术经理人如果能陪伴项目走向公司化阶段,对其的转化激励应当分段提升,以鼓励其陪伴项目公司走得更远,其角色也从技术经理人自然过渡到职业经理人。在这里我们还需要注意建立市场化运营的容错机制,充分构建市场化实践风险的缓冲区,以进一步鼓励更多人积极参与到创新转化工作中。

三、现有政策解读

以《北京市促进科技成果转化条例》(以下简称《条例》)为主要分析对象,结合国家及有关部门的具体政策,从"有得转、有权转、愿意转、转得顺"这四方面,简要梳理现有的科技成果转化的激励与约束机制。

(一)加大资金投入、平台建设,致力于孵化出优质科研成果

为了充分激发企业这一创新优势主体的活力,用好用活市场化体制机制对科技创新的反哺作用,《条例》第二十一条指出,本市鼓励企业加大对科学技术研究开发和科技成果转化的经费投入,支持有条件的企业承接转化重大创新项目、承接转化科技成果形成重点新产品、参与产业关键共性技术研究开发、参与国家重大科研基础设施建设、参与国际国内标准的研究与制定。同时《条例》第二十二条指出,市国有资产管理部门应当建立有利于科技成果转化的考核评价机制,将市属国有企业的研究开发投入、科技成果转化等情况列入企业管理者经营业绩考核范围。

在企业之外,为了引导其他类型创新主体进一步释放活力,《条例》第二十四条指出,本市支持研发机构开展体制机制创新,允许其在财政资金使用、职称评审、人员聘用、运行管理等方面享有更大自主权,开展基础前沿研究、产业关键共性技术研究开发、应用开发等创新活动,推动重大科技成果转化和产业化。《条例》第二十五条指出,本市支持建设公共研究开发平台,为科技成果转化提供技术集成、共性技术研究开发、中间试验和工业性试验、系统化和工程化开发、技术推广与示范等服务;支持建设孵化机构,提供孵化场地、创业辅导、研究开发与管理咨询等服务。

(二)促成医、研、企联动,拓宽优质转化项目来源

《条例》第二十条指出,本市鼓励企业与研发机构、高等院校及其他组织建立科技人员双向流动、项目合作等人才合作交流机制。研发机构、高等院校可以通过建设产、学、研合作平台及实施科技成果转化项目等方式,吸引企业科技人才兼职。研发机构、高等院校的科技人员可以按照国家和本市有关规定,经所在单位同意,通过离岗创业、在岗创业或者到企业兼职等方式,从事科技成果转化活动,并按照有关规定取得合法报酬。《条例》第二十三条鼓励本市研发机构、高等院校优先向中小微企业转移科技成果,并在第十四条第二款中规定,将科技成果许可他人实施的,中小微企业优先实施。

(三)赋能医疗机构,成果转化医院享受自主决策权

为赋予创新主体转化自主权,《条例》第十条规定,"政府设立的研发机构、高等院校对其持有的科技成果,可以自主决定实施转化,除涉及国家秘密、国家安全外,不需审批或者备案;可以自主决定是否进行资产评估。科技成果转化收入留归本单位。"在探索科技成果权属改革的实践中,医疗机构作为职务成果的所有人,应履行职责,建立规范的科技成果转移转化流程,包括成果报备、权属确认、交易方式和价格谈判、集体决策、公示、签署合同、合同登记、总结上报等环节。在公示环节需要进一步结合激励效果,针对个人信息予以适当保护。

其一,赋予科研人员自主权,但约束界定赋权范围。科研人员作为医疗机构中重要的创新要素,充分激发其主观能动性,可以对于转化工作的顺畅开展产生重大影响,因此《条例》在向创新主体赋权的同时引导创新主体内部进一步完成职务成果的权属改革,以激励科研人员的转化医院,进而对于单位的不作为行为形成约束机制。在赋权激励方面,《条例》

第九条规定,政府设立的研发机构、高等院校,可以将其依法取得的职务科技成果的知识产权,以及其他未形成知识产权的职务科技成果的使用、转让、投资等权利全部或者部分给予科技成果完成人,并同时约定双方成果转化收入分配方式。以上规定的情况不得损害国家安全、国家利益、社会公共利益。在单位行为约束方面,《条例》第十一条规定,单位自职务科技成果在本单位登记后无正当理由超过一年未组织实施转化的,科技成果完成人可以自行投资实施或者与他人合作实施转化,单位应当对科技成果完成人的科技成果转化活动予以支持、配合。《条例》第四十一条规定,政府设立的研发机构、高等院校及其工作人员存在阻碍科技成果完成人依法转化职务科技成果,拒绝提供相关技术资料的,由其主管部门责令限期改正;逾期不改正的,予以通报批评,对直接负责的主管人员和其他直接责任人员依法给予处分。

其二,在一定范围内提高科研人员转化奖励比例,不限于政策规定总收入。与《促进科技成果转化法(2015年修订)》相比,《条例》同样将单位与科技人员之间的约定作为转化奖励政策的基础,即尊重意思自治。此外,在单位未规定、也未与科技人员约定转化收益奖励政策的前提下,提高了科技人员获取转化收益比例的下限,即科技人员从科技成果转让净收入或者许可净收入中提取不低于百分之七十的比例。

为了进一步理顺单位之间、单位内部的收入与分配关系,《条例》第十二条规定,政府设立的研发机构、高等院校及国有企业依照本条例规定对完成、转化职务科技成果做出重要贡献的人员给予奖励和报酬的支出计入当年本单位工资总额,但不受当年本单位工资总额和绩效工资总量限制、不纳入本单位工资总额基数。

其三,匹配科技成果转化服务人才,打通医院成果转化关键环节。2016年11月,由中办、国办印发的《关于实行以增加知识价值为导向分配政策的若干意见》中就允许科研人员从事兼职工作获得合法收入。科研人员在履行好岗位职责、完成本职工作的前提下,经所在单位同意,可以到企业和其他科研机构、高校、社会组织等兼职并取得合法报酬。科研机构、高校应当规定或与科研人员约定兼职的权利和义务,实行科研人员兼职公示制度,兼职取得的报酬原则上归个人,建立兼职获得股权及红利等收入的报告制度。经所在单位批准,科研人员可以离岗从事科技成果转化等创新创业活动。兼职或离岗创业收入不受本单位绩效工资总量限制,个人需如实将兼职收入报单位备案,按有关规定缴纳个人所得税。

2017年,由北京市人社局发布的《关于支持和鼓励高校、科研机构等事业单位专业技术人员创新创业的实施意见》指出,"(一)高校、科研机构等事业单位专业技术人员在履行本单位岗位职责、完成本职工作的前提下,个人书面提出申请,按人事管理权限经批准后,可利用本人及其所在团队科技成果到与本单位业务领域相近的企业、事业单位、社会组织等机构兼职或者在职创办企业,并按规定获取相应报酬。事业单位应当将专业技术人员兼职和在职创办企业情况在单位内部进行公示。(二)事业单位须与兼职或者创办企业人员签订协议,约定兼职期限、保密等事项,作为聘用合同的补充条款,也可以约定知识产权保护等事项。创业项目涉及事业单位知识产权、科研成果的,事业单位、专业技术人员、相关企业应按国家和本市有关规定订立协议,明确权益分配等内容。"

2020年,北京市在《条例》的第三十五条中,进一步丰富和完善了北京市技术转移人才工作的政策内容,包括市人民政府应当制定科技成果转化人才培养和引进政策,加强科技成果转化人才培养基地建设,落实本市引进的科技成果转化人才在落户、住房、医疗保险、子女就学等方面的待遇。对于本市引进的外籍科技成果转化人才,市公安、外国专家等部门应当按照有关规定,在办理入境签证、居留许可和就业许可时,简化程序、提供便利。

其四,允许领导职务的科研人员享受转化激励,但有一定限制。各级单位的领导干部在转化收益的获取形式、数量等方面与其承担的决策责任,是构成成果转化勤勉尽责激励与约束机制的核心内容。从国家到地方对此均有所规定。在国务院《实施〈中华人民共和国促进科技成果转化法〉若干规定》(国发〔2016〕16号)中,对于担任领导职务的科技人员获得科技成果转化奖励,按照分类管理的原则执行:第一,国务院部门、单位和各地方所属研究开发机构、高等院校等事业单位(不含内设机构)正职领导,以及上述事业单位所属具有独立法人资格单位的正职领导,是科技成果的主要完成人或者对科技成果转化做出重要贡献的,可以按照促进科技成果转化法的规定获得现金奖励,原则上不得获取股权激励。其他担任领导职务的科技人员,是科技成果的主要完成人或者对科技成果转化做出重要贡献的,可以按照促进科技成果转化法的规定获得现金、股份或者出资比例等奖励和报酬;第二,对担任领导职务的科技人员的科技成果转化收益分配实行公开公示制度,不得利用职权侵占他人科技成果转化收益。

在《关于实行以增加知识价值为导向分配政策的若干意见》中,科研机构、高校的正职领导和领导班子成员中属中央管理的干部,所属单位中担任法人代表的正职领导,在担任现职前因科技成果转化获得的股权,任职后应及时予以转让,逾期未转让的,任期内限制交易。限制股权交易的,在本人不担任上述职务一年后解除限制。相关部门、单位要加快制定具体落实办法,详见图4-6-1。

人员身份	现金出资入股	现金奖励	股份奖励
成果完成人(包括教师及学生,未担任处级及以上领导职务)	可以	可以	可以
促进成果转化中做出贡献人员(未担任处级及以上领导职务)	可以	可以	可以
处级干部	不可以	可以	可以
副校级干部	不可以	可以	可以
正校级干部	不可以	可以	不可以
学校下属独立法人正职	不可以	可以	不可以

图 4-6-1　领导职务的科研人员转化激励

其五,督促医院建立健全科技成果转化体系,完善人才评聘等激励体系。制度建设是各单位开展科技成果转化的先导动作,因此《条例》在第四十一条中还规定,政府设立的研发机构、高等院校及其工作人员未按规定制定科技成果转化管理制度的,由其主管部门责令限期改正;逾期不改正的,予以通报批评,对直接负责的主管人员和其他直接责任人员依法给予处分。《条例》在第十五条中进一步明确了制度建设的具体内容,包括符合本单位特点的科技成果转化管理制度,明确科技成果的登记、转化实施程序、收益分配、组织保障、异议处理等内容。

在做好制度建设的同时,需要大力开展技术转移实体机构的建设。《条例》在其第十六条中,不仅明确了政府设立的研发机构、高等院校应当加强科技成果转化队伍建设,提供必要的经费保障，还明确要求专门机构或者专门人员的岗位职责范围，包括：①受理科技成果登记；②分析科技成果应用价值；③拟定科技成果权利分配及转化方案；④自行组织或者指导、协助科技成果完成人开展科技成果后续试验、开发；⑤申请、保护和管理科技成果的知识产权；⑥与科技成果转化相关的其他工作。

技术转移服务人才是贯彻执行转化制度，发挥技术转移机构功能的关键。因此，《条例》在第十八条中明确，政府设立的研发机构、高等院校应当建立符合本单位科技成果转化工作特点的职称分类评审、岗位管理和考核评价制度，将通过科技成果转化创造的产值、利润等经济效益和吸纳就业、节约资源、保护环境等社会效益，作为专业技术职称评审、岗位管理和考核评价的重要依据。并且在第三十四条中，进一步要求本市设立的研发机构、高等院校的主管部门以及市财政、科学技术等部门应当建立有利于促进科技成果转化的考核评价制度，将科技成果转化情况作为对相关单位考核评价、财政资金支持等的重要内容和依据之一。同时《条例》还要求，市人力资源社会保障部门应当会同市科学技术、教育等部门建立有利于促进科技成果转化的专业技术职称评审体系，设立知识产权、技术经纪等职称专业类别，并将科技成果转化创造的经济效益和社会效益作为科技成果转化人才职称评审的主要评价因素。

其六，搭建科技成果转化全服务体系生态链。创新主体虽然是科技成果转化的主力军，也同样离不开活跃的创新氛围，开放的制度体系，完善的服务链条来支撑。这就需要进一步引导政府充分发挥其职能。《条例》在这方面也有"组合拳"，具体包括以下内容。

第三十一条　市、区人民政府应当逐步提高科学技术经费的财政投入总体水平，统筹安排财政资金，支持开展科技成果转化相关工作，促进重大科技成果在本市落地转化；市、区人民政府通过设立科技创新基金，引导社会资本投资符合本市城市战略定位的重大科技成果转化和产业化；通过风险补偿、贷款贴息、知识产权质押融资保险补贴等方式，支持银行、保险机构、担保公司等金融机构为科技型企业提供信贷融资服务。

第三十二条　市、区人民政府应当完善科技成果转化配套条件，制定科技成果中试熟化与产业化用地用房保障政策，加强住房、医疗、教育等公共服务设施建设，推动符合产业发展定位的科技成果落地转化。

第三十三条　本市建立健全支持采购新技术、新工艺、新材料、新产品、新服务的相关制度，促进科技成果转化。

本市支持企业通过科技成果转化形成首台（套）重大技术装备依法参与政府采购活动。有关采购人或者采购代理机构应当合理设置首创性、先进性等评审因素，不得以企业规模、成立年限、市场业绩等为由限制企业的参与资格。

第三十六条　本市建立首都科技条件平台，向社会开放重大科研基础设施、大型科研仪器等科技资源。利用本市财政资金建设、购买的重大科研基础设施、大型科研仪器应当纳入首都科技条件平台。鼓励和支持利用非本市财政资金建设、购买的重大科研基础设施、大型科研仪器等纳入首都科技条件平台。

第三十七条　市、区人民政府统筹制定应用场景建设有关规划和政策，加快构建科技成果转化所需的应用场景，支持科技成果转化形成的新技术、新产品、新业态、新商业模式在本市测试、试用、应用，并依法提供其所需的数据开放、基础设施、技术验证环境、检测标准、示范应用等服务，为其在本市落地提供便利。

第七节　防范医院科技成果转化法律风险

一、成果转化主要模式

《促进科技成果转化法》第十六条约定了六种科技成果转化方式：①自行投资实施转化；②向他人转让科技成果；③许可他人使用科技成果；④以科技成果作为合作条件，与他人共同实施转化；⑤以该科技成果作价投资，折算股份或者出资比例；⑥其他协商确定的方式。在实践中，较为常见的医院科技成果转化模式为以下四种。

（一）医院将职务科技成果转让至公司或企业

此模式为最为常见的科技成果转化模式，即医院作为职务科技成果的所有权人，将完成的院校研究课题或利用院校科研资源所形成的"职务发明"的所有权，以合法合规的方式转让至企业名下，以进一步推动该等科技成果的商业化应用。该模式重点关注职务科技成果转让的定价方式是否属于关联交易，是否需根据医院相关规定完成与该等关联交易有关的评估、公示、备案等特别程序，以及相关转让对价的实际支付情况等。

（二）医院将职务科技成果许可至公司或企业

除转让外，医院也可以对外许可形式进行科技成果转化。在不改变知识产权权属的前提下，授予公司或企业对职务科技成果的独家或排他使用权，并分享一定的商业化收益。2020年2月14日，中央全面深化改革委员会审议通过《赋予科研人员职务科技成果所有权或长期使用权试点实施方案》（以下简称《实施方案》），该方案将分领域选择40家高等院校和科研机构开展试点，探索建立赋予科研人员职务科技成果所有权或长期使用权的机制和模式，并强调"国家设立的高等院校、科研机构科研人员完成的职务科技成果所有权属于单位。试点单位可以结合本单位实际，将本单位利用财政性资金形成或接受企业、其他社会组织委托形成的归单位所有的职务科技成果所有权赋予成果完成人（团队），试点单位与成果完成人（团队）成为共同所有权人。"

（三）医院将职务科技成果作价投资到公司或企业

实践中，除了四川大学华西医院、北京大学肿瘤医院、上海交通大学医学院附属第九人民医院、湘雅芙蓉实验室等具有独立法人的资产管理公司外，研究型医院一般通过所在附属高校的校办资产管理公司或技术转移公司作为股东，进一步与相关外部合作方或职务科技成果发明人共同投资设立创业企业，并以职务科技成果作为无形资产进行出资。在该转化模式下，医院或高校的资产管理公司或技术转移公司经常将职务科技成果作价投资形成的部分股权奖励给科研人员，部分更直接鼓励、支持科研人员在满足特定情形下收购医院或高校出资企业持有的创业企业股权。

（四）医院与公司或企业达成横向课题的研发合作

虽然严格意义上，医院与公司或企业达成横向课题研发合作并非科技成果转化活动，但该研发合作模式广泛应用于存在科技成果转化项目的公司或企业。在该模式下，达成横向课题研发合作后，企业利用高校科研院所的研发资源，包括实验室设备、场地、人员以及科研经费等，达成针对特定横向课题的共同研发或委托研发合作。在此类型研发合作中，医院往往承担底层技术的前期基础性研究，针对经前期研究初步验证具有商业化前景的技术成果，再由企业接手，进行中期商业化研发。在该类型研发合作模式下，尽管前期基础性研究成果的知识产权所有权可能约定归属于医院或高校，但企业可通过基础研究成果更有效率及针对性地在后续商业化研发过程中形成归属其自身的核心知识产权。

二、成果转化程序规定

（一）科技成果转化一般程序

科技成果转化的程序性主要依照《中华人民共和国促进科技成果转化法》的相关规定，以及各医院或医院附属高校的科技成果转化相关制度。此外，针对医院的科技成果转化，还需遵守国有资产管理的相关法律法规。以向企业转让知识产权所有权的转化模式为例，一般而言，完整、合规的科技成果转化程序包括：①职务发明人提出职务科技成果的认定或备案申请及项目审核；②资产评估及转让定价信息公示（如需）；③签署知识产权（专利权／专利申请权）转让合同，并支付转让款；④进行合同登记、转让公示及奖励公示等。

（二）"关联交易"特别程序

《促进科技成果转化法》未对科技成果转化语境下的"关联交易"做出定义及特别规制。一般而言，绝大多数医院或其附属高校均会将相关职务科技成果转让至该等成果完成人对外投资创办的企业规定为"关联交易"，并需受限于特定程序及条件要求，主要包括利益关系的声明与备案、特殊的定价的方式（不得协议定价，或在协议定价时必须进行资产评估等）。

（三）定价方式与资产评估

根据《促进科技成果转化法》，"国家设立的研究开发机构、高等院校对其持有的科技成果，可以自主决定转让、许可或者作价投资，但应当通过协议定价、在技术交易市场挂牌交易、拍卖等方式确定价格。通过协议定价的，应当在本单位公示科技成果名称和拟交易价格。"由此可见，科技成果转化的定价方式包括了协议定价、挂牌交易、拍卖等方式，但采取协议定价的需履行相应公示程序。协议定价与是否需要资产评估是两个层面问题，通过协议定价方式开展的科技成果转化并不必然需要资产评估，而应结合科技成果转化的具体模式以及高校科研院所的内部制度性文件而定。2019 年修订的《事业单位国有资产管理暂行办法》强调国家设立的研究开发机构、高等院校对其持有的科技成果进行对外转让、许可或作价投资等转化活动的，单位享有自主决定是否进行评估的权利。

各医院或附属高校对于科技成果转让是否需要进行资产评估存在不同规定，以规制的范围大小顺序排列大致分为以下几类：①仅存在关联交易情形的科技成果转化情形需要进行资产评估；②除关联交易外，其他一些特定的情形，如作价投资，甚至包括协议转让，均需要进行资产评估；③无论何种情形下，科技成果转化必须进行资产评估。此外，一些特殊情形的转让要求亦值得注意，例如《国防科工局关于促进国防科技工业科技成果转化的若干意见》（科工技〔2015〕1230 号）中提到，国防科技工业科技成果中的涉密科技成果的转化应由具有相关资质的服务机构进行评估，以协议定价的方式确定价格。

（四）科技成果转化受限的外部审批与备案

除涉及国家秘密、国家安全的科技成果转化项目外，一般科技成果转化项目不受限于特别的外部审批或备案程序，包括不受限于国有资产处置相关的审批或备案程序。根据《国务院关于印发实施〈中华人民共和国促进科技成果转化法〉若干规定的通知》（以下简称《促进科技成果转化若干规定》），"国家设立的研究开发机构、高等院校对其持有的科技成果,可以自主决定转让、许可或者作价投资,除涉及国家秘密、国家安全外,不需审批或者备案";"对涉密科技成果,相关单位应当根据情况及时做好解密、降密工作"。2019年,财政部发布的《财政部关于进一步加大授权力度促进科技成果转化的通知》亦有类似规定。

三、职务发明专利

在医院科技成果转化项目中,最核心问题即为知识产权的权属问题,特别是创业企业创始人及研发人员产生的科技成果,是否会被认定属于其在医院的职务发明,若属于职务发明,该等职务发明所有权不属于创业企业,但对创业企业有影响,以及相关创业企业是否形成对医院的研发依赖。存在上述职务发明问题的主要原因是多数科技成果转化项目的创业企业创始人和核心研发人员可能存在双重身份,即一方面为创业企业的股东、实际控制人或核心研发人员(外部兼职),另一方面其人事关系还属于医院,并在医院承接系列研究课题,而该等课题的研究对象可能与创业企业的商业化技术存在重合或关联。

（一）职务发明认定一般规则

根据《中华人民共和国专利法》(以下简称《专利法》)第六条,"执行本单位的任务或者主要是利用本单位的物质技术条件所完成的发明创造为职务发明创造。职务发明创造申请专利的权利属于该单位,申请被批准后,该单位为专利权人。该单位可以依法处置其职务发明创造申请专利的权利和专利权,促进相关发明创造的实施和运用。"考虑到创业企业的医生或研发人员同时在医院所承担研究任务的身份,甚至部分情形下创业企业与医院共用部分实验室场地资源、设备、研究资料等,存在该等研发人员所创造的科技成果,在外观上可能被认定为归属于职务发明的可能。在《专利法》第六条认定职务发明的基础上(即"执行本单位的任务"或"主要利用本单位的物质技术条件"),《中华人民共和国专利法实施细则》(以下简称《专利法实施细则》)对"执行本单位的任务"这一概念作了细化,包括"(一)在本职工作中作出的发明创造;(二)履行本单位交付的本职工作之外的任务所作出的发明创造;(三)退休、调离原单位后或者劳动、人事关系终止后1年内作出的,与其在原单位承担的本职工作或者原单位分配的任务有关的发明创造";同时,明确了"本单位的物质技术条件"是指"本单位的资金、设备、零部件、原材料或者不对外公开的技术资料等"。关于何为"主要是利用法人或者非法人组织的物质技术条件",《最高人民法院关于审理技术合同纠纷案件适用法律若干问题的解释(2020年修订)》(以下简称《技术合同司法解释》)进一步解释为"包括职工在技术成果的研究开发过程中,全部或者大部分利用了法人或者非法人组织的资金、设备、器材或者原材料等物质条件,并且这些物质条件对形成该技术成果具有实质性的影响;还包括该技术成果实质性内容是在法人或者非法人组织尚未公开的技术成果、阶段性技术成果基础上完成的情形。但下列情况除外:(一)对利用法人或者非法人组织提供的物质技术条件,约定返还资金或者交纳使用费的;(二)在技术成果完成后利用法人或者非法人组织的物质技术条件对技术方案进行验证、测试的。"

（二）职务发明权属划分

如上文所述,在科技成果转化项目中,经常出现创始人或核心研发人员在保留医院的人事关系时,同时在创业企业任职(兼职或形成事实劳动关系)的情况。在此情形下,可能存在该研发人员执行创业企业研发任务时,主要使用了医院的物质技术条件,或在执行医院课题时,使用了创业企业专有的非公开技术资料等,而在前述情形下,需注意区分由此形成的科技成果属于何方职务发明，进而享有知识产权权属。对此，《技术合同司法解释》第五条规定有一定指导意义，"个人完成的技术成果，属于执行原所在法人或者非法人组织的工作任务，又主要利用了现所在法人或者非法人组织的物质技术条件的，应当按照该自然人原所在和现所在法人或者非法人组织达成的协议确认权益。不能达成协议的，根据对完成该项技术成果的贡献大小由双方合理分享。"可见，此种情形下偏向于遵循"意思自治"原则，通过协商方式明确权属。

（三）创业企业常见职务发明转化要点

1. 创业企业自有知识产权与医院职务发明的鉴定

当创业企业认定其自有知识产权属于其自研成果，但由于该等研发成果与创业企业研发人员在其任职医院的研究课题或研究任务相似，或该等科技成果的底层技术与医院的基础性研究具有相似技术路径，抑或相关研发人员使用了医院的实验室资源及设备等，从而使得创业企业的相关研发成果存在医院职务发明的"外观"，在今后融资进程甚至上市审核时，该药品容易受到相关投资方、证券交易所的质疑或问询。对此情形，创业企业可以协调医院的相关管理部门出具确认函，确认创业企业自有的该等研发成果非医院的职务发明，相关知识产权属于创业企业。出于上市审核角度，此为最为直接且广泛采用的解决方式。创业企业从技术角度进行详细论证，其自有知识产权不属于医院职务发明，例如相关知识产权是创业企业全职科研人员利用创业企业自身的物质技术条件自行研发生成，在医院所任职的相关人员仅提供了非核心的理论指导，未实质参与研发全过程，且该等知识产权与提供指导的医院人士的研究课题并不相同等，或者通过平时注意留存的研发记录、实验室工作手册等留痕文件进行印证。对于在创业企业兼职的高校科研人员，在与其的兼职协议中明确约定知识产权归属，并约定限制使用其在医院的相关物质技术，如实披露其在医院的研究课题，对应必要的研发记录报备等义务。

2. 创业企业研发所需的底层技术来源于医院的职务发明

当创业企业研发所需的底层技术确实来源于医院的职务发明，或创业企业确实无法从技术角度完全排除职务发明风险或无法取得高校有权部门出具的说明。如果仅为许可方式而非转让方式取得职务发明的使用权，可能无法从上市审核角度满足知识产权稳定性的要求，因此需要在相关许可协议中明确独家或排他许可的性质，以及对协议期限、解除权行使、侵权与被侵权的应对与救济措施、权利转让等事项做出特别约定，以满足知识产权独立性的要求。

创业企业与医院签署横向课题委托研究或合作研究协议，约定与合作项目有关的新产生的前景知识产权属于创业企业，即在协议层面将今后的职务发明的所有权让渡于创业企业，并且进一步约定，若创业企业对新产生的前景知识产权的使用需依赖医院的现有背景知识产权的，医院由此不可撤销授予创业企业一项基于特定目的和范围、对背景知识产权的长期使用权。无论是前述哪种安排下，需要留意代表医院所签署或盖章此类许可协议或合作协议的机构一定要是医院内部有权对职务发明等行使管理权的机构。

3. 创业企业研发能力对医院的依赖性

无论相关知识产权是否属于医院的职务发明，创业企业在科技成果转化项目下均需论证其自主研发能力及知识产权权属的独立性，对医院不存在研发依赖（该等依赖可以是人员、研究设备及资源、知识产权等方面）。《关于修改〈科创板首次公开发行股票注册管理办法

（试行）〉的决定》规定，"发行人业务完整，具有直接面向市场独立持续经营的能力：（一）资产完整，业务及人员、财务、机构独立……（三）发行人不存在主要资产、核心技术、商标等的重大权属纠纷……经营环境已经或者将要发生重大变化等对持续经营有重大不利影响的事项。"创业企业可从以下角度论证对于医院不具有依赖性：尽管底层技术可能来源于医院的研究课题，但创业企业已形成自身具有完善体系的研发团队、研发场地及设备，及相关研发资源，且后期形成的自有知识产权的应用不依赖于医院的进一步许可或授权。除与医院依据市场公平价值达成委托研发或合作研发协议外，创业企业同时使用其他诸多第三方研发机构（如 CRO、CDMO 公司等）提供多种多样的研发支持，医院的研发支持具有可替代性。尽管历史研发过程中形成的部分知识产权属于医院的职务发明，且尚未完成科技成果转化手续，但该等职务发明非创业企业所需的核心技术，对创业企业的商业化应用没有必然联系，或相关性较低。

四、对外投资持股合规性

（一）对外投资持股的一般性规定

在科技成果转化项目下，医院研究人员对外投资设立创业企业，还需受限于对外投资持股的合规性要求。除《促进科技成果转化法》《促进科技成果转化若干规定》等法律法规外，还散见于教育部、科技部、国务院办公厅、中共中央各部委（包括纪检委、组织部、教育部党组）以"通知""意见"等形式出具的规范性文件中。此外医院及所附属高校也会制定自身员工对外投资持股的管理规章。

整体而言，国家政策层面支持和鼓励医院及附属高校科研院所中"非领导职务人员"在科技成果转化项目下的投资持股活动。《科学技术进步法》规定，"国家鼓励科学技术研究开发机构、高等学校、企业等采取股权、期权、分红等方式激励科学技术人员。"《促进科技成果转化若干规定》进一步规定，"国家鼓励企业建立健全科技成果转化的激励分配机制，充分利用股权出售、股权奖励、股票期权、项目收益分红、岗位分红等方式激励科技人员开展科技成果转化"。当然，针对科研人员在外投资持股（无论是否基于科技成果转化项目）还需遵循所述医院的相关内部管理规定。但对于"领导职务人员"，考虑到廉洁执业的监管方针以及领导岗位全职管理的职责要求，政策层面对具有领导职务的人员的对外投资具有一定的限制或禁止。

（二）担任领导职务人员的对外投资持股

对于担任领导职务人员而言，其对外投资持股一般会受到诸多限制甚至禁止。基于相关规范性文件的整理，在判断适用规则之前，需考虑以下因素：其领导岗位职级，是否属于相关规范性文件定义的"党员领导干部"或"党政领导干部"以及是否属于"正职领导"；其所任职单位的性质，如是否属于教育部直属高校附属医院或者国家卫生健康委直接管理医院等；其对外持股是否与科技成果转化项目有关。

1. 领导岗位职级

是否属于相关规范性文件定义的"党员领导干部"或"党政领导干部"，以及是否属于"正职领导"。对于医院的对外投资持股，两个概念首先需予以厘清，即"党员领导干部"及"党政领导干部"，落入该两个概念的领导干部其对外投资持股一般存在严格限制，即"党员领导干部"。根据《中央纪委法规室"两部党内法规"权威答疑（二）》，事业单位中的"党员领导干部"，包括事业单位（未列入参照公务员法管理范围）领导班子和其他"六级以上管理岗位"的中共党员。而就何为"六级以上管理岗位"，参考人事部关于印发《〈事业单位岗位设置管理试行办法〉实施意见》的通知（国人部发〔2006〕87号）的规定，应为"处级副职"及以上的管理岗位人员。"党政领导干部"，参考各医院或大学官网公布的教育部办公厅《关于开展党政领导干部在企业兼职情况专项检查的通知》（教人厅函〔2015〕11号）所要求进行填报兼职情形的"党政领导干部"范围，均描述为"副处级以上干部（现任校领导、各单位正副职、调研员、已退职未退休局级干部、离退休局级和处级干部）"。由此可见，不论"党员领导干部"还是"党政领导干部"均指相当于"处级以上领导干部"。不过值得注意的是，"党政领导干部"的相关限制同样适用于非党员领导，即"政府直属事业单位、直属高校及院系选拔任用的非中共党员领导干部参照执行"。另一个相关岗位职级概念为"正职领导"，《促进科技成果转化若干规定》第（八）项规定，"国务院部门、单位和各地方所属研究开发机构、高等院校等事业单位（不含内设机构）正职领导，以及上述事业单位所属具有独立法人资格单位的正职领导，是科技成果的主要完成人或者对科技成果转化做出重要贡献的，可以按照促进科技成果转化法的规定获得现金奖励，原则上不得获取股权激励，但在科技成果转化项目下，其他担任领导职务的科技人员，可以获得股份奖励。"

2. 所任职单位性质

若属于医院的科研人员又是领导职务人员且任职单位为教育部直属高校或其附属医院，需受限于《中共教育部党组关于印发〈直属高校党员领导干部廉洁自律"十不准"〉的通知》《中共教育部党组关于进一步加强直属高校党员领导干部兼职管理的通知》。根据前述规范性文件，"直属高校党员领导干部"不准以本人或者借他人名义经商、办企业；直属高校处级（中层）党员领导干部原则上确因工作需要兼职的，须经学校党委审批；直属高校校级党员领导干部在社会团体等单位中兼职的，需经学校党委（常委）会研究同意后，按照干部管理权限报教育部审批。由上可见，在同时满足所任职单位为教育部直属高校，以及符合"党员领导干部"任职条件的情形下，相关科研人员的对外持股以及对外兼职均存在严格限制。各省属或市属医院参照当地相关管理办法。

3. 对外持股是否与科技成果转化项目有关

尽管相关规范性文件对于"党员领导干部""党政领导干部"以及"正职领导"（包括院校层面正职领导以及独立二级学院的正职领导）的对外投资持股有着明确限制甚至禁止，但在科技成果转化项目下，考虑到相关领导作为核心研发人员对于技术成果的贡献，存在一定的放宽。例如，根据上述《促进科技成果转化若干规定》第（八）项规定，即便是"党员领导干部"或"党政领导干部"，只要其不是"正职领导"，在科技成果转化项目下仍有机会申请取得股权奖励。此外基于相关规范性文件，对于"正职领导"，在担任现职之前因科技成果转化获得的股权，可在任现职后及时予以转让，但逾期未转让的，仅在任期内限制交易。

五、对外兼职合规性

除投资持股外，医院的研发人员在科技成果转化项目中经常需要在创业企业兼职以提供科技成果转化后的持续研发支持。特别是创业企业的创始人，其与创业企业签署兼职协议亦是融资交易中外部投资人的惯常要求。但该等研发人员对外兼职同样需受限于特定的条件及程序。

（一）对外"兼职"的具体形式

《人力资源社会保障部关于支持和鼓励事业单位专业技术人员创新创业的指导意见》（人社部规〔2017〕4号）（"《专业技术人员创新创业指导意见》"）就事业单位专业技术人员的对外任职规定了三种形式：①选派挂职或者参与项目合作模式，此为创业企业与高校科研院所在各自单位层面的合作，科技成员系根据所任职单位的意志委派至创业企业从事科技成果转化项目的进一步研发。事业单位专业技术人员到企业挂职或者参与项目合作期间，与原单位在岗人员同等享有参加职称评审、项目申报、岗位竞聘、培训、考核、奖励等方面权利。合作期满，应返回原单位。②在岗创业模式，此模式为通常意义上的"兼职"行为。《专业技术人员创新创业指导意见》支持和鼓励事业单位专业技术人员到与本单位业务领域相近企业、科研机构、高校、社会组织等兼职，或者利用与本人从事专业相关的创业项目在职创办企业，其在兼职单位的工作业绩或者在职创办企业取得的成绩可以作为其职称评审、岗位竞聘、考核等的重要依据。③离岗创业模式：该模式为专业技术人员将带着科研项目和成果离岗创办科技型企业或者到企业开展创新工作，但离岗创业期间依法继续在原单位参加社会保险、工资、医疗等待遇，而工伤保险费用则由创业企业或所工作企业为离岗创业人员缴纳。离岗创业需单独提出申请，经单位同意，可在3年内保留人事关系。

（二）对外兼职的程序规定

《促进科技成果转化若干规定》规定，"国家设立的研究开发机构、高等院校科技人员在履行岗位职责、完成本职工作的前提下，经征得单位同意，可以兼职到企业等从事科技成果转化活动，或者离岗创业，从事科技成果转化活动。"因此，无论是在岗创业模式，还是离岗创业模式，对外兼职均需所在医院或医院及所在高校科研院所同意。具体以各医院和高校科研院所的内部管理规定为准。

（三）担任领导职务人员的限制或禁止

同对外投资持股一样，考虑到廉洁执业的监管方针以及领导岗位全职管理的职责要求，政策层面对具有领导职务的人员的对外兼职行为同样具有一定的限制或禁止。根据中共中央组织部印发《关于进一步规范党政领导干部在企业兼职（任职）问题的意见》的通知（中组发〔2013〕18号），"现职和不担任现职但未办理退（离）休手续的党政领导干部不得在企业兼职（任职）。对辞去公职或者退（离）休的党政领导干部到企业兼职（任职）必须从严掌握、从严把关，确因工作需要到企业兼职（任职）的，应当按照干部管理权限严格审批……按规定经批准到企业任职的党政领导干部，应当及时将行政、工资等关系转入企业，不再保留公务员身份。"根据《中共教育部党组关于印发〈高等学校深化落实中央八项规定精神的若干规定〉的通知》（教党〔2016〕39号），"学校党员领导干部未经批准不得在社会团体、基金会、企业化管理事业单位、民办非企业单位和企业兼职；经批准兼职的校级领导人员不得在兼职单位领取薪酬；经批准兼职的院系及内设机构领导人员在兼职单位获得的报酬，应当全额上缴学校，由学校根据实际情况制定有关奖励办法，给予适当奖励。"

此外，对于医院职工任校级领导干部、正职领导及领导班子成员，其对外兼职还可能需进一步受限于特定条件，例如校级领导干部仅能在高校资管公司兼职；高校科研院所正职领导或非正职领导班子成员仅能在不超过三个的社会团队兼职或仅能在所在单位出资企业兼职，且禁止领取兼职报酬。

（四）创业企业存在兼职情形的自查或核查

1. 兼职程序及情形的合规性

基于投资方对创业企业尽职调查以及 IPO 上市审查的要求，如存在医院在创业企业兼职的，创业企业需核查相关兼职活动是否已根据相关法律法规及医院兼职管理制度的规定完成了审批程序（见上文 5.2 项），以及（特别针对领导人员）是否存在禁止或限制类别的对外兼职情形（见上文 5.3 项），并取得医院就相关兼职活动出具的审批、备案、公示文件备存。此外，企业需要与兼职人员签署书面兼职协议以及必要的保密协议、竞业限制协议及知识产权归属协议，并就该等兼职人员社保公积金缴纳、人事关系及职称评定等事项，做好与医院的明确划分并对应相应支持性文件。

2. 保证创业企业研发人员及研发部门的独立性

一方面，除依赖医院兼职人员对研发进程的外部指导与协助外，创业企业还应建立完整且具有竞争力的自有全职研发团队，并配备自有研发场地及研发资源；除依赖医院的兼职研究人员，以及与对应医院达成委托研发或合作研发协议外，创业企业还可考虑同时使用其他诸多第三方研发机构（如 CRO、CDMO 公司等）提供多种多样的研发支持，以确保医院所及其兼职人员的研发支持具有可替代性；对于必不可缺的核心关键研发人员，视企业发展阶段，促使该等关键研发人员完成自医院的离岗创业手续或离职手续，并全职加入公司。另一方面，对于兼职人员，还应与其沟通确认其在医院的科研及管理职责，并在服务时间、服务频率、研究项目内容及对应工作量等维度，做好与其在创业企业提供兼职服务的区分，以确保该等兼职人员不会由于不合理的精力分配及工作内容的冲突而受到外部投资人及上市审核部门对其兼职真实性以及长期稳定性的质疑；在必要的情形下，取得医院相关管理部门就相关科研人员外在兼职不会对其在所属单位的科研及管理工作造成不利影响的书面说明。

第八节　中国医学科技成果转化管理联盟

一、创立初衷

中国医学科技成果转化管理联盟（以下简称"联盟"）是由个体化诊疗技术国家工程研究中心（平台挂靠中南大学湘雅医学院）成果转化负责人方丽、卫生健康青年创新中心（平台挂靠北京协和医院）主任吴东、四川西部医药技术转移中心（平台挂靠四川大学华西医院）主任雷娟共同发起，联盟挂靠个体化诊疗技术国家工程研究中心。个体化诊疗技术国家工程研究中心是由中南大学湘雅医学院牵头，联合相关高校、科研院所和产业链上下游企业，共同搭建、协同创新、共同建设。该工程中心是国家发展改革委对国家级创新平台进行优化整合后，按照新的功能定位批复的首批国家工程研究中心之一。其主要任务是面向传染病、神经与精神疾病、骨关节与代谢疾病、皮肤与免疫疾病、肿瘤等重大疾病，以"精准、快捷、智能"个体化诊疗技术为导向，加快推进多模态数据分析与临床应用、生物传感和分子探针研发与临床应用、人工智能辅助诊疗等关键技术突破，打造"智能化诊断、个体化治疗"创新平台和人才培养高地，加速重点技术成果转化，推动相关医疗产业创新发展。

2019—2022 年，方丽主任作为科技部卫生与健康科技成果转化战略研究组专家，与专家组 7 名专家共同开展了全国调研，调研单位包括协和医学院、四川大学华西医院、北京大学医学部、首都医科大学、四川大学、成都市政府相关部门、成都高新区、上海交通大学、上海药物研究所、上海科技局、苏州生物医药产业园、国投创业投资管理有限公司、上海联影医疗科技股份有限公司、信达生物制药（苏州）有限公司、药明康德、百济神州（北京）生物科技有限公司、深圳微芯生物科技股份有限公司、北京联想之星投资管理有限公司等全国头部高校、医院、生物医药园区及相关创新企业和单位。专家组包括原国家药监局副局长、原国家药监局器械办原常务副主任及生物医药投资领域顶级专家等共7位。方丽主任对调研中关于卫生与健康科技成果转移转化进展、取得的成效、主要经验和存在的问题，并根据在医院和高校工作中发现的科技成果转化管理中的难点、痛点，一一进行了总结分析，提出了联盟的管理机制和运营模式，后在本书的编写过程中一并联合全国的医学科技成果转化管理专家，推出了成立联盟的设想和进一步筹备活动。

医学科技成果转化不同于其他领域的成果转化，除了书中介绍的医院成果转化管理工作中的问题以外，还存在以下几个特点：第一，我国投入医学成果转化的资金规模、渠道有限，而国外的相关资金大多来源于政府产业专项基金、社会捐赠等，如麻省总医院、克利夫兰诊所等。第二，医院建设和科研研发资金来源也十分有限，且医学科研管理人员大多同时兼任科技成果转化管理，大多缺乏相关经验且管理水平提升困难，而国外顶级大学或医院的成果转化工作人员大多来自杰出校友、企业创始人、金融界人士，人员背后都跟随着孵化基金与投资银行，是孵化和投资高校和医院产生的成果的重要桥梁。第三，医疗机构定位不同，中国医疗机构定位医疗机构为临床诊疗，成果转化整体意识和投入还有待提升。第四，现有政策体制还需要进一步完善，明确研究型医院科技转化的职能。例如，美国的《史蒂文森-怀德勒法案》，将推进技术转移转化列为联邦科研机构的法定功能，推动了高校和医院的"技术管理者"向"技术经理人"发展。第五，医学领域的优质成果转化项目孵化难，需要孵化全链条的资源汇集。单个医院或科研院所的成果转化体量难以整合产业链，需要整合的资源包括知识产权服务、项目孵化平台、概念验证平台、投融资服务、技术团队配备、临床研究服务等，同时还存在服务机构的难选择、服务效率难保证、后续支持团队难寻找、转化项目与服务机构的信任难构建、侵占侵权难维权等问题。因此，我们需要搭建联盟平台，来整合全产业链最优势资源，找到医院、高校和机构等多方共赢的结合点，打破地域限制，在全国布局当地高校和医院优势学科成果孵化平台，提供医学成果转化需要的全链条服务。

同时，联盟将用医学科技成果评估系统作为主线，链接全产业链的全部机构。评估系统将与全国的头部医院和研究所等实现共建共用。评估系统设立的初衷，是基于之前的产业数据分析研究，发现产业数据资料人工查询难，缺乏评估智能信息化。大部分投资机构没有评估系统，靠投资经理人的个人经验是无法做到全面可靠的。同时，现在商业数据库（动脉网、药渡等）存在着缺乏临床专家资源和临床评估指标、评估资料的递送方式原始及缺乏信息安全保护等问题。评估方法仅一张简单的表格，甚至只有几个简单的问题，专家问卷评估的准确性难保障，路演大赛项目大量初筛困难。

二、运行模式

联盟的运行模式是将联合头部的高校、医院和科研机构，医学成果转化管理人，国家部委、政府相关机构，医学领域投资机构，相关产业链企业，孵化服务机构及产业园区，在精选机构的理念下开展推进医学科技成果转化高质量发展的模式。作为联盟主要参与主体,医学成果转化管理人应当享有以下权利:第一,个人名义参与联盟;第二,共同参与评估项目课题;第三,可获得顶级同行交流的平台;第四,可作为年度会议研讨嘉宾;第五,可参加全球访学培训,如前往全球顶级转化机构 / 医疗孵化器(The Foundry、Flagship、GCMI、MATTER 等)学习;第六,可申请项目侵权实施联合抵制。同时也需要履行以下义务:第一,专家体系互相支持;第二,努力提升自我专业水平;第三,保证系统研发的时间和人员;第四,接收评估项目,并按时按质完成;第五,推荐优质项目和领域权威专家;第六,联盟认定侵权项目后共同抵制该项目。

联盟第一步将建立成果转化智能评估系统,联合全国医院最具优势学科建立各学科成果转化智能评估系统。如正在筹建的眼科成果转化智能评估数据库,共建单位和人员包括个体化诊疗技术国家工程研究中心(方丽)、中山大学眼科中心(黄小珍)、医疗大数据应用技术国家工程研究中心(中南大学);正在筹建的消化内科成果转化智能评估数据库,共建单位和人员包括北京协和医院(吴东)、个体化诊疗技术国家工程研究中心(方丽)、医疗大数据应用技术国家工程研究中心(中南大学);拟建的中医药成果转化智能评估数据库,拟邀请共建单位和人员包括四川西部医药技术转移中心(雷娟)、天津市生物医药产教联合体、个体化诊疗技术国家工程研究中心(方丽);拟建的血液科成果转化智能评估数据库,拟邀请共建单位和人员包括个体化诊疗技术国家工程研究中心、中国医学科学院血液病医院、天津市生物医药产教联合体。

以医学科技成果智能评估系统为切入点,提供临床需求论证和概念验证、项目熟化、链接产业链上下游资源、孵化落地。对医学专家,联盟进行免费评估、设立基金直投、提供项目孵化和项目推介;对路演赛事,联盟提供权威发布平台,打造信息平台进行项目征集、初筛和评分一体化服务;对投资机构,联盟提供项目辅助评估、高质量项目库、临床专家咨询和项目公司对接;对研发企业,联盟提供转化项目推介、临床专家咨询、研发路径分析和投资机构对接服务。

三、筹备进展

本书将作为联盟筹备的重要合作基础和理论支持,编委会和编者都是联盟的指导专家。联盟筹备阶段已与部门机构和单位签订了合作协议,筹备进展和后续运营详情也将持续发布相关信息,详见图4-8-1。

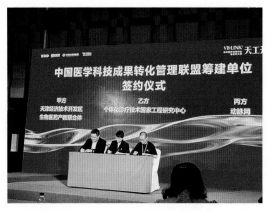

图 4-8-1 联盟筹建单位签约仪式

　　同时联盟正在联合申报国家重点研发计划的"文化科技与现代服务业"重点专项，项目名称为基于人工智能的研发创新服务云平台的构建与聚焦新兴产业的应用示范，已获得湖南省创新型省份建设专项的支持，且联盟自主研发的成果转化管理系统即将投入使用，科技部卫生与健康科技成果转化战略研究组将继续提供全面支持。前期已举办三届卫生与健康科技成果转化管理论坛，并组织及参与全国多个成果转化权威会议。联盟希望在社会各界持续关注和支持、全国医学科技成果转化管理人的共同努力、医学细分领域的投融资和成果转化孵化服务等机构的全方位合作下，汇聚全国顶级临床医学科技成果转化专家，构建全球医学专利、医学创新企业、投融资机构、生物医药及医疗器械园区等权威数据库，秉承公益性和可持续性原则，探索出适合联盟的高质量发展新路径！

第五章

中国研究型医院科技成果转化典型案例

案例一：新型骨骼肌松弛药物

一、转化背景介绍

中国的麻醉量是世界第一、麻醉医师总数世界第一，因此，临床医生围绕"生命功能的检测和调控，为重要脏器组织提供保护和支持，保证无痛与舒适"，做相关新产品、新方法、新指南、新证据的创新和转化研究具有良好基础。而随着经济增长和医疗公平性增加、手术内麻醉、手术室外麻醉、分娩、ICU、慢性疼痛和晚期癌症的整体数量逐步提升，2025 年中国的麻醉药市场份额预计达到 900 亿元，对相关领域的创新及转化的需求也是更加迫切的。

二、转化过程

从 2003 年开始陆续转化，转化金额也形成了"滚雪球"效应，越来越大，最终在 2020—2021 年，华西医院麻醉科刘进教授团队与医药公司签署了自主研发的"新型骨骼肌松弛药物""超长效局麻药"两类麻醉新药的相关专利的许可及项目合作开发协议，合同总金额高达 7.5 亿元。

2021 年，刘进教授将个人奖励所得的 1 亿元资金捐赠，设立住院医师规范化培训发展基金，用于激励住院医师、带教师资，提高住院医师临床水平及能力，这也是我国首个由个人捐赠设立的专项规培发展基金，见图 5-1-1。

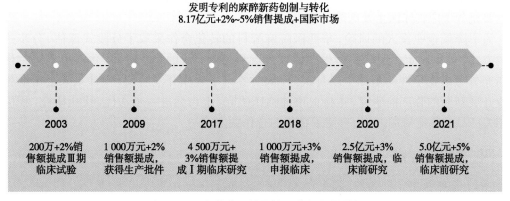

图 5-1-1　发明专利的麻醉新药创制与转化

三、成功要素分析

（一）华西搭建了覆盖新药创制全链条

四川大学华西医院注重搭建创新转化，特别是创新药转化的全链条，详见图5-1-2。

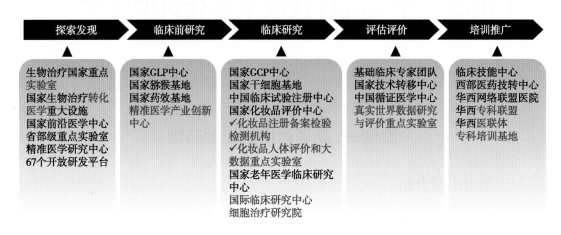

图 5-1-2　华西新药创制全链条

（二）由医生和药物化学家构成的高效互补的研发团队

临床医生最擅长的是挖掘尚未被满足的临床需求，熟知相关领域全球发展的方向，他们是新药、创新器械临床试验的主持者，以及相关产品上市后临床应用推广和扩大适应证研究的主要推动者之一。但是临床医生的知识体系也不是面面俱到的，新药研究还是主要依赖于药物化学家和药剂学家的知识与技能，创新医疗器械的研究则主要依靠工程学家的工作经验与实现能力。在相关背景下，华西医院麻醉科以刘进主任为首的新药研发团队采取的策略是组建由药物化学家和临床医生组成强强联合的"黄金搭档"，以临床价值为导向，共同开展高效互补性研究，获得化合物后再进行早期的成药性预实验，促进提升创新与转化的效率。

（三）重视与企业实现共赢

除了与药物学家的强强联合以外，华西医院的麻醉团队也非常重视与企业的合作，因为一个长期的、成功的创新转化合作，通常需要临床医生充分地了解企业的诉求与顾虑，企业也要充分考虑临床医生及医院的需求。

为了降低企业投入的风险，华西医院麻醉科的转化合作采取了分段式评估、分步式投入的方式，并且制定了明确的里程碑付款节点和销售提成的终止时间，再加上刘进主任团队在充分考虑安全性的基础上以身试药，同时签订了合作开发协议，预计未来会帮助相关企业开展新药的临床前研究、主持上市前临床研究、上市后进一步迭代、优化研究，积极推广相关产品的临床应用，从而打消了企业的合作顾虑。

四、案例的启发

（一）临床医生全程参与、源头介入

临床医生最了解临床的需求，同时也是开展成药性研究、临床前研究、临床研究和扩大

适应证的主持者,但是临床医生的知识体系是有限的,这需要药物化学家和药剂学家的深度配合。这样的能以临床需求为导向,医生全程参与的项目才具有较高的转化价值,再加上企业在资金和市场渠道方面的资源优势,能够促成高价值医学成果的高效率转化,详见图 5-1-3。

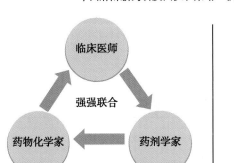

图 5-1-3　华西麻醉新药研发团队和策略"临床需求导向"

(二)转化医学的"4P + 4S"理论

根据刘进教授的转化经验分享,具有较高转化前景的创新成果应该是源于临床,经过科学研究形成新产品、新方法、新指南和新证据后,再回到临床,使得患者寿命延长、生活质量提高、患者就医的满意度提高和医疗资源获得节约。而在这个过程中,医生的核心价值是在于发现临床需求、早期预实验、临床前研究,而企业的价值在于为医生的研究提供支持,并后期推进注册临床研究及扩大市场,详见图 5-1-4。

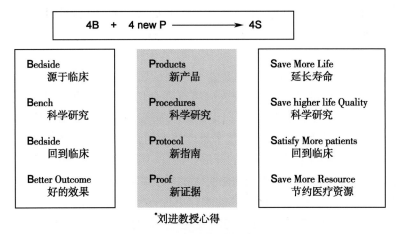

图 5-1-4　刘进教授转化经验

(三)里程碑式的付款方式

由于药物从研发阶段就开始与公司共同转化,公司无法一次性支付高额转让费用,医院希望持续获利,因此医院采用了里程碑方式的付费,详见表 5-1-1。

表 5-1-1　里程碑式付款方式及各付费节点

阶段	里程碑节点
1	签订合同
2	完成原料药和制剂的小试、中试试验
3	临床前研究完成
4	完成品种的申报和临床注册
5	获得临床试验批件
6	临床试验Ⅰ期
7	临床试验Ⅱ期
8	临床试验Ⅲ期

案例二：辅助消化内镜切除术用透明帽

一、技术介绍

（一）项目创立背景

中国是消化道肿瘤高发国家，发病率前五的恶性肿瘤中，胃肠道肿瘤占据 3 席，分别为胃癌（第 2 位）、大肠癌（第 4 位）和食管癌（第 5 位）。目前我国肿瘤防治的战略方针已确定为"关口前移，重心下移"，早期发现和治疗消化道肿瘤成为临床和科研工作的核心。随着内镜筛查工作的普及和内镜诊治技术的提高，越来越多的早期胃肠道肿瘤和癌前病变得以诊断，其中大部分可以在内镜下完成根治性切除。与传统外科手术相比，内镜治疗早期胃肠道肿瘤创伤小、费用低、患者恢复快，具有很大的优势。内镜黏膜切除术（EMR）和内镜黏膜下剥离术（ESD）是此类技术的代表。

传统的 EMR 术是应用一种圈套器，将病变收紧于圈套器内，然后通电，应用高频电流产生的热能切除病变位置。由于使用圈套器完整圈套扁平病变有一定难度，临床上有通过安装于内镜头端的透明帽将病变负压吸入后再行圈套切除的 EMR 方法，但目前市场上的透明帽均为固定口径，对于消化道 2cm 以上的较大病变无法通过 EMR 技术一次性完整切除。ESD 虽然可切除较大病变，但操作技术难度较大、操作时间长，切开及剥离所需器械价格较高，在一定程度上限制了基层医院的开展。因此，需要一种可调节内径的透明帽，来拓展内镜下的 EMR 治疗范围，以套扎和切除更大的病变组织，同时可以显著节省经济成本和时间成本，使得胃肠道早期癌和癌前病变的治疗更加方便快捷。

另外，对无法自行排出的消化道异物的处理，多需通过内镜下取出。但当异物较大或尖锐时，难以在内镜牵拉下通过幽门、贲门或咽部等狭窄部位，且可能会对狭窄部位的消化道黏膜造成损伤，以至于内镜下取出失败或导致穿孔、出血等严重并发症，甚至有部分消化道异物最终需要外科手术取出。如在取异物时使用可变内径透明帽，在内径较小的状态下随内镜经口咽部进入上消化道，钳取异物后，根据异物大小调节透明帽内径，在口侧遮盖住异物尖锐部或突出部，可保证异物顺利通过消化道狭窄段，并避免取出路径中对消化道黏膜造成损伤。国内有报道使用橡胶手套辅助取出上消化道异物的方法，但因橡胶手套较薄，无法有效地保护黏膜不受尖锐异物的损伤，其应用效果有限。因此，通过设计可调节内径透明帽还可用于协助异物的取出，可有效地提高消化道异物内镜下取出的成功率，并降低损伤消化道黏膜的风险。

（二）项目设计方案

为了克服现有技术现有的透明帽内径不可变，且 EMR 时仅适用于病变组织小于 2cm 的问题，拟设计一种可以一次性切除较大病变的可变内径透明帽，详见图 5-2-1，以金属支架作为透明帽罩体的支撑，整体闭合外观如图 5-2-1A 所示，开启后状态如图 5-2-1B 所示。

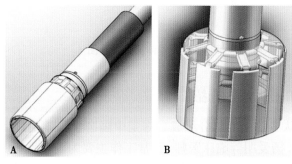

图 5-2-1　专利还原图

本方案采用金属材料的支架作为罩体的支撑，安置于消化内镜头端，整体闭合外观如图 5-2-1A 所示，仅稍增加消化内镜插入部头端的直径，但并不影响内镜操作时的观察视野。到达消化道内病变操作部位后，通过体外连接杆或其他操控配件，使透明帽前端开启变大，如图 5-2-1B 所示，从而实现对较大病变进行进一步吸引和切除的功能。

为了克服现有技术现有的透明帽内径不可变，无法辅助取出较大直径或尖锐消化道异物的问题，拟设计一种可以根据异物情况调整内径，辅助取出异物并使消化道黏膜免于受损的可变内径透明帽。该设计也同时可用于辅助 EMR 切除较大范围的病变。

本设计方案采用专利还原，整体闭合外观，详见图 5-2-2，如图 5-2-2A 所示，开启后外观如图 5-2-2B 所示，罩体内部骨架如图 5-2-2C 所示。本方案采用金属材料的支架作为罩体的支撑，安置于消化内镜头端，整体闭合外观如图 5-2-2A 所示，仅稍增加消化内镜插入部头端的直径，但并不影响内镜操作时的观察视野。到达消化道内操作部位后，通过体外连接杆或其他操控配件，使透明帽前端开启变大，如图 5-2-1B 所示，将尖锐异物牵拉到透明帽内部后随内镜一起取出体外。透明帽后端的锥形设计使得退镜时可以避免消化道黏膜的损伤，同时遮蔽了异物尖锐部分对消化道黏膜的二次伤害。另外，该设计也可以实现对消化道较大病变进行进一步吸引和切除。

（三）社会效益分析

目前国内消化内镜下治疗的手术量估测为每年 500 万例，如该产品可成功转化并应用于临床，即可由比较简单的 EMR 术式切除较大的黏膜病变，并替代一部分 ESD 治疗，在节省经济成本的同时，也利于内镜下治疗技术在基层医院的开展，可产生相当巨大的经济效益和社会效益。该项目已获得国家专利，处于样品材料测试阶段；如设计生产出样品并进一步完成动物实验和临床测试，该研究设计可直接转化为产品批量生产，应用于临床。

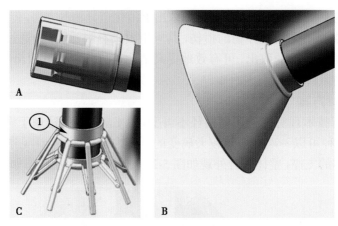

图 5-2-2　整体闭合外观图

二、研发机构和团队背景介绍

该项目的研发团队主要由两部分组成。一是中国医学科学院北京协和医院消化内科团队,包括吴东、王强、杨爱明等临床医师,日常工作主要为消化系统疾病的内镜下诊断和治疗,在消化内镜方面有着丰富的临床经验,深入了解目前临床内镜诊治过程中的各种需求和临床痛点。该团队以临床实际需求为出发点,提出了可变内镜透明帽的想法和创意,申请并获得了国家专利。北京协和医院一直致力于提升临床研究科技创新能力,推动科技成果市场化、产业化的实现,加快科技成果转化实施的效率,为具有转化需求的临床和基础医疗创意、专利提供政策上的支持。该项目研发团队的另一部分则通过与孵化公司合作完成。

三、转化的主要事件过程和模式

(一)申报并获得专利授权

在提出临床需求和构想后,发明人(北京协和医院消化内科团队)于 2015 年 9 月 8 日向国家知识产权局提交了发明专利申请,2018 年 1 月 5 日获得了"辅助消化内镜切除术用透明帽"的发明专利授权(专利号 ZL201510566729.X)。

(二)创新大赛获奖

2020 年 8 月,发明项目"可变内径透明帽"参加了北京协和医院举办的首届协和青年创新大赛评比,获得一等奖。

(三)会议交流与市场调研

2021 年 2 月,"可变内径透明帽"项目发明人与孵化公司的临床技术负责人进行了线上会议交流,北京协和医院消化内科团队进行了项目介绍,说明了临床背景、痛点、需求及意义,并讲解了目前临床解决方案的具体实施过程,双方就合作意向达成了一致意见。孵化公司从商业角度对该产品的市场需求、技术可行性、市场准入难度、营销模式等方面进行了深入考察和调研。

(四)产品的研发过程

2021 年 4 月,北京协和医院消化内科团队与孵化公司进行了反复的现场沟通,根据内镜实际操作过程的演示,商定了初步的产品技术方案和细化的产品规格参数,并对产品结构对实际应用的可能影响及可行性进行了深入探讨。

2021 年 6 月,孵化公司技术负责人提出了 4 种产品技术方案,并就每个方案的优缺点与北京协和医院的专家团队进行了详细沟通,针对反馈意见进行了进一步的改进。2021 年 10 月,孵化公司技术负责人在已有的 4 种技术方案的基础上提出了第 5 种方案,得到了协和专家团队的认可,技术方案进入工程实施阶段,开始寻找供应商并试制样品。

(五)合资成立公司、签署专利转让合同、实现产品转化

2021 年 12 月,北京协和医院消化内科团队与孵化公司合资成立了某科技有限公司,双方同意使用公司的资金购买"可变内径透明帽"的专利技术。同时,公司与中国医学科学院北京协和医院签订了《专利权转让合同》,由公司支付 120 万元用于购买专利技术。根据《北京协和医院促进科技成果转化管理办法》,北京协和医院因为上述技术转让,给予专利发明团队奖励资金,在扣除相关税费后,发明团队将全部余款增资公司。临床发明专利在经历了临床专家团队与创新转化中心的反复沟通、调研,并在产品初步研发成功后,北京协和医院将专利成果以作价出资入股公司的形式实现了专利技术的最终转化。

四、成功经验总结

医学临床相关创新或专利最终能够成功转化的关键在于是否可以真正地解决临床问题。创新点的提出必须要建立在发现临床痛点的基础上,目的在于解决临床实际需求,让患者或医护人员真正获益。这样在成功申报专利后,才具有切合实际的转化空间、市场价值和社会效益。该专利的提出即是在 ESD 操作难度大、耗时长、费用高的现有情况下,拟通过"可变内径透明帽"的辅助,使用 EMR 的快捷、便利的方法,实现较大病变的内镜下治疗。

产品所面对人群的市场考量也很重要。胃肠道肿瘤和癌前病变的发病率高,患者群体数量庞大,需要进行内镜下治疗的人数很多。原本的 ESD 治疗对操作技术要求高、费用相对昂贵,难以在基层医院开展;通过"可变内径透明帽"的辅助,可以使用技术难度低、价格适中的 EMR 方法治疗原本需要 ESD 治疗的病变,可以在各级医院广泛推广,实际市场应用前景广泛。

合作研发机构的选择是科技成果能否成功转化的关键环节。市场上的很多成果转化孵化平台或者专业投资机构,虽然能够认可临床医生的创新理念,但通常无法解决具体产品的研发分工、资金投入风险评估困难的问题。理想的研发机构应该能够实现从概念到商业的全程衔接,完成临床发现 - 专利申报 - 市场调研 - 产品实现 - 产业化的全流程管理,从流程到资金均能实现自我供给,彻底打通产业化的各种障碍。

科技成果的转化模式可以充分调动合作各方的积极性。临床专业技术人员将科技成果作价出资入股公司,是有助于实现技术方和出资方互惠双赢的手段之一。北京协和医院将专利转化资金大部奖励给发明人,发明人再将获得的奖励直接转投回合作公司,在后期的收益中,实现了医院、发明人、投资方三方共赢的效果,一方面为产品后期市场化实现了技术保障,解决了投资方的顾虑,同时也使产品成功转化后收益分配更加合理化。技术作价入股的转化模式值得推广。

案例三：高校无形资产作价入股，成立生物科技有限公司

一、转化项目名称

高校无形资产作价入股，成立生物科技有限公司。

二、转化项目简介

某生物科技有限公司是由上海交通大学医学院的刘俊岭教授及其科研团队创立，重点聚焦抗体药物、核酸药物及细胞治疗领域，致力于全新致病机制的探索及多个领域创新药物的研发，该项目不仅是交大医学院尝试专利成果所有权赋权改革并作价入股的首个创新成果转化项目，也是继 2020 年 4 月，"上药 - 交医创新成果"孵化平台成立后，"产、学、研、资"各方通力合作的首个成果。该公司是上海医药项目团队、交大医学院成果转化团队和上海某生物医药基金团队通力合作的结果，合作各方克服了巨大的压力，付出了艰辛的劳动。成立该公司不仅是生物医药转化项目的创新，也是高校成果转化机制体制的突破创新。

三、转化项目团队

在开展"上药 - 交医创新成果"孵化平台的挖掘遴选过程中，刘俊岭教授研发团队关于"特发性肺纤维单抗药物"的研究脱颖而出。该研究基于小鼠实验的良好结果，拟计划开展灵长类动物实验。孵化平台专家团队与刘俊岭教授及各方讨论，评价该项目可以进入药代和毒理预实验。相关专利已经申请，公开前时间非常紧迫，大量的临床前预实验需要大量的资金支持，公司化运作可以最高效地满足现阶段研发资金的需求，研发团队持股能更好地发挥科研积极性。孵化平台管理团队经深入了解后，交大医学院将刘俊岭教授研发团队5 个研发项目的研究成果形成知识产权组合包，分别赋权科研发明团队以及上海二医投资管理有限公司，以无形资产作价入股的方式参与项目公司。各方经多轮协商讨论，最终确定由上海某药物研发有限公司出资，上海某生物医药产业股权投资基金合伙企业出资，发明团队、上海二医投资管理有限公司以无形资产入股的形式进行合作。

四、成果转化模式

上海交通大学医学院的知识产权作价根据学校成果转化政策及学校集体决策，决定将无形资产 70% 的股权赋权给刘俊岭个人用于项目公司投资入股，30% 赋权给上海二医投资管理有限公司用于项目公司投资入股。无形资产估值，由医学院提议各股东方认可，聘请第三方专业机构做了潜在商业价值评估。潜在商业价值评估完成后，各方股东商议决定聘请资产评估有限公司出具无形资产评估市场价值估值报告。根据评估价格，经多次讨论，最终确定项目公司的股东构成及出资情况、股比。随后，医学院对项目已申请的专利做了著录项目变更，专利权人由上海交通大学医学院变更为上海二医投资管理有限公司、刘俊岭。项目公司成立后再变更为项目公司，作为无形资产出资凭证。递交变更手续后，四方股东签订合作设立公司的投资协议，协议中对目标公司的股东会、董事会、监事、总经理等一些公司治理机制有具体明确。

五、转化经验总结

近年来,医学院积极探索建立符合科技成果转化特点和规律的管理模式,在"上药-交医孵化平台"合作模式中,企业与学校互惠互利,两者结合、相互协同,高效促进成果转化落地。同时,医学院技术转移中心与上海二医投资管理公司深度合作、有序分工,形成校内、校外运营知识产权的协同工作模式。上述管理为吸引科创资本、开展校企合作提供了适宜的孵化转化生长环境。"上药-交医孵化平台"产学研战略合作是上海生物医药头部企业与一流医学院科技创新合作的有益尝试,孵化平台的建立有效地调动了广大科研人员对于成果转化的积极性。该公司的成立是"上药-交医孵化平台"实施科技成果作价投资的首个案例。与科技成果的转让和许可相比,作价入股建立了一种长期合作与共赢的转化模式,合作各方共享收益、共担风险,院校、团队均参与了成果转化全过程,更有利于技术的升级发展与产业化落地。

案例四:抗耳道真菌药物制剂的研发

一、技术介绍

(一)项目创立背景

1. 外耳道真菌病

近年来,随着抗生素滥用等因素,耳部真菌感染的病例逐渐增多。流行病学研究显示,外耳道真菌病在耳部疾病中发生率为9%~27%。该病的发生具有地理和季节因素,在我国南方地区,因为环境温暖潮湿适合真菌的生长,发病率较高。中南大学湘雅三医院行耳道异物取出术共3 682次,其中约70%患者为耳道真菌感染,详见图5-4-1。

2. 临床问题

临床针对外耳道真菌病的治疗手段主要为在初步清洁外耳道后进行局部抗真菌药物的治疗,常见治疗方法有采用硼酸酒精、水杨酸酒精滴耳治疗,或外耳道涂抹抗真菌药物的软膏剂如酮康唑软膏、益康唑乳膏进行治疗,也有采用氟康唑溶液进行滴耳治疗,通常医生临时配制氟康唑氯化钠溶液。

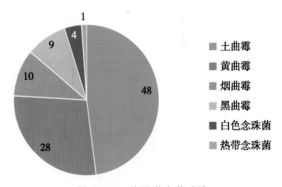

图5-4-1　外耳道真菌感染

目前主要的临床问题为缺乏合适的药物制剂。传统的剂型滴耳液虽然给药方便,但药液在耳道容易流失,且需要频繁给药,导致患者依从性差,影响疗效,半固体制剂如凝胶剂或霜剂能够滞留在耳道从而达到药物缓释的作用,但因为耳道存在的生理性狭窄,导致药物在耳道难以分布均匀,并且软膏/凝胶难以清理,给患者带来不便。

尽管外耳道真菌病非致命性疾病,但会影响患者的生活质量,容易复发,需要长期的治疗和随访。外耳道真菌感染患者经常由于外耳道瘙痒、疼痛需要前往医院清理耳道,清洁耳道虽然能暂时缓解瘙痒疼痛，但不能起到根治的作用，医生总苦恼于无适宜药物可用。临床迫切需要一款使用方便、抗外耳道真菌疗效确切的滴耳剂产品。

（二）项目设计与实施

1. 病原菌分布与药敏试验

外耳道真菌病可由多种致病性真菌侵袭致病，目前已发现的耳道真菌达 50 种以上，最常见的致病菌为曲霉菌属和念珠菌属。为深入认识外耳道真菌病的病原菌及其药敏情况，中南大学湘雅三医院耳鼻喉科收集 2018 年 12 月—2019 年 4 月确诊为真菌性外耳道炎的患者外耳道分泌物 100 例，进行了病原学及耐药情况分析。其中培养出酵母样真菌 5 例，占检出真菌的 5.0%，丝状真菌 95 例，占检出真菌的 95.0%，丝状真菌中以土曲霉和黄曲霉为主。针对致病真菌进行了药物敏感筛选实验，综合分析各种因素，最终选择伏立康唑进行制剂开发，详见图 5-4-2。

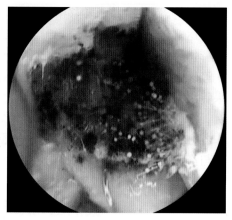

图 5-4-2　外耳道真菌病病原菌分布

2. 制剂研究

剂型选择方面团队首先研制了抗菌效果良好、可缓释的伏立康唑温敏凝胶，但在后续的考察中，发现耳部温敏凝胶制剂存在临床应用的困难（滴入耳后在凝胶胶凝过程中耳道堵塞、有强烈封闭感）。此外，由于耳道生理性狭窄，使用后难以将凝胶取出耳道，故改变了药物剂型，后经多方考虑和实验选择了滴耳剂，见图 5-4-3。针对伏立康唑特殊的理化性质，研究克服了伏立康唑难溶于水、制剂中稳定性不好等困难。按照医院制剂有关规定完成了质量标准研究和必要的非临床安全性研究。

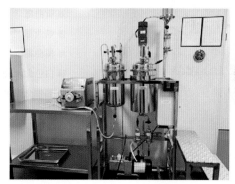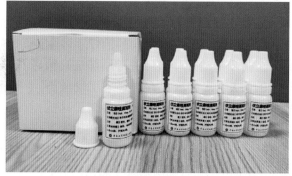

图 5-4-3　滴耳液生产设备及伏立康唑滴耳液成品

3. 临床试用效果

外耳道真菌感染患者清洁外耳道后使用伏立康唑滴耳液滴耳，每天 2 次，每次 5 滴，耳浴 15 分钟，治疗周期为 2 周。患者分别于一周、两周后复诊，使用效果良好，耳道无明显可见菌丝与红肿，详见图 5-4-4。

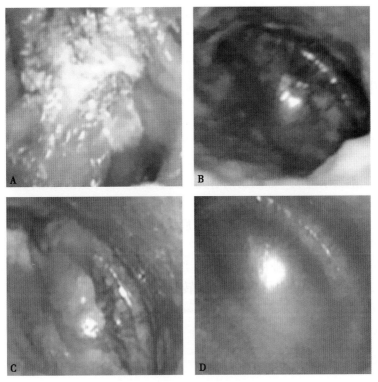

图 5-4-4　某患者试用效果前后对比
A 为治疗前，B 为治疗一周，C 为治疗两周，D 为两周后复诊。

（三）社会效益分析

目前国内尚无治疗外耳道真菌病的专用制剂，若该产品成功转化并应用于临床，即可为外耳道真菌病患者提供专用治疗药物选择，解决临床实际问题，为广大患者带来福音，并产生相当大的经济效益和社会效益。

二、研发机构和团队背景介绍

该项目的负责人为中南大学湘雅三医院临床试验研究中心、临床药理中心主任阳国平教授和耳鼻喉科李维副教授，研发团队骨干成员包括临床药理中心谭鸿毅主管药师，检验科的宋敏胜教授、章迪副教授，以及 2 位硕士研究生曾韵和陈文静。

李维副教授，临床医师，是问题的提出者，日常工作主要为耳鼻喉疾病的内镜下诊断和治疗，在外耳道真菌治疗方面有着丰富的临床经验，深刻了解目前临床外耳道真菌病诊治过程中的各种需求和临床痛点。

阳国平教授团队长期从事药物临床试验和临床药理学研究，擅长新产品研发，擅长组织多学科合作，对解决临床问题的产品研发充满兴趣，其团队转化成果已获软件类医疗器械注册证 1 个，试剂盒类医疗器械注册证 1 个。

中南大学湘雅三医院临床试验研究中心、临床药理中心是一个具有创新精神的科研平台支撑科室，其定位为"技术服务促进医院学科发展，规范管理防范临床研究风险，平台支撑科技成果转化"，其目标为"高质量服务，高水平研究，高效益转化"。为提高该平台的技术水平和服务能力，中心始终坚持平台建设和学科建设协同，相互促进。中心为临床药学国家重点临床专科的重要支撑部门，为国家"十二五""十三五"国家重大专项支持建设的临床研究平台，为药物临床评价国家地方联合工程实验室。

三、转化的主要事件过程和模式

（一）申报专利

在完成一些基本研究后申请了发明专利，发明人（中南大学湘雅三医院）发明专利申请。

（二）产品的研发过程

按照医院制剂要求开展产品的制剂研究、必要性的非临床安全性研究和临床试验。

（三）会议交流与市场调研

向企业介绍项目，希望能合作转让，进行后续国家注册的药品开发。

（四）签署专利转让合同，实现成果转化

经多方沟通交流，一家企业认可该项目，并按《中华人民共和国民法典》和中南大学、中南大学湘雅三医院有关规定进行成果转化，转化金额为 630 万元，上市前按里程牌方式支付，上市后按产品销售提成方式支付。在政策许可情况下，中南大学湘雅三医院可继续保留医院制剂生产。

四、成功经验总结

第一，注意关注临床问题，要有解决问题的初心。第二，探索造成临床问题的科学与技术问题，并开展临床研究和产品研发。第三，针对问题，聚焦解决方案，开展多学科研发合作，以解决问题为研发最终目标。第四，注意产、学、研合作。

案例五：眼科视网膜血管性疾病的精准诊疗一体化

一、技术介绍

微血管病变和炎症是糖尿病黄斑水肿（DME）、视网膜静脉阻塞（RVO）等常见致盲性眼底血管性疾病的主要发病机制，与之相对应的玻璃体注射血管内皮细胞生长因子（VEGF）抑制剂和糖皮质激素（GC）缓释剂是上述疾病最主要治疗方法。致病机制的异质性导致患者对上述两种治疗模式的疗效反应存在较大个体差异。研究发现房水 VEGF 浓度可有效预测 VEGF 抑制剂的疗效，但临床上采集房水很不方便，且缺乏专用的方式采集装置，限制了基于房水的疗效预测检测的发展。另一方面，玻璃体腔是半开放的腔系，注射入玻璃体的药物可通过房水引流至眼前节。由于玻璃体注射 GC 可引起白内障、青光眼等前节并发症而 VEGF 抑制剂不会，因此目前 VEGF 抑制剂是 DME 和 RVO 的一线用药。然而，约 20%～40% 的患者对 VEGF 抑制剂的治疗反应不理想，但这些患者对 GC 缓释剂一般有较好疗效。由于脉络膜上腔（SCS）注射 GC 只有极少量药物通过房水引流至前节，因此不会引起白内障、青光眼等并发症，有望和 VEGF 抑制剂一样成为 DME 和 RVO 的一线治疗。但目前上市的 SCS 注射器是通过控制微针长度实现 SCS 定位的，有较高的比率（30%）需要重复注射且存在将药物注入玻璃体腔和巩膜层间的风险。

综上,对于 DME 和 RVO,检测基线状态房水 VEGF 水平对最佳治疗模式(VEGF 抑制剂还是 GC)的选择有重要指导作用,而 SCS 是比玻璃体更为优选的眼内 GC 给药途径。但房水检测和 SCS 注射 GC 均需要突破一些关键性的技术瓶颈才能适宜在临床广泛开展。

二、转化的主要事件过程和模式

为了实现基于房水 VEGF 检测的精准诊疗模式,北京协和医院眼科医学研究团队与工程技术合作方北京某医疗科技有限公司共同研发了可单手操作的精准微量房水采集装置、房水 VEGF 体外诊断(IVD)试剂及配套的即时检验设备,实现了房水的门诊采样和即时检测。为提高 SCS 注射的成功率和安全性,合作团队进一步研发了压力感应性 SCS 注射器。具体成果如下:

1. 一次性使用前房穿刺器

一次性使用前房穿刺器详见图 5-5-1,可实现门诊裂隙灯下单手定量精准微量(50μL)房水采集。该产品为全球首创,已获 2 项国家发明专利、3 项实用新型专利、一项 PCT 多国专利(美、日、德)授权,也是全球首款微量体液负压采集装置,获批 2 类创新医疗器械且已完成多中心注册临床试验,即将获批医疗器械注册证。

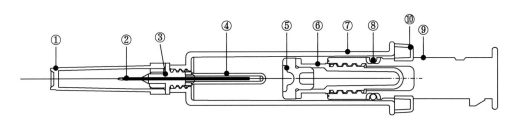

1—采液针护套;2—采液针;3—针座;4—采液针橡胶护套;5—胶塞;
6—采液管;7—筒体;8—胶圈;9—推杆;10—卡扣。

图 5-5-1　一次性使用前房穿刺器

2. 新型脉络膜上腔注射装置

新型脉络膜上腔注射装置详见图 5-5-2,以简单精妙的机械结构实现 SCS 的精准定位和注射,也是全球首创产品,已提交 4 项国家发明、4 项实用新型和 2 项全球 PCT 专利申请。目前已完成离体猪眼及活体兔眼验证,有极大可能性获批国家 3 类创新医疗器械。

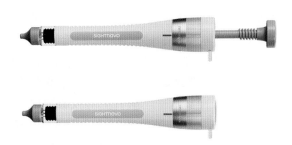

图 5-5-2　新型脉络膜上腔注射装置外观图

3. 磁微粒化学发光法微量房水 VEGF 体外诊断试剂盒

也是全球首个化学发光法微量（15μL）房水诊断试剂盒，已提交国家发明和实用新型专利申请。

4. 全自动房水化学发光法即时检验设备

与房水 VEGF 试剂盒配套，实现微量房水标本（15μL）的快速检测（1 小时）。

三、成功经验总结

（一）以医学需求为导向，突破"卡脖子"技术与关键产品

结合眼科眼底病的精准诊断与治疗术式的一体化思考，转化合作团队以适用于医学临床习惯与科学客观需求为第一要务，依次开展与此目标相匹配的系统性创新医疗器械产品。其中，一次性使用前房穿刺器实现门诊场景下 2 分钟内快速安全地完成房水取样，结合微量眼内液检测技术，可突破目前单一依靠影像学检查和临床表现进行临床评估的局限性，实现高度个体化的分子水平的疾病诊断、疗效预测和疾病监测的精准诊疗模式。脉络膜上腔给药系统可绕过眼部巩膜屏障和房水循环，避免结膜和巩膜血管和淋巴液对药物的清除和房水引流，在脉络膜和视网膜外层达到更高的治疗浓度，借助脉络膜上腔自然生理结构，达到持续、稳定的眼内药物缓释作用，尤其是注射糖皮质激素类药，可以避免高眼压、白内障等副作用，是极具创新性的给药治疗路径。以上两者的有效结合，分别从检测诊断与给药递送系统两个核心要点中实现国际水平的原始创新，项目的部分技术已经成功完成转化流程，应用于一线临床诊疗场景。

（二）医工协作，由点及面，实现创新转化的系统性与可持续性

项目所涉及的眼内液即时诊断体系及脉络膜上腔注射装置还同时都极具延展性，可进一步应用于湿性老年黄斑变性、葡萄膜炎、遗传性眼底疾病、孔源性视网膜脱离、眼内肿瘤、青光眼等领域，具备推进眼科诊疗模式演进、开创眼科精准医疗新兴市场和国际引领的重大前景，是高度符合国家"创新驱动发展"和"四个面向"科技发展战略的创新项目。

正是由于本项目团队的医工交叉的复合型属性，才得以将若干医疗产品的"点"创新，延展充实为未来可覆盖眼科众多适应证的医疗技术与医学研究的创新平台。在转化团队中，临床机构与医疗企业互为支撑，分工合作；由医院临床团队负责提出临床需求、不断评估验证医疗产品，企业负责技术研发与医疗器械实现。下一步在发展过程中不断拓展上述技术的临床应用范围，并依托团队学术创新能力、前期合作基础和成功经验，更加深入地整合全新诊疗技术，推出更多自主研发、符合眼科学发展趋势、具有全球知识产权保护的创新产品管线，真正实现诊疗一体化的眼科创新业态体系。

（三）源于临床，回馈临床，实现符合社会经济价值的高质量创新

上述创新医疗器械组合以及房水 VEGF 试剂盒和即时检验装置将使 DME 和 RVO 诊疗的诊疗实现传统模式向精准治疗模式的革命性跨越，大大提高上述疾病的临床预后，同时减轻社会的医疗负担，也是具备国际学术推广价值与海外竞争力的创新医疗器械，使我国在眼底病精准治疗领域达到国际最前沿水平。据 IDF 等权威数据，上述致盲性眼底疾病全球患者人数达 1.2 亿左右，我国相应病症的患者在 3 800 万～4 500 万人。因此，本项目具有显著的社会价值，预计可改善全球数千万眼底病患者的诊疗精准度和预后，减轻医疗负担可达数十亿美元。

案例六：支撑内镜技术及产品

一、技术介绍

20世纪70年代以来，内镜技术因为视野良好，创伤小，适合鼻、耳、颅底等狭小深在部位的操作，得到广泛应用和发展，另外，由于应用解剖学、肿瘤分子生物学等相关学科的发展和手术观念的改变，以往的"手术禁区"不断被打破，许多疾病得以良好治疗，但也对内镜手术的安全性和精细程度提出了更高的要求，由于内镜单手操作、血污镜头的问题至今没有得到很好的解决，使许多手术难以做到精细，肿瘤残留以及严重并发症的发生是手术失败的主要原因。手术危险程度的增加和患者对手术期望值的提高，使目前内镜装置的限制更加明显。

针对目前内镜手术中存在的操作问题，其操作环节要点如下：通常的内镜手术需要术者一手持镜，另一手持手术器械，手术其实为单手操作，手术动作多为夹持、咬切、撕扯等，手术难以精细，持镜手的抖动会使图像不稳定，在颅底区域手术时，这种缺陷更加明显；频繁更换器械和将内镜取出擦拭，占用了大量手术时间；将内镜擦拭干净后重新置入术腔的过程中容易再次被血污染；深部术区的止血方式多限于压迫，止血效果较差，也使镜头和术区更加容易被血污染，增加了操作的难度。

针对上述操作缺陷，许多临床医生和医疗器械工程师从不同方面进行了有益的探索：关于如何实现内镜手术的双手操作，由于增加助手受操作空间和助手配合等因素的影响，尤其在内镜手术中存在很大困难，多数学者认为研制合适的内镜支撑架是解决这个问题的理想办法。目前内镜支撑架设计根据是否需要电机驱动基本上可分为两大类：从动装置（无电机驱动）和主动装置（有电机驱动即机械手），关于前者，M公司较早地设计了蛇形臂应用于内镜的支撑，操作烦琐，S公司2004年公布了他的内镜固定臂产品，由两臂中间的旋钮同时固定两个关节，较以往的器械提高了效率，但是，调整一次内镜位置仍然需要两只手的十几个动作才能完成，而且没有轴向旋转动作，国外有报道将器械安装到支架上或从支架上取下要花费相当长的时间，国内郑顺昌、李克勇、邬正人分别在2000年、2001年、2004年公开了各自的设计，同样由于操作复杂，制动装置落后，没有配合冲洗吸引器解决血污镜头的问题，且存在内镜取下、安装费时等缺点，没能在临床上得以推广；后者比较成功的是C公司研制的伊索系统在腹腔镜外科得到广泛应用，近年来出现的手术机器人安装了更加灵活的机械臂，并开始有产品应用于临床，但是由此带来了更换和维护设备的昂贵费用、操作习惯的改变和医生的再培训，有人比较了二十几年来出现的70多种镜头和手术器械的支撑装置后，认为在能够提供一个理想的稳定术野方面，主动装置和从动装置没有差别，但考虑到从动装置结构简单、体积小、成本低，更重要的是通过手动，医生可以体会到器械的深度及所触及组织的性质，主动装置的优点是值得怀疑的。

关于镜头污染问题，目前使用的吸引器功能单一，不能完成实时清理术区的任务，国内尖端医疗器械公司设计了用于外科和妇产科的内镜手术中的手动冲洗吸引器，体积较大，手动调节时冲洗吸引管前端活动较大，不适合在鼻、颅底手术狭小的空间内使用。

国外已有将单极电凝、吸引管或者冲洗管与一个0度、4mm的硬质内镜安装在一个一体的装置里的专利技术,应用在神经外科手术中,但这增加了装置的直径,使其灵活性受限,所以这种装置难以应用于鼻科手术。中国专利局公布的袁俊仓(专利号:ZL 00261192)、熊欣(专利号:ZL 01252165)的设计,由于需要助手协助,管体的形状不能根据需要随时更换,更重要的是增加了器械的直径,使其活动范围受限,所以不是一种理想的装置。另外,内镜中针对不同病变冲洗和吸引的压力要求不同,所以,理想的内镜冲洗吸引器应该能够在术中实时冲洗镜头,清理血污,而且能根据不同的部位随时调整压力大小。

内镜技术已经有了几十年的发展,单纯通过手术医生的训练来提高手术质量的潜力空间已经很少;手术机器人是解决问题的良好选择,但是由于各种相关技术的限制,很难在较短的时间内实现,目前的各种手术机器人产品的主要技术集中在导航、定位,尚缺乏可以处理骨质、血管、神经等复杂组织操作的手术机器人系统。

本项目系统研究了内镜手术中存在的问题以及国内外目前类似或相关装置的各种缺点,并加以克服,提供的支撑内镜技术及产品是解决上述问题的现实方法,同时也为手术机器人终端执行器的设计提供经验和参考。本项目突出的优点在于解决问题的同时,充分考虑了医生既往的操作习惯,手术操作与以往完全相同,只是方便性增加,这也是该设计没有采用目前火热的智能化技术的主要原因;本项目提供的手术器械带来的内镜手术操作的改进,可使手术效率和效果进一步提高,手术的适应证进一步扩展,由此产生"支撑内镜技术"的概念。本项目的深层次的技术发展意义在于:①在驱动、传感、信息等技术还不能完全解决机器人的所有问题的时候,我们的设计能尽快地解决临床中的现实问题,提高手术疗效和减少并发症;②这些器械在临床应用中的改进能为手术机器人终端设备的最终完善提供宝贵的实践经验积累;③该专利项目的实施转化将产生新的医疗器械进入产品化进程,将带来丰厚的经济回报,同时为我们进一步的研制提供科研资金,从而减少了一次性大笔资金投入的风险,步入了产、学、研相互促进的良性循环。

项目团队于2005年启动本项目,完成产品设计,同年获得"挑战杯"首都大学生课外科技作品竞赛二等奖,2006年获得北京协和医院青年科研项目支持(特批),2008年完成原理样机并通过动物实验验证了产品的有效性,获得发明专利授权,获得北京市教委专利转化项目支持,2012年作为研究内容获得国家"十二五"科技支撑计划支持。

项目经过15年的反复测试,完成15代样机迭代,于2017年与杭州某科技有限公司达成一次性专利转让协议,协和项目发明人协助公司医疗团队持续产品改进。2019年,完成产品工程样机定型,同时公司由于发展需要,进行业务分割,将海工平台项目与医疗项目分离。2020年先后分别获得中国医疗器械行业协会中国创新创业大赛总决赛优秀奖、中国台州全球500精英人才系列创业大赛总决赛特等奖、中国生物医学工程学会中国医疗器械创新创业大赛总决赛一等奖等,最终项目获得某资本投资1 000万元,落地浙江省医疗器械小镇,再次购买北京协和医院发明专利"一种适用于微创外科技术研究和训练的实验台",以内镜支撑臂关键产品为核心,构建产品体系,包括内镜支撑臂系列、冲洗吸引系列、操作台系列等,聚焦内镜外科技术产品研发,致力于提供微创外科整体方案。2021年,实现产品销售,新申请专利4项。2022年将有新上市产品2个,公司进入快速发展阶段。2021年公司开发成功的新产品,详见图5-6-1、图5-6-2、图5-6-3、图5-6-4。

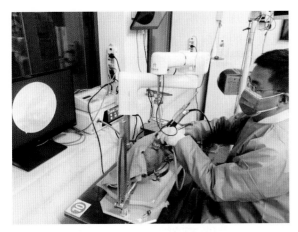

图 5-6-1　内镜支撑臂

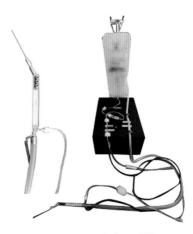

图 5-6-2　冲洗吸引器

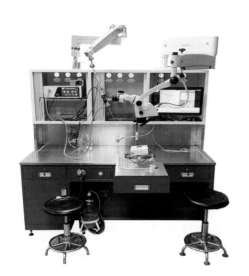

图 5-6-3　微创外科操作平台

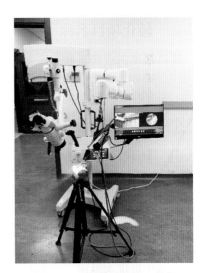

图 5-6-4　内镜显微镜一体机

二、转化的主要事件过程和模式

专利一次性转让，创业团队以本专利产品为核心建立新公司，项目发明人作为顾问继续支持公司产品细节完善，并保留利用该产品进行医疗技术研发（对于本项目来说，就是支撑内镜技术的概念阐述与实践）的优先权。

三、成功经验总结

第一，创新产品的产业化是科研的延续，一个新产品的诞生需要团队成员长时间的积累，需要完成技术、资本、市场、商业运作等方面的知识积累，这是不同于临床诊疗、科学研究的另外一个领域，立志于项目转化的团队都不可回避，也回避不了。转化团队成员应该有这方面的思想准备和知识积累。

第二，项目发明人的深度参与，是保证项目最终成功的重要因素。由于医疗转化项目为创新项目，项目发明人是对于该产品细节最清楚、市场最了解、应用场景最明白的人，对项目最有感情,最不愿意看到项目半途而废,所以,项目发明人的深度参与,对于项目的最终成功起着非常重要的作用,尤其在项目生死攸关的时刻,将起到特殊的作用。公立医院应该从制度上保证项目发明人安全地参与产品、公司的深度运作,将对项目转化的成功起到重要作用。

第三,作为产业项目,企业的积极性是项目成功的决定性因素。企业是可以提供资本、人员且保证其持续发展的组织,是转化项目实现产品的平台,是项目成功的决定性因素。合作各方需从想法到产品的各个环节客观地评价各自在其中的贡献及应得利益,实现团队稳定,度过艰难的初创时期。对于产品市场足够大的项目,优先选择新设公司进行转化,以保证团队成员全力以赴,最大可能争取成功。

案例七:眼科多模态成像系统

一、转化项目名称

眼科多模态成像系统。

二、转化团队

中山大学中山眼科中心袁进教授团队。

三、转化项目简介

针对眼科疾病诊断和治疗评估所需多模态结构及功能综合影像信息的迫切需求,医、理、工融合创新研发了集成超高分辨率光学相干断层成像仪、高分辨率眼微血管成像系统及裂隙灯显微镜的新型非接触式眼科多模态成像系统,配套自主开发智能分析系统,实现眼部结构宏观到微观的成像检测以及眼微血管形态学和动力学成像及智能量化分析,为眼科疾病诊疗提供多维度、一站式成像及分析装备。

四、成果转化模式

相关知识产权及技术转让,固定金额+销售提成,含税最高1.1亿元。

五、转化经验总结

高水平医疗科技成果转化的前提是高价值诊疗技术的研发,源于临床诊疗瓶颈及迫切需求,通过多学科交叉的创新技术解决方案。打造多学科交叉科研团队及创新产、学、研平台是实现高水平医疗科技成果研发及转化的基础先决条件。中山眼科中心眼科诊疗创新工程中心以临床需求为导向,医、工结合为抓手开展创新眼科诊疗技术及装备研究,打造了一支多学科交叉的科研人员队伍,实现了系列创新眼科影像装备的自主研发和关键核心技术突破。同时,高水平医疗科技成果的转化及落地常需要医疗科研团队协同技术受让企业进行长期全方位的后续转化研究及技术落地支持,健全的医疗科研机构与转化企业协作合作机制及支持政策,将大大促进成果转化后的技术落地效率及成功率。此外,医疗科研机构应鼓励科研团队及个人通过多平台和多途径向企业、资本推介相关技术成果,搭建丰富知识产权推广模式及对接平台,全方位支撑不同团队或个人的成果转化意向和需求。中山眼科中心完善灵活的科研转化体制机制为高水平医疗成果转化奠定了制度保障。

案例八:银丹解毒颗粒:用于治疗新型冠状病毒感染的中药制剂

一、技术介绍

由北京地坛医院自主研发的针对新型冠状病毒感染疫情的院内协定处方——"银丹解毒方"具有退热、改善呼吸道症状、抑制病毒等作用,临床救治效果良好,获得北京市药监局应急备案批件。2021 年 3 月,地坛医院将"银丹解毒颗粒"发明专利及药品新药注册研究技术成果转让给北京某药业有限公司,转让费 2 000 万元人民币。该成果成功转化实施将会更好地满足临床需求,为新型冠状病毒感染疫情临床救治作出更大的贡献。

二、转化团队

首都医科大学附属北京地坛医院中西医结合中心王宪波团队。

三、转化的主要事件过程和模式

收治首例新型冠状病毒感染患者起即采用中西医结合的治疗策略,根据辨证分析,应用了之前准备用于治疗流感重症(病毒性肺炎)的协定处方,在退热和改善呼吸道症状等方面取得了良好疗效。2020 年 1 月下旬,通过临床观察,研究团队优化了原来的协定处方,并根据药物组成命名为"银丹解毒方"。鉴于临床研究结果良好,在北京市中医管理局、医管中心协调下,在北京世纪坛医院支持下,做成院内中药制剂以方便患者服用,更好地应用到临床治疗中。该成果后改名为"银丹解毒颗粒",取得北京市药监局应急备案批件,并获批授权发明专利 1 项。

2021 年 1 月,地坛医院聘请北京首科医谷对"银丹解毒颗粒"发明专利及新药注册研究技术成果进行评估,并多次组织洽商会议,积极寻求合作伙伴。最终,地坛医院与制剂委托加工单位"北京某药业有限公司"达成合作意向,于 2021 年 3 月 30 日签订《"银丹解毒颗粒"发明专利及药品新药注册研究技术成果转让项目合同》。

四、成功经验总结

银丹解毒颗粒从研发到成功转化仅用 14 个月走过了完整的研发转化全过程,是多个部门共同努力的结果,促进了北京地坛医院的科研成果落地转化,打通科研成果转化的"最后一公里"。

案例九:骨科手术机器人

一、技术介绍

骨科手术机器人的研发突破了多模图像配准、机器人控制、患者实时骨科手术机器人的研发突破了多模图像配准、机器人控制、患者实时跟踪和路径补偿等关键技术,填补了上颈椎手术机器人的国际空白,在骨科机器人技术领域处于领先水平。

二、转化团队

北京积水潭医院。

三、转化的主要事件过程和模式

"三元素—三循环机制"("三元素"指的是医院、工程研发机构和企业三个主体。"三循环"指的是医工研发循环、工企调控循环和医企互促循环。)下医工企联合研发与转化模式的典型代表。该项目由积水潭医院田伟院士带领科研团队与某医疗科技股份有限公司采取技术转让、与企业合作研发相结合的方式,从临床实际需求出发,围绕机器人与智能骨科的前沿战略领域,历经 10 余年,研发出国内首台获得 CFDA 产品注册的骨科手术机器人,并完成国内首例机器人辅助骨科手术和首例远程骨科手术,同时建立了基于影像导航和机器人技术的智能骨科手术体系。双方于 2019 年 9 月正式签订《骨科手术机器人成果转化协议》,对前期研发产生的专利成果按照技术转让的模式进行转化,后续产品的研发则以双方签订战略合作协议的形式进行转化,总转化额达到 1.023 亿元。

四、成功经验总结

积水潭医院与该公司的成功合作经验表明,合理的合作机制是探索高校院所、医疗卫生机构成果转化的有效路径,值得高校院所、医疗卫生机构在产学研合作方面进行借鉴。

一是解放思想。高校院所、医疗卫生机构要打破常规,与企业及相关机构建立协同创新的合作机制;二是强化合作。构建成果转化合作闭环,围绕临床实际需求,构建医院、工程技术方、企业三方循环促进与合作闭环;三是权责明晰。明确责权利与收益分配,转化过程中充分论证并以协议方式明确医工企责权利、产品收益分配等内容,确立产业链合作方式,实现各方共赢。

案例十:医用臭氧外用治疗常见皮肤病的关键技术创新研发和应用

一、转化项目名称

医用臭氧外用治疗常见皮肤病的关键技术创新研发和应用。

二、转化项目团队

该技术团队主要由中南大学湘雅三医院皮肤科鲁建云团队和技术孵化公司组成。医用臭氧外用技术最早由中南大学湘雅三医院皮肤科鲁建云教授团队研发并申请专利,随后与某公司合作转化为上市产品。鲁建云教授团队现有 41 人,其中博士 23 人,硕士 11 人,本科 7 人;其中高级职称 13 人,中级职称 22 人;其中博导 4 人,硕导 9 人,人才梯队构架完整,是一个集产、学、研和技术推广为一体的强大团队。与该公司已合作近十年,在产、学、研和技术推广等工作中密切合作,为该技术的落地和推广奠定了坚实基础。

三、转化项目简介

皮肤病患者通常可占到综合医院门诊量的 10% 左右，其中感染性及炎症性皮肤病占总皮肤病患者的 80% 以上。感染性及炎症性皮肤病的治疗方式主要依赖抗菌类药物及糖皮质激素，然此类药物的频繁或不规范使用易导致病原微生物耐药、机体二重感染、菌群失调等，激素的长期系统使用易导致代谢紊乱、感染、股骨头坏死、胃肠道出血等，长期外用易导致皮肤变薄萎缩、诱发局部感染、出现色素脱失等并发症。

自 2009 年以来，项目组一直致力于臭氧治疗皮肤病的研究，原创性地研发臭氧外用治疗技术，首创用于多种常见皮肤病的治疗，初步阐明其治疗机制，研发多种产品并转化上市。目前已发表相关学术论文 31 篇，申获国家专利 14 项，转化产品如臭氧水疗仪、臭氧化山茶油和臭氧液体敷料等为代表的一系列上市产品，并获得国家二类医疗器械注册证，在全国 400 余家医疗机构推广应用。该创新研发技术极大地丰富了皮肤科常见病（如多种感染性皮肤病、湿疹、特应性皮炎、接触性皮炎、银屑病、腋臭等）的治疗及康复手段，系列研究验证了其临床疗效及安全性，并初步明确了其治疗机制。团队前期针对该项技术开展了一系列基础研究工作，创新性地发现臭氧可通过抑制 TLR2/NF-κB 信号通路抑制局部炎症反应及 Th17 细胞的活化，阻断 FcεRI/Syk 信号通路缓解皮肤过敏及瘙痒，增加 IL-10 的表达，抑制 Th2 型炎症反应，降低皮肤 pH，影响角质层的脂质成分和水合作用及重建皮肤微生物修复屏障功能。此外，还证实臭氧可以通过影响 p63 增强了角蛋白 10 的表达，促进了表皮角质形成细胞的分化成熟。在动物模型中，发现臭氧通过改变 NMDAR 的表达及功能，促进钙离子内流，促进表皮角质形成细胞的分化成熟，这为临床原创性用于治疗炎症性皮肤病如皮炎湿疹、银屑病等慢性复发性疾病提供了理论依据。这些新机制的发现为后续的临床推广应用奠定了基础。同时，总结了前期研究成果，在世界及全国的学术会议中进行了百余次学术交流，引起强烈的反响。该项技术的创新研发与应用可有效减少临床上抗生素及激素的使用，具有良好的社会和生态效益，详见图 5-10-1。

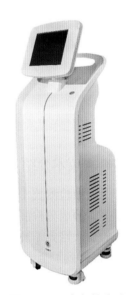

图 5-10-1　臭氧仪外形

四、成果转化模式

医用臭氧外用技术最早由中南大学湘雅三医院皮肤科鲁建云教授团队研发并申请专利，随后与某公司合作转化为上市产品。鲁建云教授团队自 2009 年开始致力于医用臭氧外用治疗皮肤病的研究工作，申请了一系列的专利，与公司达成共识，共同开发了医用臭氧水疗仪和臭氧液体敷料为主的一系列上市产品。在随后的十多年中，主要通过学术推广的方式来推广该项技术。在 10 多年的推广中，采用了多元化的学术推广，如学术会议、培训班、医联体和网络课程等多种方式，已将该技术推广应用到全国 30 多个省市、400 余家医疗机构，其中很多都是教学医院，为将来的基层推广奠定坚实基础。在合作推广的过程中，双方还继续坚持产品的进一步研发和改进，研发和转化了一系列的配套产品，也同时进行推广，以提高产品临床应用的效果和效率。

五、转化经验总结

在 10 多年的研发和转化推广过程中，整个研发团队始终坚持一个核心原则——"人民健康至上"。鲁建云教授团队研究发现医用臭氧外用技术可安全、有效地治疗皮肤科常见病及多发病，但在当时臭氧外用技术非常有限，严重制约了其临床应用。因此，鲁建云教授团队通过大量研究，创新性地研发出了医用臭氧水疗技术和臭氧液体敷料为主的新型臭氧外用技术，这一原创性技术可广泛用于皮炎湿疹、银屑病的治疗和康复，对婴幼儿、孕产妇、老弱患者的帮助巨大，填补了特殊人群的用药及治疗空白。医用臭氧外用技术的原材料简单，仅包括空气、水、山茶油等，因此，价格低廉且经济实惠，减少了患者以及医保机构的经济负担。同时，臭氧因其不稳定又很快降解为氧气，对环境无污染，实现了绿色环保的治疗理念。因此，医用臭氧外用技术在临床上使用不耗费资源亦不需要进行废物处理，不破坏生态环境，适用人群及使用范围广，可以有效减少抗生素和激素使用，减少耐药菌的产生及药物副作用的发生，具有良好的社会和生态效益。随着研发工作和推广工作的持续进行，目前医用臭氧外治技术已成为现代医学常见皮肤病的特色治疗手段。整个研发和推广过程都是为了解决临床的现有难题。研究的科学问题基于临床，研发成果又反馈服务于临床，是一线医务工作者以患者为本、积极研究以提高临床救治水平的一个典型案例。

案例十一：眼内液检测技术

一、技术介绍

眼内液检测技术是一种新型检测方式，其通过采取的眼内液进行核酸细胞、因子抗体、抗原等多种成分检测，能够在早期发现致病因，1.5 小时快速检测 24 种眼内病原微生物，从原来的三天培养缩短到 1.5 小时，眼病精准治疗取得技术突破，已经通过北京朝阳医院成果转化，推广到了全国 300 多家医院的眼科，已经帮助 5 万多个疑难眼部的患者在第一时间找到病因。

二、转化团队

首都医科大学附属北京朝阳医院眼科陶勇教授团队。

三、转化的主要事件过程和模式

这项利用分子生物学的技术创新在北京朝阳医院科创中心的帮助下，陶勇以入股的形式创办了第三方检验公司，将眼内液检测产品和试剂盒批量生产。北京朝阳医院科创中心成立于 2019 年 12 月，科研处处长王京介绍该中心成立初衷是搭建一个连接医生、科学家、企业研发团队、融资机构和销售渠道等多方的交流平台，既促进临床研发成果转化，又能将创新成果加速应用于临床。内液检测技术是科创中心完成成果转化的第一个项目，项目包含两项专利转让，净收入费用 297 000 元人民币，其中 95% 部分共计 282 150 元奖励发明人陶勇，5% 部分共计 14 850 元留归医院，用于科技研发和成果转化相关工作。

四、成功经验总结

在科技成果转化的过程中，医院是重要载体，也是推动医学成果转化的关键节点；希望医院加大对研究型病房、临床试验等方面关注；在分级诊疗的政策推动下，三甲医院尤其是教学医院在做好临床基础工作的同时，更需要承担创新和研究的相关任务，从临床实际需求出发，进一步提升自身诊疗水平和服务能力。

案例十二：计算机辅助手术系统（Hisense CAS）研发、临床应用及产业化

一、转化项目名称

计算机辅助手术系统（Hisense CAS）研发、临床应用及产业化。

二、转化项目团队

青岛大学附属医院数字医学团队。

三、转化项目简介

当今数字医学的快速发展，正从多个方面改变着现代医学的面貌，如组织器官影像检查的三维成像、外科手术术前模拟与术中导航、有创诊疗手段的虚拟仿真、远程医疗的实现等等。这种医学与生物学、物理学以及计算机科学的深度融合，推动着外科学进入一个以"精准"为特征的新时代。作为实现精准外科的桥梁，计算机辅助手术系统（computer assisted system，CAS）受到了业界的关注。CAS能够利用术前医学影像，从三维可视化角度对病灶进行精确定位和导航，突破了传统外科手术的空间界限，延伸了外科手术医生有限的视觉范围，为精准外科手术的发展铺开道路，是当今医学科技发展的前沿方向。

结合精准外科技术创新赋能"健康中国"建设，山东省数字医学与计算机辅助手术重点实验室（依托单位青岛大学附属医院）主任、青岛大学数字医学与计算机辅助手术研究院院长董蒨教授带领的数字医学团队在"十二五"国家科技支撑、省重点研发计划、市自主创新重大专项等课题资助下，结合临床，国际首创"基于小儿肝胆胰计算机辅助手术系统"系列设备。该计算机辅助手术系统（Hisense CAS）是集软硬件于一体、拥有独立自主知识产权的计算机辅助手术医疗设备，能够实现器官及病灶的快速分割及三维重建，自动血管分割精度至单像素级，最精密可到达婴儿肝门静脉5级血管，图像处理精度国际领先。在此基础上，针对术中无菌操作场景，首创研发"外科智能显示系统（Hisense SID）"，此设备基于体感交互、动作捕捉等技术，SID能够通过简单的非接触手势，快速、精确地实现术者对患者三维模型的隔空交互操作，配合Hisense CAS的应用场景，成为新一代数字化手术室的核心设备。Hisense CAS和SID系列医疗设备获国家医疗器械注册证2项，发明专利16项，2019年国家科技进步二等奖核心科研成果，参加国家"十二五"科技创新成就展，成为"十二五"期间我国医学领域标志性创新成果之一。世界临床机器人外科协会主席美国Giulianotti教授评价"该系统是目前世界最先进的虚拟手术训练及规划系统"，并引入美国芝加哥的世界

机器人外科创新培训中心。法国外科协会主席 Patrick 教授引用本成果并给予充分肯定，详见图 5-12-1 至图 5-12-6。

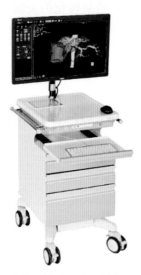

图 5-12-1　计算机辅助手术系统（Hisense CAS）

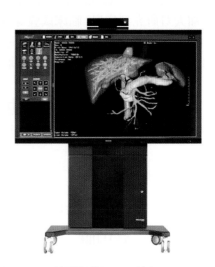

图 5-12-2　外科智能显示系统（Hisense SID）

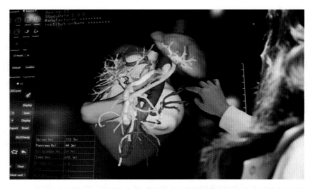

图 5-12-3　Hisense CAS 与 SID 系统在美国芝加哥世界机器人外科创新与培训中心应用

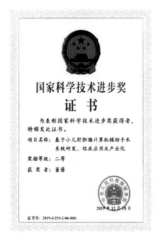

图 5-12-4　国家奖获奖证书

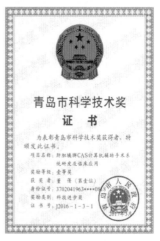

图 5-12-5　青岛市一等奖获奖证书

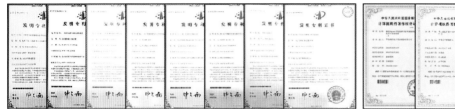
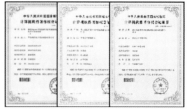

图 5-12-6 核心专利及软件著作权情况

为了实现前沿数字医学技术服务各级医院精准外科手术,团队建立三维可视化精准手术云服务平台,提供远程三维重建及手术规划云服务,尤其为基层医院开展精准手术治疗提供了巨大的技术支持。目前 Hisense CAS 系列设备以及云服务平台已推广至国内 300 余家医院,指导精准外科手术及相关应用研究,约 3.6 万例患者受益,详见图 5-12-7、图 5-12-8。

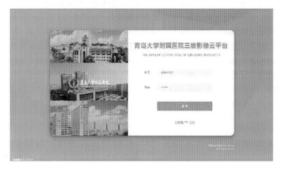

图 5-12-7 平台登录界面

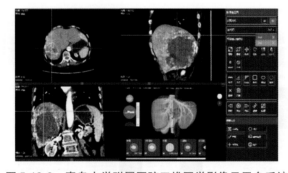

图 5-12-8 青岛大学附属医院三维医学影像云平台系统

当今,国内外绝大部分医学影像数据均为原始二维数据,缺乏有效的腹腔空间结构、病灶组织与器官粘连等相关临床信息,高质量的三维医学影像数据缺乏,同时大部分医疗数据存在于独立的医疗卫生机构,缺乏开放和共享数据的动力。本项目在转化执行过程中,秉持"技术创新、数据共享"的理念,联合青岛大学、某医疗股份有限公司等单位,建立了全球最大的人类数字肝脏大数据开放平台。该平台于 2017 年 11 月 11 日正式发布,收集来自全国 300 余家医院各年龄段肝、胆、胰疾病及正常肝脏的原始 CT 影像 DICOM 数据及数字化肝脏模型 12 600 例,并持续完善。数据库平台具有领先世界的医疗成果和医疗大数据展现能力,符合国家"互联网 +"战略方向。该平台的建立也被写入山东省人民政府"互联网 +"行动计划(2016—2018 年)中,详见图 5-12-9、图 5-12-10。

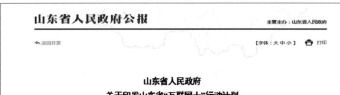

山东省人民政府公报　　　　主管主办：山东省人民政府

◆ 返回目录　　　　　　　　　　　　【字体：大中小】　🖨 打印

山东省人民政府
关于印发山东省"互联网+"行动计划
（2016-2018 年）的通知

鲁政发[2016]14 号

各市人民政府，各县（市、区）人民政府，省政府各部门、各直属机构，各大企业，各高等院校：
现将《山东省"互联网+"行动计划（2016-2018 年）》印发给你们，请认真贯彻落实。

山东省人民政府
2016 年 6 月 2 日

互联网＋民生

——推广医疗卫生在线服务新模式。加强基础设施建设，构建省级和 17 个市级人口健
康数据中心，逐步推进公共卫生、计划生育、医疗服务的信息共享和业务协同，提高服
务效能。建设省级远程医学中心和 17 个市级分中心，构建省、市、县、乡（村）四级远
程医学服务体系。组建全省远程医疗专家库，完善远程医疗预约、随访等服务平台，扩
展远程医疗服务范围，提高基层医疗卫生机构诊疗水平和服务能力。推广预约挂号及其
它互联网便民惠民服务应用，推动实施分级诊疗。依托青岛大学附属医院、海信医疗等
单位，建设人类数字肝脏数据库合作平台，共同打造全球共享的公益性数字肝脏数据开
放平台。强化人口健康大数据应用和信息共享，提高重大疾病和突发公共卫生事件防控
能力。（省卫生计生委等负责）

图 5-12-9　人类数字肝脏数据库开放平台被写入山东省"互联网＋"行动计划

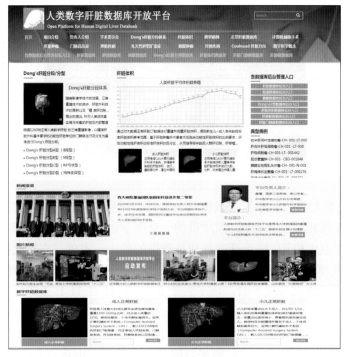

图 5-12-10　人类数字肝脏数据库开放平台

四、成果转化模式

研发初期做了整体的规划评估，围绕精准外科产业链部署创新链，确保成果转化方向与临床产业化需求一致。本项目初期由负责人董蒨教授带队，联合多家机构对项目进行总体评估，并做了整体的规划部署，聚焦于精准医疗技术的产业化运用，从解决临床外科学面临的重要问题出发，寻求创新性技术突破，推动人、财、物各种创新要素向国家科技创新的优先重点领域集聚，保障项目方向与国家战略、产业化需求相吻合。同时，在研发过程中不断对技术成果进行评估，确定其商业化应用的可行性和市场价值，为后续转化提供重要参考。积极开展产、学、研、医、企合作，建立创新合作机制，多方机构取长补短，提高成果转化效率。在项目研发及转化过程中，涉及青岛大学附属医院、青岛大学、海信医疗等多方合作。医疗机构与企业、高校共同研发新产品、新技术，提高科技成果的实用性和市场价值。将科研机构的研究成果转移到企业中，共同推进成果的商业化应用。多家机构合作培养技术人才，提高科技成果转化过程中的管理和运营能力。医疗机构与高校共同提供技术支持，解决企业在研发过程中遇到的技术问题，提高企业的生产效率和产品质量。研发成果扩大宣传、加速转化，实现科技成果的传播和推广。

项目成果荣获 2019 年度国家科学技术进步奖二等奖、青岛市科学技术奖一等奖，HMA 医院管理亚洲峰会医学创新大赛金奖。通过参加 2016 年"十二五"国家科技创新成就展、"创科博览 2018"（香港）、山东省儒商大会等，为科研成果的推广和应用提供更广泛的平台，更容易受到企业和市场的关注和认可，从而加速其转化和商业化应用的进程。

五、转化经验总结

该项目研发中涉及多学科交叉融合，通过各个参与机构在技术层面的优势互补、强强联合，形成"产、学、研、医、企"科研能力的有机整合。重点关注源头创新、技术攻关、系统研发、产业化发展、临床应用推广及系统有效性评测的一体化新型技术创新合作机制，构建对行业有较大带动作用的创新协同模式。另外，建立行之有效的科研组织管理机制，按照技术研究、系统集成、共性技术突破、临床验证等不同类型制定子任务，不同子任务采用人员负责制，建立周报、月报制度，按照规定格式汇报研究及转化进展并填写研究报告，及时汇报转化过程中的关键问题，编写年度执行情况报表。

案例十三：新生儿腹裂治疗袋

一、技术介绍

腹裂是新生儿高危的先天性畸形之一，大量肠子会从肚子里跑出来，极易发生感染。国内医生大多借用其他各类医用袋将外露部分套起来，并在麻醉状态下将袋子缝合在肚子上，孩子受创伤较大。而本项目新生儿腹裂治疗袋的袋口可自由挤压，能轻松进入腹裂患儿体内又不易脱落，省去缝合和麻醉之苦；同时，增加监测管道，医护人员可随时抽取监测保护袋内细菌情况等，增加肠道保护的安全系数；由于操作便捷，一部分患儿在新生儿监护室的床边即可由护士操作完成。

二、转化团队

上海交通大学医学院附属新华医院小儿外科吴晔明教授团队。

三、转化的主要事件过程和模式

这项设计得到上海市科委、原上海市卫生计生委、上海申康医院发展中心等科研项目支持，也获得发明专利。可是，腹裂发病率不高，研发的投入产出不成比例，让不少厂家望而却步。当时只有一家公司生产了 300 个临床试验样品给吴晔明用作科研，在项目实施期间，新华医院儿外科腹裂患儿生存率提高 94.1%，全国各地的儿外科医生都想获取这个"腹裂保护袋"，但由于没有产品注册证，仍无法在医疗机构临床上正式推广使用。

直到如今，上海实施《第二类医疗器械优先审批程序》。"优先审批程序"是指根据申请人的请求，对纳入优先审批程序的医疗器械产品，在注册申请前及审评、审批过程中，对相关检测、核查检查、审评、审批等就设立特别通道，优先进行服务的程序。该程序经原上海市食品药品监督管理局研究制定，2018 年 9 月 1 日起施行，有效期 5 年。根据该程序，那些临床急需以及列入国家、上海市科技重大专项或重点研发计划的医疗器械将在审批过程中单独排序、优先审评，确保能在安全的情况下以最快速度上市，为患者解忧。

"救命袋"成为进入优先审批"绿色通道"的首例产品。吴晔明说，"幸亏国家为罕见疾病开放快速申报的通道，而上海市食药监管局又加快这个政策的真正落地，才使得腹裂保护袋有了临床应用的转化可能。"

四、成功经验总结

在本次转化案例中，我们不难看到政策给予了巨大的帮助，但这也暴露了现阶段医疗创新与转化的两个关键性问题，一个是相关政策的缺少，另一个则是医生自身对于政策的理解不充分，因此，在创新和转化中，医生需要去了解相关转化政策，并找到与自身项目相结合的关键节点。

案例十四：激光植皮机器人项目

一、转化项目名称

激光植皮机器人。

二、转化项目团队

中南大学湘雅医院烧伤科医生团队。

三、转化项目简介

皮片移植术是烧伤科、外科等科室常见手术，我国各级医院每年约完成 100 万台皮片移植手术。在传统烧烫伤科植皮手术中，切割自体皮片并进行拓展移植至人体上这一手术流程耗时过长，进而导致整个手术进程效率较低、病患痛苦程度增加及医院医生收益低等问题。人工剪皮相对不规整，影响皮片利用率与术后效果。依托于中南大学湘雅医院成立的湖南省重点实验室与湖南省工程研究中心（以下简称"工程研究中心"），是致力于皮肤疾病的临床与科技成果转化研究的专业机构，具备强大的研发水平和工程开发能力。平台涵盖基础研究、公共卫生、新药开发、精准治疗、医学大数据与医联体构建等多个方面。其中，湘雅皮肤健康与健康医联体是国内首个致力于服务基层群众和皮肤科医生的医联体平台，团队拥有细胞与分子生物、肿瘤学、免疫学和遗传学等多学科多领域的高学历专业人才。

湘雅医院烧伤科团队与湖南省重点实验室、湖南省工程研究中心通过对市场上现有的植皮手术相关产品进行分析，发现日常使用的机械式产品通常采购费用较高，操作流程复杂且需多人配合，手术效率未获得较大提升，现阶段并不能完全解决医生手术过程中的临床痛点。他们创新性地提出了采用激光技术进行皮片切割，提升了切割效率与精度，操作程序实现一键式操作。另外，针对常规性扩展载片仍需医生手动将切好的皮片粘贴至纱上展开，过程中面临耗时长、贴合不紧密、皮片对称不齐、需要多个医生手动操作等痛点，团队原创开发出了配套的创新型扩展载片，使操作更简单，提升了安全性和使用效率。

创始团队于 2018 年开展项目研发，并启动专利保护。2019 年通过自主研发初代原型机进行小规模的动物实验，通过临床实际使用发现效果较佳，具有传统机械切割无法比拟的优点。项目通过原型机已实现基础切割功能，并进行了几十例动物实验（鼠），临床验证皮片切割效果好、效率高，通过术后 2 个月跟踪，植皮效果良好。该项目在国内外均属首创，将通过创新申报渠道进行二类医疗器械产品注册。"激光植皮机器人"项目于 2020 年进行了科技成果转化，并于 2021 年 3 月成立了湖南某医疗器械科技有限公司，正式开展设备与耗材的研发工作。

四、科技成果转化模式

（一）优质创新科技项目对接双平台投资机构

2020 年 12 月，为加速中南大学湘雅体系的知识产权转移转化，促进校院高价值专利与资本、产业精准有效对接，中南大学知识产权中心联合三家附属医院和相关支持机构在中南大学科技园总部联合举办第一届生物医药领域项目路演大赛 & 投融资对接会，参赛项目来自中南大学及其附属医院的先进技术转化，项目来源涉及烧伤科、护理科、骨科、心内科等湘雅的全国重点学科，决赛由临床专家、医疗工程师、风投机构和政府领导进行联合评定。其中，湘雅医院烧伤科团队的"激光植皮机器人"项目获得优胜奖，并与某投资机构进行了投资合作签约。

（二）产、学、研一体化合作

该投资机构与何医生团队的合作为这个"植皮机器人"项目打造了产、学、研一体化生态圈。投资机构协助医生团队完成知识产权转让，并对该项目启动立项，协助创始人何医生团队创立公司，于 2021 年 3 月正式成立湖南某医疗器械科技有限公司，组建了专业化管理团队，以公司化形式运作，进行项目产品的研发与生产。综合考虑到该项目的实际情况，公司团队采用了"注册人制度（MAH）委托生产 + 全职团队运营 + 临床医生做全程顾问 + 外部机构合作"的创新产业孵化模式。

（三）创新合作模式

该项目采用"注册人制度委托生产医生 + 全职团队运营 + 临床医生参与 + 外部机构合

作"的创业孵化模式,在短期内完成了核心团队组建、专利布局、样机研发与技术验证、型式检验及投融资对接等,有望尽快实现产品的上市销售。

1. 注册人制度委托生产

在医疗器械注册人制度下,医疗器械注册人在注册申报及生产时可将产品委托给不同的生产商生产,生产许可证和注册许可证分离。2020年5月湖南省药品监督管理局发布实施《湖南省医疗器械注册人制度试点工作实施指南(试行)》《湖南省医疗器械注册人委托生产质量管理体系实施指南(试行)》的通知,推动湖南省医疗器械产业的高质量发展。峰博医疗决定采用注册人制度,通过委托生产运作,不需自己投资建厂,避免资金浪费和设备升级过程中旧设备的闲置浪费。

2. 公司化管理,全职团队运营

注册人制度要求注册人成立自己的公司,建立健全与所生产医疗器械相适应的质量管理体系并保证其有效运行,建立与质量管理体系过程相适应的管理机构,并有组织机构图,明确各部门的职责和权限并配备符合法规要求的人员团队,明确质量管理职能,接受政策区域内 NMPA 的现场审核。因此,公司在组织架构上做了以下布局(图 5-14-1)。

首先,公司确定了一名管理者代表,负责建立、实施并保持覆盖医疗器械全生命周期的质量管理体系,报告质量管理体系的运行情况和改进需求。该岗位是由质量负责人进行兼任,因质量负责人熟悉所注册医疗器械产品的生产质量管理要求,能够对医疗器械注册人和受托生产企业的质量管理体系进行评估、审核和监督。

其次,公司招聘了专业研发技术人员,指定研发负责人,熟悉所注册医疗器械产品的研发和技术,具有专业背景和工作经验,确保提交的研究资料和临床试验数据真实、完整、可追溯。

再次,配备了专业的法规事务人员,熟悉所注册医疗器械产品法规要求,负责产品的注册申报。

最后,配备了产品上市事务人员,熟悉医疗器械不良事件监测、产品召回、售后服务等要求,能够处理相关上市后事务。

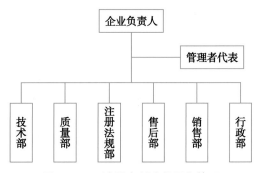

图 5-14-1 注册人制度公司化管理

3. 临床医生作为专家顾问全程参与

创始人何医生及其团队作为公司的发起人之一,全程参与到产品的样机制造、型式检验、人体临床试验、获得注册证等全流程中,提供专业意见,为产品的最终成型、达到预期效果把关。公司的医生专家团队,除了具有丰富的医学和临床经验的医生以外,部分专家还具有工程技术背景和较多医疗研发企业合作的经验,因此能将产品开发过程中的结构设计、临床需求、成本控制及技术实现等环节能有效结合,避免了早期医生创业过程的一些障碍。

4. 选择外部机构合作

公司在组建好全职团队并明确各部门职责后进行正式运营,部分重要环节则寻求专业委托机构进行合作,如专利布局、样机研发与技术验证、核心器件供应商选择、临床 CRO 机构和委托生产机构等。

由于公司采用注册人制度（MAH）进行委托生产，在企业的筛选过程中，公司首先考虑在湖南的本地化机构（MAH制度仅限于区域省内），进行多家服务机构选择后并对前三家进行对比，参考量化标准包括本地化的硬件条件是否满足生产、研发与服务团队实力是否雄厚、是否有有源与无源产品的生产经验、产业链是否完善、报价是否合理等因素，并最终筛选出了一家委托生产机构。

五、转化经验总结

植皮机器人项目的转化是强强结合、多方努力协作的结果。依托湖南省工程研究中心及湘雅医院烧伤科专家团队的强大研发能力和工程技术实力，结合投资机构在协助院校科技成果转化、医生创业方面积累的宝贵经验，以及其资金实力和孵化平台，形成了较有效的创新孵化模式。公司的科技产品转化落地过程，是科技项目研发团队与"投资平台＋孵化平台"机构合作进行双轮驱动、推动项目落地和公司化运作的典型案例。由此总结出以下几方面经验。

（一）优质转化项目的筛选

科技成果项目转化需要专业的团队合作、资金的全程支持和规范的公司化管理运营，而合作方选择优质的早期项目孵化和合作、陪伴其成长和推进产品走向市场是一个漫长和曲折的过程，随时面临项目夭折、核心团队离散、市场不认可等风险。专业的医疗产业投资机构选择优质早期创新创业项目的考虑因素主要基于以下几点：

一是技术是否创新，对比现有技术是否具有较大优势，技术实现是否可行，产品是否确是临床上的重要应用且效果突出；项目是否得到细分行业内专家的一致认可。

二是产品市场前景如何，产品应用的市场有多大，后期的销售拓展工作的难易程度。

三是创业团队的专业经验如何，是否能专注研发并坚持下去，作为顾问的医生是否有足够的时间配合完成产品研发和临床注册等环节，核心研发成员的执行力如何。

四是项目的资金使用计划是否可控，后期能否带来持续的现金流使企业有序运营，项目的投资回报能否让投资人满意等。

综合以上因素，投资公司认为来自湘雅医院烧伤科的"激光植皮机器人"项目具有较大的市场价值和投资价值，因此与其签约。

（二）如何解决医生创业的问题和资金短缺的问题

医生作为创业者，要将科技成果转化落地，除了研发工作以外，还需考虑组建公司团队、招聘优势互补的专业人才、制定员工激励方案等多种决策性事宜。例如，公司的战略发展规划、市场营销推广、人力资源管理、财务管理、建立质量体系、合规性建设与注册报批，以及外部合作谈判等等。而对于尚在医院或医学院任职的医生，如何在完成日常工作（如临床手术、学术科研等）的同时腾出时间来进行企业运营，这也对一个项目进展的快慢起到决定性的作用。而随着项目的发展，需要花费时间和精力的事项越来越多，包括临床试验、型式检验、注册拿证、市场推广等等，这些创办企业的种种细节对医生而言均是全新的挑战。

如何帮助其更顺利地创业及实现价值？能否创建一条增加医生创业成功可能性、适合医生创业发展的道路？解决办法之一可通过孵化公司进行合作。孵化公司需要具有多年工作经验的资深研发工程师、国际／国内市场营销专家、三甲医院运营管理负责人、临床医生、医疗器械注册法规专家、成果转化资深实践者以及法律财务等行业专家。医生在企业中仅重点关注产品研发改进和临床应用,其他环节由孵化公司组建全职团队进行运营管理,医生仅在关键节点进行有效决策。这种方式一方面解放了医生的时间,在企业正常运转的同时不影响其在医院临床工作的进行和职级的晋升,另一方面也最大化了各个职能岗位的效率,减少了企业运营中烦琐的沟通汇报环节,加快了项目的研发、临床、注册、推广的进程。

最后,在资金方面,如何进行融资?如何寻找投资机构?释放多少股权?公司估值如何评估?可选择一家有渠道帮助孵化和推进的投资公司,公司可根据企业发展的不同阶段,协助企业寻找不同的资金来源,并在已投资的项目中寻找资源帮助现有项目进行孵化推进。

(三)注册人制度(MAH)委托生产大大节省了成本和精力

在 MAH 制度前,医疗器械注册和生产是上市前两个必备准备环节,生产许可证和注册许可证两者缺一不可。当生产证与注册证捆绑在一起时,会有很多企业只能拿到生产证而无法拿到注册证,这就面临着研发产品无法最终上市,当企业投入了高昂的研发成本,但没有办法得到相同的回报。

对于大多数的早期创新创业项目,资金来源是比较紧张的,获得的种子基金或天使轮投资的金额大多在 1 000 万元以内。然而,早期的研发成本为 300 万~800 万元不等;公司的运营成本和人力成本约为 100 万~200 万元;对于有无菌耗材产线布局的企业来说,十万级洁净生产车间是必要条件,新建一个十万级洁净车间的各项费用为 500 万~800 万元,这对于一个早期项目来说存在较大资金压力。而注册人制度(MAH)的出台使得公司的注册环节与生产环节可以分离开来,每年仅需花费几十万元即可租用第三方平台公司的生产车间等设施用于产品生产的各项标准条件,极大地缓解了这类早期创新创业项目的资金烦恼,同时也无须花费太多精力在车间管理、人力招聘、生产设备采购等方面,专注于产品的研发过程。

(四)如何选择第三方机构合作

公司如何选择第三方合作机构,主要从以下几方面考虑。

1. 在产品开发过程中,产品的外观、内部结构设计、部分功能或与早期申报的专利产生差异化,如何保护自主研发的产品受到专利保护,如何保证产品上市后不会侵犯其他公司的恶意诉讼,专利布局是企业成立初期必需要考虑的问题。专业的专利布局机构会对项目技术进行全球范围内的专利检索、布局与全周期管理,以实现侵权规避、设置技术壁垒并争取最大范围的专利保护。

2. 在样机研发过程中,技术方案的可行性是十分重要的环节。除了要满足医生的临床需求外,还需要通过型式检验,检测内容包括电磁兼容、安规、可靠性、生物相容性、微生物、无菌检测等。企业为了避免在型检时被退回影响产品进度,寻找合适的医疗器械第三方检验检测实验室尤其重要,能提前在原型机出台前给予充分有效的意见,极大地节约前期研发的成本,而湖南的第三方检验检测实验室相对可选范围较小,综合对比一下便能获取最优选择。

3. 供应商是一个医疗企业的核心资源。通常供应商的资源由企业自己持有,可以在后期合作中拥有足够的议价权。在供应商的选择中,需要综合考虑原材料的成本和厂商的研发能力,核心元器件太贵会增加企业的生产成本,但这类报价较高的企业通常研发能力也较强,各环节的配合度也更高。如何在两者间取一个平衡,需要企业负责人拥有对资金预算的良好把握。

4. 寻找合适的 CRO 公司合作。作为一个创新的二类医疗器械产品,小样本的临床试验是不可或缺的,寻找临床 CRO 公司合作可以控制整体成本、缩短上市时间、降低风险。临床试验流程包括医学方案撰写、医学文件撰写、临床机构联络、临床试验监察和数据管理、统计分析等,每个流程既相互独立又紧密联系,是有机整体。若 CRO 公司没有能力开展全流程服务,通常把医学和统计外包给其他 CRO 公司或大学,因为医学和统计相对临床监察等成本较高,严重增加了沟通成本,导致临床试验进度和质量无法控制。

因此,遴选一个 CRO 公司应该从以下方面进行考量:一是以往每次临床试验核查结果,关系到临床试验的成功率;二是该 CRO 合作的医院,包括机构和科室了解该 CRO 的专业程度,对某项目的投入程度,以及对 GCP 原则的敬畏和遵守程度;三是 CRO 技术服务的价格与团队投入、专业程度是否符合;四是该 CRO 是否具备同类产品的操作经验;五是 CRO 公司的报价是否符合预期。

案例十五:"艾地苯醌分子药理机制及新剂型"研究与转化

一、转化项目名称

艾地苯醌分子药理机制及新剂型。

二、转化项目团队

山东大学齐鲁医院神经内科焉传祝教授研究团队。

三、转化项目简介

艾地苯醌是辅酶 Q10 的合成类似物,由日本某制药公司最先研发并上市应用于临床,后来某制药公司购买了该项专利并在国内转化上市,用于改善脑代谢的神经营养药物。因其药效原理与辅酶 Q10 的类似作用,预测其在治疗神经系统遗传性疾病、罕见病等具有一定的应用价值。

为进一步扩大药物适应证、解析药效机制,自 2012 年起,齐鲁医院神经内科团队即与该制药公司开展合作,从最初合同额为 5.5 万元的技术合作合同开始,通过分段式投入、逐次增大投入的合作模式,联合研发 10 余年,从药理机制研发逐步深入到新剂型开发,并于2022 年完成专利"艾地苯醌与他汀类药物联用在防治动脉粥样硬化中的应用"转化,转化产品——"艾地苯醌与他汀复方制剂"目前正在该制药公司进行后续研发。

四、成果转化模式

早期,制药公司与医院间采取委托技术开发和合作技术开发的方式进行产、学、研合作,由制药公司提出大致需求方向,医院研发团队开展定向研究。在此过程中,经双方议定,知识产权归属医院研发团队,企业享有优先受让权。最后,医院将成果整体转化给企业,由企业主持研发成果的上市前临床研究等。

五、转化经验总结

一是科技人员开展研究开发、技术咨询与服务、技术培训等横向合作活动,也是科技成果转化的重要形式,应依法签订合同或协议,约定好知识产权归属等相关事项,减少后续成果转化过程中的纠纷。二是在产、学、研合作中,既需要企业充分考虑临床应用需求,也需要医生充分了解企业诉求与市场需求,重视实现共赢,才能形成长期的、稳定的、成功的创新转化合作关系。

案例十六:一种用于获取目标对象硬度参数的装置及方法

一、转化项目名称

一种用于获取目标对象硬度参数的装置及方法。

二、转化项目团队

华中科技大学同济医学院附属同济医院泌尿外科凌青副教授团队。

三、转化项目简介

项目组针对现有阴茎勃起功能检测技术存在的缺点及问题,创新性地使用被动式测量法评估男性勃起功能。产品利用多级 snap-through 结构,采用被动式测量原理,结合血流动力学,实现阴茎勃起硬度检测高精确度、实时数据传输和高舒适性,最终产品重约 3g,方便患者使用。该项目实施转化过程为医院委托评估公司对该专利进行资产评估,评估价值为 2 972.35 万元;经全体发明人同意,并与转化公司协商,双方同意该成果以协议定价和上市后销售提成实施许可。

四、成果转化模式

独占许可,按照 3 000 万元(里程碑付款)+上市后销售提成 8%。

五、转化经验总结

(一)以临床问题为导向开展科学研究

勃起功能障碍作为男性健康最常见的疾病之一,整体发病率高、就诊率低。治疗勃起功能障碍的前提是在治疗前和治疗过程中及时、多次、准确地诊断病情。目前国外设备成本高、舒适性差,隐私性不足;国产品牌专业性不强、功能性差等现状。针对以上临床问题,凌青副教授结合多年的临床工作经验,提出研发能够被动测量男性勃起功能的高舒适性、隐秘性的器械。

(二)医工交叉融合助力医学科技创新

医工交叉融合是医学科技成果落地的关键环节,凌青副教授团队联合华中科技大学智能制造装备与技术全国重点实验室,依托实验室在智能装备制造方面的强大实力,完成该成果的结构与检测方法的设计、测试。

(三)注重知识产权保护

知识产权是科技成果转化的核心,加强知识产权保护对于科技创新具有重要影响。此成果已在研发过程初期申请发明专利,完成核心知识产权的保护。

案例十七：温胆片

一、转化项目名称

温胆片。

二、转化项目团队

广州中医药大学第一附属医院中医内科学心衰研究团队。

三、转化项目简介

温胆片是由广州中医药大学第一附属医院内科医生在长期临床实践中研制而成的中药制剂，主要功效为理气化痰，清胆和胃。主治胆胃不和痰热内扰症。适用于眩晕呕吐，虚烦，失眠，惊悸癫痫。该制剂经过多年的临床验证，显示出良好的治疗效果和安全性。2017年，该制剂获得新药临床研究批件，成功转化至某制药公司。

四、转化经验总结

第一，保持密切医企交流。了解市场需求，合作开展临床研究，获得疗效证据；加强市场营销，积极推广中医药科技成果，拓展市场。

第二，注重知识产权保护。积极申请专利，避免技术流失和侵权，提高中医药科技成果的转化和商业价值。

第三，重视获得高质量的人用经验数据。在临床实践产生的中药处方要通过高质量的"人用经验"数据和用于评价的证据，具体要点包括：①一般来说需要临床处方药味、剂量与拟申报的新药一致；②制备工艺与拟申报的新药基本一致，或能够说明制备工艺差异不会引起药用物质基础或药物吸收、利用发生明显改变；③用法与拟申报的新药一致，用量则需一致或基本一致；④适用的人群及适应证与拟申报的新药一致或基本一致；⑤疗程与拟申报的新药一致或基本一致；⑥评价临床实践的疗效指标应是公认的指标，临床应用表明具有较好的临床疗效和安全性；⑦所有来自临床实践的数据应真实、准确、完整、客观、合法、符合伦理和可溯源。

案例十八：心情温度计

一、成果特点

本成果为一种基于智能终端实现情绪特征参数采集和处理的系统，以及利用该系统实现基于智能终端的情绪特征参数采集和处理方法。所构建的自主筛查系统可用于导引公众/各类精神疾病患者自主对情绪管理、健康保健、疾病信息、治疗依从性教育、自我管理等相关信息进行检索和擷取，从而有助于提升其对于抑郁障碍、双相障碍等常见精神障碍的知晓率和良性认知度，早期识别疾病，促进良性就医行为。临床/科研随访与辅助诊断系统有助于临床和科研工作团队更便捷地采集数据（疾病诊断、病情评估、预后随访等），实现随访评估的"无纸化"操作，有助于提高临床诊断的准确性和评估的便利性。

二、研发周期

本成果由项目团队基于国家"十二五"科技支撑计划，历时五年研究完成，于 2014 年申请国家发明专利，2017 年获得国家知识产权局专利授权。

三、转化方式和转化流程

专利实施许可，通过"技术价值评估"+"协议定价"最终确定转化金额为 500 万元人民币，采用"入门金"+"后续营业额提成"的方式。

该成果转化由受让方主动发起，向本中心提出专利实施许可，中心科研科收到许可申请后，组织项目完成人团队、单位财务、法务、后勤等部门，以及上海交通大学医学院技术转移中心和第三方技术转移服务机构共同参与：组织 PI 团队、合作企业会谈，确定转化方式，初步拟定转化形式与方案；委托第三方技术转移服务机构对成果进行价值论证、评估；拟定转化协议，科研科、法务、上海交通大学医学院技术转移中心等参加沟通、讨论、修订；商业谈判；科研科综合评估（净收入核算、团队内部知情同意书等），整理汇总成果转化材料；转化申请递交院长办公会及党委会；单位官网公示 15 天；正式签订专利实施许可合同；资料归档并跟踪项目后续进展。

四、转化过程中遇到的主要问题

在成果转化初期，双方很快确认转化形式与方案，并就转化合同金额及支付方式达成一致，但在交易论证的最后阶段，双方就交付数据产生分歧。"心情温度计"产品设计完成于 2014 年，随着 IT 技术的发展、其产品用户体验等不适应当前需要，而基于原技术理念重新升级则需提供原产品数据，这是一款基于国家"十二五"科技支撑计划完成的科研成果，产品数据中心包含了相当大的患者信息，涉及患者信息安全问题，原始数据是否可以交由公司使用，且公司重新架构系统，是否会使用到原始的患者信息，是否会对数据安全产生隐患，这个问题成为决定交易能否成功的关键。

五、问题解决方案

针对交付材料中的患者信息安全问题，组织技术论证会议，邀请医院信息管理部门，并通过中国信息通信研究院邀请信息安全企业及同行医院的专家，进行信息安全论证。论证结果为原数据架构模型可以交付，但数据部分，尤其是涉及的个人数据信息，对于能定向到个人的数据，如身份证号、手机号等，是可以考虑对数据进行脱敏或只提供模型参数，不移交具体数据。最终该项目成为本中心成果转化中信息安全的示范案例之一，也得到了其所属高校科技转化部门的关注。该项目由实验室走向企业历时 7 年，也是医院成果转化的一次尝试，其对于医院的意义，除了将科技成果转化为实实在在的收益之外，还为医院的科技成果转化提供了转化经验。

案例十九：基于"祛毒"猪肝技术的功能健康食品研发及产业化

一、转化项目名称

基于"祛毒"猪肝技术的功能健康食品研发及产业化。

二、转化项目团队

青岛大学附属医院数字医学临床诊疗与营养健康团队。

三、转化项目简介

健康是社会文明进步的基础，是广大人民群众的共同追求。党的十八届五中全会战略部署制定的《"健康中国2030"规划纲要》强调了健康是促进人全面发展的必然要求，是经济社会发展的基础条件。党的十九届五中全会进一步明确"全面推进健康中国建设"的战略部署，展望了到2035年"建成健康中国"的远景目标，强调了全方位、全周期维护人民健康的健康产业发展的必要性和重要性，分析了健康产业将迎来前所未有的机遇。

结合目前国家和社会高度重视的食品安全问题和人民大众对健康饮食的诉求，山东省数字医学与计算机辅助手术重点实验室（依托单位青岛大学附属医院）主任、山东省高校数字医学临床诊疗与营养健康示范协同创新中心主任、青岛大学功能健康食品研究院院长董蒨教授带领的由青岛大学数字医学团队、营养学团队、万福、波尼亚等相关食品企业共同构建组成的功能健康食品"产、学、研、医、企"合作团队，在国家"十二五"科技支撑计划课题研发基础上，进行了大量的猪动物实验，指导团队拓展猪肝脏的超微结构，猪肝脏内毒素代谢机制、猪肝脏毒素成分、祛毒方法及祛毒前后猪肝脏营养成分等研究，通过对猪肝的肝小叶超微三维结构、细胞组织学等各方面的科学研究和验证，国际首创研发了具有独创性的一种新鲜动物肝脏的清洗、祛毒以及细胞组织保鲜的方法。团队以动物肝脏祛毒技术为核心开发了青英董氏（注册商标）祛毒猪肝系列食品，相关技术和产品获得中国、日本、德国、法国、英国、意大利、西班牙、荷兰等12个国家26项发明专利，详见图5-19-1。

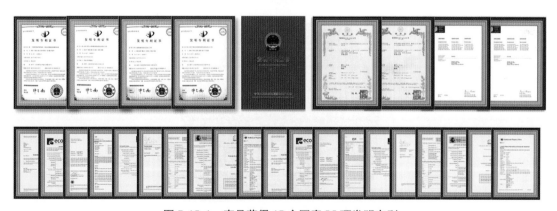

图 5-19-1　产品获得 12 个国家 26 项发明专利

经专利技术"祛毒"后,可以将生鲜猪肝内隐藏在微小肝细胞间隙(微米级的肝窦)内残留的内毒素等有害物质清除,使猪肝不仅变得更干净、更安全,猪肝原有腥苦味道也大大减淡,同时猪肝的营养成分被良好地保留下来,祛毒处理使猪肝变得更健康、更美味。该方法不仅开创了动物肝脏祛毒的工艺,更改变人类食用动物肝脏的传统方式,在人们日益追求健康饮食的当下,无疑会带来一场行业变革,对推进产业转型与升级和世界各国的健康饮食具有重要意义。青英董氏祛毒猪肝技术核心专利——"一种新鲜动物肝脏的清洗、祛毒以及细胞组织保鲜的方法"(专利号:ZL201710228662.8)荣获第二十三届中国专利奖优秀奖,以及"2022中国·山东新旧动能转换高价值专利培育大赛"优胜奖,见图5-19-2~图5-19-5。

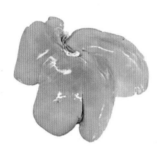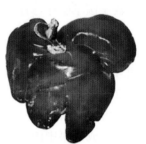

祛毒处理后   祛毒处理前

图 5-19-2 祛毒前后猪肝对比

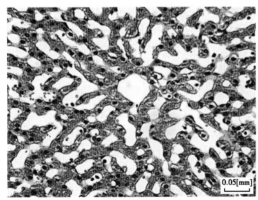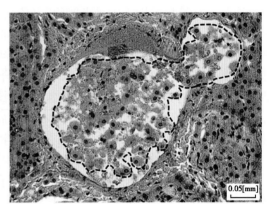

祛毒处理后   祛毒处理前

图 5-19-3 祛毒后猪肝与传统猪肝(未祛毒)显微结构对比

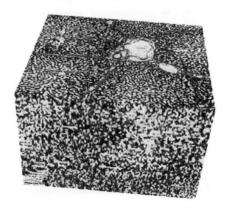

图 5-19-4 猪肝脏细胞超微结构的三维数字模型

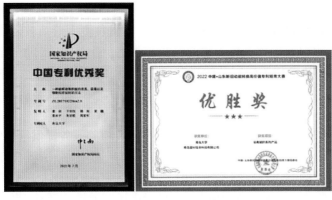

图 5-19-5　核心专利获奖情况

　　动物肝脏营养丰富,常食用有助于改善机体营养、提高免疫力。猪肝更是作为补肝、明目、养血的中药被列入"药王"孙思邈的《备急千金要方》中卷二十六食治方中,是最理想的补血佳品之一,不仅含有丰富的维生素 A、铁、蛋白质、B 族维生素、叶酸,还含有钙、磷、锌、硒等矿物质,被誉为"营养宝库",对平衡膳食,营养保健,维持和提高机体免疫力,降低呼吸道感染的发生等都有非常重要的作用。然而,由于猪肝是猪体内最大的毒物中转站解毒器官,各种有毒的代谢产物和混入食料中的某些有毒物质都会聚集在肝脏中进行"解毒",所以许多人,特别是婴幼儿、备孕妇女、孕产妇女等特殊人群对于食用猪肝总是有着这样那样的担心。以上述生鲜动物肝脏祛毒技术为核心的青英董氏祛毒猪肝恰恰解决了人们的各种担忧,让人们可以放心食用猪肝。董蒨教授带领团队由此创建了"青英董氏"营养健康食品品牌。为促进专利技术落地,董蒨教授带领团队瞄准婴幼儿、孕产妇、老年人、术后人群、海军等特殊人群及普通大众饮食特点,联合多家青岛本地企业开展专利技术产品研发工作。

　　"青英董氏"产品严格遵循国家婴幼儿辅助食品的标准,研发了适用于婴幼儿的辅食产品,包括祛毒猪肝肉制品、祛毒猪肝低温肉制品、婴幼儿零食祛毒猪肝米饼系列食品、婴幼儿辅食祛毒猪肝面系列食品、婴幼儿祛毒猪肝辅食营养素撒剂、婴幼儿辅食祛毒猪肝米粉系列食品、成人祛毒猪肝营养面系列食品、祛毒猪肝拌饭系列食品,以及联合当地餐饮行业开发的祛毒猪肝系列菜品等。团队后续研发适用于孕产妇祛毒猪肝食品和菜品、手术后患者保健食品、老年人祛毒猪肝健康食品菜品,及面向大众的祛毒生鲜猪肝、法式香煎猪肝、祛毒猪肝即食食品和营养菜品等系列产品。目前,青英董氏婴幼儿系列产品、成人营养面系列、祛毒猪肝肉食系列产品已在线上和线下售卖,部分产品已上市销往全国 20 多个省市。在以功能健康食品研发与产业化为核心,产、学、研协同推动相关科技成果转移转化与产业化,引领和带动全国功能健康食品产业发展,快速推进企业新旧动能转化的同时,产生了良好的经济效益。2020 年 2 月 17 日,载有 3.8 吨青英董氏祛毒猪肝肠等食品的货车援驰武汉,助力一线医护人员抗疫,为前线医护人员和新冠患者的膳食营养提供必要保障。此次事件受到了多家新闻媒体的广泛报道,产生了良好的社会效益。

四、成果转化模式

　　本案例项目核心技术专利的落地根据项目开展不同时期采用了不同的成果转化模式,具体措施如下。

1. 在专利技术成型初期，开展产、学、研合作模式，将专利技术快速形成产品，促进技术转化和产业化的成果落地。专利技术成型初期，项目负责人董蒨教授通过政府推介与本地以农副产品加工出口及国内销售为主的农业产业化企业合作，借助企业产品开发经验和实力，快速开展专利技术相关肉制品的研发，促进专利成果的产品化。在此期间形成了祛毒猪肝无淀粉火腿，维也纳祛毒猪肝香肠等低温肉制品，在产品成型后，与合作企业及相关企业开展下一步合作。

2. 产品成型后，通过技术授权许可方式，将技术及相关服务提供给合作企业，实现科技成果的传播和推广。产品成型阶段，团队授权专利成果两项，分别将祛毒猪肝相关专利以普通授权和排他授权的方式授权给了当地两家具备专利技术应用及转化的公司。对于普通授权公司，团队主要提供技术支持，协助其在目标市场开展推广活动，提高售卖的效果。对于排他授权方，团队将技术移植到公司的产品中，协助其研发新产品，提高生产工艺和技术，从而增加产品品质和独特性。

3. 专利授权后，与合作企业进一步展开联合研发模式，提高技术转化效率。与相关企业开展深度合作，在生产时间中共同开发新的专利技术，并将研发成果共同商业化。通过合作共担风险、共担成本、共享资源，实现协同创新、共赢发展。

五、转化经验总结

在成果转化过程中，注重"产、学、研、医、企"深度融合，形成多重力量相互交融、收益共享、风险共担、交错前进的创新体系。建立完善的成果转化激励机制，促进成果转化和产业化落地。

参考文献

[1] 徐迪雄，陈自强，周来新，等. 医院科技成果转化中存在的困难与对策 [J]. 中华医学科研管理杂志，2001（03）：32-33.

[2] 沈春蕾. 概念验证让科技成果跨越"死亡之谷"[N]. 中国科学报，2023-04-03（004）.

[3] 李洋. 概念验证打通成果转化"最初一公里"[N]. 中国高新技术产业导报，2023-04-03（011）.

[4] 王璐，马峥，许晓阳，等. 中国医工结合发展现状与对策研究报告（2019 年版）[J]. 实用临床医药杂志，2019，23（5）：1-6.

[5] 谭华，孙丽珍. 高校医工（理）交叉合作问题探究和对策分析 [J]. 科技管理研究院，2012，32（14）：161-163.

[6] 朱松盛，段磊，王伟，等. "医工融合"培养创新型医学工程人才 [J]. 实验室研究与探索，2016，35（12）：212-214.

[7] 杨静芳，卞琳琳，关绍晨，等. 三级公立医院绩效考核驱动下知识产权管理问题及对策分析 [J]. 医院教育管理，2021，7（6）：680-684.

[8] 沈昭在，陈志兴，龚朱，等. 重视医院知识产权保护 [J]. 中华医院管理杂志，2006（11）：748-750.

[9] 陈飞，王瓁，王德丰，等，加强医院的知识产权管理 [J]. 中国卫生产业，2015，12（17）：117-120.

[10] 中国科技评估与成果管理研究会，科技部科技评估中心，中国科学技术信息研究所. 中国科技成果转化年度报告 2022（高等院校与科研院所篇）[M]. 北京：科学技术文献出版社，2023：111.

[11] 申轶男，张超，王靖元，等. 我国科技成果商业化评估机制初探 [J]. 金属世界，2016（1）：4-8.

[12] 沈娟，郭欣，关健. 新时期医学领域科技评价影响因素及评价体系构建原则和建议 [J]. 科技管理研究，2022，42（22）：71-76.

[13] 刘安琪. 推动医院科技成果转化的策略分析 [J]. 现代医院，2022，22（9）：1451-1454.

[14] 顾文君，朱文舒，李济宇. 以成果转化为导向的医学创新技术概念验证体系框架研究 [J]. 中国卫生事业管理，2021，38（11）：801-802.

[15] 方丽，姜天骄，孟祥斌，等. 中国医院感染控制领域科技创新竞争态势研究 [J]. 中国感染控制杂志，2022，21（07）：704-711.

[16] 方丽，姜天骄，朱萍，等. 我国精神心理健康领域科技成果转化现状研究 [J]. 中国临床心理学杂志，2022，30（4）：861-865.

[17] 国家药品监督管理局药品审评中心. 2018 年度药品审评报告 [M]. 北京：中国医药科技出版社，2019：100.

[18] 国家药品监督管理局药品审评中心. 2019 年度药品审评报告 [M]. 北京：中国医药科技出版社，2020：85.

[19] 国家药品监督管理局药品审评中心. 2020 年度药品审评报告 [M]. 北京：中国医药科技出版社，2021：50.

[20] 国家药品监督管理局药品审评中心. 2021 年度药品审评报告 [M]. 北京：中国医药科技出版社，2022：111.

[21] 王学恭. 加快生物医药创新升级促进生物经济高质量发展 [J]. 中国生物工程杂志，2022，42（05）：8-9.

[22] 李洋，成少婷，徐明. 疫情常态化影响下医药研发的发展趋势 [J]. 中国医药工业杂志，2022，53（07）：1071-1074.

[23] 徐进. 创新药研发企业开放式创新研究 [J]. 产业创新研究，2022（21）：82-87.

[24] 张帆，杨穆瑶，张志娟，等. 中国医药创新面临的挑战及其应对 [J]. 医学与哲学，2022，43（2）：1-6.

[25] 班娜，曹世奎. 中国创新药物研发现状 [J]. 应用化学，2022，39（5）：857-858.

[26] 国家药品监督管理局. 医疗器械监督管理条例 [EB/OL].（2021-03-19）[2023-03-07]. https://www.nmpa.gov.cn/xxgk/fgwj/flxzhfg/20210319202057136.html.

[27] 国家市场监督管理总局. 医疗器械分类规则 [EB/OL].（2015-07-14）[2023-03-07]. https://gkml.samr.gov.cn/nsjg/bgt/202106/t20210629_331732.html.

[28] 国家药品监督管理局. 总局关于发布医疗器械分类目录的公告（2017 年第 104 号）[EB/OL].（2017-09-04）[2023-03-07]. https://www.nmpa.gov.cn/xxgk/ggtg/qtggtg/20170904150301406.html.

[29] 国家市场监督管理总局. 医疗器械注册与备案管理办法 [EB/OL].（2021-08-26）[2023-03-07]. https://gkml.samr.gov.cn/nsjg/fgs/202108/t20210831_334228.html.

[30] 国家市场监督管理总局. 医疗器械通用名称命名规则 [EB/OL].（2015-12-21）[2023-03-07]. https://gkml.samr.gov.cn/nsjg/bgt/202106/t20210629_331730.html.

[31] 江苏省药品监督管理局. 关于发布《江苏省第二类医疗器械创新产品注册程序（试行）》等 3 个程序的公告 [EB/OL].（2021-12-27）[2023-03-07]. http://da.jiangsu.gov.cn/art/2021/12/27/art_84603_10499521.html.

[32] 国家市场监督管理总局. 医疗器械标准管理办法 [EB/OL].（2017-04-17）[2023-03-07]. https://gkml.samr.gov.cn/nsjg/bgt/202106/t20210628_331673.html.

[33] 国家市场监督管理总局. 医疗器械说明书与标签管理规定 [EB/OL].（2014-07-30）[2023-03-07]. https://gkml.samr.gov.cn/nsjg/bgt/202106/t20210629_331738.html.

[34] 国家药品监督管理局. 关于公布医疗器械注册申报资料要求和批准证明文件格式的公告（2021 年第 121 号）[EB/OL].（2021-09-30）[2023-03-07]. https://www.nmpa.gov.cn/xxgk/ggtg/qtggtg/20210930155134148.html.

[35] 国家药品监督管理局. 关于发布医疗器械产品技术要求编写指导原则的通告（2022 年第 8 号）[EB/OL].（2022-02-09）[2023-03-07]. https://www.nmpa.gov.cn/ylqx/ylqxggtg/20220209152322130.html.

[36] 国家药品监督管理局. 关于发布《医疗器械注册自检管理规定》的公告（2021 年第 126 号）[EB/OL].（2021-10-12）[2023-03-07]. https://www.nmpa.gov.cn/xxgk/fgwj/xzhgfxwj/20211022153823130.html.

[37] 国家药品监督管理局. 关于发布免于临床评价医疗器械目录的通告（2021 年第 71 号）[EB/OL].（2021-09-18）[2023-03-07]. https://www.nmpa.gov.cn/xxgk/ggtg/qtggtg/20210918150708171.html.

[38] 国家药品监督管理局. 关于发布医疗器械临床评价技术指导原则等 5 项技术指导原则的通告（2021 年第 73 号）[EB/OL].（2021-09-28）[2023-03-07]. https://www.nmpa.gov.cn/ylqx/ylqxggtg/20210928170338138.html.

[39] 国家药品监督管理局. 关于发布第一类医疗器械产品目录的公告（2021 年第 158 号）[EB/OL].（2021-12-31）[2023-03-07]. https://www.nmpa.gov.cn/xxgk/ggtg/qtggtg/20211231171223126.html.

[40] 江苏省人民政府办公厅. 省政府办公厅印发关于优化审评审批服务推动创新药械使用促进医药产业高质量发展行动方案（2022—2024 年）的通知 [EB/OL].（2011-01-08）[2023-03-07]. http://www.jiangsu.gov.cn/art/2022/1/8/art_46144_10311175.html.

[41] 国家药品监督管理局医疗器械技术审评中心. 欧盟医疗器械监管模式简介 [EB/OL].（2008-12-09）[2023-03-07]. https://www.cmde.org.cn//splt/ltwz/ltqt/20081209114256325.html.

[42] 国家药品监督管理局医疗器械技术审评中心. 美国医疗器械监管模式简介 [EB/OL].（2008-12-11）[2023-03-07]. https://www.cmde.org.cn//splt/ltwz/ltqt/20081211024900261.html.

[43] 杨忠奇, 唐雅琴, 凌燕, 等. 民族药人用经验研究的技术要点 [J]. 中国中药杂志, 2023, 48（5）: 1402-1406.

[44] 杨忠奇, 高蕊, 胡思源, 等. 中药人用经验研究专家共识 [J]. 中国中药杂志, 2022, 47（18）: 4829-4834.

[45] 丘振文, 周本杰, 唐洪梅, 等. 浅谈医院制剂的发展现状 [J]. 中国医药导刊, 2022, 24（5）: 446-449.

[46] 黄樱华, 蔡庆群, 李怀国, 等. 广东省医院制剂质量标准提高现状及问题浅析 [J]. 中国医药导刊, 2022, 24（5）: 450-453.

[47] 卓静娴, 丘振文, 周杰, 等. 基于人用经验的医疗机构中药制剂成药性评估 [J]. 中国中药杂志, 2022, 47（15）: 4256-4260.

[48] 杨忠奇, 汤慧敏, 唐雅琴, 等. 试论真实世界研究与人用经验在中药新药研发中的应用 [J]. 中国中药杂志, 2021, 46（22）: 5987-5991.

[49] 邹冲, 丁红, 高蕊, 等. 中药新药多中心临床试验协作伦理审查共识（1.0 版）[J]. 中国中药杂志, 2021, 46（7）: 1696-1700.

[50] 杨忠奇, 唐雅琴, 杜彦萍, 等. 我国中药新药临床试验发展概述 [J]. 中国中药杂志, 2021, 46（7）: 1691-1695.

[51] 元唯安, 唐健元, 高蕊, 等. 中药新药临床试验质量控制关键问题的专家共识 [J]. 中国中药杂志, 2021, 46（7）: 1701-1705.

[52] 杨忠奇, 汤慧敏, 唐雅琴, 等. 指导中药新药研发的理论思考 [J]. 中国中药杂志, 2021, 46（7）: 1686-1690.

[53] 杨忠奇, 唐雅琴, 汤慧敏, 等. 试论中药人用经验资料收集、数据质量与证据形成 [J]. 中国中药杂志, 2021, 46（7）: 1681-1685.

[54] 王嘉. 科技成果评估方法与指标体系的研究 [D]. 北京: 中国矿业大学, 2010.

[55] 高洁. 高校科技成果转化评价指标体系研究 [D]. 上海: 上海师范大学, 2020.

[56] 毕克, 吴甜, 谢迎新. 重大科技成果智能评价体系模型研究 [J]. 企业技术开发, 2012, 31（23）: 57-59.

[57] 国务院办公厅. 国务院办公厅关于完善科技成果评价机制的指导意见 [EB/OL].（2021-07-16）[2023-05-09]. http://www.gov.cn/gongbao/content/2021/content_5631817.htm.

[58] 周园春, 王卫军, 乔子越, 等. 科技大数据知识图谱构建方法及应用研究综述 [J]. 中国科学: 信息科学, 2020, 50（7）: 957-987.

[59] 张龙斌. 面向成果转化的知识图谱研究及应用 [D]. 杭州: 杭州电子科技大学, 2019.

[60] Srebrovic R，Yonamine J. Leveraging the BERT algorithm for Patents with TensorFlow and BigQuery[R]. Technical Report. Global Patents，Google https://services. google. com/fh/files/blogs/bert_for_patents_ white_paper. pdf，2020.

[61] EOM H，CHOI S，CHOI S O. Marketable value estimation of patents using ensemble learning methodology：focusing on U.S. patents for the electricity sector[J]. PLoS One，2021，16（9）：e0257086.

[62] KRESTEL R，CHIKKAMATH R，HEWEL C，et al. A survey on deep learning for patent analysis[J]. World Patent Information，2021，65：102035.

[63] 刘子辰，李小娟，韦伟. 基于循环神经网络的专利价格自动评估 [J]. 计算机应用，2021，41（9）：2532-2538.

[64] 林弘杰. 基于深度学习的专利价值评估方法研究 [D]. 合肥：中国科学技术大学，2018.

[65] LI Z，XU Y. Construction and evaluation of transformation mode of the achievements in science and technology in colleges under the background of artificial intelligence[J]. Mathematical Problems in Engineering，2022，2022：1-10.

[66] 蒋华林. 人工智能聊天机器人对科研成果与人才评价的影响研究：基于 ChatGPT、Microsoft Bing 视角分析 [J]. 重庆大学学报（社会科学版），2023，29（02）：97-110.

[67] 国家知识产权局专利局初审及流程管理部. 专利申请须知 [M].6 版. 北京：知识产权出版社，2019.

[68] 尹新天. 中国专利法详解 [M].2 版. 北京：知识产权出版社，2012.

[69] BRADLEY S R，HAYTER C S，LINK A N. Proof of concept centers in the United States：an exploratory look[J]. The Journal of Technology Transfer，2013，38：349-381.

[70] 朱鹏举，王振国. 基于供需匹配视角下的美国大学科研成果转化创新模式：概念验证中心研究 [J]. 河北大学学报（哲学社会科学版），2021，46（4）：107-115.

[71] 肖广岭. 跨越"死亡之谷"的新尝试：美国"概念验证中心"及对中国的启示 [J]. 中国科技论坛，2014（02）：131-137.

[72] 张九庆，张玉华，张涛. 美国概念验证中心促进成果转化的实践及其启示 [J]. 全球科技经济瞭望，2019，34（04）：38-45.

[73] 武学超. 美国大学 PoCC 协同创新组织模式与借鉴：以"李比希中心"为例 [J]. 学术论坛，2013，36（11）：208-212.

[74] 山东省大健康精准医疗产业技术研究院官网. 概念验证 [EB/OL].[2023-08-26]. https://www.siit.org.cn/content/category_tuwen.html?id＝167.

[75] 罗林波，张刚刚，李剑，等. 高校科技成果转化管理改革的问题及对策 [J]. 中国高校科技，2019（05）：83-86.

[76] 许腾飞，曾娜，郭水龙，等. 北京市属医疗机构科研合作及知识产权分配的现状：基于科研人员、科研管理人员和知识产权专业人员的问卷调查研究 [J]. 临床和实验医学杂志，2020，19（19）：2127-2129.

[77] 新华社. 中共中央 国务院印发《国家创新驱动发展战略纲要》[J]. 中华人民共和国国务院公报，2016（15）：5-14.

[78] 新华社. 中共中央 国务院印发《"健康中国 2030"规划纲要》[J]. 中华人民共和国国务院公报，2016（32）：5-20.

[79] 央广网. 习近平治国理政"100 句话"之：把论文写在祖国的大地上 [EB/OL].[2023-08-26]. https://news. cnr.cn/native/gd/20230530/t20230530_526269978.shtml.

[80] 国务院办公厅. 国务院办公厅关于推动公立医院高质量发展的意见 [J]. 中华人民共和国国务院公报, 2021（17）：174-178.

[81] 侯光明, 李存金. 现代管理激励与约束机制 [M]. 北京：高等教育出版社, 2002.

[82] 许腾飞, 郭水龙, 杨国威, 等. 构建医疗机构知识产权标准化管理体系研究 [J]. 中国医学装备, 2022, 19（07）：151-156.

[83] 中国人大网. 中国特色社会主义法律体系的形成和完善 [EB/OL].[2023-08-26]. http://www.npc.gov.cn/ npc/c12434/wgggkf40nlfcjgs/202108/t20210823_313154.html.

[84] 奚晓明. 知识产权保护是一把"双刃剑"[N]. 光明日报, 2009-01-08（09）.

[85] 肖尤丹. 全面迈向创新法时代：2021 年《中华人民共和国科学技术进步法》修订评述 [J]. 中国科学院 院刊, 2022, 37（01）：101-111.

[86] 常静. 国家创新体系：《科技进步法》的制度主线 [J]. 华东科技, 2022（05）：10-15.

[87] 万其刚, 李林川.《民法典》：民事权利的保障书和社会生活的百科全书：中国民事立法新的里程碑和集 大成者 [J]. 当代中国史研究, 2020, 27（04）：18-37, 157.

[88] 郑成思, 黄晖. 中国改革开放以来的商标立法及四次修正（二）[J]. 中华商标, 2022（10）：11-14.

[89] 刘承韪. 论著作权法的重要修改与积极影响 [J]. 电子知识产权, 2021（01）：4-13.

[90] 刘铁光.《民法典》统辖下的知识产权单行法修订 [J]. 当代法学, 2021, 35（02）：24-33.

[91] 部冬霞. 新《专利法》实施会带来哪些变化 [J]. 中国质量监管, 2021（06）：28-29.

[92] 吴汉东.《民法典》知识产权制度的学理阐释与规范适用 [J]. 法律科学（西北政法大学学报）, 2022, 40（01）：18-32.

[93] 吴汉东. 试论"民法典时代"的中国知识产权基本法 [J]. 知识产权, 2021（04）：3-16.

[94] 罗云. 商业秘密民事侵权案中秘密点及举证责任 [J]. 中国律师, 2021（04）：65-66.

[95] 张钢成. 侵权责任案件裁判方法与规范 [M]. 北京：法律出版社, 2015.

[96] 于波, 沈汪成. 知识产权损害赔偿中"以侵权为业"认定适用探究：基于 133 份判决书的实证分析 [J]. 山东法官培训学院学报, 2021, 37（04）：38-48.

[97] 高文杰. 浅议知识产权民事诉讼中的举证责任转移规则：基于最高人民法院判例的实证分析 [J]. 专利 代理, 2022（04）：53-61.

[98] 何奕萱. 论知识产权侵权诉讼中证明妨碍行为的构成 [J]. 广西质量监督导报, 2021（05）：203-205.

[99] 林广海, 李剑, 吴蓉. 系列解读之三《最高人民法院关于知识产权民事诉讼证据的若干规定》的理解与 适用 [J]. 法律适用, 2021（04）：24-30.

[100] 张郁清. 我国知识产权刑法保护的现状, 问题及对策研究 [J]. 中文科技期刊数据库（全文版）社会科 学, 2022（4）：80-83.

[101] 刘湘廉. 我国知识产权刑法的最新修正及其适用 [J]. 重庆大学学报（社会科学版）, 2022, 28（02）： 232-245.

[102] 厚启刑辩. 王勇、宗菡：《刑法修正案》(十一)删除"商业秘密"定义对刑事辩护的影响 [EB/OL]. [2023-08-26]. https://www.163.com/dy/article/FVJ53GCN0514C613.html.

[103] 新浪法问. 商业秘密刑事保护现状及强化打击趋势 [EB/OL]. [2023-08-26]. https://lvdao.sina.com.cn/news/2019-05-05/doc-ihvhiewr9890676.shtml.

[104] 中华人民共和国人类遗传资源管理条例 [J]. 中华人民共和国国务院公报, 2019(18): 29-35.

[105] 焦彦, 游美玲. 未经许可使用他人技术秘密申请专利的权属认定 [J]. 人民司法, 2021(14): 88-90.

[106] 孙纪泉, 黄德海. 技术秘密司法鉴定相关问题的探讨(英文)[J]. 科技与法律(中英文), 2022(01): 140-148.

[107] 孙志飞. 商业秘密和专利对技术成果保护比较研究 [J]. 上海商业, 2022(07): 214-216.

[108] 本刊综合. 激发市场活力 释放创新动能《中共中央 国务院关于构建更加完善的要素市场化配置体制机制的意见》解读 [J]. 中国科技产业, 2020(04): 73.

[109] 王文娟. 因应经济社会发展趋势深化要素市场化改革：对《中共中央 国务院关于构建更加完善的要素市场化配置体制机制的意见》的几点思考 [J]. 国家治理, 2020(21): 31-35.

[110] 邓鑫政. 创新驱动发展背景下技术转移人才院校培养研究 [J]. 技术与市场, 2022, 29(11): 148-151.

[111] 王璐宁. 我国技术转移人才发展困境与对策 [J]. 现代经济信息, 2021(11): 54-55.

[112] 贾欢. 创新型青年科技人才科技成果转化能力培养机制研究 [D]. 西安：西安建筑科技大学, 2015.

[113] 刘小芳, 张向前. 面向 2035 年激发青年科技人才创新活力培养机制研究 [J]. 科技与经济, 2022, 35(04): 76-80.

[114] 朱月馨. 基于大学科技园的技术转移人才培养模式探讨 [J]. 改革与开放, 2022(12): 32-40.

[115] 朱雪忠, 胡锴. 技术转移的专业核心素养与职业教育模式：国际技术转移经理人联盟经验解析 [J]. 科学学研究, 2018, 36(06): 1018-1026, 1047.

[116] 杨旖旎. 技术转移人才培养的生态环境研究 [D]. 北京：北京工业大学, 2016.

[117] 魏颖, 岳振欢, 吕云飞, 等. 天津技术转移人才队伍建设现状与对策研究 [J]. 天津经济, 2021(06): 35-38.

[118] 王艳霞. 河北省技术转移人才发展困境与破解对策 [J]. 河北科技大学学报(社会科学版), 2020, 20(03): 28-33.

[119] 何培欣, 刘一逸, 董轩, 等. 临床医院国际技术转移的实践探索与思考：以北京大学第三医院为例 [J]. 中华医学科研管理杂志, 2021, 34(5): 321-323.

[120] 国家技术转移体系建设方案 [J]. 安装, 2017(11): 5-8.

[121] 中华人民共和国国家发展和改革委员会. "十四五"规划《纲要》名词解释之 33- 技术经理人 [EB/OL]. [2023-08-27]. https://www.ndrc.gov.cn/fggz/fzzlgh/gjfzgh/202112/ t20211224_1309283.html.

[122] 张文俊. 技术经理人全程参与成果转化服务模式研究 [J]. 科技资讯, 2019, 17(14): 197-199.

[123] 中华人民共和国中央人民政府. 国家知识产权局关于持续严格规范专利申请行为的通知：国知发保字〔2022〕7 号 [A/OL]. (2022-01-24)[2023-08-27]. https://www.gov.cn/zhengce/zhengceku/2022/01/26/content_5670517.htm.

[124] 中华人民共和国中央人民政府. 中华人民共和国促进科技成果转化法 [EB/OL].（2015-08-31）[2023-08-23]. https://www.gov.cn/xinwen/2015-08/30/content_2922111.htm

[125] 中华人民共和国中央人民政府. 国务院关于修改《中华人民共和国专利法实施细则》的决定 [EB/OL].（2023-12-11）[2024-04-22]. https://www.gov.cn/gongbao/2024/issue_11086/202401/content_6924971.html.

[126] 李瑜青，陈慧芳. 知识产权评估与质押：基于上海浦东模式的实证研究 [J]. 华东理工大学学报（社会科学版），2009, 24（04）：66-71.

[127] 福建人大网. 省十三届人大三次会议 _ 李国平等代表 - 关于进一步提高知识产权金融服务能力，支持我省创新型企业又好又快发展的建议（第 1588 号）[EB/OL].（2021-07-13）[2023-08-27]. http://www.fjrd.gov.cn/ct/1166-170960.

[128] 李润生，史飚. 论我国现行公司资本制度的变迁、定位及未来发展：以 2013 年《公司法》修改为视角 [J]. 湖南社会科学，2015（06）：99-103.

[129] 张强，梅扬. 论法律位阶的概念及其划分标准：兼议《立法法》第 87—91 条的修正 [J]. 东华大学学报（社会科学版），2015, 15（04）：173-178.

[130] 杨海涛. 部门规章立法权限：《行政处罚法》与《立法法》的冲突与弥合 [J]. 北京警察学院学报，2021（06）：41-47.

[131] 魏增产，邓翔宇. 省级人大常委会参与合宪性审查的空间和机制 [J]. 政法学刊，2021, 38（01）：23-32.

[132] 李鹃. 论我国知识产权地方立法的困境与突破：以知识产权质押地方立法为视角 [J]. 太原师范学院学报（社会科学版），2022, 21（02）：72-83.

[133] 肖恒. 立法法理学视野下政策法律化的证成 [J]. 福建师范大学学报（哲学社会科学版），2022（05）：141-152.

[134] 聂友伦. 司法解释场域的"央地矛盾"及其纾解：以"地方释法"为中心的分析 [J]. 法律科学（西北政法大学学报），2021, 39（01）：27-38.

[135] 范琴，袁淑兰，赵颖，等. 关于医院科技成果作价投资及常见问题的认识与思考 [J]. 华西医学，2021, 36（05）：671-674.

[136] 李娌，王佳，张宁. 医疗机构科技成果作价投资模式探讨 [J]. 中国医院，2023, 27（03）：83-85.

[137] 刘冠德. 知识产权作价入股之若干实务法律问题研究及其解决对策 [D]. 北京：中国人民大学，2009.

[138] 唐黎，郑智文，艾茹权. 浅谈知识产权出资的风险及对策 [J]. 中文科技期刊数据库（全文版）经济管理，2022（10）：59-61.

[139] 崔惠绒，江锐，李慧，等. 科研机构知识产权作价出资国资备案全流程探析 [J]. 国有资产管理，2021（06）：50-53.

[140] 王玉华，郭红燕. 国内高校、科研院所知识产权转化收益分配问题与对策研究 [J]. 中国发明与专利，2023, 20（03）：38-45.

[141] 张鸣. 公证参与知识产权金融活动路径探讨 [J]. 中国公证，2022（03）：15-20.

[142] 中央政府. 中华人民共和国促进科技成果转化法 [EB/OL].（2015-08-30）[2023-08-27]. https://www.gov.cn/xinwen/2015-08/30/content_2922111.htm.

[143] 中华人民共和国中央人民政府. 中共中央办公厅 国务院办公厅印发《关于实行以增加知识价值为导向分配政策的若干意见》[EB/OL].（2016-11-07）[2023-08-27]. https://www.gov.cn/zhengce/2016-11/07/content_5129805.htm?eqid＝f5568b5400047b9e00000006645c5e00.